# KRAFT-TRAINING

## Die Anatomie verstehen

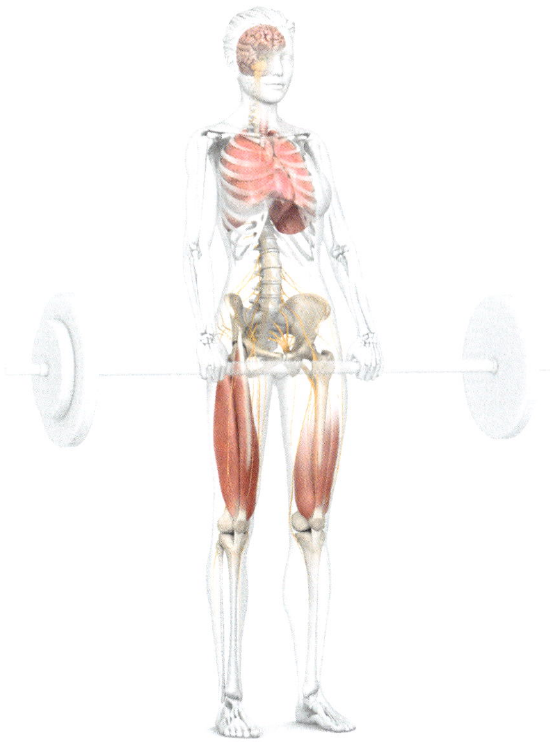

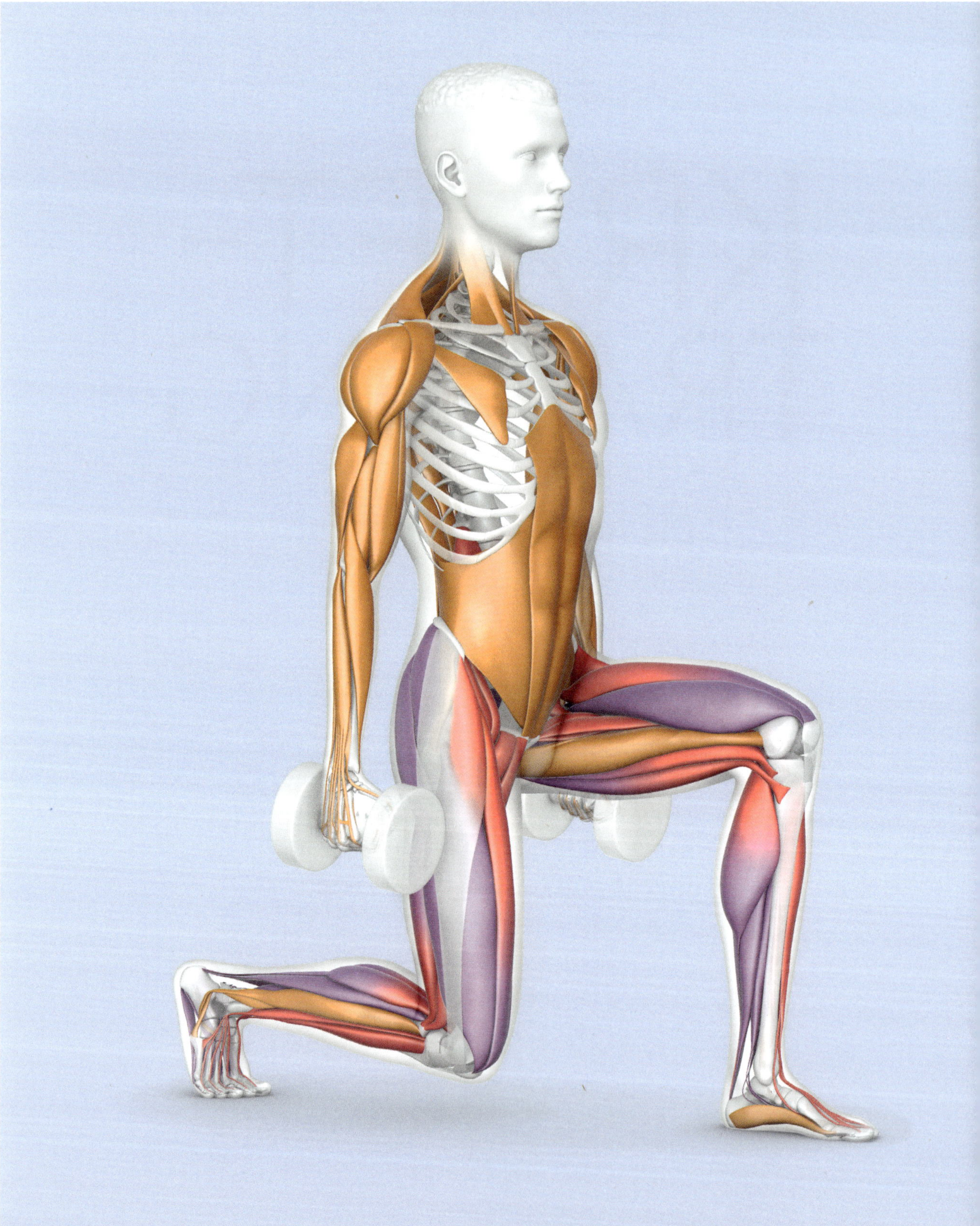

DK

# KRAFT-TRAINING

## Die Anatomie verstehen

Mit Übungen zum gezielten Muskelaufbau für einen definierten Körper

Austin Current

DK | Penguin Random House

**Lektorat**
Katie Cowan, Kiron Gill, Megan Lea,
Nikki Sims, Dawn Henderson, Alastair Laing

**Gestaltung und Bildredaktion**
Maxine Pedliham, Marianne Markham,
Clare Joyce, Barbara Zuniga, Karen Constanti

**Umschlaggestaltung**
Amy Cox, Lucy Philpott

**Herstellung**
David Almond, Luca Bazzoli

**Illustrationen** Arran Lewis

Für die deutsche Ausgabe:
**Projektbetreuung** Carola Wiese
**Herstellungskoordination** Bettina Bähnsch
**Herstellung** Evely Xie

Titel der englischen Originalausgabe:
Science of Strength Training



**Übersetzung** Carmen Achter
**Lektorat** Julia Niehaus

ISBN 978-3-8310-4276-0
5902-314918-22168-10

**Druck und Bindung** TBB, a.s., Slowakei

MIX
Papier | Fördert gute Waldnutzung
FSC www.fsc.org FSC® C018179

**www.dk-verlag.de**



# INHALT

Vorwort **6**

Krafttraining für jeden **8**

## PHYSIOLOGIE DES MENSCHEN 10

Muskelanatomie **12**

Wie Muskeln arbeiten **14**

Wie Muskeln wachsen **18**

Wie Training das Muskelwachstum fördert **20**

Wie Training die Knochenfestigkeit fördert **24**

Bewegungsmechanik **26**

Energie für Muskelarbeit **28**

Brennstoff für das Krafttraining **30**

Den Energiebedarf ermitteln **32**

Krafttraining und Ernährung **34**

Krafttraining und unser Gehirn **38**

## KRAFT-ÜBUNGEN 42

Einführung in das Training **44**

Terminologie **50**

### BEINE 52

Langhantel-Kniebeuge **54**
Varianten **56**

Beinpresse **58**

Hack Squat **60**

Ausfallschritt mit Kurzhanteln **62**
Varianten **64**

Step-up mit Kurzhanteln **66**

Beinbeugen **68**
Varianten **70**

Hüftheben mit Ball **72**

Beinstrecken **74**
Varianten **76**

Langhantel-Beckenlift **78**
Varianten **80**

Wadenheben **82**
Varianten **84**

Kreuzheben klassisch **86**
Varianten **88**

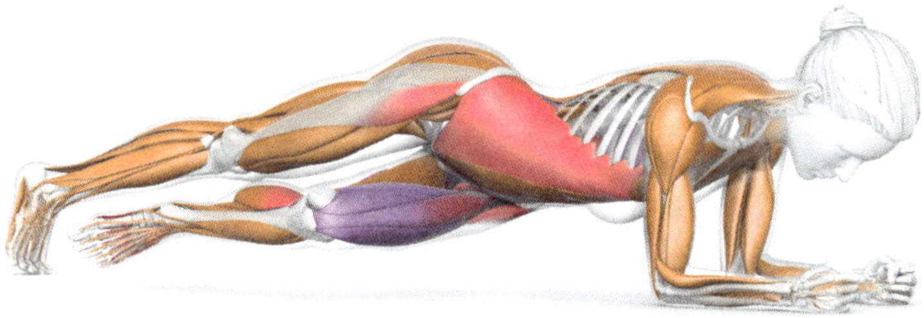


**BRUST** 90

Langhantel-Bankdrücken **92**
Varianten **94**

Kurzhantel-Bankdrücken **96**
Varianten **98**

Flys von oben am Kabelzug **100**
Varianten **102**

Flys am Gerät **104**

Kurzhantel-Flys **106**

**RÜCKEN** 108

Latzug vertikal **110**
Varianten **112**

Rudern am Kabelzug **114**
Varianten **116**

Kurzhantel-Schulterheben **118**
Varianten **120**

**SCHULTERN** 122

Überkopf-Langhantel-Schulterdrücken **124**
Varianten **126**

Kurzhantel-Seitheben **128**
Varianten **130**

Kurzhantel-Frontheben **132**
Varianten **134**

Reverse Flys mit Kurzhanteln **136**
Varianten **138**

**ARME** 140

Kurzhantel-Bizeps-Curl **142**
Varianten **144**

Kurzhantel-Stirndrücken **146**
Varianten **148**

Trizepsdrücken am Seil **150**
Varianten **152**

**BAUCH** 154

Plank mit Drehung **156**

Sideplank mit Drehung **158**

Crunches mit Ball **160**
Varianten **162**

Knieheben hängend **164**
Varianten **166**

Rumpfrotation am Kabelzug **168**
Varianten **170**

VERLETZUNGS-**PRÄVENTION** 172

Verletzungsrisiko **174**

Delayed Onset Muscle Soreness (DOMS) **176**

Häufige Verletzungen **178**
Schulter **179**
Ellbogen **180**
Unterer Rücken **181**
Hüfte **182**
Knie **183**

Rückkehr ins Training nach Verletzungen **184**

Das Training planen **186**
Mobilitätsübungen **188**
Dehnen & Cool-down **194**

GEZIELTES **TRAINING** 196

Trainingsvariablen im Krafttraining **198**

Die Trainingsprogramme **201**

Muskelaufbau Einsteiger **202**

Muskelaufbau Fortgeschrittene **204**

Kraftaufbau Einsteiger **206**

Kraftaufbau Fortgeschrittene **208**

Kraftausdauer Einsteiger **210**

Kraftausdauer Fortgeschrittene **212**

Glossar **215**

Register **217**

Quellenverzeichnis **222**

Über den Autor und Dank **224**

# VORWORT

**Beim Krafttraining,** auch Widerstandstraining genannt, ist Wissen Macht. Meist sind die Komplexität der Trainingsprogramme oder die Frage, wie man die Geräte richtig nutzt, die größten Hürden für den Einstieg. Ziel dieses Buches ist es, diese Hindernisse zu beseitigen: Es führt Sie in die wissenschaftlichen Grundlagen des Trainings ein, zeigt Ihnen die richtige Übungsausführung (zu Hause und im Gym) und liefert klare, einfache Programme für Anfänger und alle, die die Herausforderung suchen. Trainierende jedes Kenntnis- und Leistungsstands erhalten die nötigen Informationen und das Werkzeug, um die Wirkung von Krafttraining zu verstehen und die Übungen korrekt auszuführen – sei es als reines Krafttraining oder in Kombination mit anderen Trainingsformen.

## DIE VORTEILE DES KRAFTTRAININGS

Die Übungen in diesem Buch verbessern nicht nur die muskuläre Kraft und Ausdauer, sondern die Gesundheit ganz allgemein. Wer Krafttraining in seinen Alltag einbindet, profitiert von zahlreichen positiven Effekten. Es

- **senkt das Risiko einer Reihe von Krankheiten** (Herz-Kreislauf-Erkrankungen, Typ-2-Diabetes etc.)
- **fördert Muskelwachstum und -erhalt** und wirkt über die gesamte Lebensspanne hinweg der altersbedingten Abnahme von Muskelmasse und -kraft sowie Knochendichte entgegen.
- **verbessert kognitive Funktionen, Merk- und Konzentrationsfähigkeit,**
- **wirkt vorbeugend gegen altersbedingte Krankheiten** wie Alzheimer und Demenz,
- **reduziert das Risiko und den Schweregrad von Depressionen und Angsterkrankungen.**

## WIE DIESES BUCH FUNKTIONIERT

Im Kapitel »Physiologie des Menschen« werden die Skelettmuskulatur und die Mechanismen, die den körperlichen Anforderungen des Krafttrainings zugrunde liegen, vorgestellt. Sie lernen, wie Muskeln arbeiten und wachsen, und auf welche Weise Widerstandstraining neben seinen positiven Effekten auf Knochen und Bindegewebe die Muskeln zur Entwicklung von Masse und Kraft anregt. Sie erfahren, wie der Körper die Energie für muskuläre Arbeit bereitstellt und wie Sie Ihren Bedarf an Energie und Makronährstoffen richtig kalkulieren. Das Kapitel schließt mit einem Überblick über den Nutzen des Krafttrainings für das Gehirn und die Rolle, die es im Hinblick auf die Lebenseinstellung und mentale Gesundheit spielt.

Der Schwerpunkt des Buches liegt auf einer umfassenden Sammlung von Krafttrainingsübungen und Übungsvarianten, die es Ihnen ermöglichen, Ihr Training dem zur Verfügung stehenden Equipment, dem gewünschten Schwierigkeitsgrad und Ihren Vor-

» ***Konsequentes Krafttraining*** *steigert* ***Gesundheit*** *und* ***Wohlbefinden*** *und* ***senkt das Krankheitsrisiko*** *über die gesamte Lebensspanne.* «

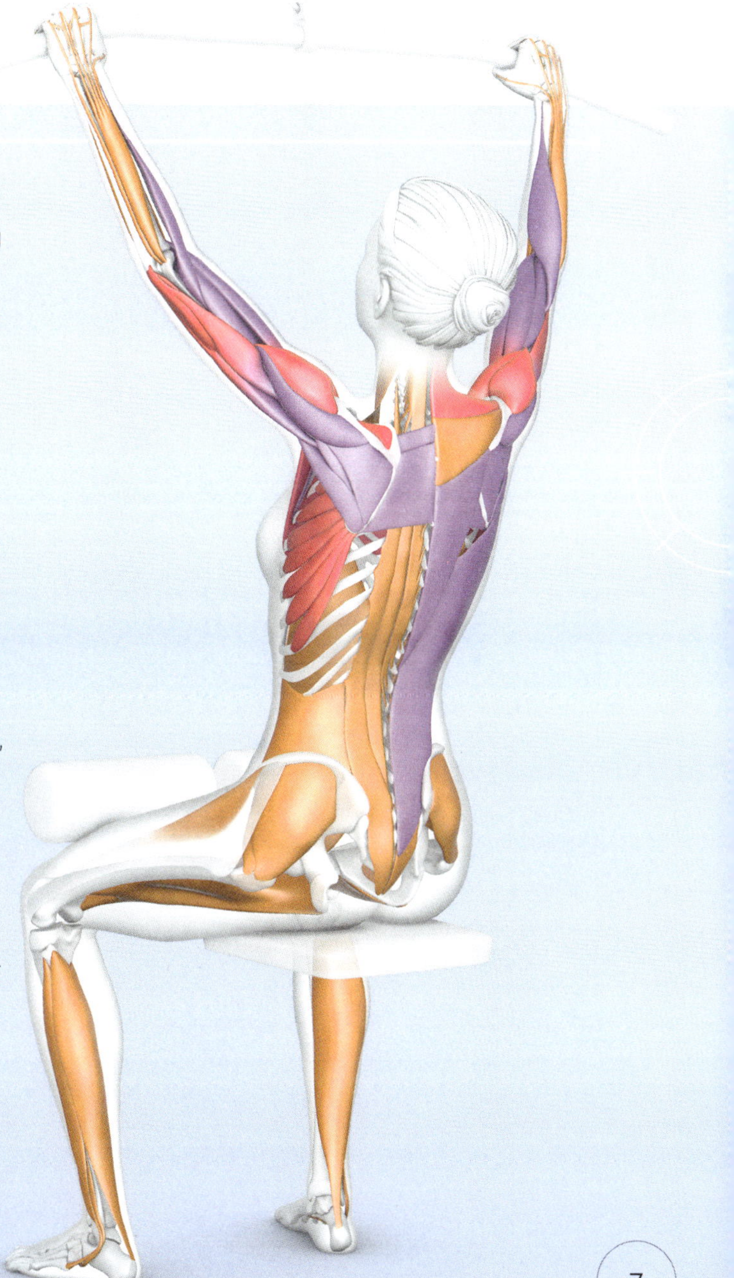

lieben anzupassen. Die Übungen sind danach geordnet, welche Muskelgruppe sie ansprechen. Jede Übung umfasst Abbildungen von den beteiligten Muskeln, detaillierte Anweisungen zur korrekten Ausführung und Technik sowie Erläuterungen zu häufigen Fehlern.

Im Kapitel »Verletzungsprävention« sind typische Verletzungen im Zusammenhang mit Krafttraining aufgeführt. Sie erfahren, wie Sie diese vermeiden und erhalten Tipps zum Wiedereinstieg nach Verletzungen. Eine konsistente, strukturierte Trainingsroutine inklusive angemessenem Warm-up bereitet den Körper optimal vor; Mobilitäts- und Dehnübungen helfen Ihnen wahrzunehmen, wie Ihr Körper auf das Training anspricht.

Das Kapitel »Gezieltes Training« fasst vom Trainingsumfang bis zum Fatigue-Management alles zusammen, was Sie über die Variablen eines effektiven Krafttrainings wissen müssen. Hier finden Sie übersichtliche Programme für den Aufbau von Muskelmasse, Kraft oder Kraftausdauer sowie Alternativen für den Fall, dass Sie öfter trainieren wollen. Diese Programme bilden das Fundament Ihres Trainings und können über Monate und Jahre immer weiter angepasst werden.

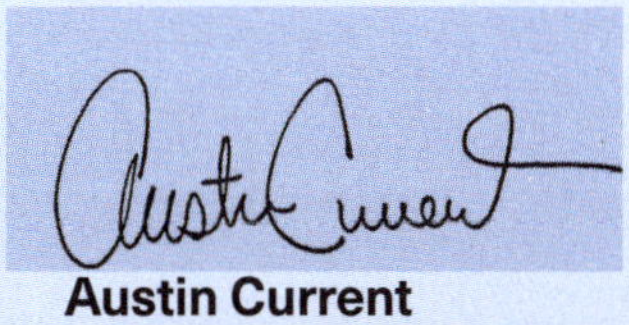

**Austin Current**

*Zertifizierter Fitnesscoach und Ausbilder*

# KRAFTTRAINING FÜR JEDEN

**Mittlerweile wissen wir, dass jeder Mensch davon profitiert, wenn er Krafttraining in seinen Alltag integriert.** Allerdings kursieren in diesem Zusammenhang viele widersprüchliche Empfehlungen. Hier erfahren Sie, was hinter einigen verbreiteten Mythen steckt und welche Rolle der Körpertyp spielt.

| | MYTHOS | FAKT |
|---|---|---|
| KÖRPERTYP UND GENE | »*Ich habe **schlechte** Gene.*« | **GENE SIND WICHTIG, ABER NICHT ALLES.** Die Forschung zeigt, dass es unabhängig von der Genexpression unsere Leistung beeinträchtigt, wenn man uns sagt, dass wir in einer Sache schlecht sind. An sich selbst zu glauben, statt sich durch Mutmaßungen selbst zu beschränken, kann hingegen zu positiven Resultaten führen. |
| KÖRPERTYP UND GENE | »*Ich sehe keine Ergebnisse. **Es funktioniert nicht.***« | **MANGELNDER ERFOLG ZEIGT, DASS EIN PROGRAMMWECHSEL NÖTIG IST.** Wenn Ihr Körper auf ein bestimmtes Programm nicht anspricht, heißt das nicht, dass Sie auch mit anderen Ansätzen keinen Erfolg haben werden. Wenn die Ergebnisse ausbleiben, sollten Sie Ihr Trainingsprogramm auf den Prüfstand stellen (s. S. 198). |
| ALTER | »*Ich bin **zu jung** für Krafttraining.*« | **MIT GUTER BETREUUNG KÖNNEN MÄDCHEN AB 11 UND JUNGEN AB 13 TRAINIEREN.** Ein planvolles und kontrolliert durchgeführtes Training ist nachweislich relativ sicher. Zu den positiven Effekten gehören verbesserte motorische Fähigkeiten, gesteigertes Wohlbefinden und die frühe Etablierung einer Trainingsroutine. |
| ALTER | »*Ich bin **zu alt** für Krafttraining.*« | **DIE POSITIVEN EFFEKTE KÖNNEN ALTERSBEDINGTEN NACHTEILEN ENTGEGENWIRKEN.** Reines Krafttraining ist die effektivste Trainingsstrategie, um altersbedingtem Verlust von Muskelmasse, Maximal- und Schnellkraft entgegenzuwirken. Mehr Kraft bedeutet den Erhalt körperlicher Fähigkeiten und mehr Unabhängigkeit. |

GESCHLECHT

| MYTHOS | FAKT |
|---|---|
| *Krafttraining eignet sich* ***nur für Männer.*** | **ALLE KÖNNEN PROFITIEREN.** Die Vorteile des Krafttrainings (s. S. 6–7) sind geschlechtsübergreifend. Es ist der effektivste Weg, um in Form zu kommen und Muskelwachstum und Fettabbau in den Regionen zu erreichen, die Sie optimieren möchten. Frauen erreichen ihre Trainingsziele ebenso verlässlich wie Männer. |
| *Krafttraining lässt* ***Frauen massig werden.*** | **ÖSTROGEN LIMITIERT ÜBERTRIEBENES MUSKELWACHSTUM.** Die Fähigkeit von Frauen zum Aufbau von Muskelmasse ist hormonell begrenzt, denn Frauen produzieren mehr Östrogen und weniger Testosteron. Das Östrogen unterstützt die Regeneration und den Erhalt von Muskelgewebe. |
| *Männer bauen* ***mehr Muskeln*** *auf als Frauen.* | **DAS MUSKELWACHSTUM VOLLZIEHT SICH IM WESENTLICHEN ÄHNLICH.** Der absolute Zuwachs an Muskelmasse ist bei Männern testosteronbedingt größer, Frauen können jedoch den gleichen Prozentsatz an Masse und Kraft durch Krafttraining aufbauen. Außerdem beginnen sie bei einem niedrigeren Ausgangswert. |

## EINGESCHRÄNKT DURCH DEN KÖRPERTYP?

Unser Körperbau ist nicht lebenslang derselbe; er lässt sich durch Krafttraining verändern. Womöglich erkennen Sie sich in einem der drei Körperbautypen (Somatotypen) wieder, aber lassen Sie sich Ihr Training nicht von Ihrer momentanen Form diktieren. Neben körperlicher Aktivität beeinflussen der Umgang mit Stress, Schlaf und Ernährung unsere Gestalt.

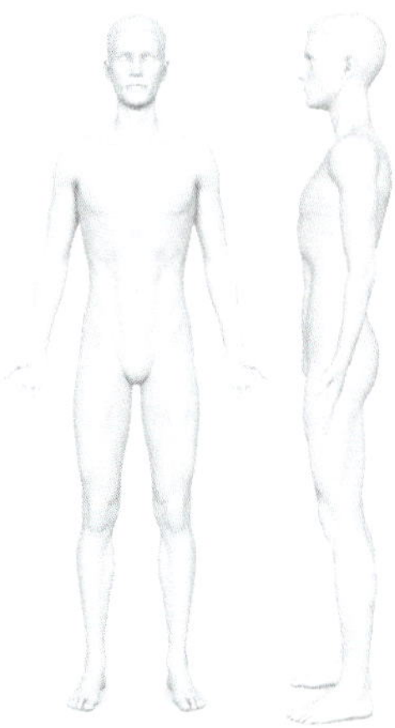

**EKTOMORPH**
Hochgewachsene, eher schmale Personen, denen der Muskelaufbau relativ schwer, aber der Fettabbau leicht fällt.

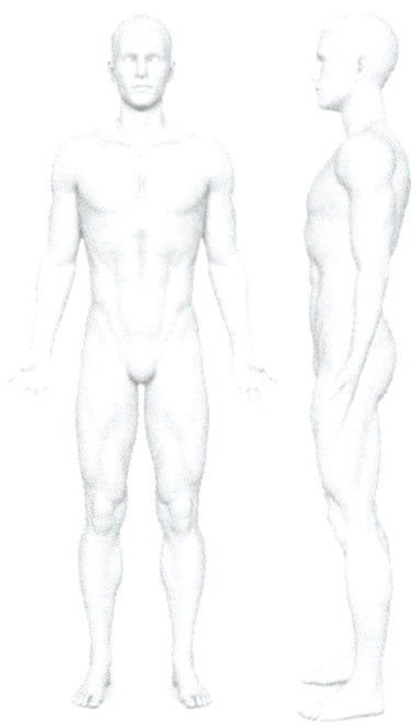

**MESOMORPH**
Schlanke, muskulöse Personen, denen der Muskelaufbau leicht fällt und die mühelos Fett verlieren.

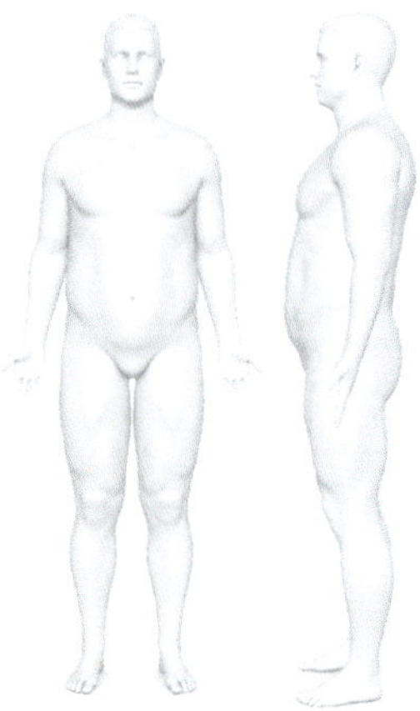

**ENDOMORPH**
Breiter und kräftiger gebaute Personen, denen der Muskelaufbau leicht, der Fettabbau jedoch schwerfällt.

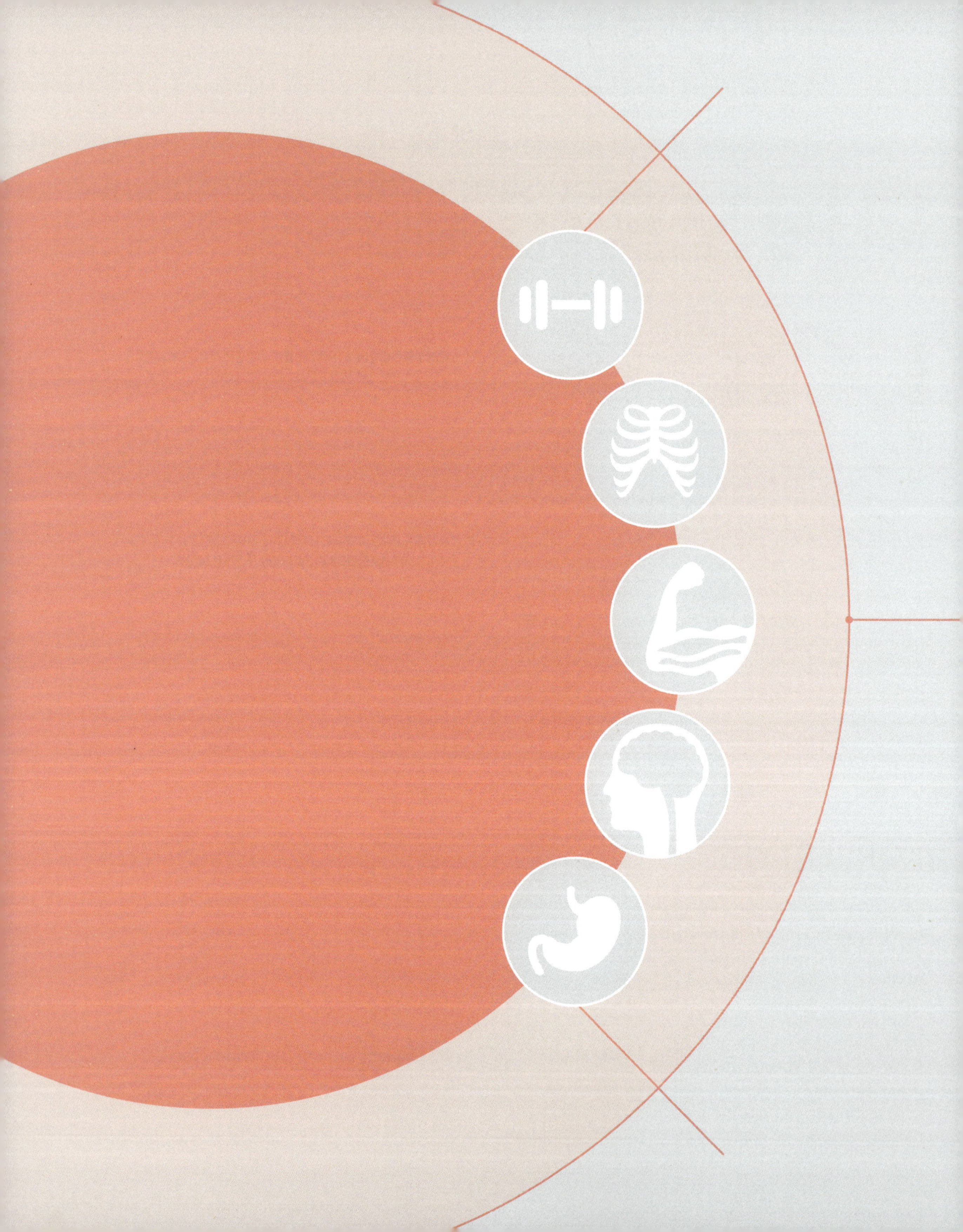

# PHYSIOLOGIE DES MENSCHEN

**Neben dem Kraft- und Muskelaufbau hat Krafttraining positive Effekte** auf die Knochendichte und das Bindegewebe, auf das Risiko von Stoffwechselstörungen und Herz-Kreislauf-Erkrankungen sowie auf die Psyche und die geistige Gesundheit. Gewinnen Sie ein tieferes Verständnis dafür, wie Krafttraining auf unseren Körper wirkt und mit welcher Ernährung Sie ein Maximum an Gesundheit, Leistungs- und Regenerationsfähigkeit erreichen.

# MUSKEL-ANATOMIE

**Im Körper gibt es etwa 640 Muskeln.** Einige liegen an der Oberfläche, andere tief im Körper. Die Skelettmuskeln sind über die Sehnen an den Knochen fixiert und ermöglichen Bewegung.

## SKELETTMUSKELN

Die Skelettmuskeln erzeugen Bewegung durch fein koordinierte Kontraktionen der Muskelfasern. Wenn Sie die wichtigsten Muskelgruppen kennen und im Körper lokalisieren können, hilft Ihnen das beim Krafttraining, die muskuläre Beanspruchung zu visualisieren und mehr Muskelspannung aufzubauen.

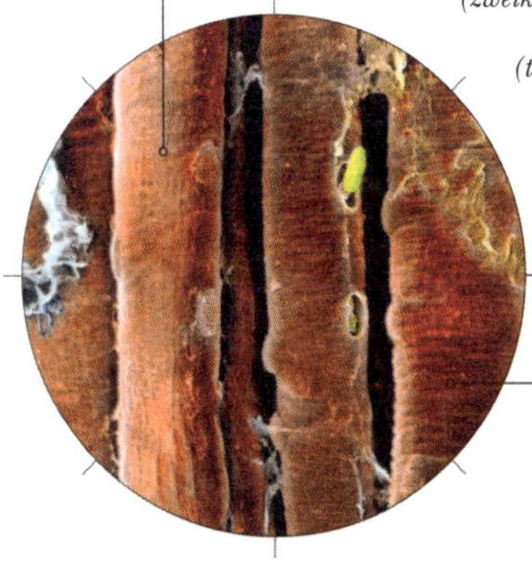


**Skelettmuskelfasern**

Die quergestreifte Skelettmuskulatur ist zuständig für die Kraft- und Bewegungserzeugung beim Krafttraining. Ein einzelner Muskel enthält Tausende parallel angeordneter Myofibrillen (s. S. 16–17).

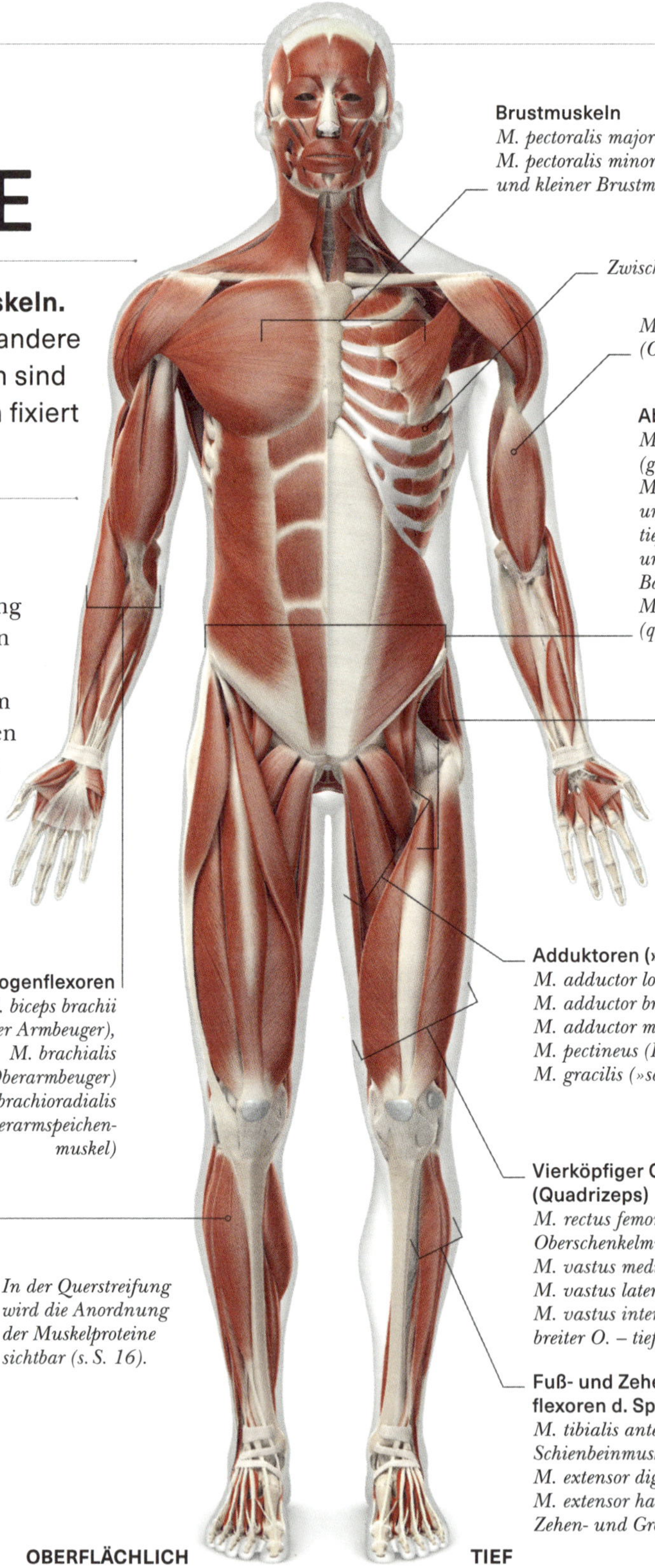

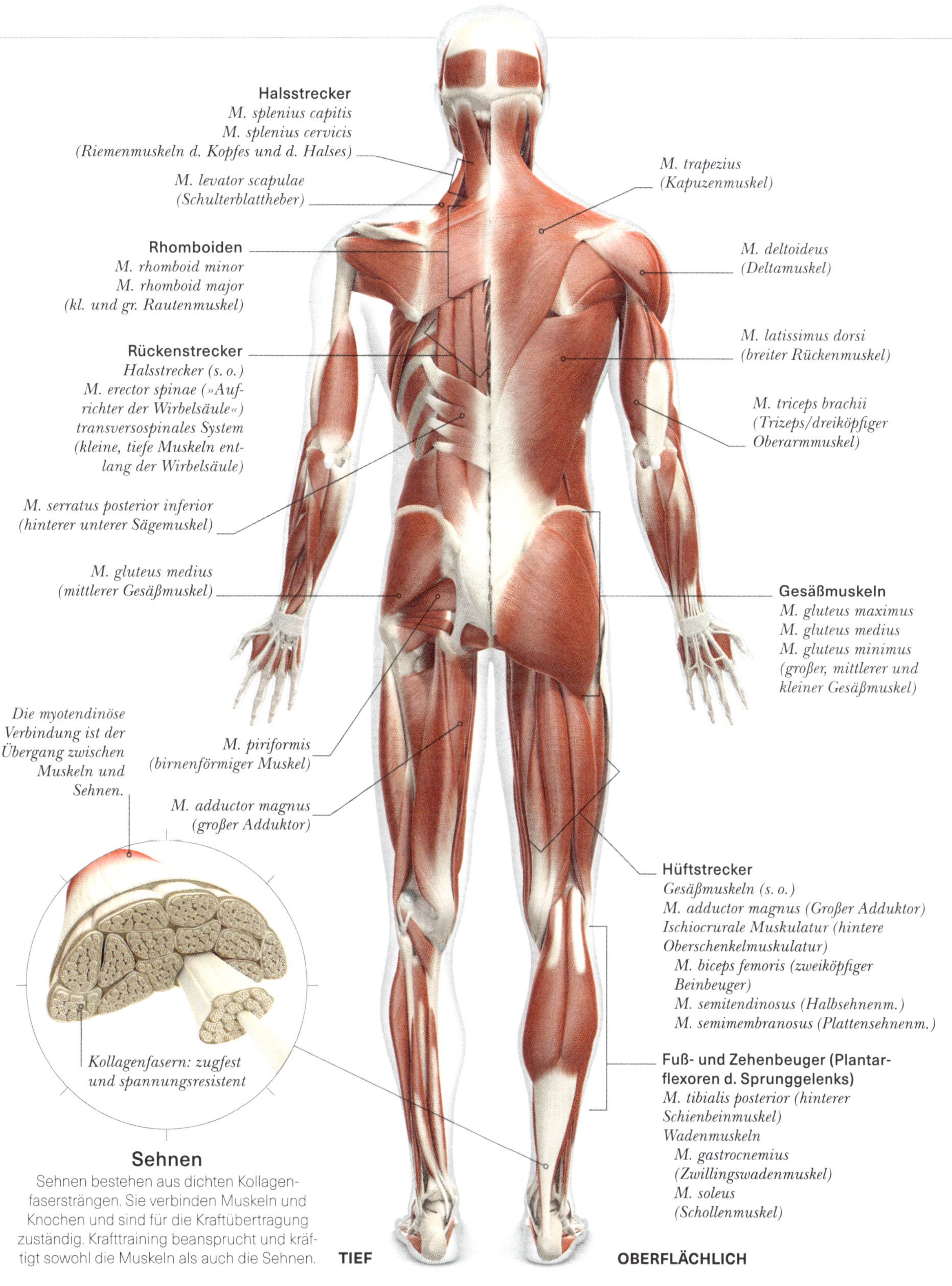


## Sehnen

Sehnen bestehen aus dichten Kollagenfasersträngen. Sie verbinden Muskeln und Knochen und sind für die Kraftübertragung zuständig. Krafttraining beansprucht und kräftigt sowohl die Muskeln als auch die Sehnen.

# WIE MUSKELN ARBEITEN

**Muskeln sind über Sehnen an Knochen befestigt.** Die Sehnen sind elastisch, um den bei Bewegung auftretenden Kräften standzuhalten. Bei der Bewegungssteuerung arbeiten Muskeln oft in Gegensatzpaaren zusammen und kontrahieren dabei auf verschiedene Arten.

## KONTRAKTIONSARTEN

Für das Krafttraining sind drei Kontraktionsarten wichtig: die isotonische, die sich wiederum in exzentrische und konzentrische Kontraktion untergliedert, und die isometrische Kontraktion. Die Bezeichnungen beschreiben, wie sich der Muskel verändert. Bei isotonischer Kontraktion ändert sich seine Länge: bei exzentrischer verlängert und bei konzentrischer verkürzt er sich. Bei isometrischer Kontraktion ändert sich ausschließlich die Spannung des Muskels, nicht aber seine Länge (s. S. 20–21.)

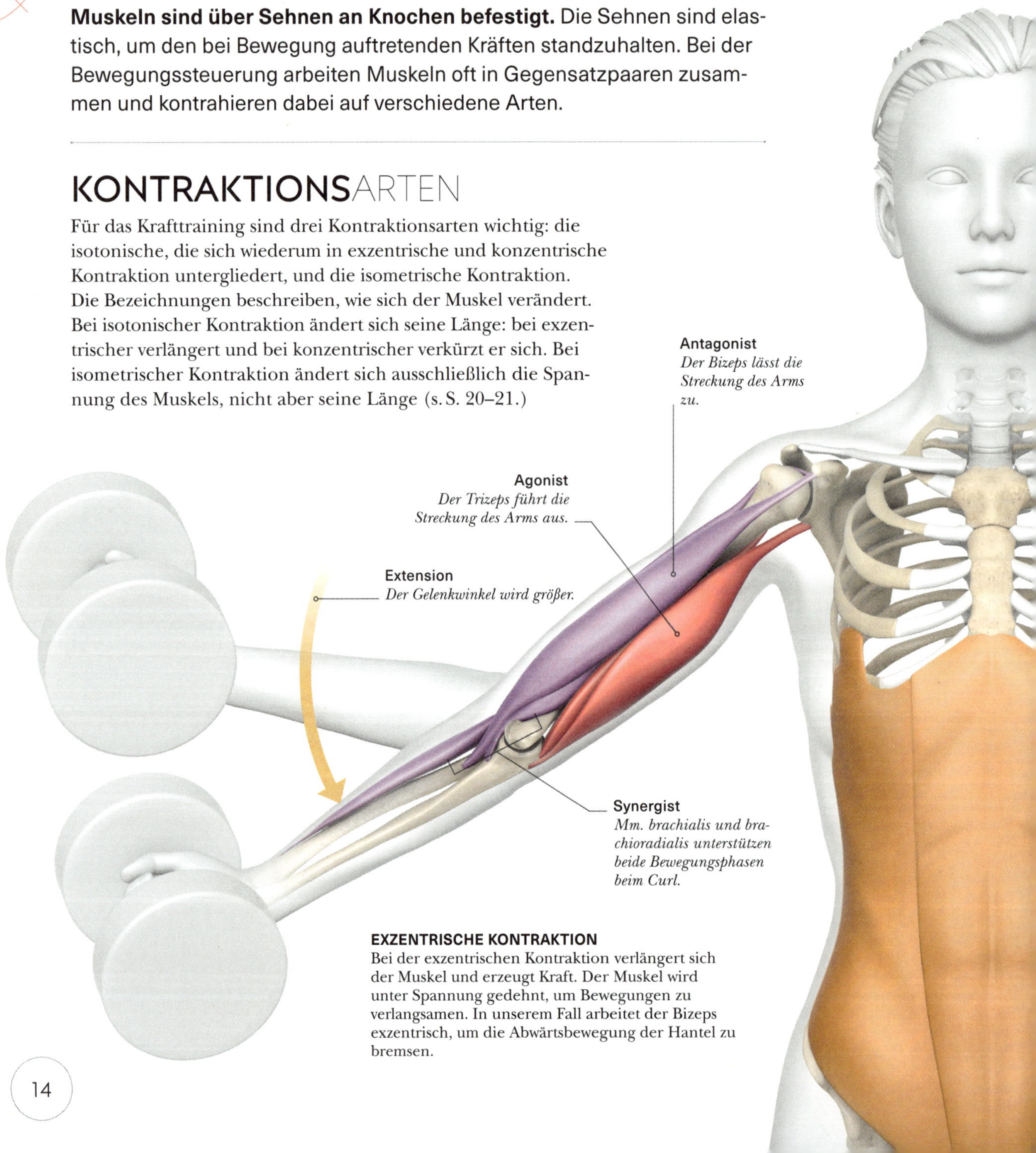


**EXZENTRISCHE KONTRAKTION**
Bei der exzentrischen Kontraktion verlängert sich der Muskel und erzeugt Kraft. Der Muskel wird unter Spannung gedehnt, um Bewegungen zu verlangsamen. In unserem Fall arbeitet der Bizeps exzentrisch, um die Abwärtsbewegung der Hantel zu bremsen.

# ZUSAMMENSPIEL DER MUSKELN

**Muskeln können nur ziehen, nicht drücken. Deshalb arbeiten sie oft in Gegensatzpaaren. Der Agonist ist der »Spieler«, der, unterstützt von den Synergisten, die Gelenkbewegung erzeugt. Sein Gegenspieler, der Antagonist, arbeitet entgegengesetzt und hilft auf der anderen Seite des Gelenks, die Bewegung zu kontrollieren.**

### Bewegungspräzision

Wenn Sie erst mit dem Krafttraining beginnen, wird Ihr Nervensystem anfangs Agonisten und Antagonisten zugleich aktivieren, wodurch die Bewegungen wenig koordiniert ausfallen. Im Lauf der Zeit und mit zunehmender Praxis passt sich das Nervensystem an (s. S. 39), und die Koaktivierung der Antagonistengruppe geht zurück. In der Folge wird das Zusammenspiel geschmeidiger und effizienter, und das Potenzial zur Krafterzeugung nimmt zu.

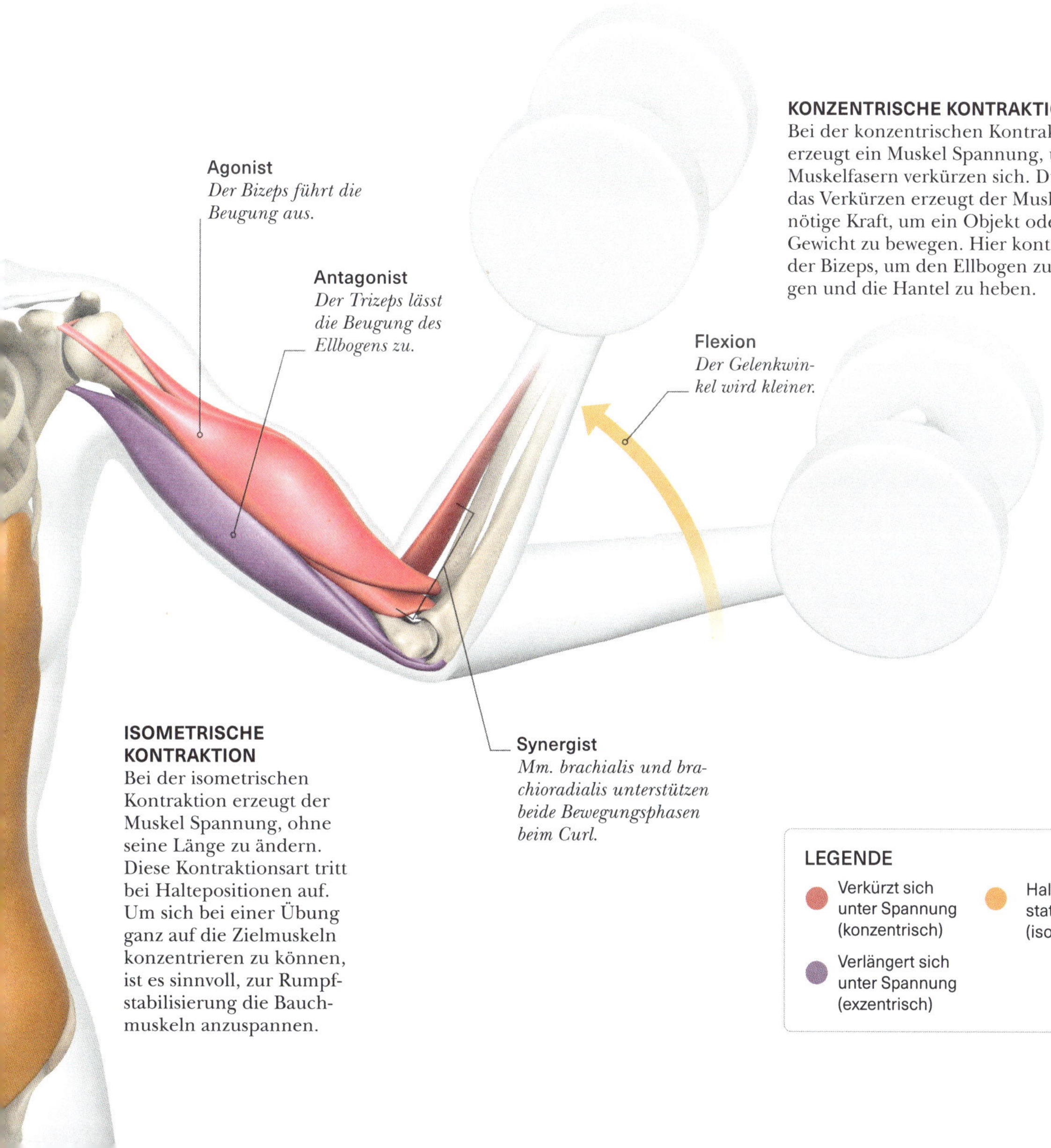


**KONZENTRISCHE KONTRAKTION**
Bei der konzentrischen Kontraktion erzeugt ein Muskel Spannung, und die Muskelfasern verkürzen sich. Durch das Verkürzen erzeugt der Muskel die nötige Kraft, um ein Objekt oder ein Gewicht zu bewegen. Hier kontrahiert der Bizeps, um den Ellbogen zu beugen und die Hantel zu heben.

**ISOMETRISCHE KONTRAKTION**
Bei der isometrischen Kontraktion erzeugt der Muskel Spannung, ohne seine Länge zu ändern. Diese Kontraktionsart tritt bei Haltepositionen auf. Um sich bei einer Übung ganz auf die Zielmuskeln konzentrieren zu können, ist es sinnvoll, zur Rumpfstabilisierung die Bauchmuskeln anzuspannen.

**LEGENDE**
- Verkürzt sich unter Spannung (konzentrisch)
- Verlängert sich unter Spannung (exzentrisch)
- Haltend-statisch (isometrisch)

# STRUKTUR DER MUSKELN

Skelettmuskeln bestehen aus zylindrischen Bündeln von Muskelfasern, sogenannten Faszikeln. Jede Muskelfaser bzw. Muskelzelle ist aus kontraktilen Proteinfilamenten aufgebaut. Diese Proteinfäden, die sich zusammenziehen können, ermöglichen die Muskelkontraktion. Zudem verfügt jeder Muskel über ein Gefäßnetzwerk, das für den Transport von Sauerstoff und chemischen Substraten für die Energieerzeugung (s. S. 28–29) sowie für den Abtransport der bei der Kontraktion entstehenden Abfallstoffe zuständig ist.

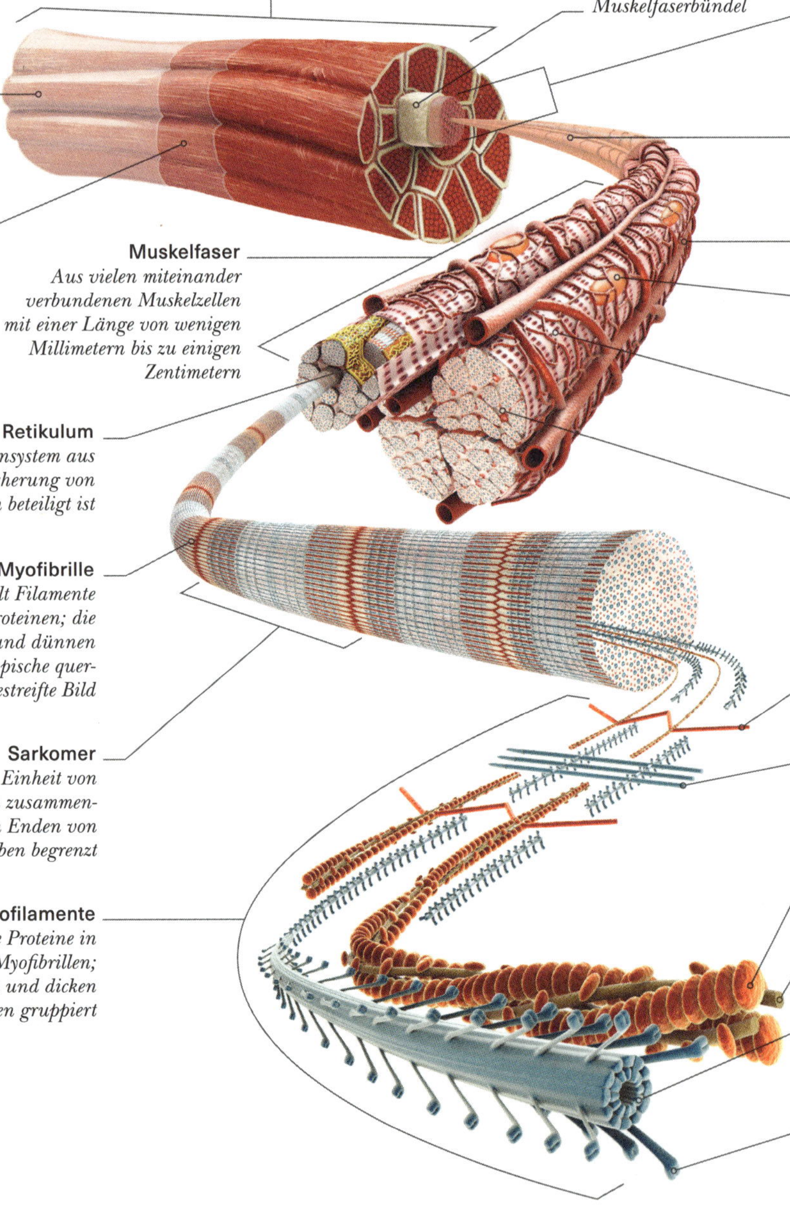

## Schnelle und langsame Muskelfasern

Es gibt zwei Haupttypen von Skelettmuskelfasern: Langsam (Slow-Twitch/Typ I) und schnell kontrahierende (Fast-Twitch/Typ II). Unser Nervensystem wählt für jede Bewegung automatisch den richtigen Fasertyp aus. Der Großteil der Skelettmuskeln besteht aus einem ähnlichen Anteil beider Fasertypen, was es uns ermöglicht, eine große Bandbreite von Aufgaben mit unterschiedlicher Belastungsstärke und Dauer auszuüben.

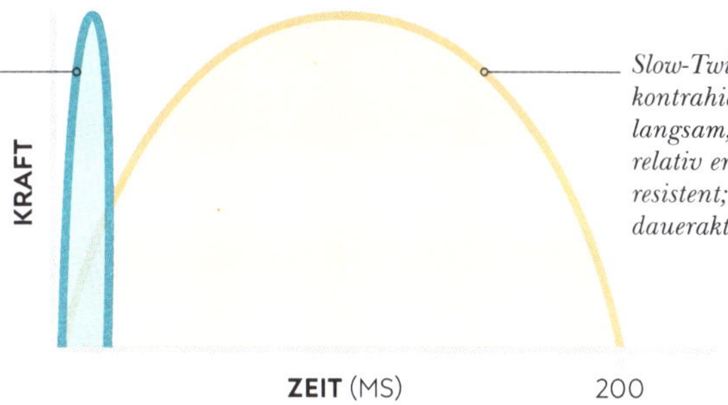


**LANGSAME UND SCHNELLE FASERN IM VERGLEICH**

## Muskelkontraktion unter dem Mikroskop

Die Verkürzung und Verlängerung von Skelettmuskeln wird durch kontraktile Proteinfäden in den Myofibrillen herbeigeführt: durch Aktin und Myosin. Ein Nervenimpuls löst einen Zyklus von Vorgängen innerhalb der Muskelfaser aus. Die Filamente aus Aktin und Myosin binden sich in wiederkehrenden Sequenzen aneinander, beugen sich, lösen sich und binden sich erneut, um die Aktinfilamente zur Sarkomermitte zu ziehen, und erzeugen auf diese Weise Spannung im Muskel.

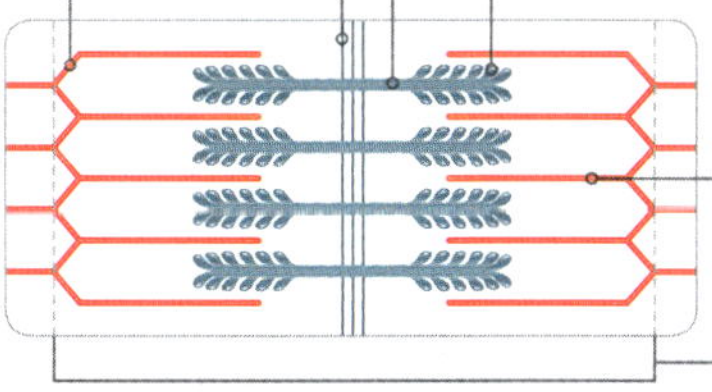


ENTSPANNTER MUSKEL

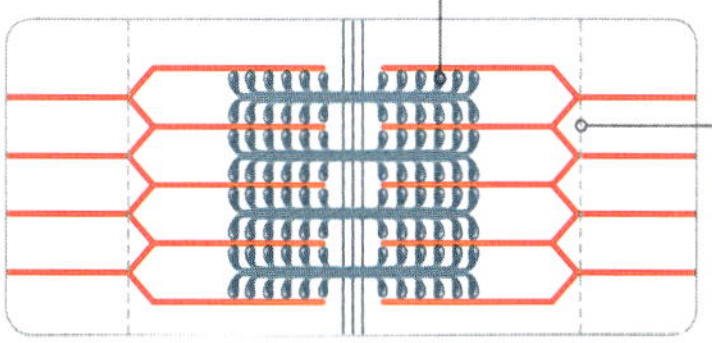


KONTRAHIERTER MUSKEL

### DER KONTRAKTIONSZYKLUS

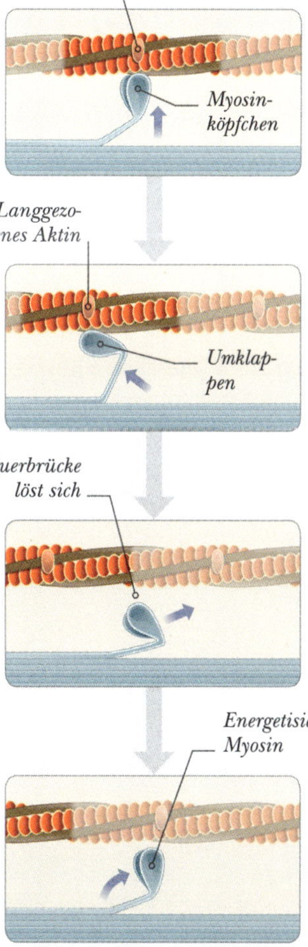


**ANLAGERUNG**
Das aktivierte Myosinköpfchen bindet sich an die Bindungsstelle des Aktinfilaments und bildet eine sogenannte Querbrücke zwischen den Filamenten.

**KRAFTSCHLAG (POWER-STROKE)**
Das Myosinköpfchen klappt nach hinten, zieht dadurch das Aktinfilament Richtung M-Linie und bringt die Z-Scheiben näher zueinander.

**ABLÖSUNG**
ATP-Molekül (chemischer Energieträger) bindet sich an das Myosinköpfchen, worauf dieses seinen Griff um das Aktinfilament lockert – die Querbrücke löst sich.

**WIEDERAUFLADUNG**
ATP gibt Energie frei, um das gebeugte Myosinköpfchen in die aufrechte Position zurückzuführen (vorzuspannen). Damit kann der nächste Kontraktionszyklus beginnen.

# WIE MUSKELN WACHSEN

Das Größenwachstum von Muskelfasern des Skelettmuskelgewebes wird als **Muskelhypertrophie** bezeichnet. Krafttraining regt auf verschiedenen Wegen Muskelhypertrophie an, wobei spezialisierte Zellen für Erhalt, Reparatur und Neubildung von Muskelfasern zuständig sind.

## WACHSTUMS**STIMULI**

Nach aktueller Auffassung wirken beim Muskelwachstum drei Stimuli, die miteinander in Beziehung stehen: mechanische Spannung (Spannung, die beim Krafttraining auf einen Muskel wirkt), metabolischer Stress (Ansammlung von Stoffwechselprodukten in den Muskelfasern während des Trainings) und Muskelschädigung (Mikrorisse in den Muskelfasern und Z-Scheiben). Der Hauptauslöser von Muskelwachstum ist mechanische Spannung. Bei Ermüdung nimmt die mechanische Spannung zu, mehr Motoneuronen werden rekrutiert, und die Verkürzung der Muskelfasern verlangsamt sich. Durch diese Kombination steigt die Zahl der Muskeln, die angesteuert werden, was wiederum dazu führt, dass verstärkt mechanische Spannung erzeugt wird. Die Wechselwirkung zwischen den Faktoren steigert den Effekt noch: metabolischer Stress ist ein Nebeneffekt mechanischer Spannung und trägt gleichzeitig dazu bei, dass die Spannung in einem Muskel zunimmt.

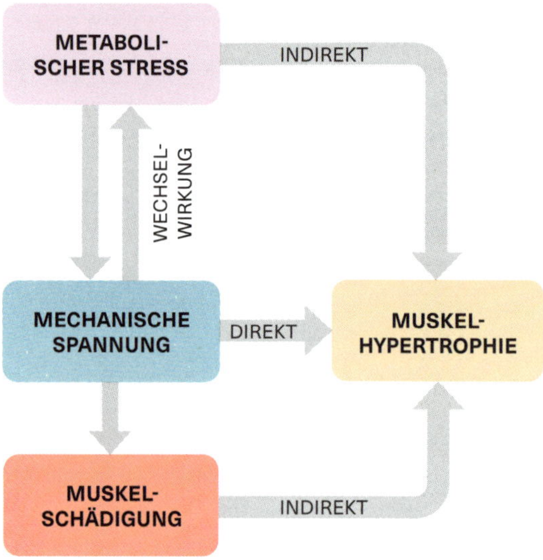


**MECHANISMEN DER HYPERTROPHIE**

## WIE MUSKELN GRÖSSER WERDEN

Das Skelettmuskelprotein durchläuft täglich Phasen der Synthese (also der Neubildung) und des Abbaus (s. S. 34). Muskelwachstum tritt auf, wenn die Muskelproteinsynthese die Abbaurate übertrifft. Muskelhypertrophie gilt als Summe von Anpassungsvorgängen (Adaptationen) auf verschiedenen Ebenen: bei den Myofibrillen, beim Sarkoplasma und beim Bindegewebe.

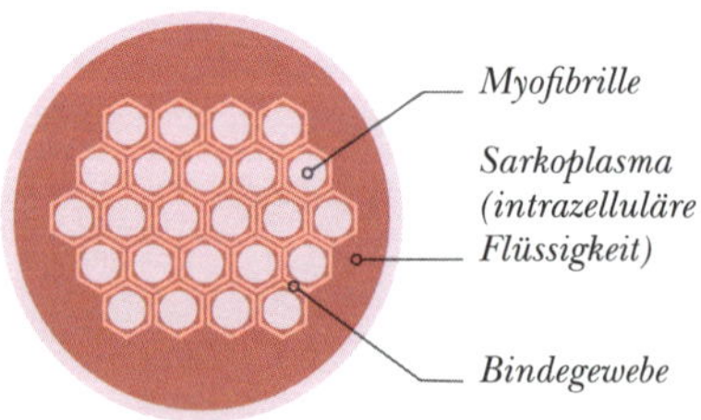


**MUSKELFASER VOR DEM WACHSTUM**
Der Kreis stellt eine Muskelfaser im Querschnitt dar. Darin befinden sich viele Myofibrillen, umgeben von Sarkoplasma und einer wabenartigen Schicht von Bindegewebe.

# SATELLITENZELLEN

Satellitenzellen sind muskelspezifische Stammzellen mit einer Schlüsselfunktion bei Erhalt, Regeneration (und Wachstum) sowie beim Umbau von Muskelfasern als Reaktion auf Trainingsreize, insbesondere beim Krafttraining. Werden sie aktiviert, können sie zur Neubildung von Muskelfasern beitragen, ihre Zellkerne (Nuklei) abgeben oder den eigenen Bestand durch Zellteilung aufstocken.

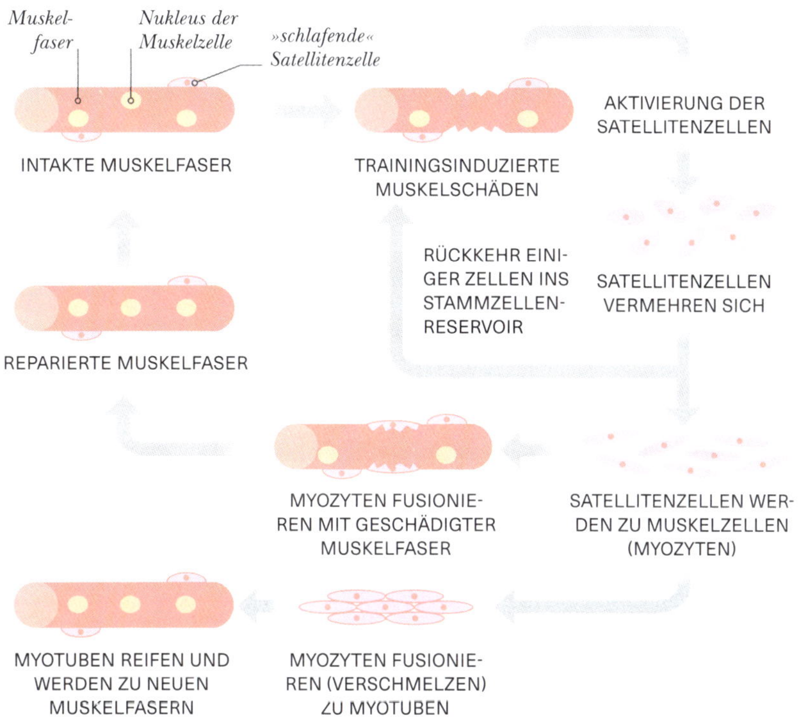


## Abnahme der Muskelmasse im Alter

Als Muskelatrophie (das Gegenteil von Hypertrophie) bezeichnet man den Schwund oder die Größenabnahme von Muskelgewebe. Ab einem Alter von 40 Jahren verliert der Körper kontinuierlich einen bestimmten Anteil seiner Muskelmasse, was einen Verlust an Lebensqualität bedeuten kann. Durch Widerstandstraining und ausreichende Eiweißversorgung (s. S. 30–31) lässt sich der Abbau nachweislich verringern. Körperliche Aktivität, insbesondere Krafttraining, eignet sich zudem zur Prävention und Behandlung von Sarkopenie und Dynapenie (Verlust von Muskelmasse und Muskelkraft über den natürlichen Alterungsprozess hinaus).

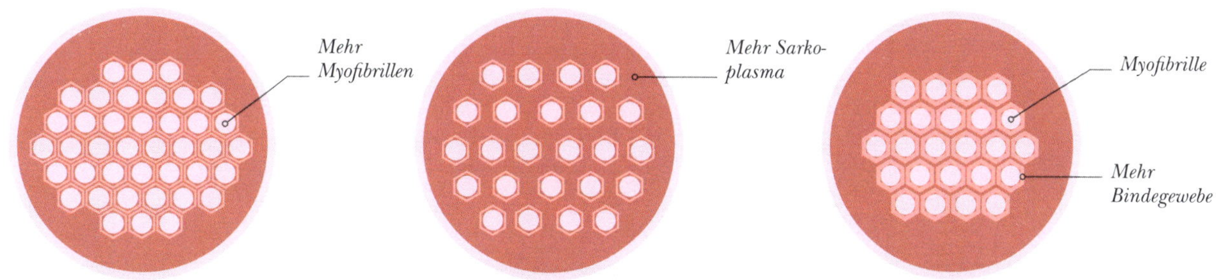


**MYOFIBRILLÄRE HYPERTROPHIE**
60–70 % des Proteins in einer Muskelzelle ist myofibrillär. Myofibrilläre Hypertrophie ist die zahlen- und/oder größenmäßige Zunahme an Myofibrillen durch Zuwachs von Sarkomeren.

**SARKOPLASMATISCHE HYPERTROPHIE**
Die Muskelfaser wird auch größer durch eine Volumenzunahme des Sarkoplasmas (darin enthalten sind Mitochondrien, sarkoplasmatisches Retikulum, T-Tubuli, Enzyme und Substrate wie Glykogen).

**HYPERTROPHIE DES BINDEGEWEBES**
Die extrazelluläre Matrix der Muskelfaser besteht aus einem dreidimensionalen Gerüst aus Bindegewebe. Nimmt dessen Mineralien- und Proteingehalt zu, werden die Muskeln größer.

# **WIE** TRAINING DAS **MUSKEL-WACHSTUM** FÖRDERT

**Die drei Stimuli der Muskelhypertrophie** unterscheiden sich sehr in ihrer Wirkungsweise. Der wichtigste Stimulus ist die mechanische Spannung. Weniger direkt wirken metabolischer Stress und Muskelschäden (s. S. 18).

## MECHANISCHE SPANNUNG

Um eine Muskelhypertrophie zu erreichen, ist ein mechanischer Stimulus (eine Beanspruchung) nötig. Diesen Stimulus bezeichnet man als mechanische bzw. muskuläre Spannung: Wenn Sie Ihre Muskeln gegen einen Widerstand kontrahieren, erzeugen Sie über die auf Ihre Muskeln einwirkende Kraft mechanische Spannung. Sobald die Mechanorezeptoren im Muskel eine solche Spannung erkennen, wird eine Kaskade chemischer Reaktionen in Gang gesetzt, die zum Muskelwachstum führt.

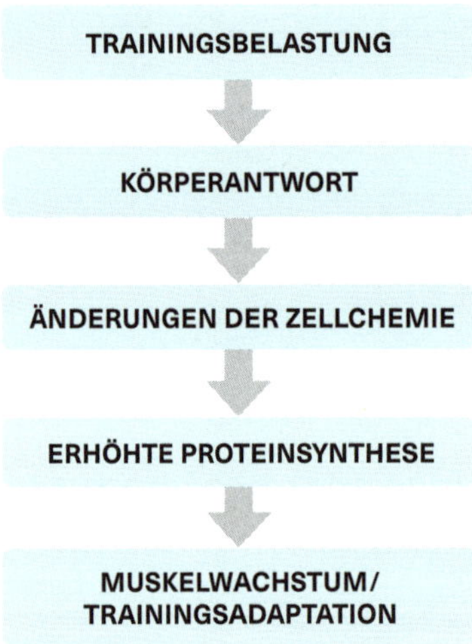


**MIT ARBEIT ZUM WACHSTUM**
Der physikalische Reiz, der bei der Arbeit gegen einen Widerstand auf die mechanische Spannung wirkt, stößt eine Reihe von chemischen und biologischen Reaktionen an, die größere, stärkere Muskeln zur Folge haben.

### Der Aufbau von Spannung in Muskeln

Wenn Muskeln aktiv kontrahiert werden (s. S. 14–15), erzeugen sie mechanische bzw. muskuläre Spannung, wobei die Muskellänge sich verkürzen, verlängern oder gleich bleiben kann. Der Grad der Spannung hängt davon ab, wie sehr sich die Myofilamente Aktin und Myosin innerhalb eines Sarkomers ineinanderschieben (s. S. 17).

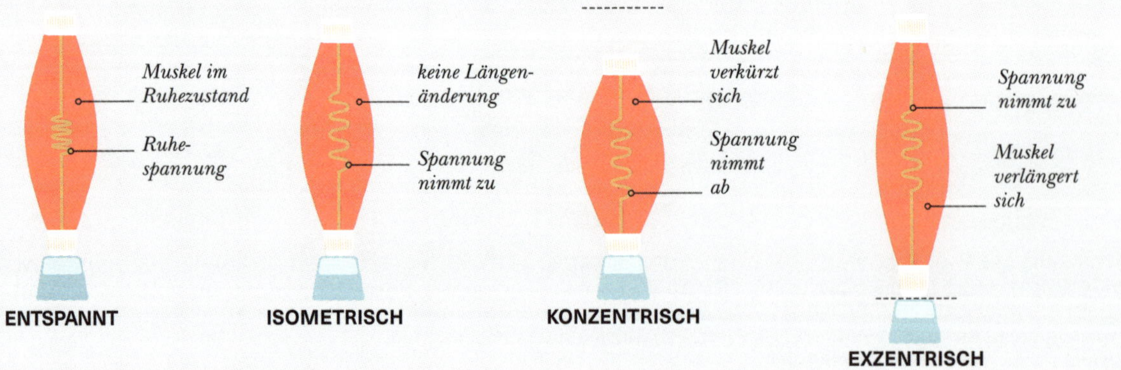

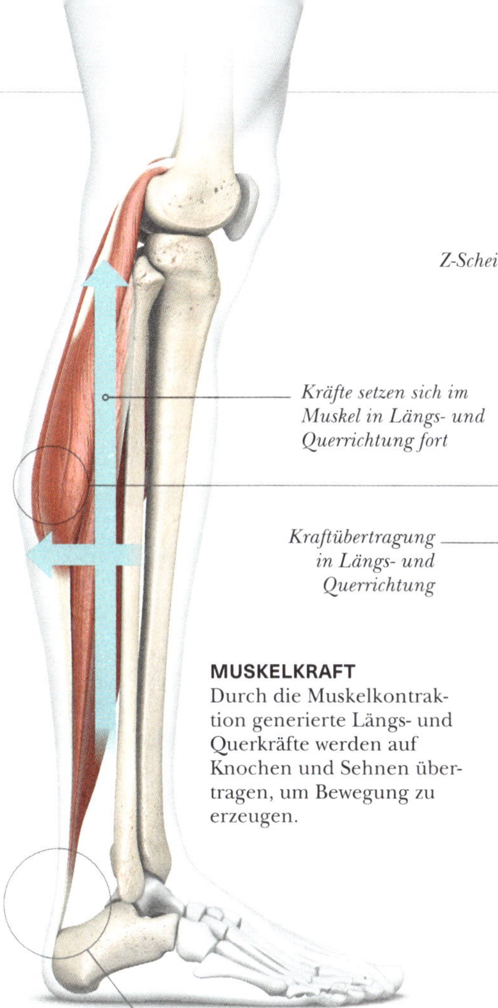


**MUSKELKRAFT**
Durch die Muskelkontraktion generierte Längs- und Querkräfte werden auf Knochen und Sehnen übertragen, um Bewegung zu erzeugen.

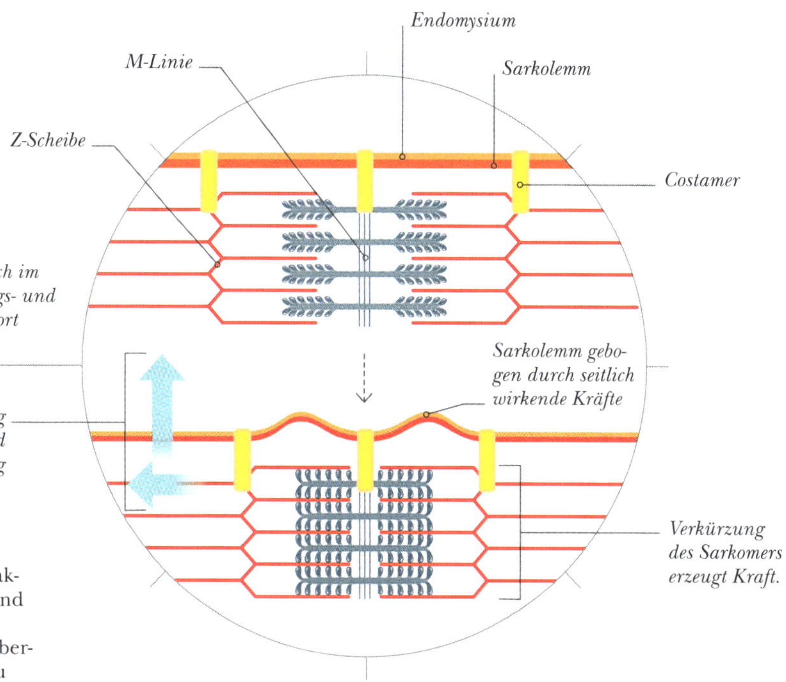


## **Kräfte** unter dem Mikroskop

Beim Krafttraining werden Kräfte in Längsrichtung von einem Sarkomer zum nächsten entlang der Muskelfaser übertragen. Die laterale Kraftübertragung erfolgt über die Costamere, die Muskelfaser und Sarkolemm verbinden, sowie über das Endomysium (Bindegewebeschicht, die den Muskel umhüllt).

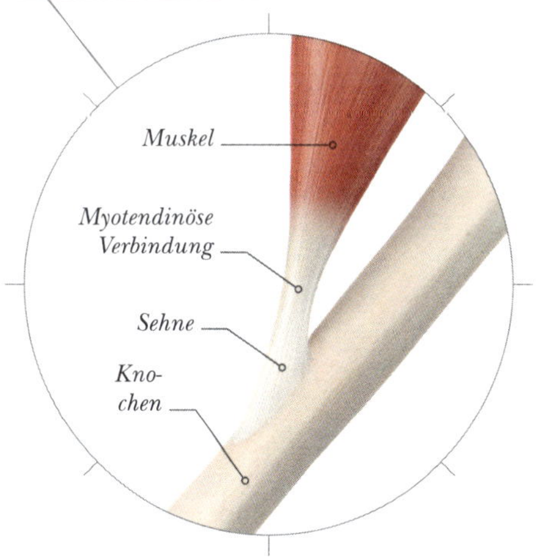


## **Die myotendinöse** Verbindung

Muskeln sind über Sehnen mit den Knochen verbunden. Die Stelle, an der Muskeln und Sehnen sich treffen, nennt man myotendinöse Verbindung. Hier treten häufig Verletzungen auf (s. S. 178).

## Rückmeldung ans Gehirn

Über Rezeptoren erhält das Gehirn Informationen über die Körperhaltung und die Positionierung seiner Teile: Muskelspindeln (in Skelettmuskeln) sind Mechanorezeptoren, die Belastungsumfang und -dauer wahrnehmen, indem sie Muskellängenveränderungen messen. Propriorezeptoren (in Gelenken, Muskeln und Sehnen) reagieren auf Spannung und Druck.

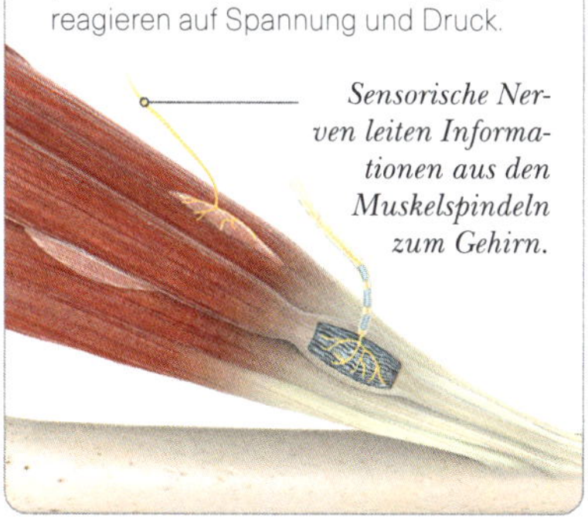

# METABOLISCHER STRESS

Der zweite, weniger stark hypertrophieauslösende Mechanismus beruht auf einer trainingsinduzierten Ansammlung von Metaboliten, also von Zwischenprodukten des Zellstoffwechsels in der Zelle. Dazu gehören Laktat (s. S. 29), anorganisches Phosphat und Wasserstoff. Hypoxie (niedriger Blutsauerstoff) begünstigt zudem die Freisetzung von Hormonen und Zytokinen (Signalproteinen) während der Kontraktion. Die wichtigste Theorie dazu besagt, dass muskuläre Ermüdung und die Anhäufung von Metaboliten die Spannung in den schnellen Muskelfasern erhöhen, was deren Wachstum anregt. Ein weiterer Nebeneffekt von metabolischen Stress ist das Anschwellen von Muskelzellen (»Pump-Effekt«). Die Druckerhöhung innerhalb des Muskels führt dazu, dass mehr Spannung erzeugt wird, was das Gesamtniveau der mechanischen Spannung während der Kontraktion erhöht.

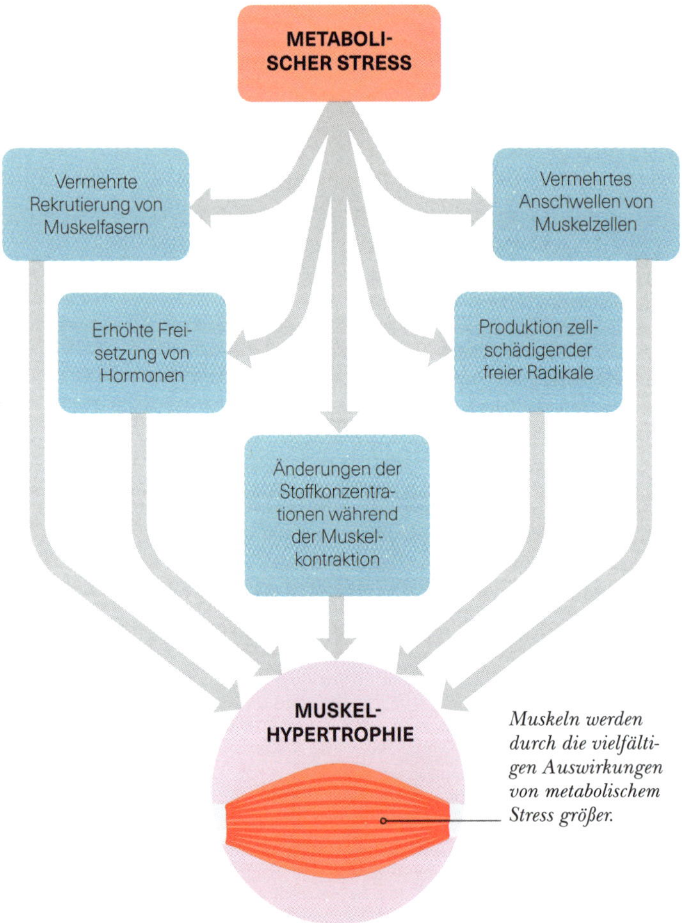


*Muskeln werden durch die vielfältigen Auswirkungen von metabolischem Stress größer.*

**HÜFTHEBEN MIT BALL**
Im Rahmen jeder Übung kontrahieren mehrere verschiedene Muskeln isometrisch, konzentrisch und exzentrisch. Die Kontrolle exzentrischer Kontraktionen ist wesentlich, um die mechanische Schädigung von Muskelzellen zu minimieren.

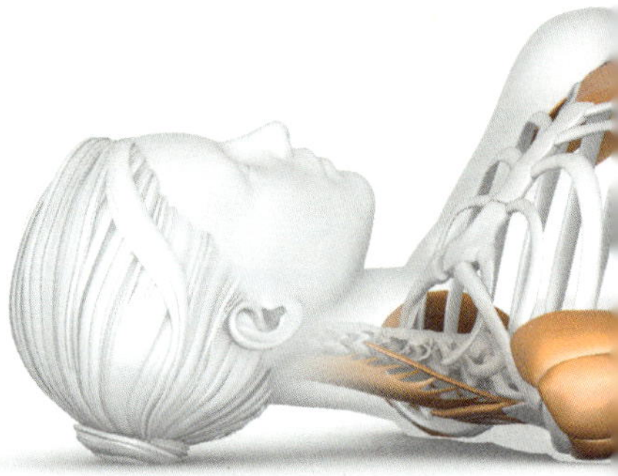

# MUSKELSCHÄDEN

Bei trainingsinduzierten Muskelschäden als Stimulus für Muskelwachstum ist der Übergang zwischen geringfügigen Schäden, die potenziell förderlich für das Muskelwachstum sind, und ernsthaften Gewebeschäden mit negativen Folgen für den gesamten Körper fließend.

## Mehr bringt nicht mehr

Es ist ein verbreiteter Irrtum, dass sich durch mehr trainingsinduzierte Muskelschäden (und -schmerzen) mehr bewirken ließe. Zwar ist Muskelkater ein Anzeichen dafür, dass Sie mechanische Spannung in der Zielmuskulatur erzeugt haben, jedoch beschränken Sie durch umfassende Muskelschädigung Ihre Möglichkeiten, sich im Lauf der Zeit zu verbessern. Früher hielt man Muskelschäden wegen ihrer Effekte beim Aufbau von neuem Muskelgewebe für grundsätzlich positiv. Heute weiß man, dass die höhere Muskelproteinsyntheserate vor allem hilft, den Muskel nach der Schädigung durch ein intensives Training wiederaufzubauen und zu reparieren, aber keine neuen kontraktilen Proteine hinzufügt.

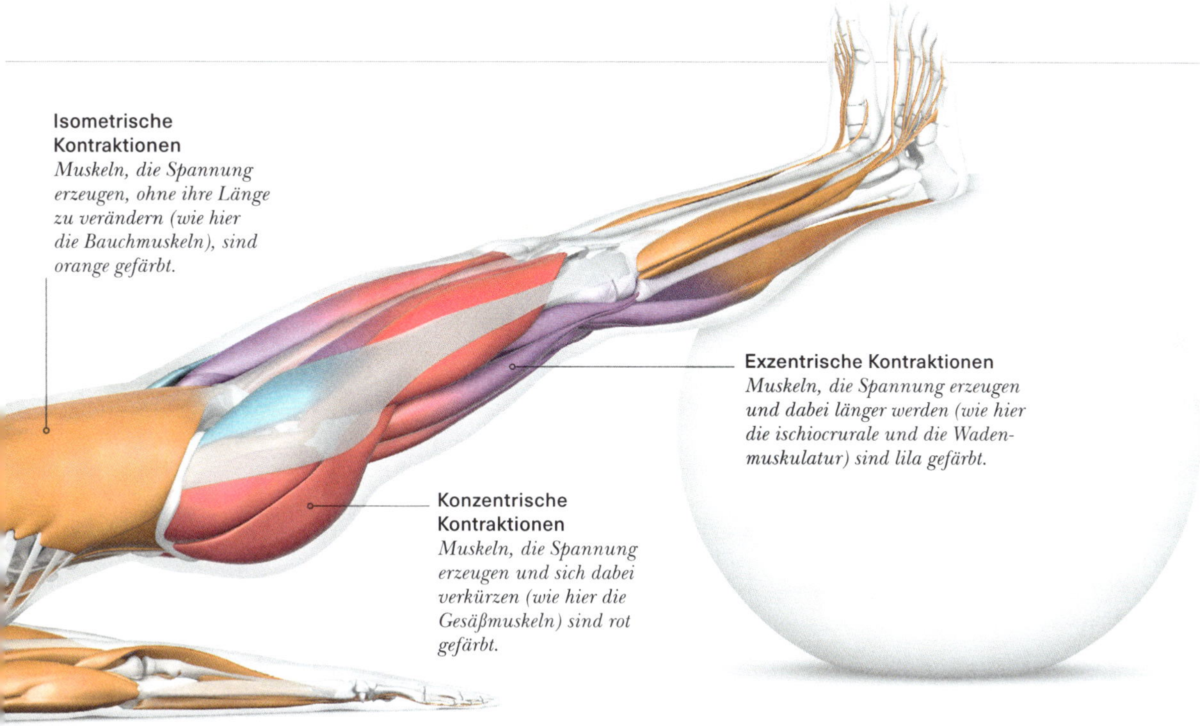


## Schäden durch exzentrische Kontraktionen

Muskelschäden gehen meist auf hohe Trainingsvolumen (s. S. 198) und ausgeprägte exzentrische Kontraktionen zurück, die beim Muskel mehr Schaden anrichten als konzentrische oder isometrische Kontraktionen. Diese Schädigung ist auf die mechanische Beeinträchtigung der Aktin-Myosin-Bindungen zurückzuführen, nicht auf die ATP-abhängige Ablösung (s. S. 17). Bei intensiven exzentrischen Kontraktionen werden die Sarkomere so sehr gedehnt, dass entlang der Muskelfaser eines nach dem anderen reißt. Die Filamente fügen sich wieder zusammen, aber es kommt zu Muskelschmerzen.

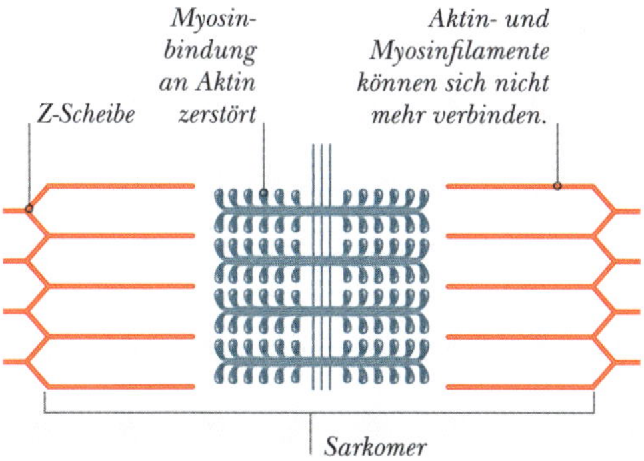


**GERISSENES SARKOMER**

## Regeneration – Schlüssel zum Muskelwachstum

Auf die kurze Phase der Muskelschädigung im Rahmen eines intensiven Work-outs folgt eine längere Erholungsphase. Sie ist der Schlüssel für den Wiederaufbau geschädigter Muskelfasern. Wenn Sie Ihren Muskeln zwischen den Trainingseinheiten keine Zeit zur Regeneration geben, lassen Sie die Möglichkeit zum Wiederaufbau von Muskelgewebe ungenutzt. Das wirkt sich nachteilig auf Ihre Ergebnisse aus (s. a. S. 177).

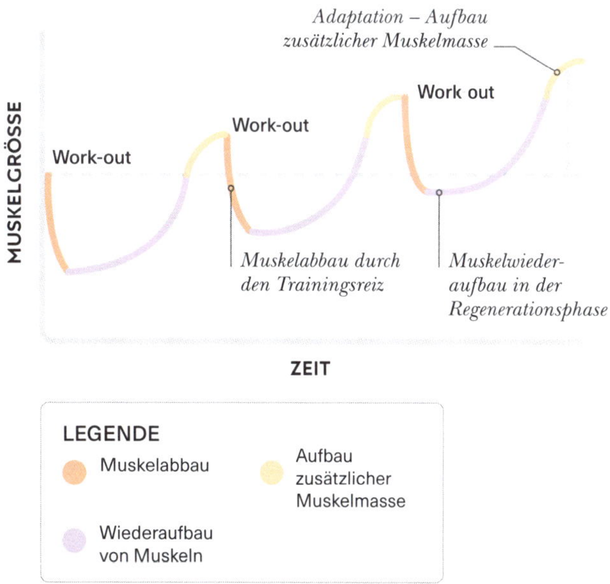

# **WIE** TRAINING **DIE KNOCHEN-FESTIGKEIT** FÖRDERT

**Knochen haben einen komplexen Aufbau.** Trotz ihrer vielfältigen Aufgaben im menschlichen Körper werden sie häufig wenig beachtet. Sie bilden das funktionelle Gerüst für jede Art von Bewegung (s. S. 26–27), und es besteht ein enger Zusammenhang zwischen Knochengesundheit, Verletzungsinzidenz und Lebensqualität.

## KNOCHEN**AUFBAU**

Unter Beanspruchung und mechanischer Belastung wachsen Knochen und werden stärker. Bei Inaktivität und mangelnder Beanspruchung wird Knochengewebe abgebaut, die Knochen werden schwächer und ihre Dichte nimmt ab. Dafür verantwortlich sind Osteoblasten und Osteoklasten (Zellen zum Auf- und Abbau). Der Einfluss der Schwerkraft auf den Körper und die bei der Muskelkontraktion über das Bindegewebe auf den Knochen wirkenden Lateralkräfte erhalten die Knochenstruktur aufrecht.

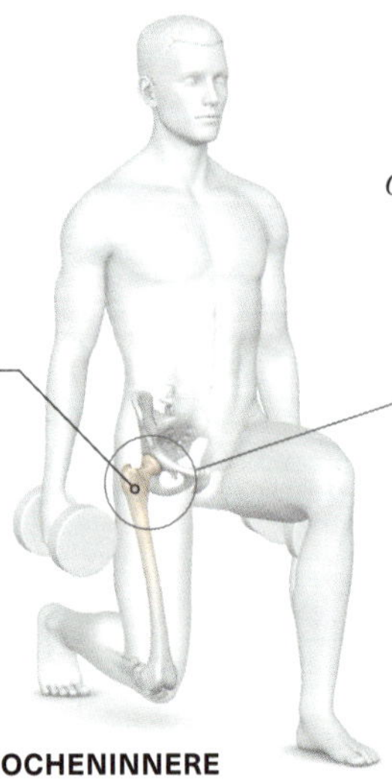


**BLICK INS KNOCHENINNERE**
Knochen sind lebendiges Gewebe aus spezialisierten Zellen und Proteinfasern. Um eine schwammartige innere Struktur (Spongiosa) liegt eine Schicht hartes Gewebe (Kortikalis). Das verleiht ihnen enorme Festigkeit bei geringem Gewicht.

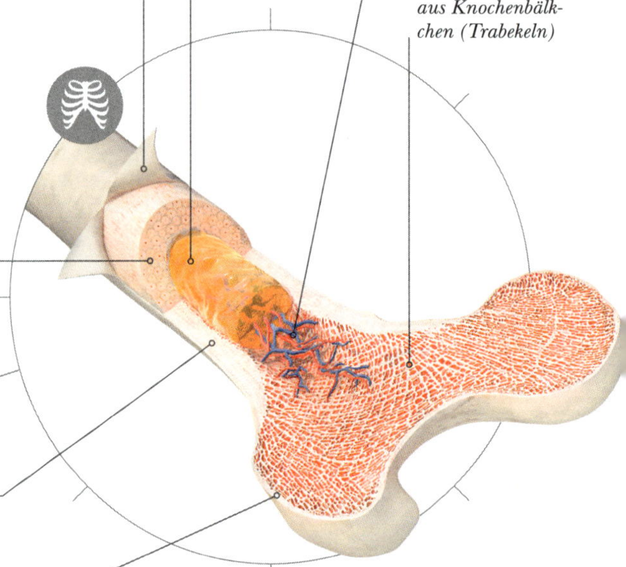


**Querschnitt** durch einen Röhrenknochen
Röhrenknochen wie der Femur bestehen aus einem Kern aus Knochenmark, einem dichten Netz von Blutgefäßen zur Versorgung mit Nährstoffen und zwei Arten von Knochengewebe – außen kompakt und innen schwammartig.

## Knochen und Muskeln ein Leben lang stärken

Regelmäßiges Krafttraining reduziert nachweislich das Risiko von Osteoporose (Knochenschwund) und Sarkopenie (Verlust von Muskelmasse). Diese beiden Krankheiten bilden oft eine unheilige Allianz und tragen zur Anfälligkeit älterer Menschen für Stürze und Frakturen bei.

**EFFEKTE VON KRAFTTRAINING**
Regelmäßiges Krafttraining wirkt sich sowohl auf die Knochendichte (Bone Mineral Density/ BMD) als auch auf den Mineralgehalt positiv aus und senkt dadurch das Osteoporoserisiko.

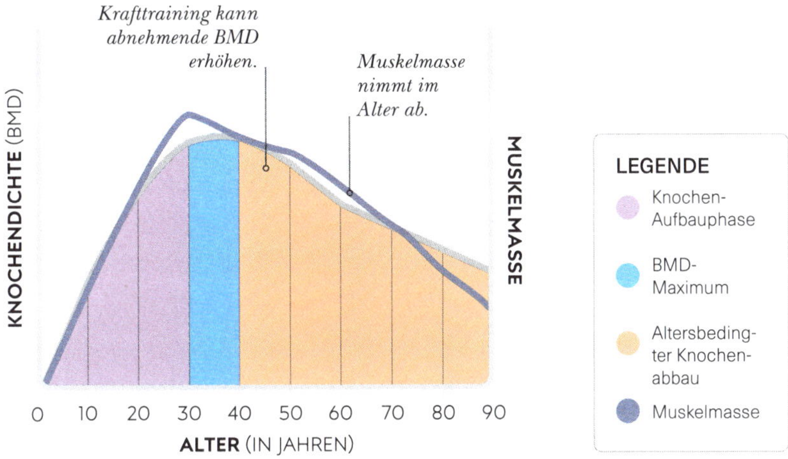


# KNOCHEN-UMBAU

Unser Skelett befindet sich stets im Umbau: Osteoklasten bauen altes Knochengewebe ab, Osteoblasten bauen neues auf. Bei Belastung – etwa durch das Körpergewicht – unterliegt dieser zyklische Prozess unterschiedlichen Einflussfaktoren, je nachdem, ob Zug- oder Druckkräfte dominieren. Wenn, wie beim Sitzen, von außen keine Belastung auf das Skelett wirkt, überwiegt die Aktivität der Osteoklasten. Deshalb ist der sitzende Lebensstil schlecht für die Knochen.

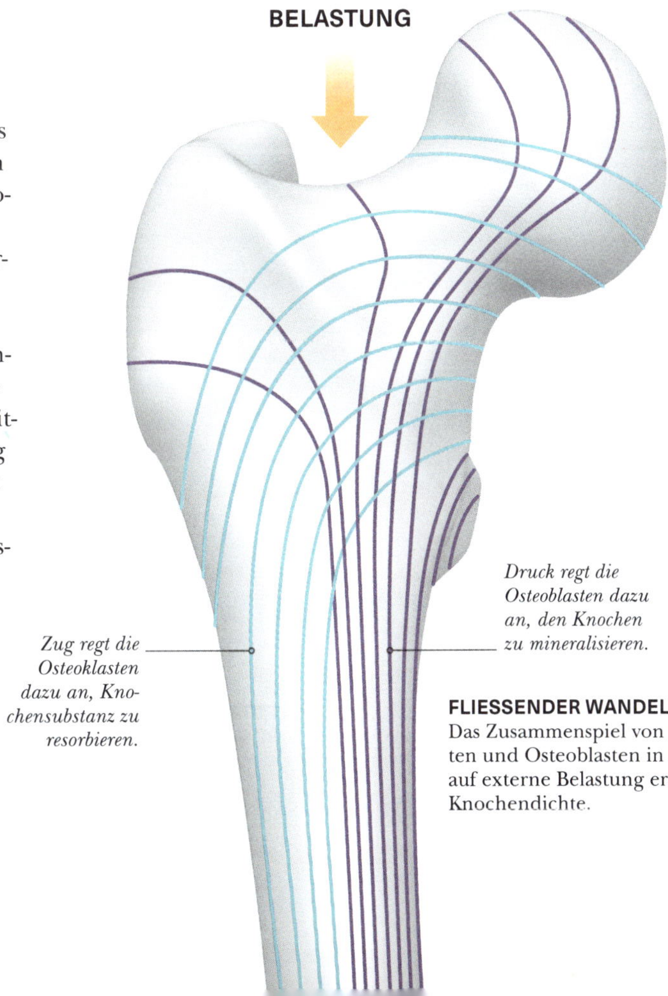


**FLIESSENDER WANDEL**
Das Zusammenspiel von Osteoklasten und Osteoblasten in Reaktion auf externe Belastung erhöht die Knochendichte.

# BEWEGUNGS-MECHANIK

**Die vorrangige mechanische Aufgabe** des Skeletts ist es, als Hebel für die Muskelarbeit zu dienen. Beim Krafttraining machen wir uns die entgegengesetzten Kräfte von Muskeln und externem Widerstand zunutze, um durch Anstrengung sowohl den Körper als auch die Last zu bewegen.

**LIEGESTÜTZ**
(s. S. 95)

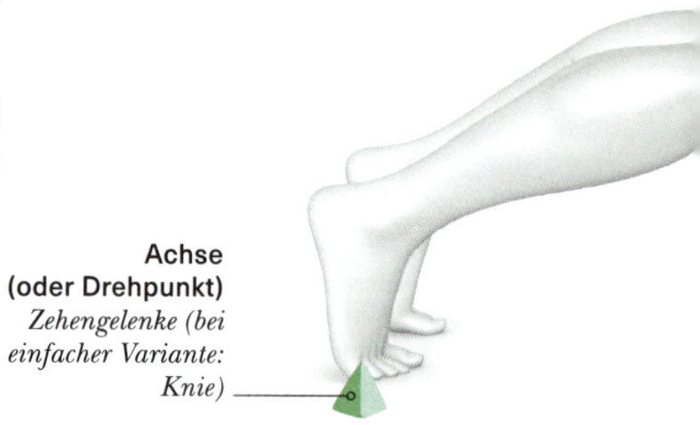


## WIE MUSKELN DEN KÖRPER BEWEGEN

Im Grunde genommen ist der Körper eine Anordnung von Hebeln. Jedes dieser Hebelsysteme besteht aus einem Hebelarm (Knochen), einer Achse (Gelenke), einer Kraft zum Bewegen der Last (von den Muskeln bereitgestellt, die Zug auf die Knochen ausüben) und dem Widerstand, den Körpergewicht und/oder externe Last ausüben.

Hebel sind nützlich, um die Wirkung einer eher geringen Kraft zu erhöhen – dieser Effekt wird als »mechanischer Vorteil« bezeichnet. Durch Hebelwirkung lassen sich über kurze Distanzen Kräfte zur Beschleunigung generieren.

Die Hebelwirkung hängt davon ab, an welcher Stelle des Hebelarms die muskuläre Kraft und der Widerstand im Verhältnis zum Gelenk gesehen wirken. Im menschlichen Körper unterscheiden wir Hebel erster, zweiter und dritter Klasse.

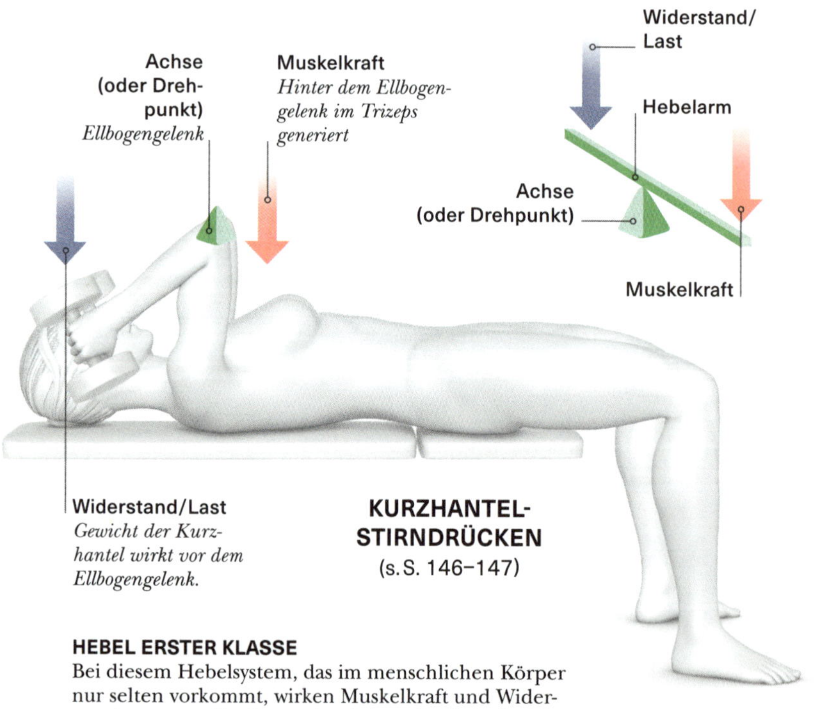


**KURZHANTEL-STIRNDRÜCKEN**
(s. S. 146–147)

**HEBEL ERSTER KLASSE**
Bei diesem Hebelsystem, das im menschlichen Körper nur selten vorkommt, wirken Muskelkraft und Widerstand an gegenüberliegenden Seiten des Gelenks. Ein weiteres Beispiel für einen Hebel erster Klasse neben der hier abgebildeten Trizepsstreckung ist das Kopfnicken mit Drehpunkt im Atlantookzipitalgelenk.

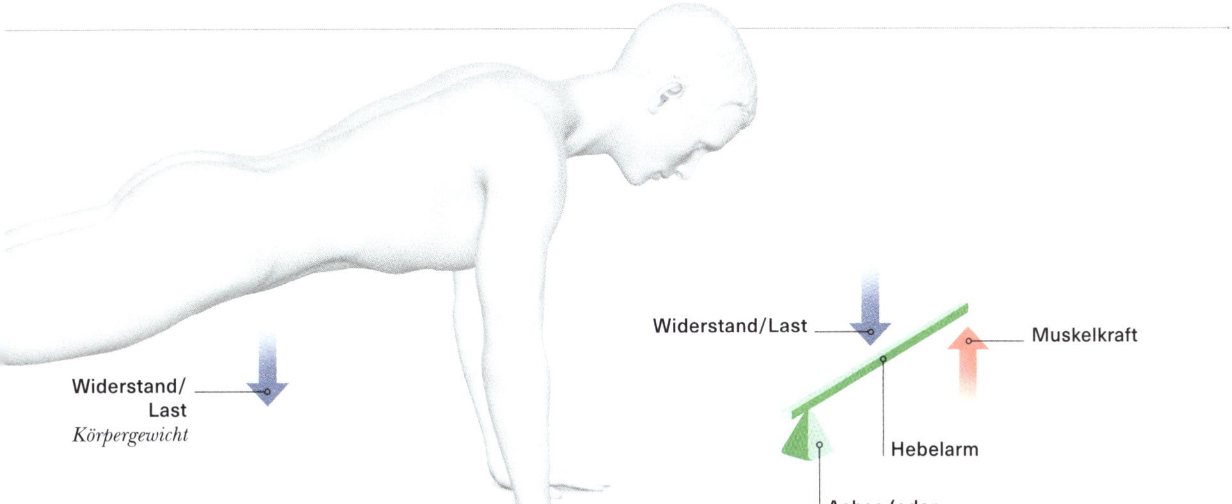


**HEBEL ZWEITER KLASSE**
Bei dieser Hebelklasse wirken Muskelkraft und Widerstand auf derselben Seite des Gelenks, wobei die Muskelkraft weiter vom Drehpunkt entfernt ansetzt. Ein weiteres Beispiel für einen Hebel zweiter Klasse neben dem hier abgebildeten Liegestütz ist das Wadenheben im Stehen (s. S. 82–83).

## BEINBEUGEN
(s. S. 68–69)

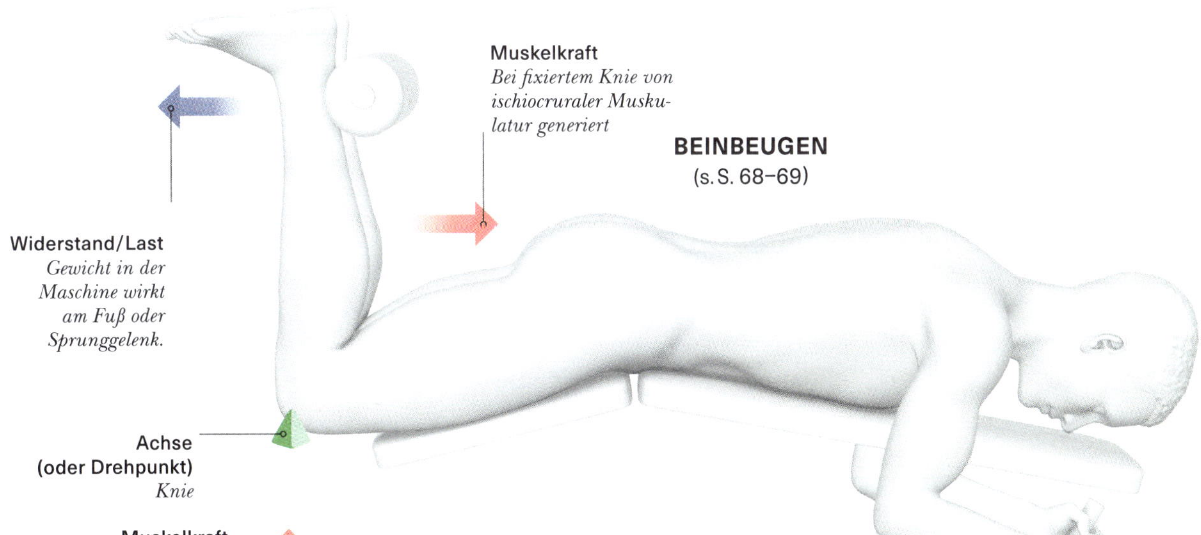


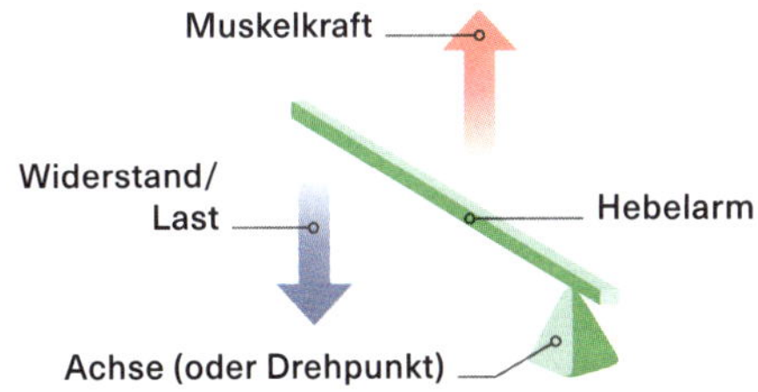


**HEBEL DRITTER KLASSE**
Hier wirken Muskelkraft und Widerstand auf derselben Seite des Gelenks, wobei die Muskelkraft näher am Drehpunkt ansetzt. Diese Hebelklasse kommt im menschlichen Körper am häufigsten vor. Ein weiteres Beispiel neben dem hier abgebildeten Bein-Curl ist der Bizeps-Curl (s. S. 142–143).

# ENERGIE FÜR MUSKELARBEIT

**Ihr Körper arbeitet wie eine Maschine mit sehr präzisen Einstellmöglichkeiten.** Mit drei verschiedenen Systemen zur Energieerzeugung reagiert er auf schnelle, explosive Bewegungen wie Langhantel-Kniebeugen ebenso flexibel wie auf Ausdaueraktivitäten, etwa einen Marathonlauf.

## ENERGIEUMWANDLUNG

Der Energiefluss in einem biologischen System (Bioenergetik) beruht in erster Linie auf der Umwandlung von chemischer Energie aus gespeichertem Glykogen und Makronährstoffen wie Fett, Eiweiß und Kohlenhydraten (s. S. 30–31) in biologisch verwertbare Formen von Energie. Adenosintriphosphat (ATP) ist das wichtigste Molekül für die Speicherung und den Transport von Energie in Zellen des menschlichen Körpers.

### ATP – Energiewährung der Zelle

Wie für fast alle Zellprozesse wird auch für die Energieversorgung bei muskulären Aktivitäten ATP benötigt. ATP ist ein Nukleotid, das aus einer Adenin-Base, dem Zucker Ribose und drei Phosphatgruppen besteht. Letztere sind durch sehr energiereiche Bindungen angelagert. Durch Abspaltung einer dieser Phosphatgruppen wird Energie freigesetzt, und aus dem ATP- wird ein weniger energiereiches ADP-Molekül (Adenosindiphosphat). Im ADP-ATP-Zyklus wechseln die Moleküle permanent zwischen diesen beiden Formen und stellen auf diese Weise einen kontinuierlichen Energiestrom bereit, der alle biologischen Reaktionen im Körper speist.

### Aerobe Energiebereitstellung

Unser aerobes System stellt vorrangig Energie für länger andauernde Aktivitäten mit niedriger Intensität bereit, z. B. bei Langstreckenläufen. Zwischen Trainingseinheiten mit moderater und hoher Intensität trägt es zur Regeneration der Energiereserven bei, z. B. während der Pause in einer Krafttrainingseinheit. Adaptationen des aeroben Systems wirken sich positiv auf das Krafttraining aus: Die Mitochondrien (energieproduzierende Einheiten in Zellen) in den Muskeln werden zahlreicher, die Myoglobinwerte (Protein, das Sauerstoff aus dem Blut aufnehmen kann) steigen, und die Blutkapillardichte nimmt zu. Infolgedessen verbessert sich der Sauerstoffaustausch in den Muskeln.

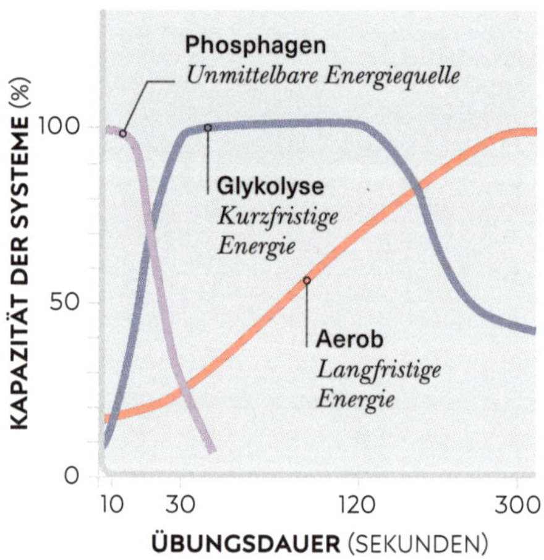


## WIE DER KÖRPER ENERGIE ERZEUGT

Die Energieerzeugung in unserem Körper lässt sich in anaerobe (ohne Zuhilfenahme von Sauerstoff) und aerobe (mit Sauerstoff) Prozesse untergliedern. Der anaerobe Energiestoffwechsel umfasst das Phosphagensystem und die Glykolyse, der aerobe das oxidative System. Es ist wichtig zu wissen, dass immer alle drei Systeme aktiv sind. Welches dominiert und in einem größeren Umfang genutzt wird, hängt von Intensität und Dauer einer Aktivität ab.

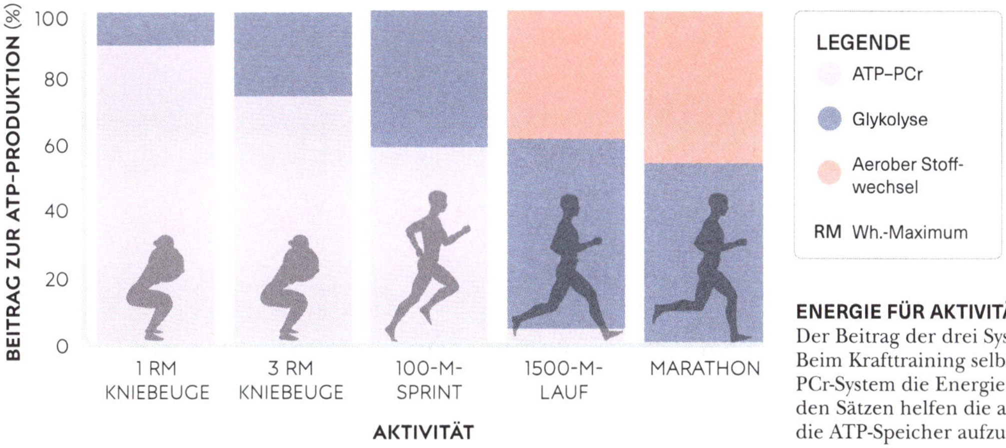


**ENERGIE FÜR AKTIVITÄT**
Der Beitrag der drei Systeme variiert: Beim Krafttraining selbst liefert das ATP-PCr-System die Energie, aber zwischen den Sätzen helfen die anderen Systeme, die ATP-Speicher aufzufüllen.

## Anaerobe Energiebereitstellung: Glykolyse

Das glykolische System springt bei Aktivitäten mit moderater Dauer, aber hoher Intensität an, etwa bei höhervolumigem Krafttraining oder Sprintausdauertraining. Bei hochintensivem Training verwertet die Glykolyse Glukose aus dem Blut und erzeugt beim Bemühen, den Energiebedarf der Muskeln (ATP) zu decken, Laktat. Bei erhöhter Laktatansammlung im Blutkreislauf kommt es zur Laktatazidose mit Symptomen wie Muskelschmerzen und -brennen, Ermüdung, schneller Atmung, Bauchschmerzen und Übelkeit. Dieser Zustand ist vorübergehend und reversibel; Laktat kann in Pyruvat umgewandelt und anderweitig für die Energiegewinnung genutzt werden. Adaptationen der Energiegewinnung durch Glykolyse sind möglich durch höhere Spiegel der beteiligten Enzyme, effektivere ATP-Produktion beim Training und mehr Glykogenspeicherung im Muskel.

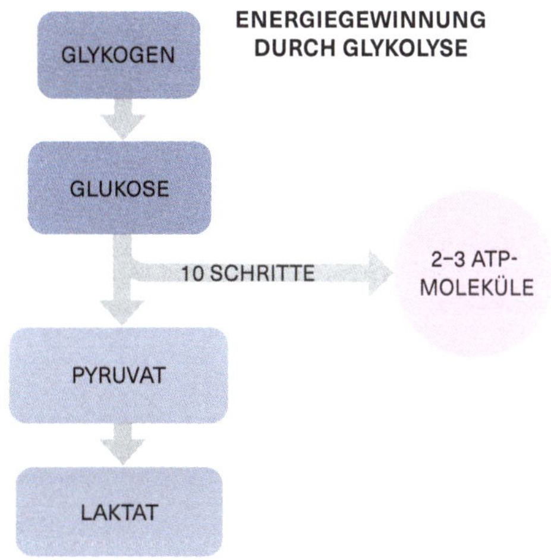


**ENERGIEGEWINNUNG DURCH GLYKOLYSE**

## Anaerobe Energiebereitstellung: Phosphagen

Diesen Vorgang der anaeroben Energiebereitstellung nennt man Phosphagen- oder ATP-PCr-System, weil er auf der Nutzung und Neubildung von Kreatinphosphat (PCr) beruht. Er wirkt vor allem bei kurzen, intensiven Aktivitäten wie hochintensivem Krafttraining (1–3 Wh.) und Sprints (100-m-Lauf). Dieses System ist zu Beginn jeder Aktivität hochaktiv, unabhängig von der Intensität. Durch Krafttraining sind Adaptationen möglich. Eine signifikante Verbesserung der intramuskulären Speicherung lässt sich durch die Gabe von Kreatin-Monohydrat erzielen (s. S. 36).

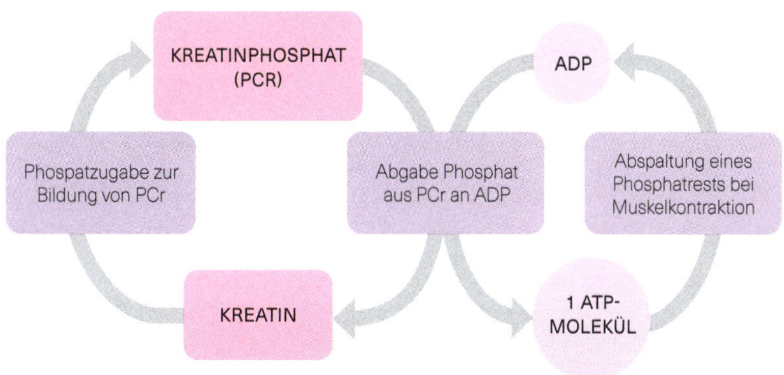


**ENERGIEGEWINNUNG IM PHOSPHAGEN-SYSTEM**

# BRENNSTOFF FÜR DAS KRAFTTRAINING

**Der Begriff »Makronährstoffe« ist Ihnen vielleicht nicht geläufig,** aber die drei Vertreter – Kohlenhydrate, Fette und Proteine – kennen Sie bestimmt. Sie liefern die Energie für chemische Reaktionen im Körper, wie sie u. a. bei der Muskelarbeit gegen einen Widerstand ablaufen. Vitamine und Mineralstoffe, die für die unterschiedlichsten Prozesse im Körper essenziell sind, werden Mikronährstoffe genannt.

## MAKRONÄHRSTOFFE

Jeder der drei Makronährstoffe besteht aus Bausteinen, die zusammengefügt und aufgespalten werden können, um Energiegewinnung zu ermöglichen – ein als Bioenergetik bekannter Vorgang (s. S. 28–29). Kohlenhydrate kommen als Glukose vor, werden aber in den Muskeln und der Leber in Form von Glykogen gespeichert. Proteine bestehen aus Aminosäuren. Fette treten als Triglyceride und freie Fettsäuren auf.

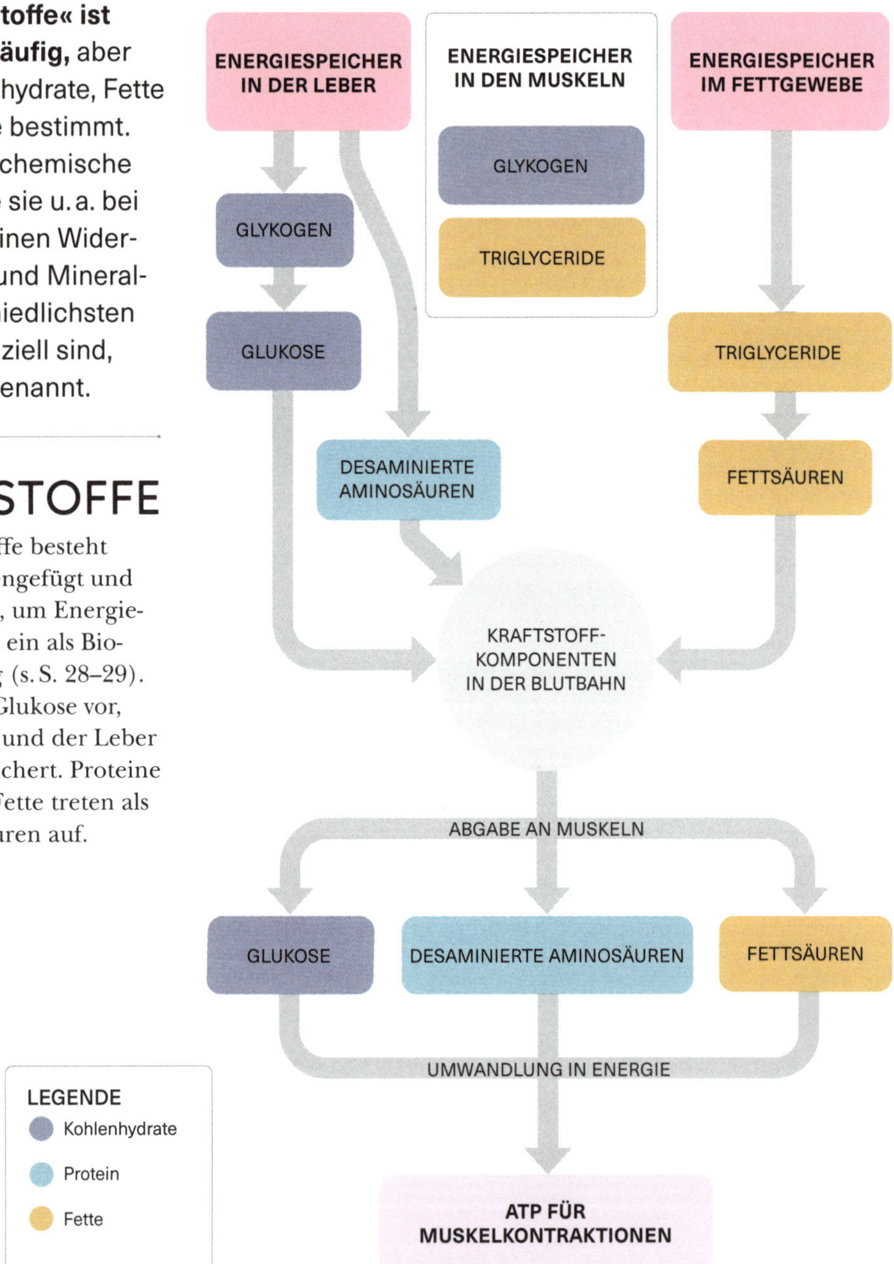


**KRAFTQUELLE MAKRONÄHRSTOFFE**
Unabhängig davon, ob der »Kraftstoff« in Form von Kohlenhydraten, Proteinen oder Fetten zugeführt wird, spaltet der Körper ihn auf und gibt Bausteine an die Muskeln und ins Blut ab. Aus diesen gewinnen die Muskelzellen Energie: ATP (s. S. 28–29). Neben Speicherdepots für Glykogen und Triglyceride verfügen Muskeln auch über solche für ATP und Aminosäuren.

## Kohlenhydrate

Der wichtigste Energielieferant im Krafttraining sind Kohlenhydrate, die der Körper in Form von Glykogen speichert und durch anaeroben Metabolismus (s. S. 28–29) in Energie umwandelt. Die Aufnahme von Kohlenhydraten ist wesentlich zum Auffüllen der Glykogenspeicher zwischen Trainingseinheiten, um eine angemessene Regeneration und Leistung zu erzielen. Obwohl der Körper Glukose aus Protein und Fett herstellen kann, sollten Sie Ihren täglichen Energiebedarf zum Großteil mit Kohlenhydraten stillen – insbesondere, wenn Sie Krafttraining betreiben –, da diese für 80 % der ATP-Produktion während des Trainings verantwortlich sind.

**Kohlenhydrate liefern 4 kcal Energie pro g**

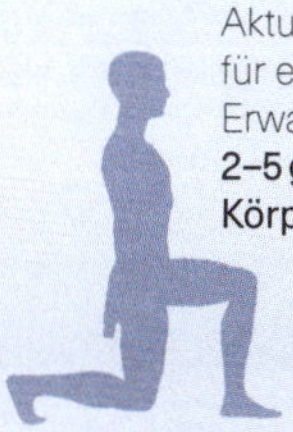

Aktuelle Empfehlung für einen trainierenden Erwachsenen:
**2–5 g Kohlenhydrate/kg Körpergewicht/Tag**

**TAGESBEDARF 70 KG SCHWERER ERWACHSENER: 140–350 G***

*abhängig von individuellem Energiebedarf und Körperzusammensetzung

## Proteine

Eiweiß ist lebenswichtig, insbesondere, wenn man seine Bedeutung für den Muskelaufbau und -erhalt, das Wachstum und die Regeneration von Geweben und Zellen und seine strukturelle Funktion in Bindegewebe, Knochen und Organen berücksichtigt. Anders als bei Kohlenhydraten und Fetten verfügt der Körper nicht über Proteinreserven, auf die er bei Bedarf zurückgreifen kann. Daher müssen wir täglich ausreichend Proteine zu uns nehmen. Für unsere Körperfunktionen benötigen wir 20 verschiedene Aminosäuren: Essenzielle Aminosäuren können wir nur aus der Nahrung beziehen, nichtessenzielle kann der Körper aus anderen Proteinquellen synthetisieren.

**Protein liefert 4 kcal Energie pro g**

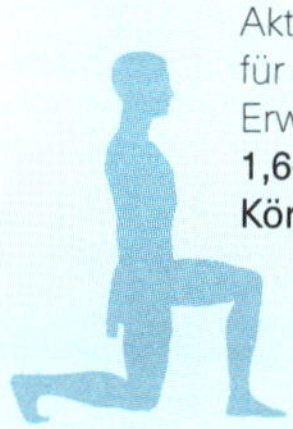

Aktuelle Empfehlung für einen trainierenden Erwachsenen:
**1,6–2,2 g Protein/kg Körpergewicht/Tag**

**TAGESBEDARF 70 KG SCHWERER ERWACHSENER: 112–154 G***

*abhängig von individuellem Energiebedarf und Körperzusammensetzung

## Fette

Fette (Lipide) sind ein Grundnährstoff, der in vielen Körperfunktionen eine Schlüsselrolle spielt, sei es als Schutzpolster um innere Organe, bei der Übertragung von Nervensignalen, als Helfer bei der Aufnahme von Vitaminen oder bei der Produktion von Zellmembranen und Hormonen. Unser Körper speichert Fett im Fettgewebe. Eine ausreichende Fettzufuhr wirkt sich auf den Testosteronspiegel aus und ist wichtig für den Muskelaufbau und die Regulierung des Stoffwechsels. Ernährungswissenschaftler empfehlen, den Hauptteil der Fettaufnahme aus hochwertigen essenziellen Fettsäuren zu bestreiten, insbesondere aus mehrfach ungesättigten Fettsäuren.

**Fett liefert 9 kcal Energie pro g**

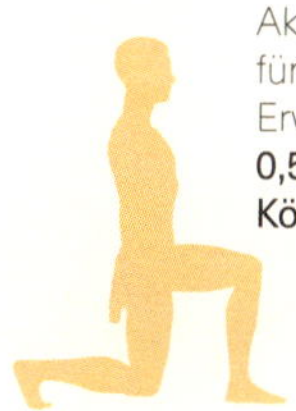

Aktuelle Empfehlung für einen trainierenden Erwachsenen:
**0,5–1 g Fett/kg Körpergewicht/Tag**

**TAGESBEDARF 70 KG SCHWERER ERWACHSENER: 35–70 G***

*abhängig von individuellem Energiebedarf und Körperzusammensetzung

### Magie der Mikronährstoffe

Mikronährstoffe sind Vitamine und Mineralstoffe, die der Körper im Vergleich zu den Makronährstoffen nur in sehr kleinen Mengen benötigt. Die WHO bezeichnet Mikronährstoffe als »Zauberstäbe«, die dem Körper helfen, die für Wachstum und Entwicklung nötigen Enzyme und Hormone herzustellen. Vitamine und Mineralien sind wichtig, weil sie uns optimal für die Anforderungen des Alltags rüsten und das Risiko altersbedingter Abbauerscheinungen senken. Je aktiver Sie sind, umso wichtiger ist es, dass Sie eine möglichst große Bandbreite an Nahrungsmitteln mit einen hohen Gehalt an Mikronährstoffen wie Obst und Gemüse zu sich nehmen. In einer Studie von 2018 wurde nachgewiesen, dass es besser ist, Mikronährstoffe über die Nahrung aufzunehmen, als mit Ergänzungsmitteln nachzuhelfen.

# DEN **ENERGIE**BEDARF ERMITTELN

**Ihre tägliche Gesamtenergiebilanz** beruht auf dem Verhältnis zwischen der Menge an aufgenommener Energie (in Kalorien aus Makronährstoffen) und Energieverbrauch durch Aktivität. Die Kalorienzufuhr hat einen unmittelbaren Effekt auf Ihr Vermögen, zu- beziehungsweise abzunehmen oder Ihr Gewicht zu halten.

## IHRE TÄGLICHE **ENERGIEBILANZ**

Die Energiebilanz wird oft auf eine Gegenüberstellung von Kalorienaufnahme und -verbrauch reduziert. Aber das Thema umfasst mehr als den Blick auf das, was Sie essen, und die Energie, die Sie durch das Training verbrauchen. Der tägliche Energieverbrauch bezieht sich auf Ihre gesamten Aktivitäten (Durchschnittswerte s. Abb. unten): Nehmen Sie weniger Energie auf, als Sie verbrauchen, ist Ihre Energiebilanz negativ (Kaloriendefizit); nehmen Sie mehr Kalorien auf, als Sie verbrauchen, ist sie positiv (Kalorienüberschuss).

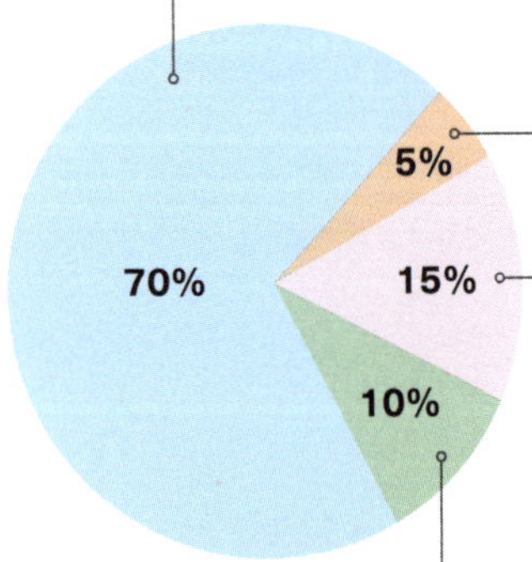


### Ihre tägliche Kalorienzufuhr

Um zu verstehen, wie viel Energie Sie benötigen, um Ihr aktuelles Gewicht oder Ihren Körperfettanteil zu halten, müssen Sie ein wenig rechnen. Ihren Grundumsatz erhalten Sie, indem Sie Ihr Körpergewicht in kg mit 22 multiplizieren. Dann entnehmen Sie unten stehender Tabelle Ihr persönliches Aktivitätslevel (PAL). Mithilfe des angegebenen Faktors errechnen Sie die Menge an Energie, die Sie täglich aufnehmen müssen, um Ihr Gewicht zu halten.

**Wie aktiv sind Sie?**

| | |
|---|---|
| **Sitzende Tätigkeit** (<8 000 Schritte/Tag) plus Krafttraining an 3–6 Tagen **1,3–1,6** | **Gering aktiv** (8 000–10 000 Schritte/Tag) plus Krafttraining an 3–6 Tagen **1,5–1,8** |
| **Aktiv** (10 000–15 000 Schritte/Tag) plus Krafttraining an 3–6 Tagen **1,7–2,0** | **Sehr aktiv** (>15 000 Schritte/Tag) plus Krafttraining an 3–6 Tagen **1,9–2,2** |

22 kcal × Gewicht in kg × Aktivitäts-Multiplikator
Beispielrechnung für eine Person mit 92 kg
**22 × 92 = 2,024 kcal**
mit sitzendem Lebensstil (1,3–1,6)
**2,024 × 1,3–1,6**
**= 2630–3240 kcal pro Tag**

## DEN TÄGLICHEN KALORIENBEDARF BERECHNEN

Aus der errechneten Kalorienspanne wählen Sie den mutmaßlichen Erhaltungskalorienbedarf und errechnen auf dieser Basis Ihren Bedarf an Makronährstoffen.

Beispielrechnungen für eine **Person mit 70 kg** mit **geringem Aktivitätslevel** und Krafttraining an **3 Tagen** pro Woche.

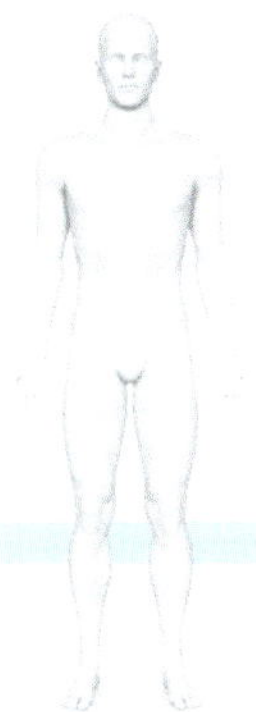

**70 (kg) × 22 (kcal) × 1,5** (gewählter Aktivitäts-Multiplikator) **= geschätzter Kalorienbedarf 2310 kcal pro Tag,** um das **Gewicht zu halten.**

Um sicherzugehen, dass Sie mit dieser Kalorienmenge Ihr Gewicht halten, **beobachten Sie Ihre Kalorienaufnahme** und Ihr Körpergewicht über **1–2 Wochen.**

Wenn sich Ihr **Körpergewicht reduziert,** erhöhen Sie Ihre Kalorienzufuhr um **100 kcal** und schauen Sie, ob Sie damit Ihr Gewicht halten. **Steigt Ihr Körpergewicht** in diesem Zeitraum, reduzieren Sie die Kalorienaufnahme entsprechend.

## DIE TÄGLICHE MAKRONÄHRSTOFFVERTEILUNG BERECHNEN

### Eiweiß

Derzeit wird für Erwachsene, die trainieren, eine Eiweißzufuhr von **1,6–2,2 g Eiweiß/kg Körpergewicht/Tag** empfohlen.

**70 (kg) × 1,6 g** Eiweiß/kg/Tag **= 112 g Eiweiß/Tag**

### Fette

Die aktuelle Empfehlung für den Fettverzehr liegt bei **0,5–1 g Fett/kg Körpergewicht/Tag.**

**70 (kg) × 0,7 g** Fett/kg/Tag **= 49 g Fett/Tag**

### Kohlenhydrate

Um den Kohlenhydratanteil zu errechnen, addieren Sie die Kalorien aus Eiweiß und Fett und ziehen die Summe von Ihrem Tageskalorienziel ab. Übrig bleiben die Kalorien, die Sie aus Kohlenhydraten beziehen sollten.*

**112 g × 4 kcal/g = 448 kcal** aus Eiweiß
**49 g × 9 kcal/g = 441 kcal** aus Fett
**Summe = 889 kcal**

Ziehen Sie die **889 kcal** aus **Eiweiß** und **Fett** von der täglichen Energiezufuhr von 2310 kcal ab und **teilen** Sie das Ergebnis **durch 4 kcal/g.**

**2310 – 889 = 1,421 kcal**

**1421** geteilt durch **4 = 355 g** Kohlenhydrate

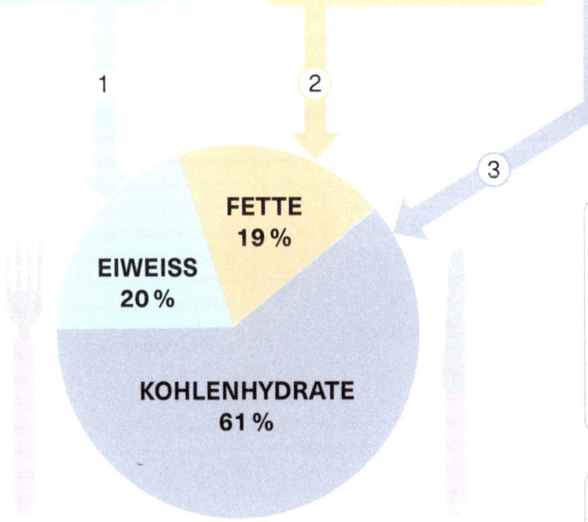


*Wenn Sie aufgrund Ihrer Ernährungsgewohnheiten größere Mengen eines Makronährstoffs zu sich nehmen möchten, ziehen Sie diese Kalorien bei einem anderen Makronährstoff ab. Achten Sie darauf, im empfohlenen Kalorienbereich zu bleiben.

### Kaloriendefizit für Gewichtsabnahme

Um Kalorien ausgewogen zu reduzieren, benötigen Sie Ihren Erhaltungskalorienbedarf. Diesen Wert **multiplizieren** Sie **mit 10–15 %** und ziehen das Ergebnis von den Gesamtkalorien ab. Bei einem **Defizit von 15 %** ergibt das für unser Beispiel:
**2310 kcal × 0,15 = ~346,5 kcal**
**2310 – 346,5 = 1963,5 kcal (neue Kalorienmenge)**

### Kalorienüberschuss für Gewichtszunahme

Um die Kalorienzufuhr ausgewogen zu erhöhen, **multiplizieren** Sie Ihren Erhaltungskalorienbedarf **mit 10–15%** und addieren das Ergebnis zu Ihrem Tageskalorienziel. Bei einem **Überschuss von 15 %** ergibt das für unser Beispiel:
**2310 kcal × 0,15 = ~346,5 kcal**
**2310 + 346,5 = 2 656,5 kcal (neue Kalorienmenge)**

# KRAFTTRAINING UND **ERNÄHRUNG**

**Eine ausgewogene Mahlzeit liefert den Treibstoff für Ihr Krafttraining.** Allerdings erfordert die Auswahl und Zusammenstellung von Gemüse, Obst, fettarmem Eiweiß und gesunden Fetten Vorbereitung und Planung. Wann Sie essen, hat ebenfalls erheblichen Einfluss auf Leistung und Regeneration.

## AUSGEWOGENE MAHLZEITEN

Damit Muskeln optimal arbeiten, sind sie auf eine konstante Energieversorgung (s. S. 30–31) und eine Makro- und Mikronährstoffquelle für Reparatur und Regeneration angewiesen. Das sollten Sie bei Ihren Mahlzeiten berücksichtigen. Alle Gemüsesorten (mit Ausnahme von Kartoffeln, die als Stärkelieferant zählen), fettarmes Eiweiß (aus Hühnchenfleisch, Fisch, Tofu und Joghurt) und gesunde Fette (aus Nüssen und Saaten sowie ölhaltigen Lebensmitteln wie Avocados oder Olivenöl) stehen zur Wahl.

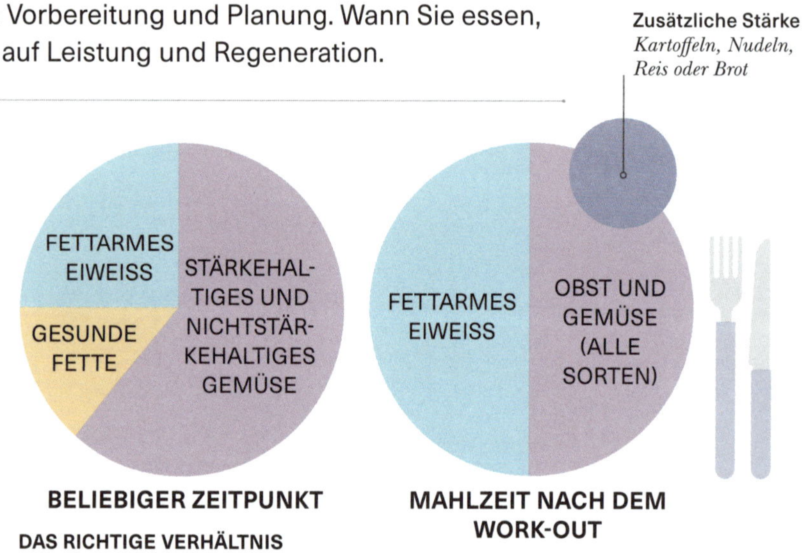


**DAS RICHTIGE VERHÄLTNIS**
Diese »Teller« zeigen, wie Sie bei normalen Mahlzeiten essen sollten, und wie sich die Mengenverhältnisse bei Mahlzeiten nach Krafttrainingseinheiten verschieben.

### Die Bedeutung von Eiweiß

Tägliche Proteinzufuhr in Kombination mit regelmäßigem Krafttraining wird bei älteren Menschen mit positiven Auswirkungen auf die Selbstständigkeit, einer verbesserten Griffstärke (Maß für die Muskelkraft) und einem höheren Schrittpensum in Verbindung gebracht. Auch jüngere Altersklassen profitieren auf diese Weise. Es gibt Hinweise darauf, dass eine Steigerung der täglichen Proteinaufnahme, etwa durch proteinreiche Lebensmittel oder Eiweißpulver (s. S. 36) überdies den Muskelproteinabbau minimiert und die Proteinsynthese fördert.

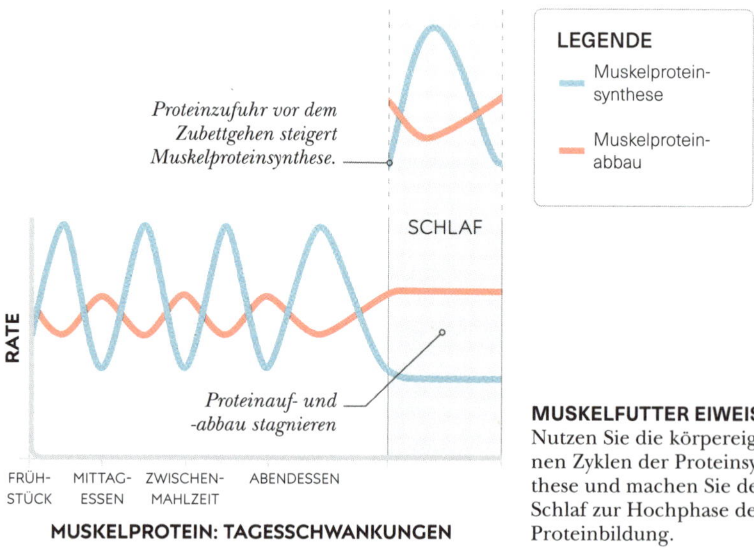


**MUSKELFUTTER EIWEISS**
Nutzen Sie die körpereigenen Zyklen der Proteinsynthese und machen Sie den Schlaf zur Hochphase der Proteinbildung.

# ERNÄHRUNG **VOR** UND **NACH DEM TRAINING**

Wie Sie sich rund um Ihre Trainingseinheiten ernähren, hat Einfluss auf Ihre Leistungs- und Regenerationsfähigkeit. Beachten Sie bei der Wahl der Snacks vor oder nach dem Training, dass Kohlenhydratquellen sich hinsichtlich Verdauungszeit und Nutzbarmachung der Energie unterscheiden. Quellen auf Glukose- und Fruktosebasis eignen sich hervorragend, um die Glykogenspeicher in Muskeln und Leber wieder aufzufüllen und die nötige Energie für das nächste Work-out bereitzustellen.

**WANN UND WAS ESSEN?**
Über den richtigen Zeitpunkt der Nährstoffaufnahme wird heftig debattiert, insbesondere, was die Theorie des »anabolen Fensters« nach dem Training angeht. Einigkeit herrscht darüber, dass die Aufnahme von hochwertigem Eiweiß nach dem Training (in Form einer Mahlzeit oder eines Nahrungsergänzungsmittels) sich positiv auf den Muskelaufbau auswirkt.

### VORHER

Bei Training mit langem zeitlichem Abstand nach einer Mahlzeit oder morgens nüchtern sind Snacks aus Kohlenhydraten und Eiweiß wichtig, um die Glykogenspeicher aufzufüllen und die Proteinsynthese anzuregen. Vermeiden Sie zu Ballaststoffreiches, da es langsamer verdaut wird.

### WÄHRENDDESSEN

Während einer Krafttrainingseinheit genügt es, Wasser zu trinken. Indem Sie im Vorfeld die richtigen Nährstoffe zu sich nehmen, verfügen Sie über den nötigen Treibstoff für Ihr Work-out, sodass es nicht nötig ist, während des Trainings zu essen.

### DANACH

Einige Experten empfehlen eine Proteinaufnahme unmittelbar nach dem Training für maximale Regeneration. Andere raten dazu, binnen 1–3 Stunden eine eiweißreiche Mahlzeit zu sich zu nehmen. Der Proteinschub bremst den Muskelproteinabbau und stimuliert die -synthese.

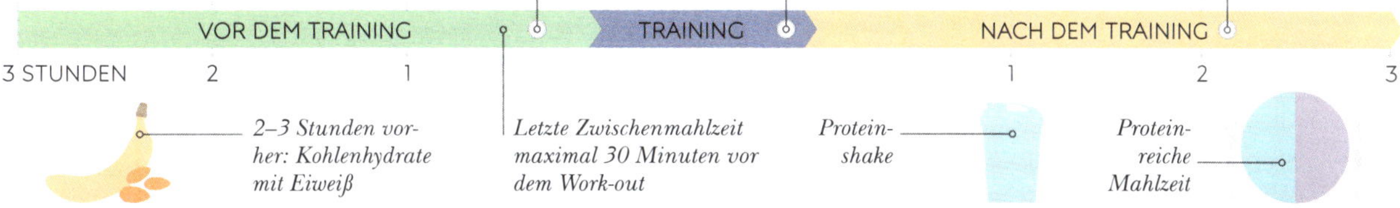


## Ihr Flüssigkeitshaushalt

Der menschliche Körper besteht zu 55–60 % aus Wasser. Wasser ist ein wesentlicher Bestandteil unserer täglichen Versorgung und einer der wichtigsten Faktoren für unser Überleben. In unserem Körper übernimmt es vielfältige Aufgaben: Es fungiert als Lösungsmittel, Katalysator für chemische Reaktionen, Gleitmittel, Schockabsorber und Mineralienquelle und ermöglicht die Temperaturkontrolle durch Schwitzen. Ein ausgeglichener Flüssigkeitshaushalt ist die Basis für unsere Gesundheit und Leistungsfähigkeit. Sowohl Dehydratation durch Unterversorgung mit Wasser als auch Hyperhydratation durch die Aufnahme zu großer Mengen hat negative gesundheitliche Folgen.

**WIE VIEL WASSER TÄGLICH?**
Die aktuelle Empfehlung liegt bei 30–40 ml/kg Körpergewicht. Passen Sie Ihren Wasserkonsum täglich Ihrem Aktivitätslevel, Ihrer Transpirationsrate und den Umgebungsfaktoren an.

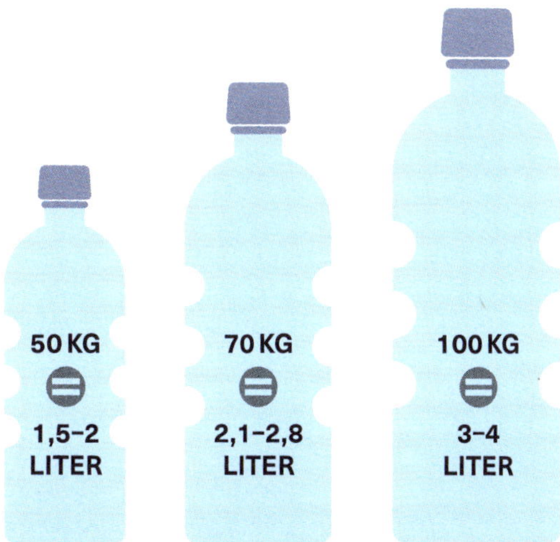

# SIND **SUPPLEMENTE** NOTWENDIG?

Nahrungsergänzungsmittel wirken sich positiv auf Gesundheit, Leistung und Regeneration aus – vorausgesetzt, Sie ernähren sich ausgewogen, statt nährstoffarme Mahlzeiten durch Supplemente auszugleichen. Unten finden Sie eine Liste von Nahrungsergänzungsmitteln, die nützliche Effekte haben. Nach aktuellem Forschungsstand ist es auch kein Nachteil, die genannten Zusatzprodukte einzunehmen. Betrachten Sie sie als luxuriöse Extras.

**LEISTUNGSSTARK UND GESUND MIT NAHRUNGSERGÄNZUNGSMITTELN**

| WIRKUNG WISSENSCHAFTLICH BELEGT | ZUSATZPRODUKTE |
|---|---|
| Fischöl*<br>Vitamin D und K*<br>Kreatin*<br>Whey-Protein*<br>Melatonin<br>Multivitaminpräparate<br>Koffein<br>Kalzium** | BCAA (*branched chain amino acids*) – verzweigtkettige Aminosäuren<br>EAA – essenzielle Aminosäuren<br>Citrulin-Malat |

*Positive Effekte in allen Altersstufen
**Der beste Kalziumlieferant unter den Nahrungsergänzungsmitteln ist Calciumcitrat.

### Was bringen Proteinpulver?

Bei ausreichender Versorgung mit hochwertigem Eiweiß bringt es Ihnen womöglich gar nichts, Proteinpulver in Ihren Speiseplan zu integrieren. Wenn Sie jedoch regelmäßig Gewichte stemmen, machen Sie vielleicht die Beobachtung, dass Eiweißpulver das Muskelwachstum maximiert. Veganern und Vegetariern (s. rechts) hilft es, ihren Proteinbedarf zu decken. Die Pulver bestehen aus konzentriertem Eiweiß tierischer (Eier, bei Whey und Kasein Milch) oder pflanzlicher (Erbsen, Hanf, Soja, Reis) Herkunft. Wenden Sie sich an einen Trainer oder Ernährungsberater, wenn Sie denken, dass Proteinpulver Ihnen helfen könnte, Ihre Ziele zu erreichen.

# TRAINING BEI **VEGANER** ODER **VEGETARISCHER ERNÄHRUNG**

Krafttraining kann mit rein pflanzlicher ebenso effektiv sein wie bei tierbasierter Ernährung. Die Prinzipien der Energiebereitstellung sind dieselben; allerdings ist die Eiweißversorgung (insbesondere mit der Aminosäure Leucin) schwieriger. Da das Wachstum und der Erhalt von Muskelgewebe und die Stoffwechselgesundheit von der Proteinzufuhr abhängen, ist es wichtig, dass Sie wissen, wie Sie diese sicherstellen.

### Ein Plädoyer für Leucin

Leucin ist eine verzweigtkettige essenzielle Aminosäure. Da es die Muskelproteinsynthese anregt (s. S. 34), spielt es eine wichtige Rolle bei der Regulation des Muskelwachstums. Um diesen Prozess in Gang zu setzen, muss bei jeder Mahlzeit eine bestimmte Leucinschwelle erreicht werden. Um ihn auszuführen und aufrechtzuerhalten, sind andere essenzielle Aminosäuren notwendig. Daher brauchen wir »vollständiges Protein« (mit allen essenziellen Aminosäuren) aus eiweißreichen Lebensmitteln oder Supplementen. Aus der Forschung wissen wir, dass ältere Menschen im Schnitt etwa doppelt so viel Leucin pro Mahlzeit benötigen, um die Schwelle zu erreichen, bei der die Synthese von Muskelprotein einsetzt.

## Die Nährstoffversorgung im Blick

Jeder Mensch sollte auf eine ausgewogene Ernährung achten. Eine falsch ausgelegte pflanzenbasierte Ernährung birgt das Risiko eines Mangels an Makro- und Mikronährstoffen. Mithilfe der hier aufgeführten veganen Nährstoffquellen versorgen Sie sich mit den Stoffen, die bei rein pflanzlicher Ernährung häufig fehlen.

**Eiweiß** Hülsenfrüchte, Körner, Tofu, Quinoa, Nüsse, Saaten, Gemüse
**Vitamin B12** angereicherte Lebensmittel, Pflanzenmilch, Nährhefe
**Vitamin D** angereicherte Lebensmittel, Pflanzenmilch, Nährhefe
**Eisen** Hülsenfrüchte, Körner, Nüsse, Saaten, angereicherte Lebensmittel, grünes Gemüse
**Zink** Bohnen, Nüsse, Saaten, Getreide, Weizenkeime
**Kalzium** Tofu, Kohl, Brokkoli, Sprossen, Blumenkohl, Pak Choi, angereicherte Pflanzenmilch
**Jod** Meeresalgen, Jodsalz, Pflaumen, Cranberrys, Kartoffeln, grüne Bohnen

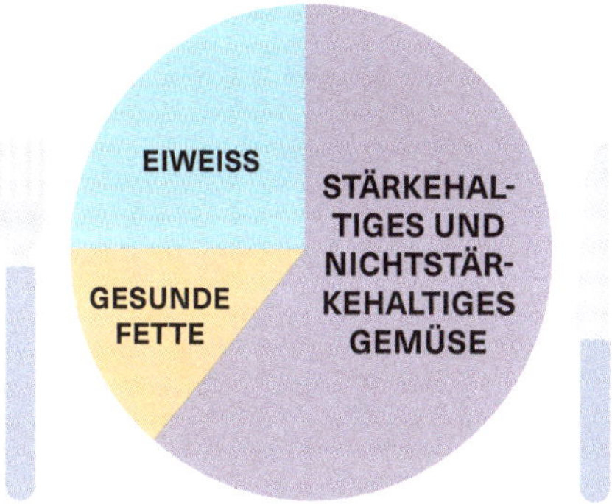


**MAHLZEITEN AUF TIERISCHER BASIS**
So sieht das empfohlene Nährstoffverhältnis für eine ausgewogene Ernährung bei regelmäßigem Krafttraining aus.

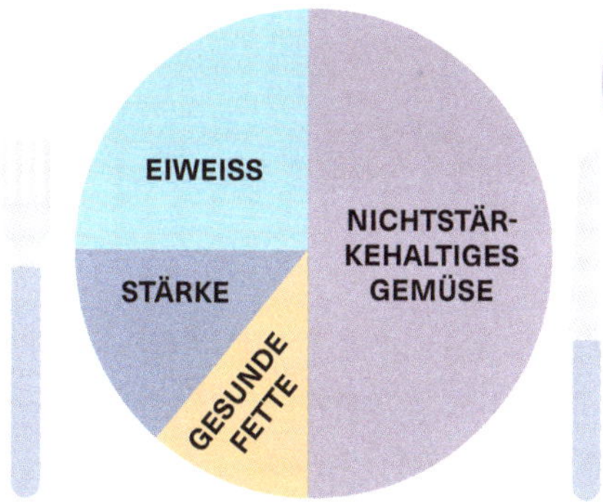


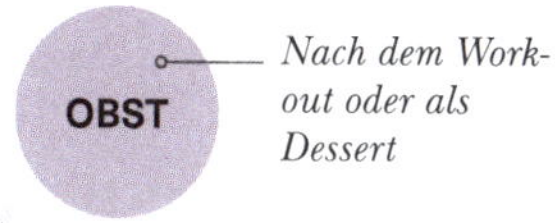


**PFLANZENBASIERTE MAHLZEITEN**
Die Anteile der Nährstoffe differieren; am wichtigsten ist bei veganer oder vegetarischer Ernährung jedoch das Eiweiß.

## »Vollständige« Proteine berücksichtigen

Für den Muskelaufbau ist die Proteinqualität entscheidend. Diese hängt von der Kombination essenzieller Aminosäuren (die der Körper nicht selbst bilden kann) ab. Ein Protein ist »vollständig«, wenn es alle neun essenziellen Aminosäuren in den nötigen Mengen enthält, um Wachstum und Erhalt von fettfreiem Muskelgewebe zu fördern. Von »unvollständigem Protein« spricht man bei einem niedrigen Gehalt an essenziellen Aminosäuren. Tierisches Eiweiß (mit Ausnahme von Gelatine) ist vollständiges Protein. Pflanzliches Eiweiß enthält oft nicht ausreichend essenzielle Aminosäuren, ist also definitionsgemäß unvollständiges Protein. Daher muss bei pflanzlicher Ernährung stärker auf die Proteinqualität und günstige Lebensmittelkombinationen geachtet werden.

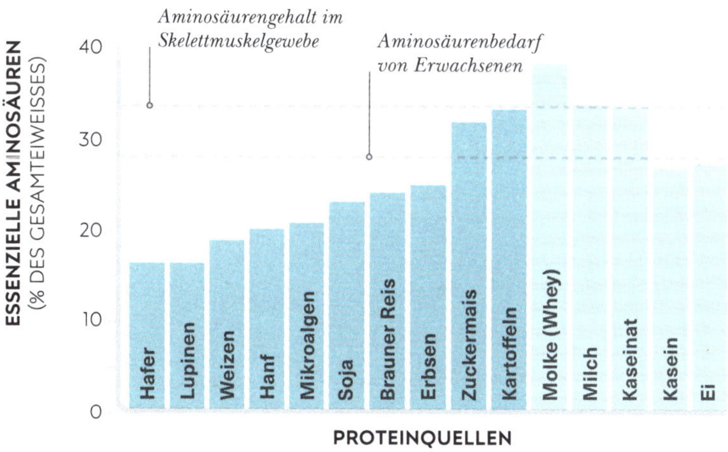


**EIWEISS IM VERGLEICH**
Pflanzliches Eiweiß unterschreitet den Aminosäurebedarf größtenteils, während tierisches Eiweiß ihn übersteigt.

**LEGENDE**
- pflanzliches Eiweiß
- tierisches Eiweiß

### Vegetarisches Proteinpulver

Die meisten Proteinsupplemente enthalten Molkeneiweiß (Whey, s. gegenüberliegende Seite). Grund dafür sind neben seinem hohen Leucingehalt seine schnelle Verdaulichkeit und seine Fähigkeit, die Proteinsynthese anzukurbeln. Die am ehesten vergleichbare Alternative bei rein pflanzlicher Ernährung war lange Sojaprotein. Jüngsten Empfehlungen zufolge sind jedoch Eiweißpulver aus Erbsenprotein am besten geeignet, da sie ähnliche Zuwächse an Muskelmasse und Kraft bringen wie Supplemente auf Molkeneiweißbasis.

# KRAFTTRAINING UND UNSER GEHIRN

**Die körperlichen Anpassungen** durch Krafttraining finden zunächst überwiegend im Nervensystem statt. Experten gehen davon aus, dass die Veränderungen des Nervensystems die Erklärung für die Zuwächse in den ersten zwei bis vier Wochen darstellen.

## STEUERUNG DER MUSKULATUR

Unser Nervensystem umfasst unser Gehirn, das Rückenmark und unzählige Nerven, die zwischen Gehirn und Körper Botschaften übermitteln. Motorische Nerven leiten Bewegungssignale vom Motorkortex über das Rückenmark, sensorische Nerven sind für die Übertragung von den Muskeln zu Gehirn und Rückenmark zuständig.

### Neuronale Adaptationen

Adaptation ist ein dynamischer Prozess, durch den sich der Körper einer spezifischen Umgebung anpasst. Krafttraining trägt zur Entwicklung motorischer Nervenbahnen bei, die die Koordination zwischen Gehirn und Körper verbessern. Diese neuronalen Adaptationen bilden ab, wie das Gehirn Muskeln rekrutiert, die kontrahieren und eine bestimmte Bewegung erzeugen. Durch Üben lernt das Gehirn, die richtigen Muskeln für die Bewegung zu aktivieren, und der Ablauf wird automatisiert. Die Adaptationen im neuronalen und muskulären System (Letztere treten später ein) zeitigen Verbesserungen in Technik, Koordination und Bewegungseffizienz.

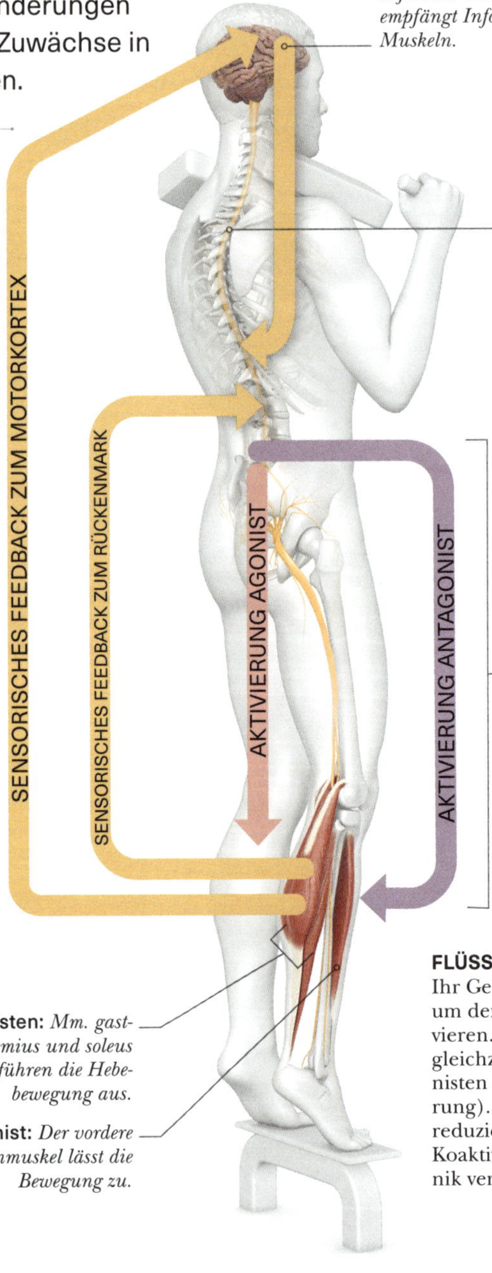


**Gehirn** *Der Motorkortex weist die Muskeln an, die Bewegung auszuführen. Der sensorische Kortex empfängt Informationen von den Muskeln.*

**Rückenmark** *Relais für Botschaften vom und an das Gehirn*

*Mit zunehmender Praxis verringert sich bei einer Bewegung die Koaktivierung des Antagonisten.*

**Agonisten:** *Mm. gastrocnemius und soleus führen die Hebebewegung aus.*

**Antagonist:** *Der vordere Schienbeinmuskel lässt die Bewegung zu.*

**FLÜSSIGERE BEWEGUNGEN**
Ihr Gehirn sendet ein Signal, um den Agonisten zu aktivieren. Zu Beginn sendet es gleichzeitig auch dem Antagonisten ein Signal (Koaktivierung). Durch Wiederholung reduziert sich der Grad der Koaktivierung, und Ihre Technik verbessert sich.

# WIE KRAFTTRAINING **DAS GEHIRN STÄRKT**

Regelmäßiges Krafttraining erhöht nachweislich die Neurotrophinpegel. Neurotrophine sind neurotrophe (nervennährende) Faktoren, die das Wachstum und den Funktionserhalt von Nervenzellen oder Neuronen regulieren. Insbesondere zwei Arten von neurotrophen Faktoren haben positive Effekte auf die Neurogenese und Neuroplastizität: BDNF (*brain-derived neurotrophic factor*) und IGF-1 (*insulin-like growth factor 1*).

## Neurogenese

Die Neubildung von Neuronen (Neurogenese) ist nur eine der positiven Auswirkungen, die Krafttraining auf das Gehirn hat. Lange waren Wissenschaftler der Meinung, wir kämen mit einer beschränkten Zahl von Neuronen (etwa 86 Mrd.) zur Welt und seien nicht in der Lage, neue zu bilden. Mittlerweile ist nachgewiesen, dass in zentralen Gehirnregionen Neurogenese geschieht – so etwa im Hippocampus, der eine wichtige Rolle bei der Gedächtnisbildung spielt.

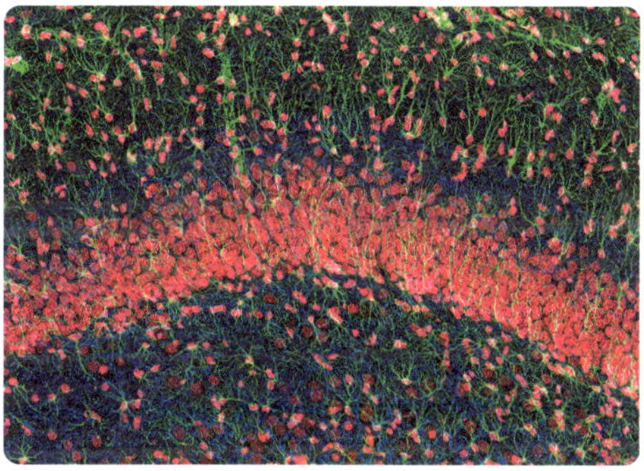

**NEUE GEHIRNZELLEN**
In dieser Mikroskopaufnahme des Hippocampus sind die Zellkörper der Neuronen rosa gefärbt. Krafttraining fördert die Herstellung neuer Nervenzellen (Neurogenese).

### Die Mind-Muscle-Connection

Es empfiehlt sich, das Krafttraining so zu gestalten, dass Sie ungestört trainieren können, um sich jeder Übung mit voller Konzentration zu widmen. Durch die sogenannte Mind-Muscle-Connection lässt sich der Trainingseffekt immens steigern. Das bedeutet, dass Sie geistig auf den Zielmuskel fokussieren. Die positive Wirkung auf die Muskelkraft ist wissenschaftlich belegt: Durch das bewusste Vorgehen werden bei einer Bewegung mehr Muskelfasern rekrutiert, was zu einer verbesserten Kontraktion und einem größeren Trainingserfolg führt.

## Neuroplastizität

Nervenbahnen im Gehirn werden stabiler, je mehr wir sie nutzen; Wiederholung führt zur Stärkung und zum Ausbau neuronaler Netzwerke. Diese Fähigkeit zur Bildung neuer Verbindungen, also die permanente Neuverdrahtung der Schaltkreise in unserem Gehirn, nennt man Neuroplastizität. Wenn wir, etwa im Rahmen des Krafttrainings, neue Fertigkeiten erlernen, verbessert das die Arbeitsweise der Neuronen und unsere Gehirnfunktionen.

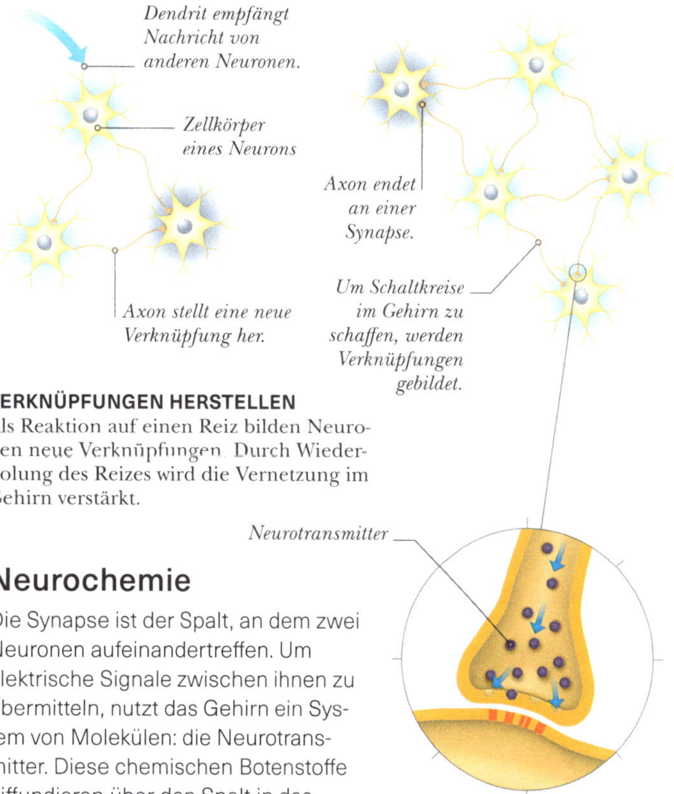


**VERKNÜPFUNGEN HERSTELLEN**
Als Reaktion auf einen Reiz bilden Neuronen neue Verknüpfungen. Durch Wiederholung des Reizes wird die Vernetzung im Gehirn verstärkt.

## Neurochemie

Die Synapse ist der Spalt, an dem zwei Neuronen aufeinandertreffen. Um elektrische Signale zwischen ihnen zu übermitteln, nutzt das Gehirn ein System von Molekülen: die Neurotransmitter. Diese chemischen Botenstoffe diffundieren über den Spalt in das verknüpfte Neuron und initiieren dort wieder ein Signal. Krafttraining steigert u.a. den Pegel des Neurotransmitters Dopamin und hebt den Endorphinspiegel, sodass sich die Stimmung verbessert und Ängste abnehmen.

**Detail einer Synapse**
Durch das Signal in einem Neuron angeregt, werden die Signalmoleküle (Neurotransmitter) binnen 1 Millisekunde über die Synapse zum nächsten Neuron übermittelt.

# VORTEILE **FÜR DAS GEHIRN**

Neben seinen Vorteilen für die körperliche Gesundheit (s. S. 6–7) hat regelmäßiges Krafttraining eine ganze Reihe wissenschaftlich belegter positiver Effekte auf das Gehirn und die mentale Gesundheit. Unter anderem reduziert es Stress, steigert die Produktivität und verbessert die Merkfähigkeit.

### STÄRKUNG LANGZEITGEDÄCHTNIS

Studien zeigen, dass körperliche Aktivität, insbesondere aerobes Training in Kombination mit Krafttraining, den Hippocampus größer werden lässt und die Neurotrophinspiegel erhöht. Das führt zu Verbesserungen des Gedächtnisses.

### VERBESSERTE KOGNITIVE FUNKTIONEN

Krafttraining hebt die Neurotrophinpegel (z. B. von BDNF), was einen positiven Einfluss auf Neurogenese und Neuroplastizität hat und zu Verbesserungen in den Bereichen Lernen und Kognition führt.

### GESTEIGERTE KONZENTRATION

Beim Krafttraining gilt es, sich zu fokussieren und umfangreiche Fertigkeiten zu erlernen. Der dazu erforderliche Einsatz wirkt sich positiv auf die psychische Gesundheit aus sowie auf die Fähigkeit, sich auf besondere Aufgaben zu konzentrieren.

### SCHUTZ VOR DEPRESSIONEN

Eine systematische Überblicksarbeit belegte eindeutig, dass Training – insbesondere Krafttraining – zur Verringerung und Vorbeugung depressiver Symptome beiträgt.

### MEHR KREATIVITÄT

Krafttraining erhöht den BDNF-Pegel, was die Neubildung von Neuronen im Hippocampus fördert. Indem diese Neuronen neue Verknüpfungen bilden, eröffnen sich Wege für neue Lösungen.

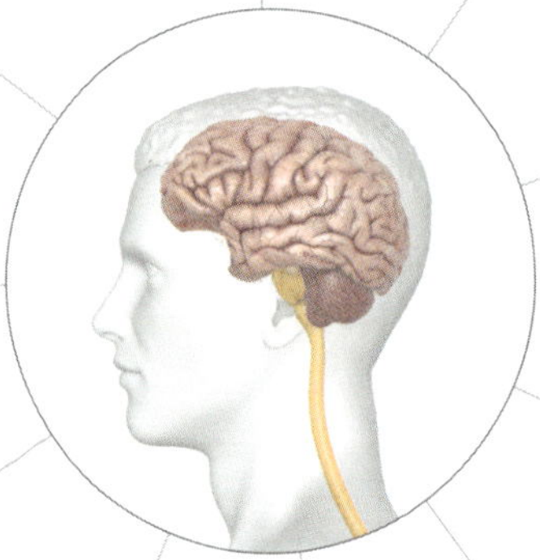

### STIMMUNGSAUFHELLUNG

Die beim Krafttraining freigesetzten Endorphine lassen uns aufleben. Wer Krafttraining absolviert, hat nachweislich seltener mit emotionalen Tiefs zu kämpfen als Menschen, die das nicht tun.

### BESCHLEUNIGTE HIRNFUNKTIONEN

Eine aktuelle Metaanalyse belegt die positiven Effekte von aerobem Training und Krafttraining auf die kognitiven und exekutiven Funktionen bei älteren Menschen.

### FÖRDERUNG BEWEGUNGSGEDÄCHTNIS

Unser Gehirn speichert Bewegungsmuster und Fertigkeiten. Das erleichtert den Wiedereinstieg nach Trainingspausen. Das Bewegungsgedächtnis beschleunigt die Wiederherstellung auf muskulärer Ebene, da weniger Zeit zum Wiedererlernen der Bewegungen nötig ist.

### VERZÖGERTE DEMENZ

Man geht davon aus, dass die Erhöhung der Neurotrophinspiegel durch Krafttraining Läsionen und Plaquebildung im Gehirn und den Verlust von Gehirngewebe im Zusammenhang mit Krankheiten wie Alzheimer verringern.

### LINDERUNG VON STRESS UND ÄNGSTEN

Das gemeinsame Training im Fitnessstudio kann helfen, Stress zu reduzieren. Darüber hinaus belegen Studien, dass Krafttraining Angst- und Stresssymptome sowohl bei Gesunden als auch bei Menschen mit körperlichen oder psychischen Krankheiten signifikant verbessert.

# PSYCHOLOGIE NUTZEN

Ziele geben unserem Handeln eine Richtung, aber Fortschritte beruhen auf unserem täglichen Tun. Psychologische Techniken helfen Ihnen, herauszufinden, was Sie antreibt, und auf Basis Ihrer langfristigen Ziele nachhaltige Gewohnheiten zu entwickeln.

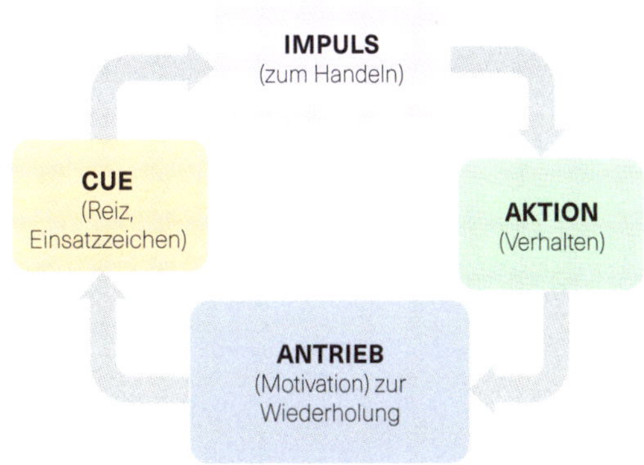


## Nachhaltige Gewohnheiten entwickeln

Ein wichtiges Erfolgsrezept ist, dauerhafte Gewohnheiten zu etablieren. Damit machen Sie es sich leichter, regelmäßig zu trainieren, ohne groß darüber nachzudenken. Je öfter Sie den Kreislauf wiederholen, desto stärkere Bande schaffen Sie zwischen Cue und Verhalten. Der Anfang kann schwierig sein, aber indem Sie diesen Ablauf öfter durchführen, entsteht die Gewohnheit ganz automatisch. Wenn Sie Probleme damit haben, in die Gänge zu kommen, fangen Sie mit kleinen Schritten an und finden Sie etwas, das Ihnen Spaß macht.

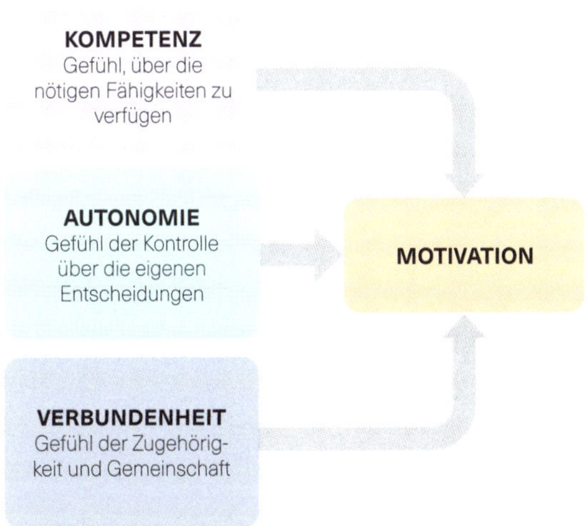


## Die eigene Motivation kennen

Motivation speist sich immer aus unseren psychologischen Grundbedürfnissen. Darüber hinaus ist es auch wichtig, zu verstehen, warum Sie ein Ziel anstreben. Motivation kann intrinsisch sein (von Grundbedürfnissen getrieben; Dinge, die Sie als befriedigend empfinden oder in denen Sie gut sind) oder extrinsisch (darauf ausgerichtet, andere zufriedenzustellen). Während wir auf unsere Ziele hinarbeiten, nimmt die Bedeutung extrinsischer Faktoren ab und die intrinsischer zu.

## Ziele setzen

Sich ein Ziel zu setzen, wirkt sich erwiesenermaßen positiv darauf aus, dass wir etwas erreichen. Gleichzeitig reduziert es die Gefahr, dass wir uns übernehmen oder entmutigt aufgeben. Sobald Sie herausgefunden haben, was Sie zu einer Veränderung motiviert, sollten Sie sich daher damit befassen, wie man sich erreichbare Ziele setzt. Berücksichtigen Sie bei der Zielformulierung das SMART-Prinzip (s. u.).

## SMARTe Ziele

Damit Sie maximalen Erfolg haben, sollte Ihr Trainingsziel folgendes sein: **S**pezifisch (Was genau möchten Sie erreichen?), **M**essbar (Formulieren Sie ein konkretes Ziel.) **A**usführbar (Beginnen Sie langsam, und steigern Sie die Anforderung nach und nach.) **R**ealistisch (Bedenken Sie die Vereinbarkeit mit Ihrem Alltag.) und **T**erminiert (Setzen Sie einen Zeitpunkt fest, zu dem Sie Ihr Ziel erreicht haben wollen.).

### DAS RECHTE MASS

Um in der Goldlöckchen-Zone zu trainieren (weder über- noch unterfordert), kommt es darauf an, das richtige Maß an Herausforderung zu finden.

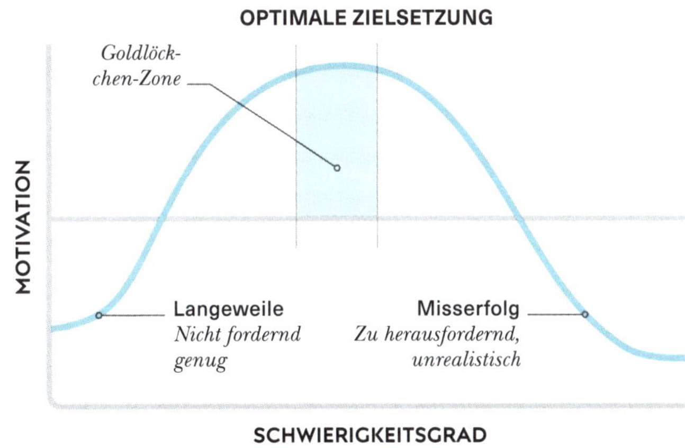

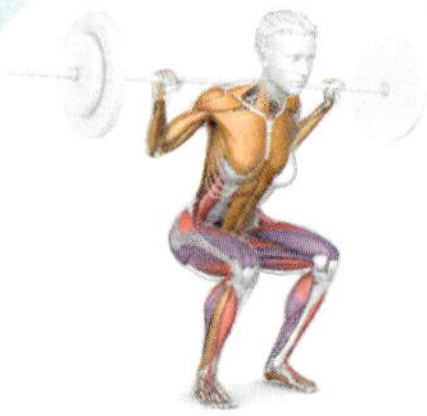

**BEINE**
S. 52–89

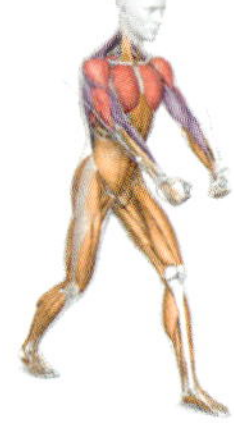

**BRUST**
S. 90–107

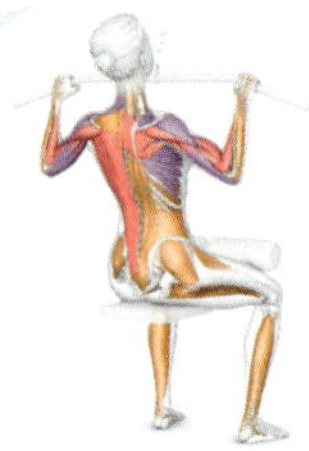

**RÜCKEN**
S. 108–121

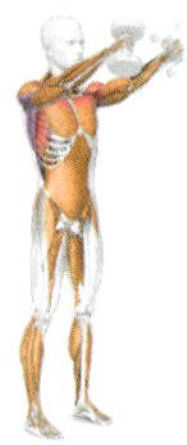

**SCHULTERN**
S. 122–139

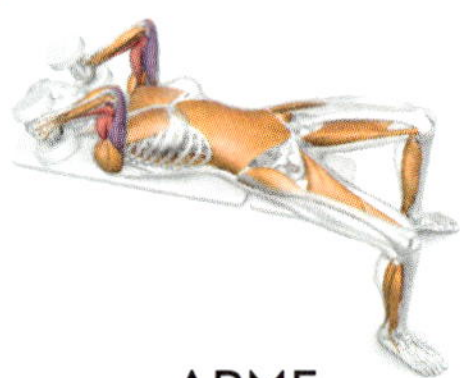

**ARME**
S. 140–153

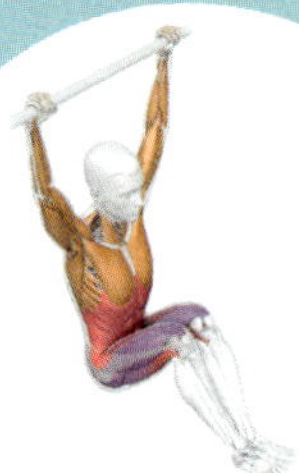

**BAUCH**
S. 154–171

# KRAFT-
# ÜBUNGEN

**Beim Krafttraining geht es darum,** aus jedem Work-out den maximalen Nutzen zu ziehen. Dieses Kapitel umfasst 31 Grundübungen, die alle großen Muskelgruppen des Körpers optimal ansprechen. Dazu zahlreiche Varianten, die sich auch zu Hause und mit unterschiedlichem Equipment absolvieren lassen. Wir zeigen Ihnen, wie Sie jede Bewegung so ausführen, dass Sie den bestmöglichen Effekt erzielen und gleichzeitig das Verletzungsrisiko gering halten.

# EINFÜHRUNG IN DAS TRAINING

**Mit den Übungen in diesem Kapitel** können Sie die einzelnen Muskelgruppen optimal fordern – zu Hause oder im Studio. Doch zunächst gilt es, sich mit den Grundlagen der korrekten und sicheren Übungsausführung und mit der richtigen Atmung vertraut zu machen.

### Häufige Fehler

Bei den meisten Übungen finden Sie einen Kasten, in dem typische Fehler bei der Ausführung erläutert werden. Ebenso wichtig wie diese Hinweise sind folgende Punkte: Vermeiden Sie es, sich zwanghaft mit Details zu befassen (»Paralyse durch Analyse«). Konzentrieren Sie sich auf die zu beanspruchenden Muskeln (Mind-Muscle-Connection), statt mechanisch Gewichte zu stemmen. Und: Widerstehen Sie der Verlockung, zugunsten höherer Gewichte die Technik zu vernachlässigen oder zu »cheaten«.

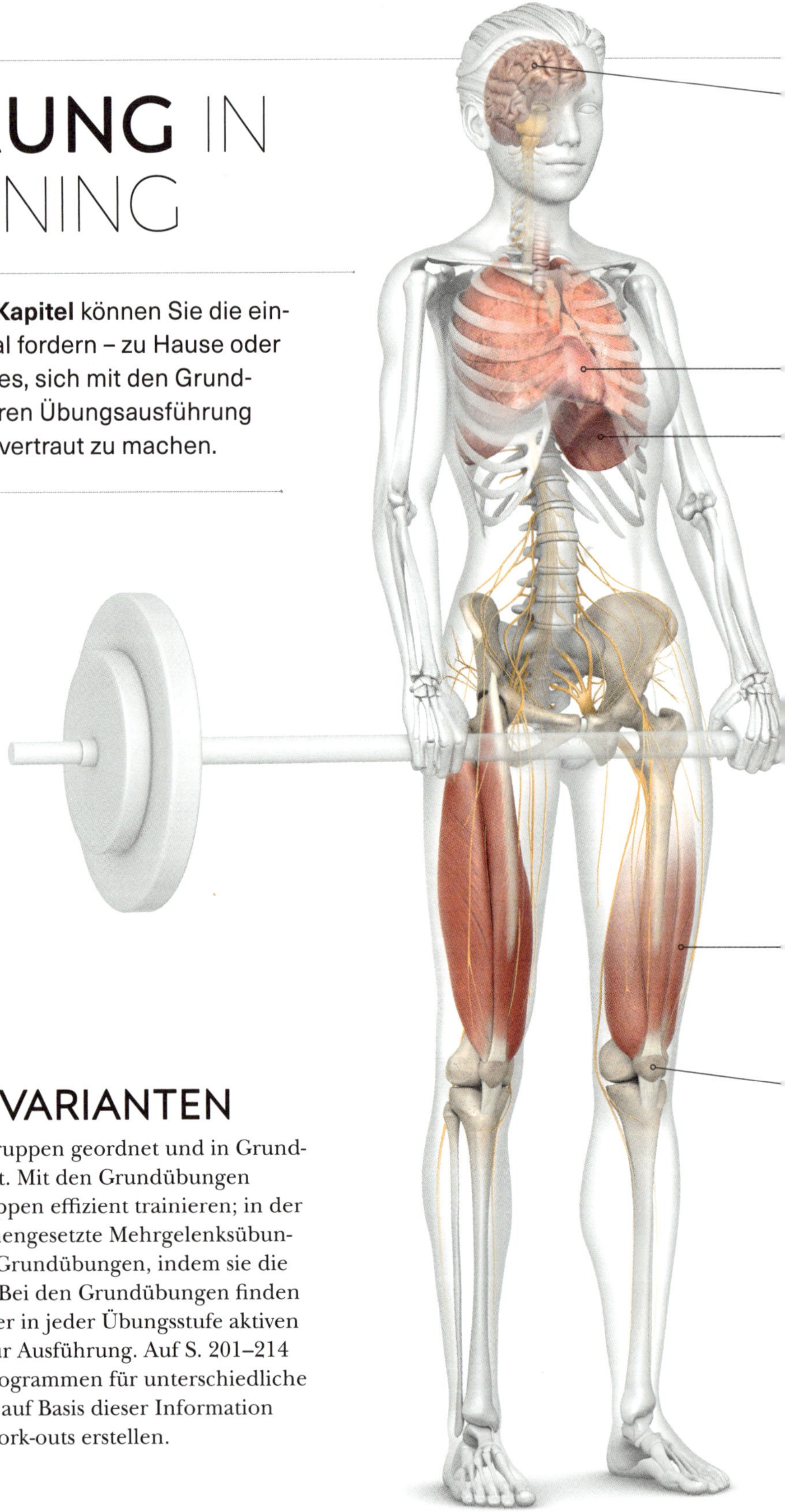

## ÜBUNGEN UND VARIANTEN

Die Übungen sind nach Muskelgruppen geordnet und in Grundübungen und Varianten unterteilt. Mit den Grundübungen lassen sich spezifische Muskelgruppen effizient trainieren; in der Regel handelt es sich um zusammengesetzte Mehrgelenksübungen. Die Varianten ergänzen die Grundübungen, indem sie die Muskeln auf andere Art fordern. Bei den Grundübungen finden Sie anatomische Darstellungen der in jeder Übungsstufe aktiven Muskeln und genaue Hinweise zur Ausführung. Auf S. 201–214 sind die Übungen zu Trainingsprogrammen für unterschiedliche Trainingsziele zusammengestellt; auf Basis dieser Information können Sie selbst strukturierte Work-outs erstellen.

**Gehirn und Nervensystem**
*Eine bessere Verbindung zwischen Nervensystem und Muskeln führt zu mehr Kraft und verbesserter Koordination.*

**Herz-Kreislauf-System**
*Das kardiovaskuläre System pumpt sauerstoff- und nährstoffreiches Blut in die Muskeln und sorgt für den Abtransport von Abfallstoffen.*

**Atmungssystem**
*Bei Belastung synchron zu den Bewegungsphasen zu atmen, ist der Schlüssel zum Erfolg (siehe rechts).*

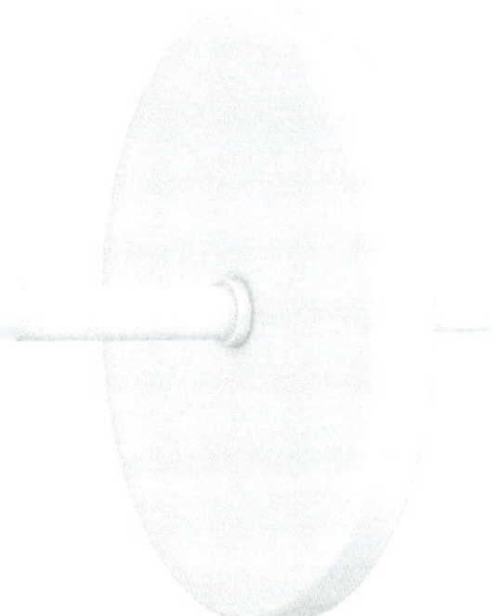

**Muskuläres System**
*Indem Sie die Last und die mechanische Spannung im Zielmuskel erhöhen, steigern Sie das Potenzial für Muskelwachstum.*

**Skelettsystem**
*Um den Körper zu bewegen, wirken Muskeln und Knochen in einer Reihe von Hebelverhältnissen zusammen. Sorgfältiges Vorgehen bei Set-up und Ausführung reduziert die Belastung des nicht aktiven Gewebes und damit das Verletzungsrisiko.*

### KORREKTE AUSFÜHRUNG

Eine kontrollierte, koordinierte Bewegung fordert den ganzen Körper. Um die Zielmuskulatur unter Spannung zu setzen, Muskelgewebe aufzubauen, Kraft und Koordination zu verbessern, dabei Verletzungen zu vermeiden und effizient zu trainieren, ist es wichtig, jede Übung korrekt auszuführen.

# DIE BEDEUTUNG DER **ATMUNG**

Unser Kreislauf und unsere Atmung sind dafür zuständig, unsere Muskeln der Übungsanforderung entsprechend zu versorgen. Halten Sie die Bauchmuskulatur gespannt, um Ihr Work-out so effizient wie möglich zu gestalten. In welcher Phase der Bewegung Sie ein- oder ausatmen sollten, erfahren Sie in der jeweiligen Übungsanweisung.

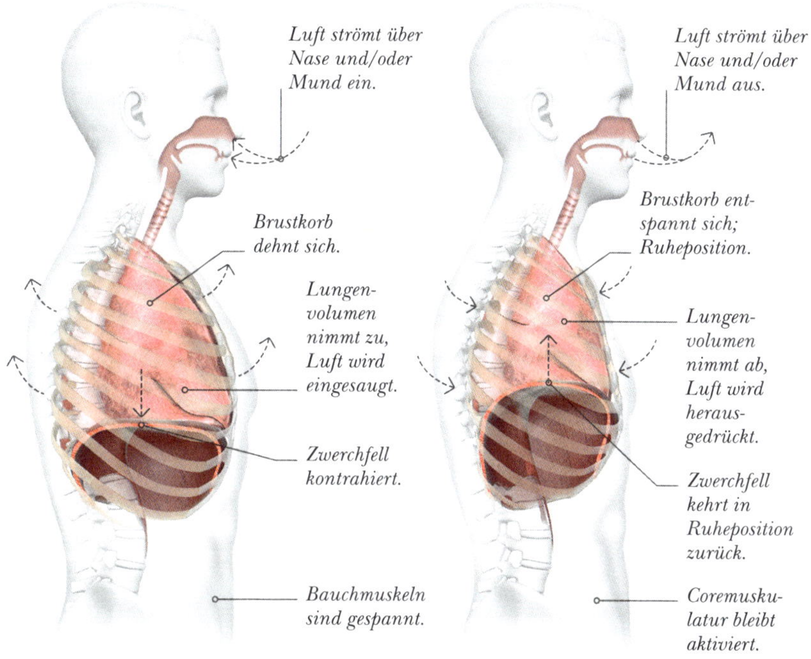


**EINATMEN** **AUSATMEN**

## Terminologie

Um den Übungsinstruktionen folgen zu können, müssen Sie sich mit Fachvokabular vertraut machen (s. S. 198–199 und Glossar, S. 215–216). Hier finden Sie die wichtigsten Grundbegriffe, die Sie von Anfang an kennen sollten.

### WIEDERHOLUNG (WH.)

Eine Wiederholung ist ein kompletter Übungsdurchlauf (konzentrische und exzentrische Phase). Die Zahl der Wiederholungen hängt vom Gewicht ab.

### TRAININGSVOLUMEN

Der Begriff »Volumen« bezieht sich auf die Anzahl der Übungen oder den Umfang der Belastung über einen bestimmten Zeitraum, etwa pro Trainingseinheit oder pro Woche.

### SATZ

Ein Satz ist die Anzahl der am Stück auszuführenden Wiederholungen einer Übung – etwa »3 Sätze à 6–8 Wh.« Die Trainingsprogramme (S. 201–214) geben zu jeder Übung an, wie viele Sätze und Wiederholungen Sie absolvieren sollten.

### TEMPO

Die Geschwindigkeit, in der Sie eine Übung ausführen. Kontrollieren Sie das Tempo in beiden Bewegungsphasen.

# WO TRAINIEREN?

Anders als einige andere Trainingsformen ist Krafttraining eine sehr flexible Angelegenheit. Sie können es im Fitnessstudio durchführen oder ganz bequem zu Hause. Die Wahl des richtigen Umfelds ist wichtig: Schließlich sollten Sie sich beim Training weder fehl am Platz oder in irgendeiner Weise gehemmt fühlen, noch sich mit Hygienebedenken herumschlagen. Ihre Trainingsziele können Sie in jedem Fall erreichen, egal, ob Sie sich für das Fitnessstudio, das Training zu Hause oder eine Mischung aus beidem entscheiden.

**Warnhinweis**

Bei bestehenden Beschwerden oder wenn irgendeine der vorgestellten Übung Ihnen Schmerzen verursacht, sollten Sie einen Facharzt aufsuchen.

## Zu Hause

Bei ausreichendem Platz ist das Training zu Hause die Option, bei der Sie Equipment und Ausstattung am besten auf Ihre persönlichen Wünsche und Bedürfnisse ausrichten können. Zu Hause liegt die Gestaltung der Trainingsumgebung (z. B. Raumtemperatur und Musikauswahl) komplett in Ihrer Hand, nichts und niemand setzt Sie unter Druck, und auch in Sachen Hygiene haben Sie die Kontrolle.

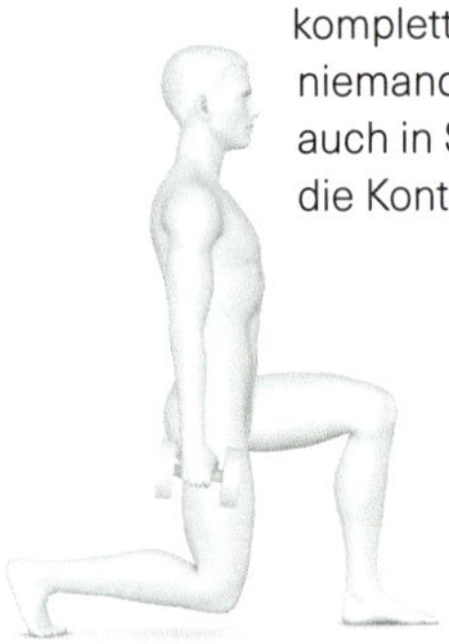

### Pro

Folgende Punkte sprechen für ein Training zu Hause:

- **Mehr Übungsoptionen.** Innovationen beim multifunktionalen Zubehör, bei Fitnessbändern und beim Freihanteltraining machen es leichter denn je, zu Hause zu trainieren.
- **Work-out zur eigenen Playlist.** Die richtige Musik kann Sie zu höherem Einsatz motivieren. Profitieren Sie davon.
- **Jederzeit trainieren.** Spontan Lust auf einen Work-out? Dem steht nichts im Weg!

### Kontra

Diese Nachteile kann das Training zu Hause mit sich bringen:

- **Mangelnde Motivation.** Der soziale Aspekt des gemeinsamen Trainings fehlt. Es ist nicht immer leicht, sich selbst anzutreiben.
- **Anschaffungskosten.** Die Ausrüstung kann teuer sein, auch wenn das Equipment generell heute weit günstiger ist als früher.
- **Limits bei der Wahl des Widerstands/Gewichts.** Gewichte für das Freihanteltraining sind nur bis zu einer bestimmten Größe erhältlich.

## Im Fitnessstudio

Der Ort, an dem Sie trainieren, sollte warm und einladend sein und Sie motivieren. Es kommt also darauf an, ein Studio zu finden, in dem Sie sich wohlfühlen. Gibt es in Ihrer Nähe kein Angebot, das Ihren Vorstellungen entspricht, ist das Training zu Hause eine Alternative ohne Nachteile.

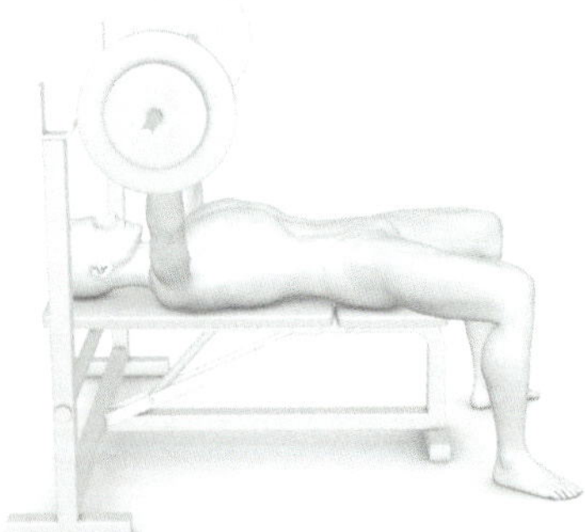

### Pro

Die Vorteile des Trainings im Fitnessstudio sind:

- **Professionelle Ausstattung.** Ein gutes Fitnessstudio bietet Ihnen alles, was Sie brauchen, inklusive Betreuung durch einen Personal Trainer.
- **Motivierendes Umfeld.** Das Training in einem Studio kann ein enormer Antrieb sein.
- **Soziale Kontakte.** Sie lernen Menschen kennen und sind umgeben von Gleichgesinnten, die ähnliche Ziele verfolgen und wie Sie ihre Gesundheit verbessern und ihren Körperbau positiv beeinflussen möchten.

### Kontra

Mögliche Nachteile können sein:

- **Wenig Einfluss auf die Umgebung.** Mit anderen zu trainieren hat viele angenehme Seiten, aber wenn Sie die Musik nervt oder die Räume zu warm oder zu kalt sind, kann das ein echter Stimmungskiller sein.
- **Einschüchterndes Umfeld.** Wenn Sie sich unwohl fühlen – sei es, weil Sie unerfahren sind oder aufgrund des Verhaltens anderer –, sollten Sie sich ein anderes Studio suchen.
- **Sauberkeit.** Hygiene- und Schutzmaßnahmen sollten Ihren Anforderungen genügen.

## Ausrüstung für das Training zu Hause

Angesichts des Angebots an günstigem, multifunktionalen Equipment war es noch nie so einfach, zu Hause zu trainieren, wie heute. Sie benötigen nicht das komplette hier aufgeführte Zubehör; aber damit können Sie so gut wie alle Übungen in Ihren eigenen vier Wänden ausführen.

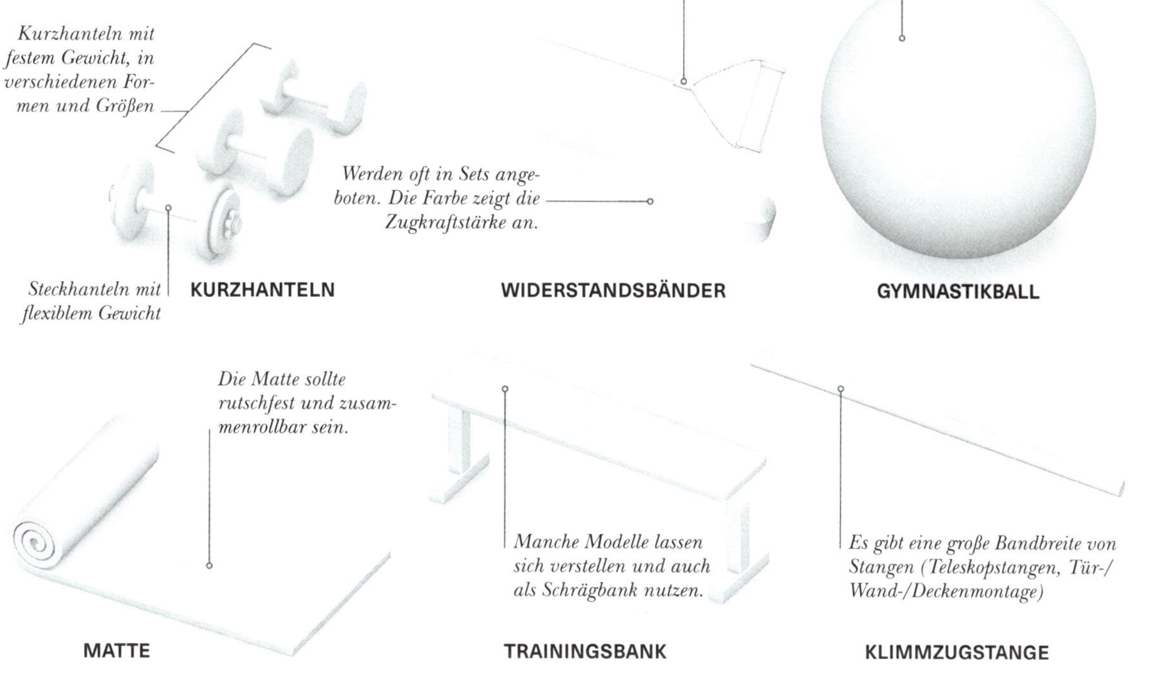
Mit Griffen versehene Bänder können komfortabler sein.
Der Ball sollte zu Ihrer Körpergröße passen.
Kurzhanteln mit festem Gewicht, in verschiedenen Formen und Größen
Werden oft in Sets angeboten. Die Farbe zeigt die Zugkraftstärke an.
Steckhanteln mit flexiblem Gewicht
KURZHANTELN
WIDERSTANDSBÄNDER
GYMNASTIKBALL
Die Matte sollte rutschfest und zusammenrollbar sein.
Manche Modelle lassen sich verstellen und auch als Schrägbank nutzen.
Es gibt eine große Bandbreite von Stangen (Teleskopstangen, Tür-/Wand-/Deckenmontage)
MATTE
TRAININGSBANK
KLIMMZUGSTANGE

## Verhaltensregeln fürs Fitnessstudio

Im Fitnessstudio sollten Sie sich wie an allen öffentlichen Orten anderen gegenüber grundsätzlich respektvoll verhalten. Mit folgenden Verhaltensweisen tragen Sie zu einer guten, von Rücksichtnahme geprägten Atmosphäre bei.

**Gewichte aufräumen**
Lassen Sie Gewichte nach Gebrauch nicht einfach liegen, sondern räumen Sie sie zurück in die Ständer. Hinterlassen Sie alles sauber und ordentlich für den nächsten Trainierenden.

**Rücksicht nehmen**
Achten Sie darauf, ob bereits jemand vor einer Maschine oder auf einen Ausrüstungsgegenstand wartet. Drängeln Sie sich nicht vor, wenn eine Station besetzt ist.

**Respektvoll verhalten**
Respektieren Sie die Grenzen und den persönlichen Raum anderer. Nehmen Sie höflich Blickkontakt auf. Entwickeln Sie ein Gefühl für den Ort und passen Sie Ihr Verhalten an.

**Fotos und Videos**
Klären Sie vorab, ob in dem Studio Fotos oder Videoaufnahmen erlaubt sind. Bitten Sie im Zweifelsfall sowohl die Leitung als auch die Umstehenden um ihre Zustimmung.

**Equipment teilen**
Respektieren Sie die Bedürfnisse anderer. Halten Sie Maschinen oder Stationen insbesondere bei Hochbetrieb nicht unverhältnismäßig lange besetzt.

**Kopfhörer tragen**
Tragen Sie Kopfhörer, wenn Sie Musik hören, um andere nicht beim Training zu stören oder zu verärgern.

**Zusätzliche Hygienemaßnahmen**
Es gehört in Fitnessstudios schon immer zum guten Ton, Ausrüstungsgegenstände nach Gebrauch zu säubern. In Zeiten globaler Gesundheitsrisiken sind Studios gefordert, mit zusätzlichen Maßnahmen für die Sicherheit ihrer Mitglieder zu sorgen. Leisten auch Sie Ihren Beitrag: Achten Sie darauf, Geräte nach Gebrauch abzuwischen, husten und niesen Sie in die Armbeuge, waschen Sie sich häufig die Hände, teilen Sie Flaschen und Handtücher nicht, und bleiben Sie zu Hause, wenn Sie sich krank fühlen.

# DIE WAHL DER **GEWICHTE**

Beim ersten Besuch im Fitnessstudio erhalten Sie eine Einführung in die sichere Nutzung aller Gerätschaften. Die Wahl des zu Ihrem Körperbau passenden Gewichts (Belastungsintensität) hat Auswirkungen auf die Trainingssicherheit und -effizienz. Beginnen Sie jede Übung mit einem leichten Gewicht, das Sie problemlos bewältigen, und steigern Sie es schrittweise entsprechend Ihrer Leistungsfähigkeit und der angestrebten Wiederholungszahl.

## Geräte

Im Studio finden Sie zwei Arten von Maschinen: bei den einen erfolgt die Gewichtsauswahl über Steckstifte (»Selectorized«), die anderen werden mit denselben Gewichtsscheiben beladen wie Langhanteln (»Platloaded«). Bei Geräten, an denen Sie große Muskelgruppen trainieren (Beine, Brust, Rücken) sind die Gewichtstapel in der Regel schwerer als bei solchen für das Training kleinerer Muskelgruppen (Arme, Schultern, Waden). Wenn Sie bei der Auswahl des Gewichts unsicher sind, wählen Sie zunächst die kleinste Einstellung und führen Sie eine Wiederholung aus.

## Freie Gewichte

Langhanteln und Kurzhanteln gehören zu den freien Gewichten. Langhantelstangen gibt es in unterschiedlichen Maßen. Die olympische Version wiegt 20 kg, ist 220 mm lang und hat einen Griffdurchmesser von 28 mm. Beim Beladen sichert man die Gewichtsscheiben mittels Klemm- oder Schraubverschluss. Bei Kurzhanteln ist das Gewicht aufgedruckt. Man nutzt sie gewöhnlich paarweise. Starten Sie mit einer Last, bei der Sie die festgelegte Wiederholungszahl bewältigen. Beim Langhanteltraining beginnen Sie mit der leeren Stange und steigern das Gewicht in 2,5–5-kg-Schritten.

# TRAINING AN **GERÄTEN**

Grundsätzlich müssen Sie jede Maschine Ihren Körpermaßen entsprechend einstellen. Wenn Sie neu ins Gerätetraining einsteigen, empfiehlt es sich, eine angeleitete Einheit zu buchen, um zu lernen, wie die verschiedenen Geräte funktionieren und wie Sie sie passgenau einstellen. Meistens sind Sitz, Lehne und Beinpolster verstellbar; häufig sind für eine korrekte Beinausrichtung außerdem Rotationsachsen zu beachten. Passen Sie alle Einstellmöglichkeiten so lange an, bis Sie in der Lage sind, die Übung komfortabel auszuführen.

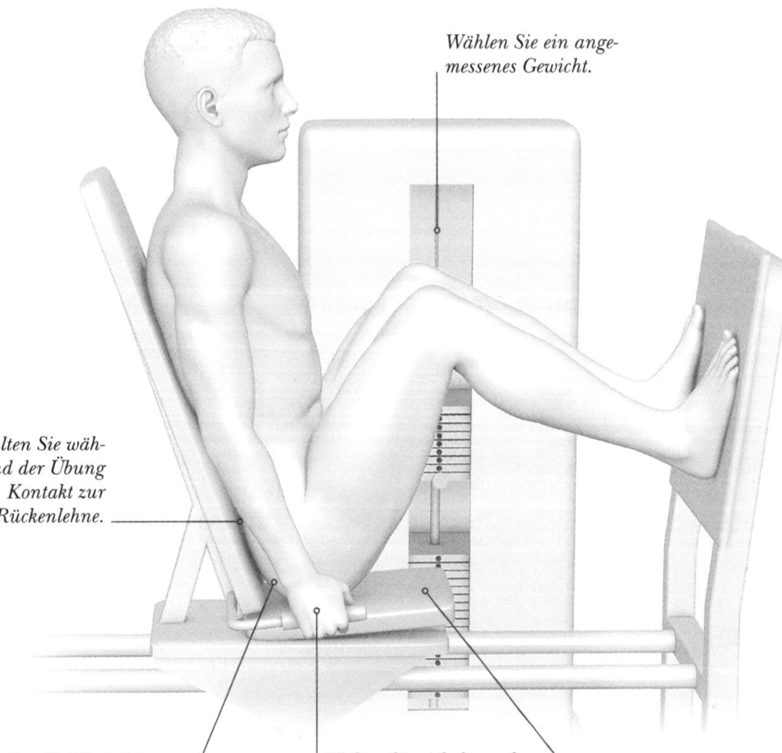

*Wählen Sie ein angemessenes Gewicht.*

*Halten Sie während der Übung Kontakt zur Rückenlehne.*

*Halten Sie Kontakt zur Sitzfläche, um die Wirbelsäule zu schützen.*

*Halten Sie sich für mehr Stabilität bei der Ausführung aktiv an den Griffstücken fest.*

*Passen Sie den Sitz an Ihre Körpergröße an.*

# SICHER GEWICHTHEBEN

Das Hauptaugenmerk sollte beim Krafttraining auf der Sicherheit liegen. Ob zu Hause oder im Studio: Sicheres Gewichtheben erfordert ständige Konzentration und Aufmerksamkeit. Außerdem sorgt ein fokussiertes Vorgehen dafür, dass Ihr Training effektiv ist. Ein wichtiger Aspekt ist dabei die Grifftechnik. Dabei geht es sowohl darum, wie Sie die Hanteln oder Stangen greifen, als auch darum, wie weit Ihre Hände beim Ausführen der Übung voneinander entfernt sind.

## Grifftechnik

Ein korrekter Griff ist entscheidend für stabilen Halt in jeglicher Position und reduziert mögliche Schmerzen in den Händen. Die wichtigsten Griffarten sind der supinierte, der neutrale und der pronierte Griff (siehe Abb. rechts und Handgelenkspositionen, S. 50); semisupiniert ist eine Mittelposition zwischen supiniertem und neutralem Griff.

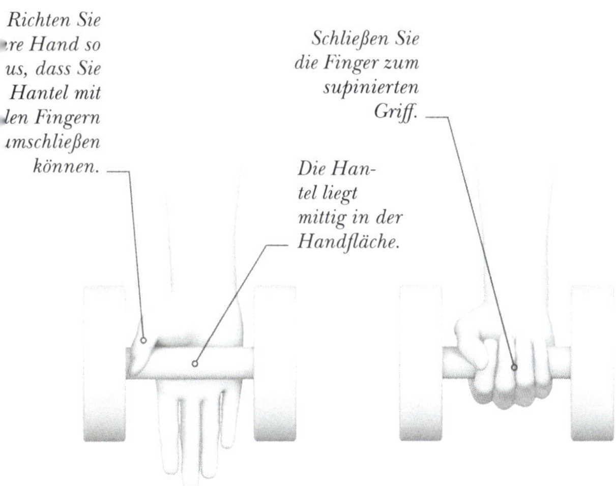


**HANTEL POSITIONIEREN** **GREIFEN**

## Griffart und -weite

Neben der Körperhaltung haben sowohl beim Training an Maschinen als auch mit freien Gewichten die Griffweite und die Position der Handgelenke Einfluss darauf, welche Muskeln eine stärkere Hebelwirkung erzeugen und am meisten zu einer Bewegung beitragen können. Je nach Griffweite werden andere Muskeln angesprochen.

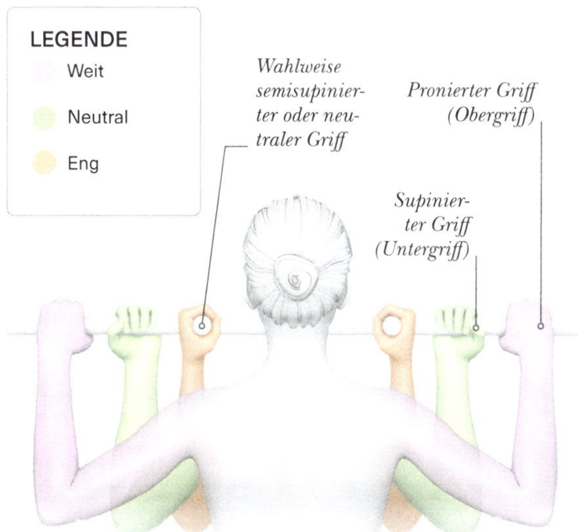


### Trainingsprotokolle

Machen Sie sich nach jedem Workout Notizen, um Ihre Fortschritte nachzuverfolgen. Darin sehen Sie z. B. auf einen Blick, mit welchem Gewicht Sie letzte Woche bei einer Übung gearbeitet haben und können die Trainingsbelastung entsprechend anpassen. Ein Trainingsprotokoll können Sie in Form eines Buches, einer Tabelle oder einer App führen. Die Tabelle rechts vermittelt Ihnen eine Vorstellung davon, welche Details wichtig sind.

| **DATUM** | | | | |
|---|---|---|---|---|
| **ÜBUNG** | **SÄTZE UND WH.** | **GEWICHT/SATZ** | **PAUSE** | **NOTIZEN** |
| **BEINPRESSE** | 4 Sätze à 10 Wh. | Satz 1 XX kg | 60 s | Nächste Woche Gewicht um XX kg erhöhen |
| **SCHULTERDRÜCKEN** | 4 Sätze à 10 Wh. | Satz 1 XX kg | 60 s | fordernd; Gewicht nächste Woche beibehalten |

# TERMINOLOGIE

Unsere Gelenke ermöglichen uns eine enorme Bandbreite an Bewegungen, die sich mit Fachbegriffen, die wir hier illustriert haben, präzise beschreiben lassen. In den Anleitungen helfen Ihnen diese Richtungs- und Bewegungsbezeichnungen bei der korrekten Ausrichtung des Körpers und der Durchführung der Übungen. Markieren Sie sich diese Seite, um im Bedarfsfall sofort nachschlagen zu können.

## Wirbelsäule

Die Wirbelsäule stützt den Oberkörper und überträgt Kräfte zwischen Unter- und Oberkörper. Sie ermöglicht Beugung, Streckung, Rotation und Seitneigung des Körpers sowie Kombinationen dieser Bewegungen.

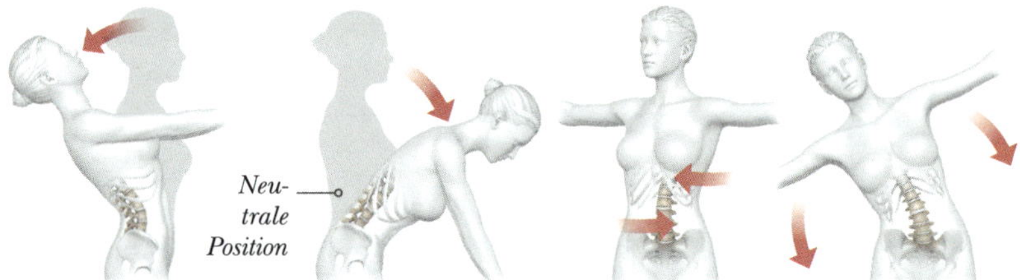


**EXTENSION**
Rückbeuge in der Taille, bewegt Rumpf nach hinten

**FLEXION**
Vorwärtsbeuge in der Taille, bewegt Rumpf nach vorn

**ROTATION**
Rumpf dreht entlang der Mittellinie nach links/rechts.

**SEITFLEXION**
Rumpf neigt sich von der Mittellinie nach links/rechts.

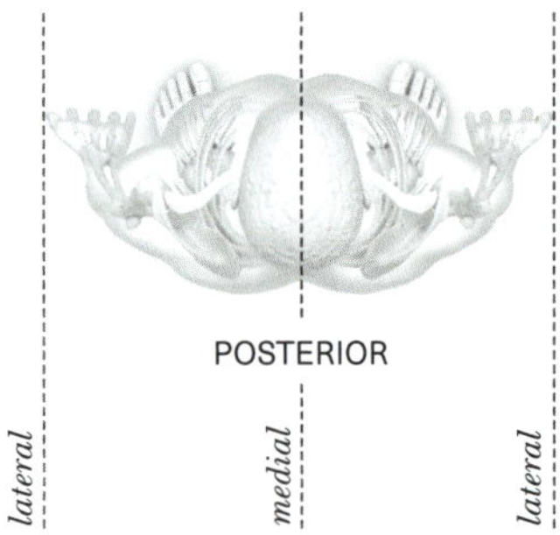


**RICHTUNGEN**

## Ellbogen

Der Ellbogen ist an bestimmten Armbewegungen und allen Übungen beteiligt, bei denen die Hand eine Last hält.

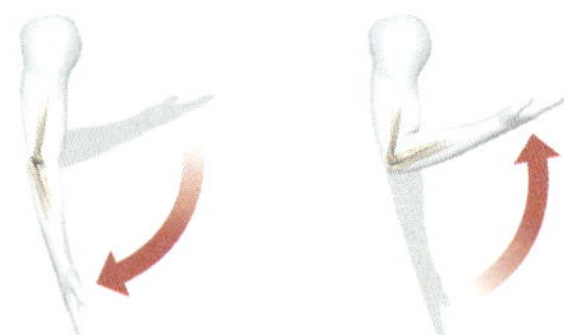

**EXTENSION**
Armstreckung, vergrößert den Gelenkwinkel

**FLEXION**
Armbeugung, verringert den Gelenkwinkel

## Handgelenk

Wenn nicht anders angegeben, bleiben die Handgelenke in Verlängerung der Unterarme in Neutralposition.

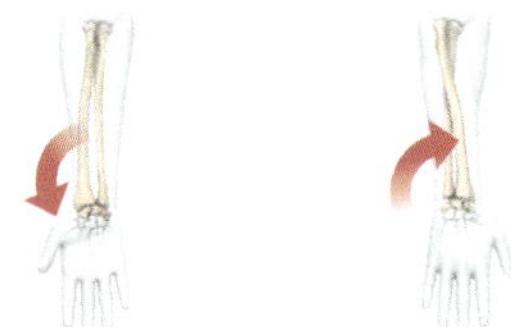

**SUPINATION**
Unterarmrotation, Handfläche weist nach oben

**PRONATION**
Unterarmrotation, Handfläche weist nach unten

## Hüfte

Das Hüftgelenk verfügt über einen großen Bewegungsumfang in mehreren Ebenen.

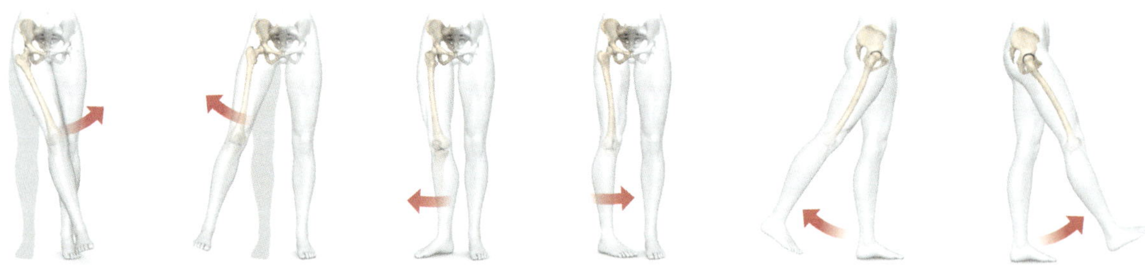

**ADDUKTION**
Oberschenkel bewegt sich Richtung Mittellinie.

**ABDUKTION**
Oberschenkel bewegt sich weg von der Mittellinie.

**AUSSENROTATION**
Oberschenkel dreht sich nach außen.

**INNENROTATION**
Oberschenkel dreht sich nach innen.

**EXTENSION**
Oberschenkel streckt sich nach hinten, Hüftstreckung.

**FLEXION**
Oberschenkel bewegt sich nach vorn, Hüftbeugung.

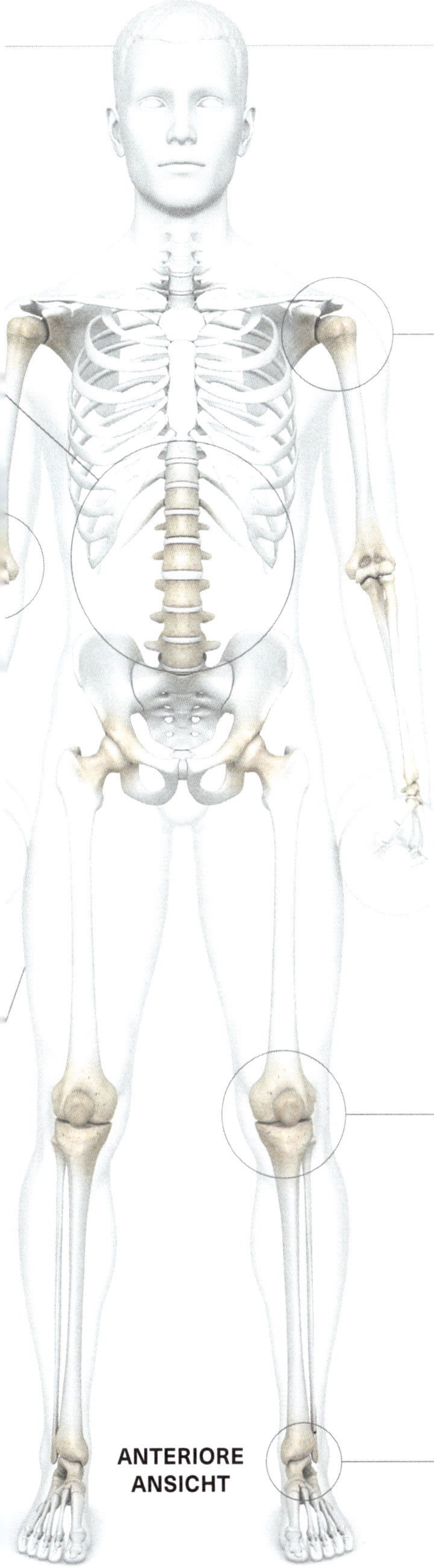

## Schulter

Das Schultergelenk ist sehr komplex und hat einen großen Bewegungsumfang in mehreren Ebenen. Es bewegt den Arm nach vorn und hinten, hebt und senkt ihn seitlich und kann Rotationsbewegungen ausführen.

**FLEXION**
Arm bewegt sich in der Schulter nach vorn.

**EXTENSION**
Arm bewegt sich in der Schulter nach hinten.

**ADDUKTION**
Arm bewegt sich zum Körper.

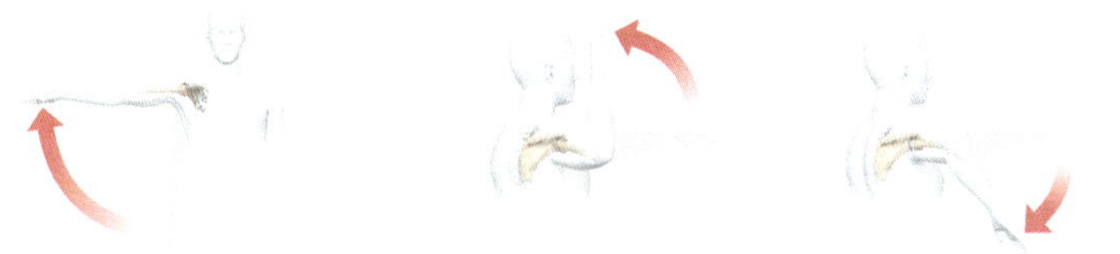

**ABDUKTION**
Arm bewegt sich weg vom Körper.

**AUSSENROTATION**
Arm dreht sich in der Schulter nach außen.

**INNENROTATION**
Arm dreht sich in der Schulter nach innen.

## Knie

Das Knie muss Belastungen bis zum Zehnfachen des Körpergewichts aushalten. Seine Hauptbewegungen, Flexion und Extension, sind im Krafttraining Bestandteil vieler Übungen.

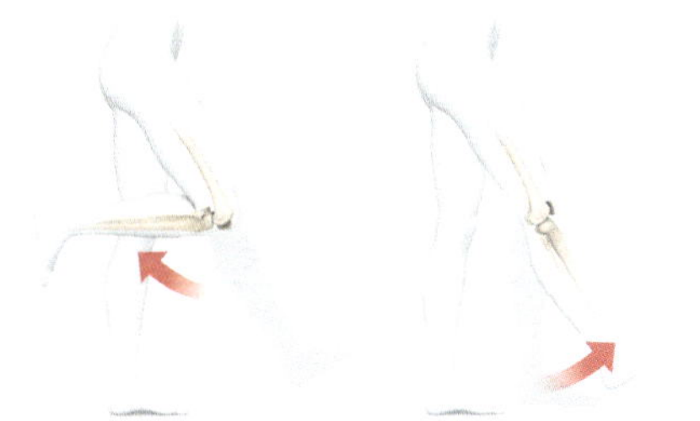

**FLEXION**
Beugung des Knies, verkleinert den Gelenkwinkel

**EXTENSION**
Streckung des Knies, vergrößert den Gelenkwinkel

## Sprunggelenk

Im Krafttraining ist vor allem die Fähigkeit des Sprunggelenks zur Dorsal- und Plantarflexion relevant.

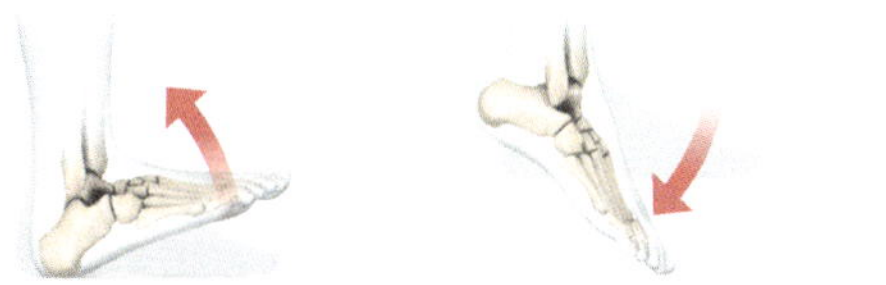

**DORSALFLEXION**
Beugung zum Fußrücken, Zehen weisen nach oben

**PLANTARFLEXION**
Beugung zur Fußsohle, Zehen weisen nach unten

**ANTERIORE ANSICHT**

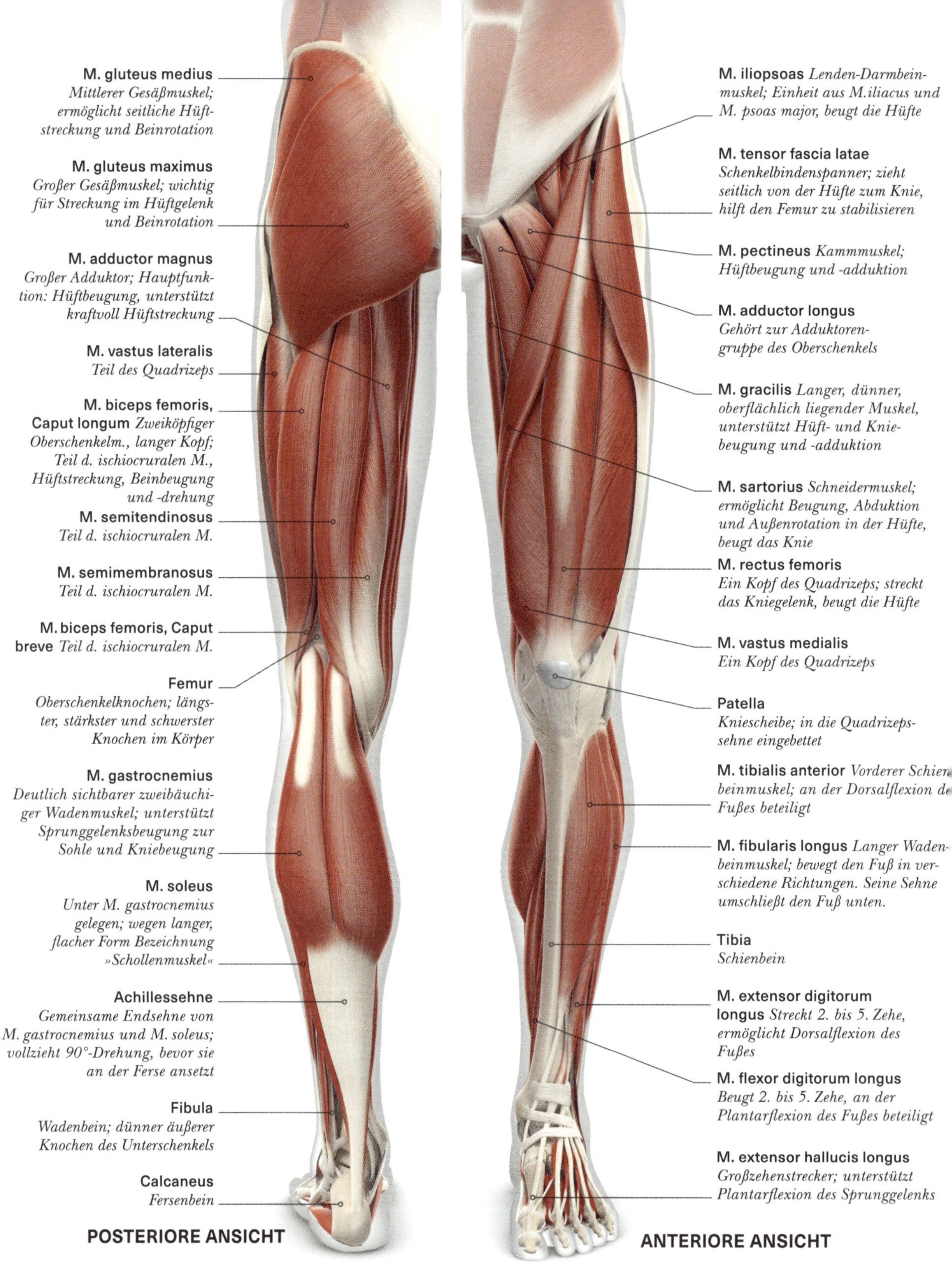


POSTERIORE ANSICHT

ANTERIORE ANSICHT

# BEINE

**Die wichtigsten Muskelgruppen für Bewegungen des Unterkörpers sind der Quadrizeps (vierköpfiger Oberschenkelmuskel), der dem vorderen Oberschenkel seine charakteristische Form verleiht, die ihm gegenüberliegende ischiocrurale Muskulatur an der Oberschenkelrückseite, die Gesäßmuskeln und die Wadenmuskulatur.**

Hauptaufgabe des Quadrizeps ist die Streckung des Knies; einer seiner Köpfe (M. rectus femoris) ermöglicht die Hüftflexion. Die ischiocrurale Muskulatur hingegen ist für die Hüftstreckung und das Beugen der Knie zuständig. An der Hüftstreckung beteiligt ist die Gesäßmuskulatur; sie unterstützt zudem die Innen- und Außenrotation der Beine. Die Wadenmuskeln sorgen vor allem für die Plantarflexion des Fußes.

Im Training arbeiten mehrere Muskelgruppen zusammen, um Hüfte, Knie und Sprunggelenke zu koordinieren.

- **Bei Mehrgelenksübungen** wie Kniebeugen kommen verschiedene Muskeln zum Einsatz, um während der Bewegung die rund um die Gelenke wirkenden Kräfte zu kontrollieren.
- **Isolationsübungen** (Beinstrecken, Wadenheben) beschränken sich auf ein Gelenk und eine Muskelgruppe. Dennoch sind weitere Muskeln beteiligt, um das aktive Gelenk zu stabilisieren.

**INHALT**


Langhantel-Kniebeuge **54**
*Varianten:* **56**
Breite Kurzhantel-Kniebeuge
Kurzhantel-Kniebeuge
Frontkniebeuge mit Langhantel
Beinpresse **58**
Hack Squat **60**
Ausfallschritt mit Kurzhanteln **62**
*Varianten:* **64**
Einbeinbeuge, Fuß vorn erhöht
Einbeinbeuge, Fuß hinten erhöht
Ausfallschritt im Gehen
Step-up mit Kurzhanteln **66**
Beinbeugen **68**
*Varianten:* **70**
Beinbeugen sitzend mit Band
Beinbeugen sitzend am Gerät
Beinbeugen stehend am Gerät
Hüftheben mit Ball **72**
Beinstrecken **74**
*Varianten:* **76**
Beinstrecken unilateral
Beinstrecken unilateral mit Band
Beinstrecken liegend mit Band
Langhantel-Beckenlift **78**
*Varianten:* **80**
Kurzhantel-Beckenlift
Kabel-Kickbacks stehend
Beckenlift einbeinig
Wadenheben stehend am Gerät **82**
*Varianten:* **84**
Wadenheben sitzend
Wadenheben einbeinig
Wadenheben an der Beinpresse
Kreuzheben klassisch **86**
*Varianten:* **88**
Kreuzheben mit Band
Kreuzheben mit Rahmenhantel
Rumänisches Kreuzheben
Kreuzheben am Kabelzug


»*Der Aufbau von Muskeln und **Kraft in den Beinen** führt zu einer umfassenden **Leistungssteigerung.***«

# LANGHANTEL-KNIEBEUGE

**Diese Mehrgelenksübung** stärkt Quadrizeps, Adduktoren und Gesäßmuskulatur. Ebenfalls gefordert sind ischiocrurale Muskulatur, Rückenstrecker und Bauchmuskeln. Achten Sie auf eine korrekte Ausführung, um Verletzungen der Wirbelsäule vorzubeugen.

## IM ÜBERBLICK

Technik und Koordination sind hier wesentlich. Aktivieren Sie die Coremuskulatur, um Kontrolle und Stabilität zu verbessern und den unteren Rücken zu schützen. Starten Sie mit geringem Gewicht; steigern Sie die Belastung erst, wenn Sie mit der Bewegung vertraut sind.

Einsteiger absolvieren 4 Sätze mit 8–10 Wh.; Varianten finden Sie auf S. 56–57, andere Trainingsumfänge in den Programmen S. 201–214.

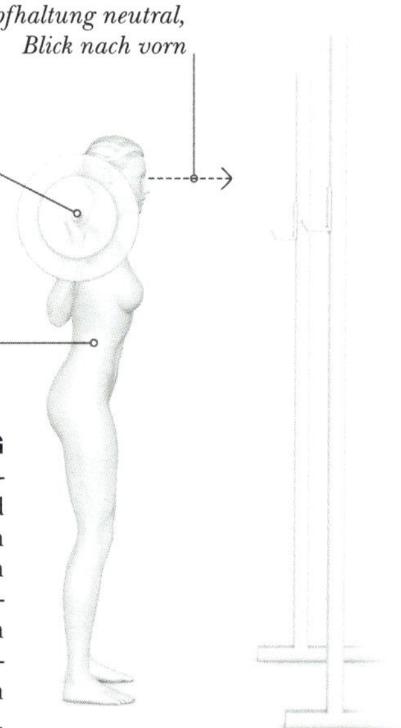


**VORBEREITUNG**
Hantel aus dem Rack nehmen. Im aufrechten Stand Stange auf den Schultern positionieren. Füße in den Boden drücken, um Wirbelsäule zu stabilisieren. In kleinen Schritten nach hinten treten. Schulterbreiten Stand einnehmen.

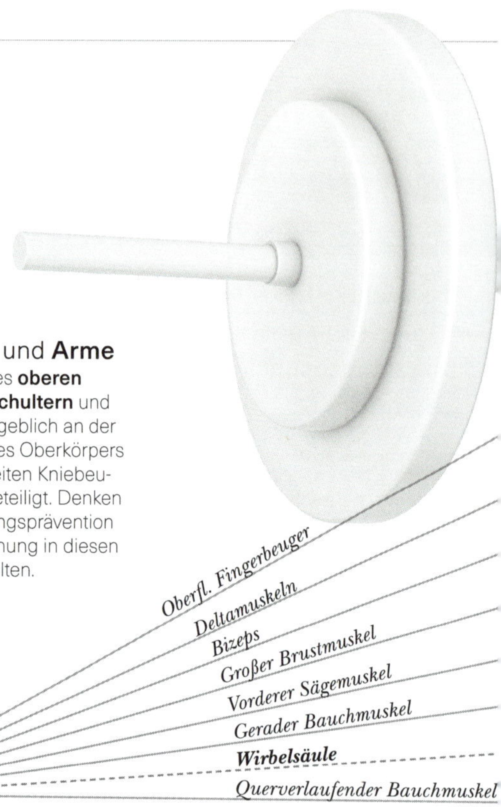


### **Ober**körper und **Arme**

Die **Muskeln** des **oberen Rückens,** der **Schultern** und **Arme** sind maßgeblich an der Stabilisierung des Oberkörpers während der weiten Kniebeugebewegung beteiligt. Denken Sie zur Verletzungsprävention daran, die Spannung in diesen Bereichen zu halten.

**STUFE 1**
Einatmen und mit aktivierter Coremuskulatur Hüften nach hinten schieben, um die Kniebeuge zu initiieren. Knie beugen und über den Füßen nach vorn bewegen. Beim Annähern an die Endposition langsamer werden, bis die Oberschenkel etwa parallel zum Boden ausgerichtet sind.

### Beine

Hauptbewegungsmuskeln sind **Quadrizeps, Gesäßmuskulatur** und **Adduktoren,** während **ischiocrurale Muskulatur** und **Wadenmuskeln** Hüfte und Knie stabilisieren. Beim Absenken in die Kniebeuge arbeiten die Muskeln exzentrisch. Bei dieser Übung sind viele Gewebe in der unteren Körperhälfte großer Spannung ausgesetzt.

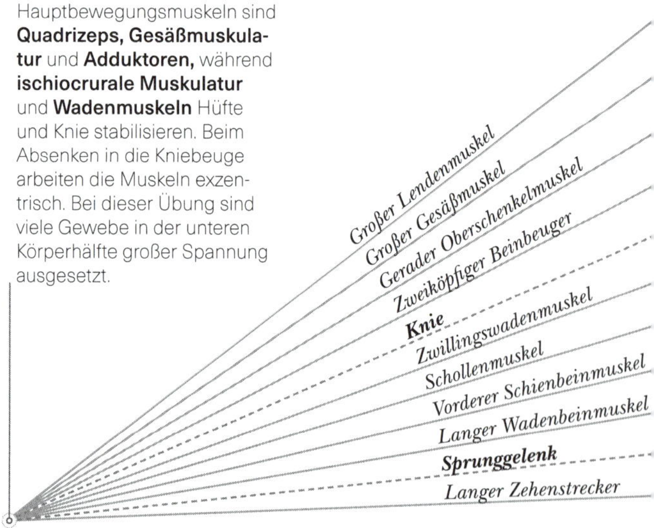

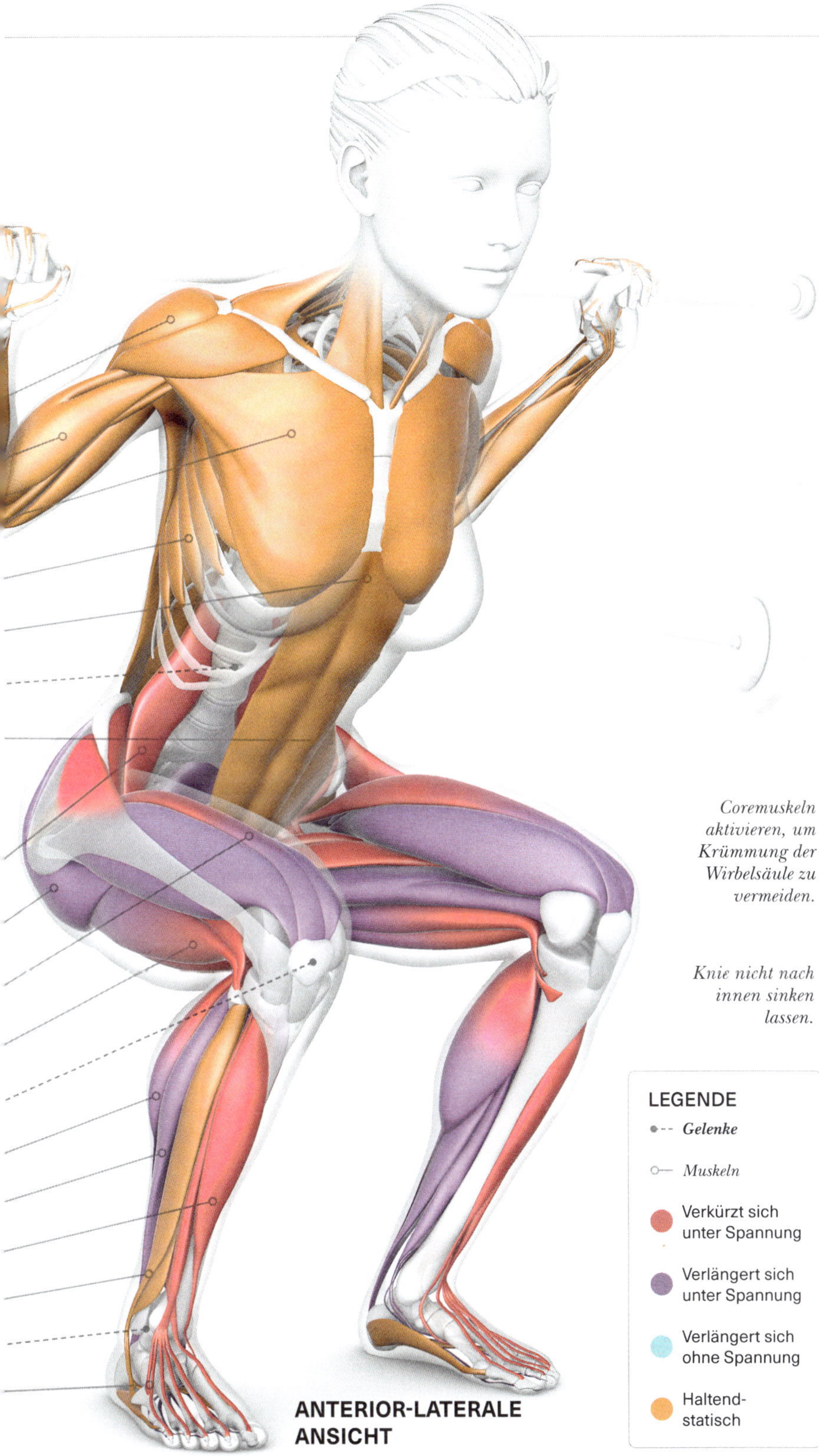

**ANTERIOR-LATERALE ANSICHT**

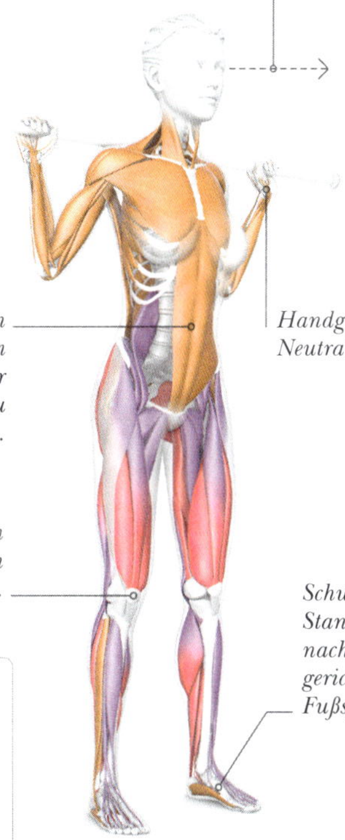


**LEGENDE**

- *Gelenke*
- *Muskeln*
- Verkürzt sich unter Spannung
- Verlängert sich unter Spannung
- Verlängert sich ohne Spannung
- Haltend-statisch

**STUFE 2**

Bei aktivierter Coremuskulatur ausatmen und gegen den Boden stemmen. Hüfte und Knie strecken, um in die Ausgangsposition zurückzukehren; Wirbelsäule bleibt neutral. Oben pausieren, Atem zur Ruhe kommen lassen. Stufen 1 und 2 wiederholen.

# » VARIANTEN

Kern aller hier vorgestellten Übungen ist eine Kniebeuge, bei der Gesäßmuskeln, Quadrizeps und ischiocrurale Muskulatur angesprochen werden. Indem Sie die Gewichte auf verschiedene Arten halten, gestalten Sie die Übung leichter oder fordern andere Muskeln stärker. Gehen Sie die Frontkniebeuge mit Langhantel erst an, wenn Sie die Kurzhantel-Kniebeuge beherrschen.

**LEGENDE**
- Primärer Zielmuskel
- Sekundärer Zielmuskel

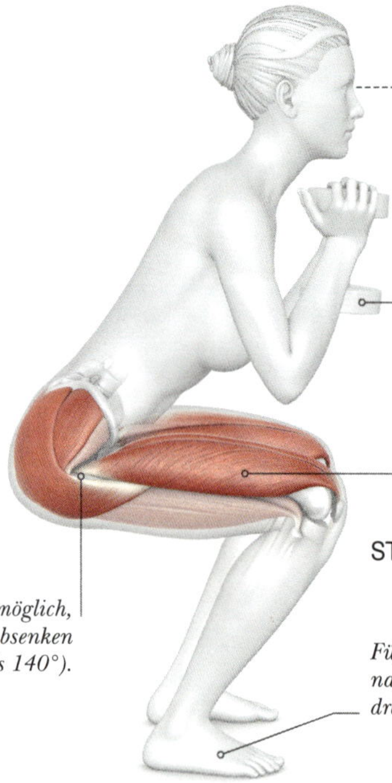


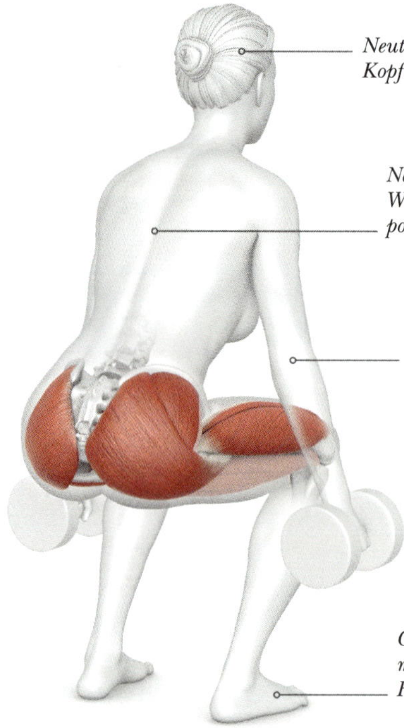


## BREITE KURZHANTEL-KNIEBEUGE

Diese Variante lässt sich gut zu Hause ausführen. Einsteiger sollten mit dieser Übung anfangen. Durch das vor dem Körper gehaltene Gewicht verschiebt sich die Belastung auf den oberen Rücken und eine aufrechte Haltung ist möglich.

**VORBEREITUNG**
Füße schulterbreit aufstellen. Kurzhantel mit beiden Händen unterhalb des Kinns vor der Brust halten. Unterarme nahezu senkrecht zum Boden halten.

**STUFE 1**
Einatmen. Hüfte nach hinten schieben und in die Kniebeuge gehen. Die Knie bleiben geöffnet und über den Fußspitzen (nicht nach innen sinken lassen).

**STUFE 2**
Beim Ausatmen aus der Kniebeuge zurück nach oben in die Standposition drücken. Bauchmuskeln durchgängig anspannen. Stufen 1 und 2 wiederholen.

## KURZHANTEL-KNIEBEUGE

Auch diese Variante mit zwei Kurzhanteln ist etwas leichter als die Hauptübung. Die Hanteln, die Sie an den Körperseiten halten und mit in die Kniebeuge nehmen, lassen Unterarme, Oberarme und oberen Rücken härter arbeiten.

**VORBEREITUNG**
Füße im aufrechten Stand etwa schulterbreit parallel aufstellen. Hanteln mit gestreckten Armen neben dem Körper halten. Rumpfmuskulatur anspannen.

**STUFE 1**
Coremuskulatur aktivieren, einatmen, Hüfte und Knie beugen. Die Knie sind über den Füßen ausgerichtet, die Arme hängen senkrecht herab. Nach vorn blicken.

**STUFE 2**
Beim Ausatmen aus der Kniebeuge zurück nach oben in die Standposition drücken. Bauchmuskeln durchgängig anspannen. Stufen 1 und 2 wiederholen.

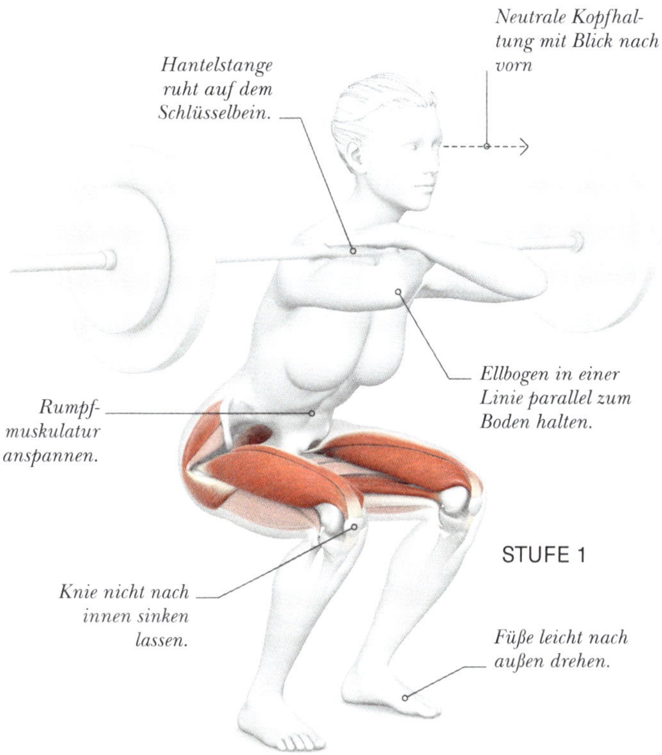


*» Die Kniebeuge ist eine **Mehrgelenksübung**, die Knie-, Hüft- und Rumpfmuskulatur fordert. Sie bringt ein Mehr an **Beweglichkeit, Gleichgewicht** und **Muskelkraft**. «*

## FRONTKNIEBEUGE MIT LANGHANTEL

Wenn die normale Langhantel-Kniebeuge Ihren unteren Rücken zu sehr belastet oder Sie Schulterprobleme haben, bietet diese Übung eine Alternative. Durch den Belastungsschwerpunkt vor dem Körper fordert sie die oberen Rückenmuskeln mehr.

**VORBEREITUNG**
Im aufrechten Stand Füße etwa schulterbreit positionieren. Langhantel anheben und in einer Linie mit den Schlüsselbeinen auf den Schultern ablegen.

**STUFE 1**
Einatmen, Coremuskulatur aktivieren. Gesäß nach hinten in eine tiefe Kniebeuge absenken. Der Rumpf bleibt möglichst aufrecht. Blick nach vorn richten; Hantel ruhig halten.

**STUFE 2**
Ausatmen und über die Füße in den Stand hochdrücken. Coremuskulatur gespannt halten, Hüfte und Knie strecken. Stufen 1 und 2 wiederholen.

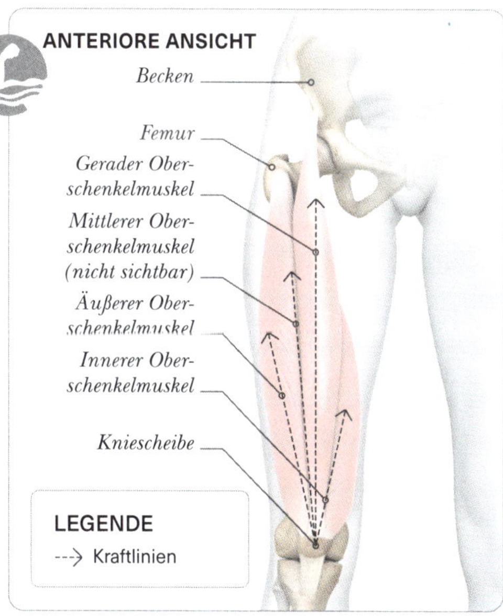


**Kraft**linien im **Quadrizeps**

Der Quadrizeps ist kein einzelner Muskel, sondern besteht aus mehreren Teilen, die zusammenarbeiten. Diese Teile weisen unterschiedliche Kraftlinien auf; sie entfalten ihre Zugwirkung dann, wenn sie im Rahmen einer Bewegung am meisten gebraucht werden. Bei der Kniebeuge spielen verschiedene Teile des Quadrizeps an bestimmten Punkten der Ausführung eine unterschiedlich wichtige Rolle. Insgesamt arbeiten sie jedoch synchron.

# BEINPRESSE

**LEGENDE**

- *Gelenke*
- *Muskeln*
- Verkürzt sich unter Spannung
- Verlängert sich unter Spannung
- Verlängert sich ohne Spannung
- Haltend-statisch

**Diese einfache Bewegung am Gerät wirkt auf eine ganze Reihe von Beinmuskeln.** Sie kräftigt den Quadrizeps, die Adduktoren und die Gesäßmuskeln und fordert die ischiocrurale Muskulatur. Die Mehrgelenksübung imitiert den Ablauf der Langhantel-Kniebeuge (S. 54–55), jedoch ohne die Wirbelsäule zu belasten; damit eignet sie sich besonders als Alternative bei vorhandenen Verletzungen.

## IM ÜBERBLICK

Die Übung bietet ein vollständiges Work-out für die Beine. Stellen Sie das Gewicht ein, lehnen Sie sich auf dem Sitz nach hinten und justieren Sie die Fußplatte. Für maximale Wirksamkeit beugen Sie lediglich Hüfte und Knie. Halten Sie sich an den Griffen fest, um den Rumpf zu stabilisieren.

Einsteiger absolvieren 4 Sätze mit 8–10 Wh.; andere Trainingsumfänge finden Sie in den Programmen S. 201–214.

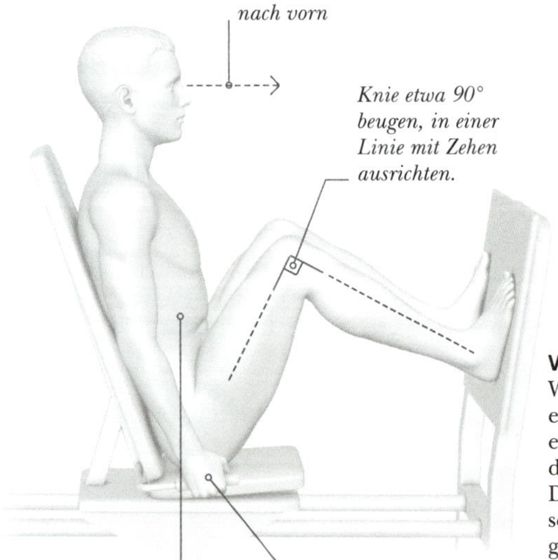


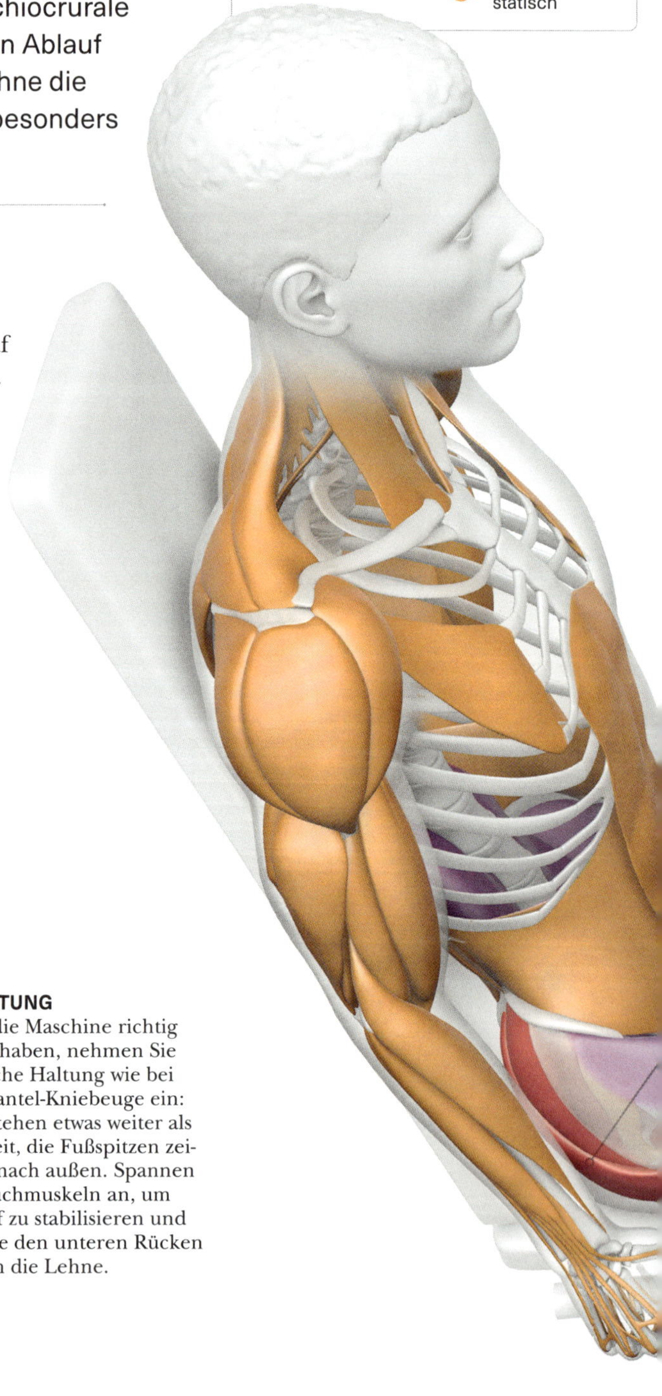

**VORBEREITUNG**

Wenn Sie die Maschine richtig eingestellt haben, nehmen Sie eine ähnliche Haltung wie bei der Langhantel-Kniebeuge ein: Die Füße stehen etwas weiter als schulterbreit, die Fußspitzen zeigen leicht nach außen. Spannen Sie die Bauchmuskeln an, um den Rumpf zu stabilisieren und drücken Sie den unteren Rücken flach gegen die Lehne.

## Häufige Fehler

Wenn Ihr Gesäß sich von der Sitzfläche hebt und es im unteren Rücken zu einer Krümmung kommt, ist das ein Zeichen dafür, dass Sie die Beine zu stark beugen.

**STUFE 2**
Einatmen und Knie und Hüfte langsam und kontrolliert beugen; die Knie bleiben dabei in einer Linie mit den Füßen (an Großzehe und 2. Zehe orientieren). Bewegung bei der Rückkehr in die Ausgangsposition abbremsen. Im Atemrhythmus Stufen 1 und 2 wiederholen.

### Beine

Die Beinmuskeln übernehmen bei dieser Übung die Hauptarbeit: Als Agonisten fungieren **Quadrizeps, Gesäßmuskeln** und **Adduktoren. Ischiocrurale Muskulatur, großer Lendenmuskel, Bauch-** und **Wadenmuskeln** stabilisieren Hüfte und Knie. Beim Drücken arbeiten die Muskeln konzentrisch.

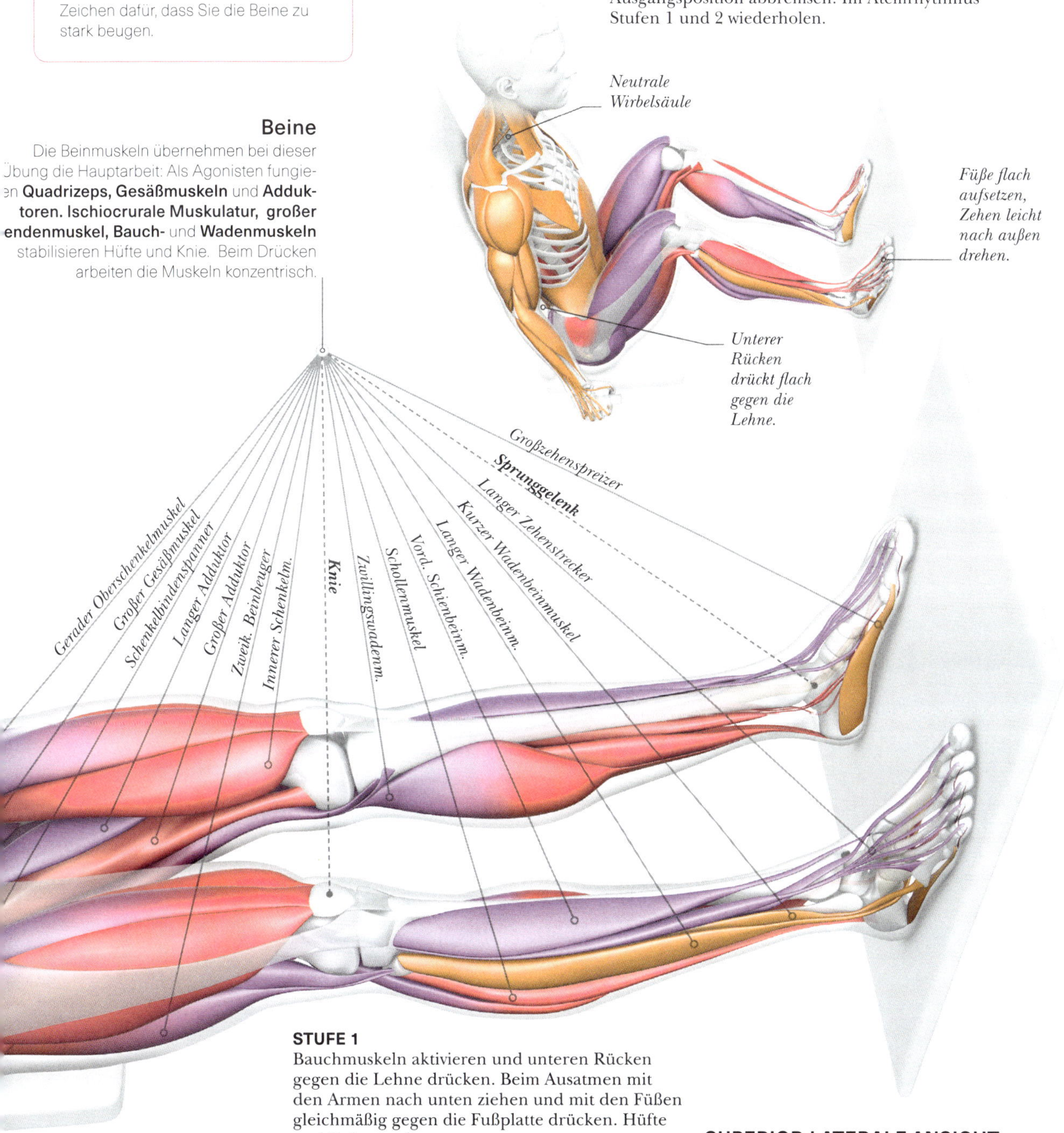


**STUFE 1**
Bauchmuskeln aktivieren und unteren Rücken gegen die Lehne drücken. Beim Ausatmen mit den Armen nach unten ziehen und mit den Füßen gleichmäßig gegen die Fußplatte drücken. Hüfte und Knie strecken.

**SUPERIOR-LATERALE ANSICHT**

# HACK SQUAT

**Der Hack Squat bzw. die Hackenschmidt-Kniebeuge kräftigt Quadrizeps, Adduktoren und Gesäßmuskulatur** und fordert die ischiocrurale Muskulatur. Die geführte Variante am Gerät ist eine schonende Alternative, die das Verletzungsrisiko auf ein Minimum reduziert.

## IM ÜBERBLICK

Diese Mehrgelenksübung wird oft mit anderen Übungen zur Kräftigung des Unterkörpers kombiniert. Halten Sie die Spannung in der Coremuskulatur, um den unteren Rücken nicht zu belasten, und achten Sie darauf, möglichst den vollen Bewegungsumfang zu nutzen. Wählen Sie ein Gewicht und machen Sie einen Probedurchlauf.

Einsteiger absolvieren 4 Sätze mit 8–10 Wh.; andere Trainingsumfänge finden Sie in den Programmen S. 201–214.

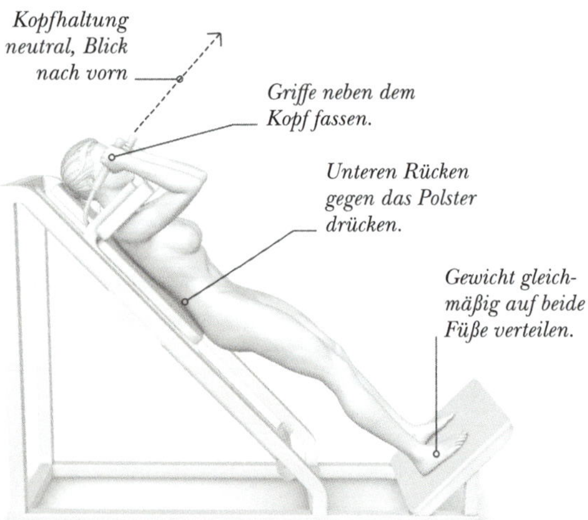


**VORBEREITUNG**
Nehmen Sie auf dem Gerät die Ausgangshaltung ein. Der Stand entspricht dem bei der Langhantel-Kniebeuge (s. S. 54–55): Die Füße stehen etwas mehr als schulterbreit, die Fußspitzen zeigen leicht nach außen.

**STUFE 1**
Beim Einatmen Hüfte und Knie etwa 90° beugen. Die Knie bleiben in einer Linie mit den Fußspitzen ausgerichtet. Auf kontrollierte Ausführung achten; Bewegung beim Annähern an die Endposition abbremsen.

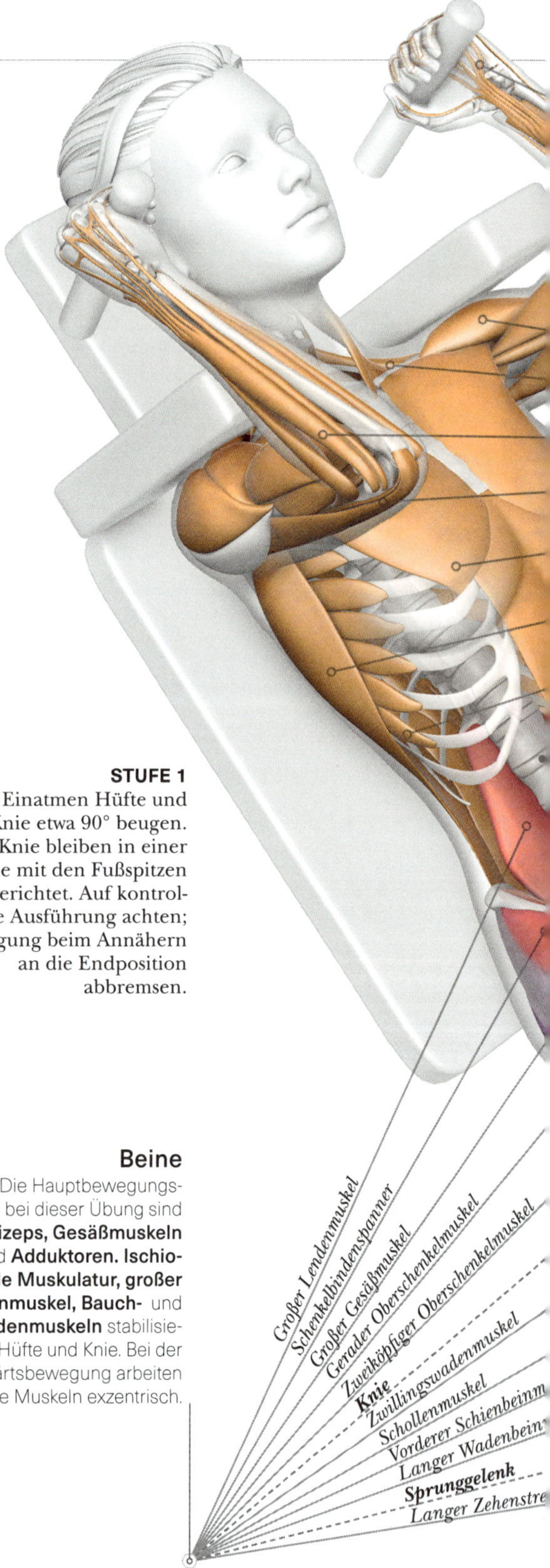


**Beine**
Die Hauptbewegungsmuskeln bei dieser Übung sind **Quadrizeps, Gesäßmuskeln** und **Adduktoren. Ischiocrurale Muskulatur, großer Lendenmuskel, Bauch-** und **Wadenmuskeln** stabilisieren Hüfte und Knie. Bei der Abwärtsbewegung arbeiten die Muskeln exzentrisch.

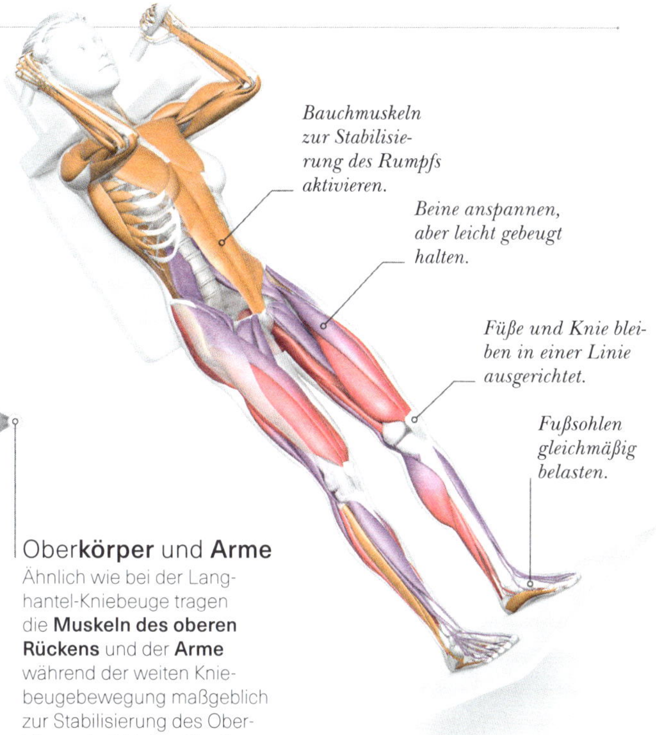


## Ober**körper** und **Arme**

Ähnlich wie bei der Langhantel-Kniebeuge tragen die **Muskeln des oberen Rückens** und der **Arme** während der weiten Kniebeugebewegung maßgeblich zur Stabilisierung des Oberkörpers bei. Halten Sie die Spannung im oberen Rücken, in Armen und **Schultern,** um Verletzungen vorzubeugen.

**STUFE 2**

Unteren Rücken weiter gegen das Polster drücken und Bauchmuskeln anspannen. Beim Ausatmen von der Fußplatte abdrücken und Hüfte und Knie strecken, um in die Ausgangshaltung zurückzukehren. Im Atemrhythmus Stufen 1 und 2 wiederholen.

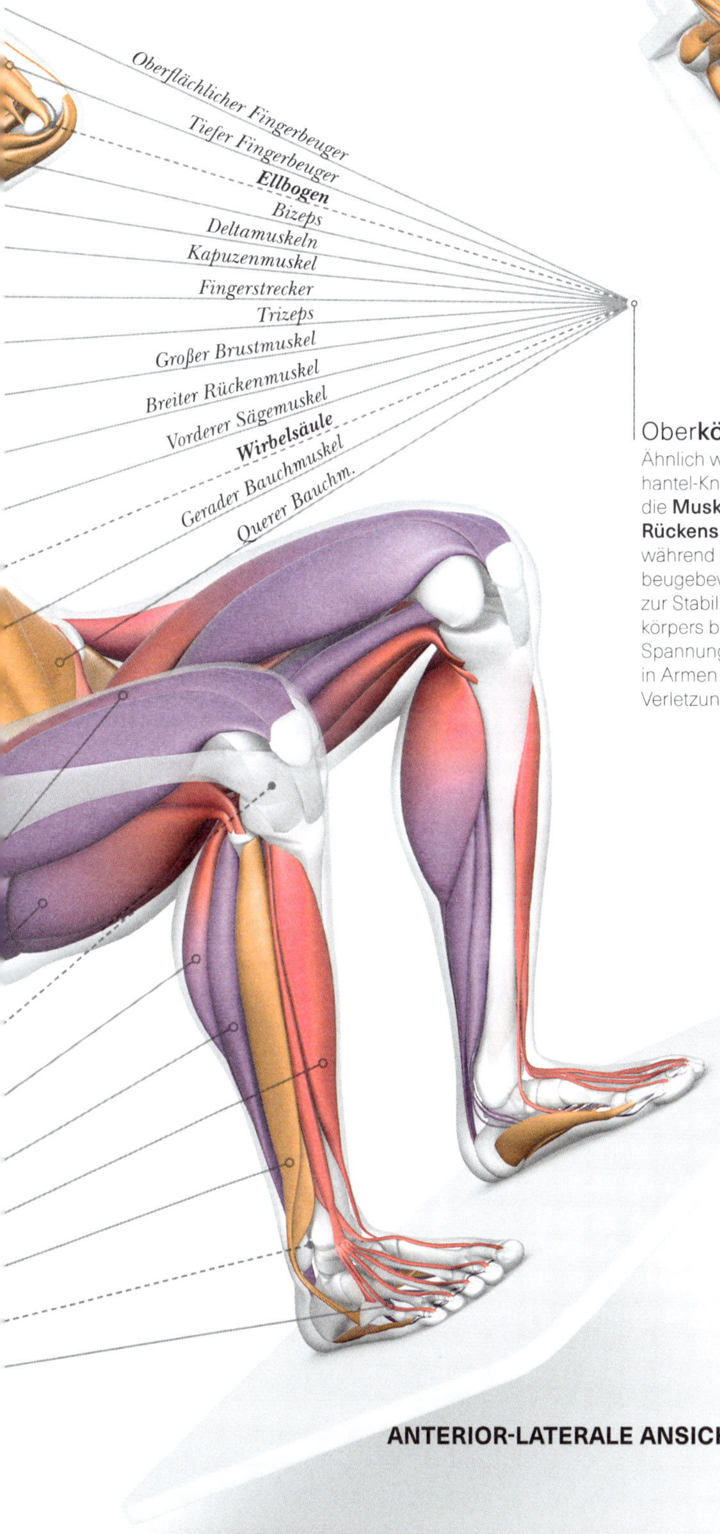


**ANTERIOR-LATERALE ANSICHT**

### Häufige Fehler

Achten Sie auf Ihre Fußposition: Wenn sich die Fersen beim Beugen der Knie anheben oder Sie eine erhöhte Spannung in den Knien spüren, schieben Sie die Füße etwas weiter nach vorn.

**LEGENDE**

- *Gelenke*
- *Muskeln*
- Verkürzt sich unter Spannung
- Verlängert sich unter Spannung
- Verlängert sich ohne Spannung
- Haltend-statisch

# AUSFALLSCHRITT MIT KURZHANTELN

**LEGENDE**
- *Gelenke*
- *Muskeln*
- Verkürzt sich unter Spannung
- Verlängert sich unter Spannung
- Verlängert sich ohne Spannung (Dehnung)
- Haltend-statisch

**Der Ausfallschritt ist eine nützliche Übung** zur Kräftigung von Quadrizeps und Gesäßmuskeln und fordert die stabilisierende Coremuskulatur. Beide Beine arbeiten, aber der Fokus liegt auf dem vorderen.

## IM **ÜBERBLICK**

Bewegen Sie sich beim Ausfallschritt eher nach unten als nach vorn. In der tiefen Position stehen Ohr, Ellbogen, Hüfte und Hand übereinander. Achten Sie darauf, dass der Rumpf während der gesamten Übung stabil ist; die Coremuskulatur ist aktiviert, das Gewicht gleichmäßig auf den vorderen Fuß und den Ballen des hinteren verteilt. Führen Sie die Hanteln natürlich neben dem Körper mit. Um die Beine gleichmäßig zu trainieren, wechseln Sie nach jeder Wiederholung oder pro Satz.

Einsteiger absolvieren 4 Sätze mit 8–10 Wh.; Varianten finden Sie auf S. 64–65, andere Trainingsumfänge in den Programmen S. 201–214.

### Häufige Fehler

Eine zu große oder zu kleine Schrittweite wirkt sich nachteilig auf die Ausführung aus. Halten Sie den oberen Rücken gerade.

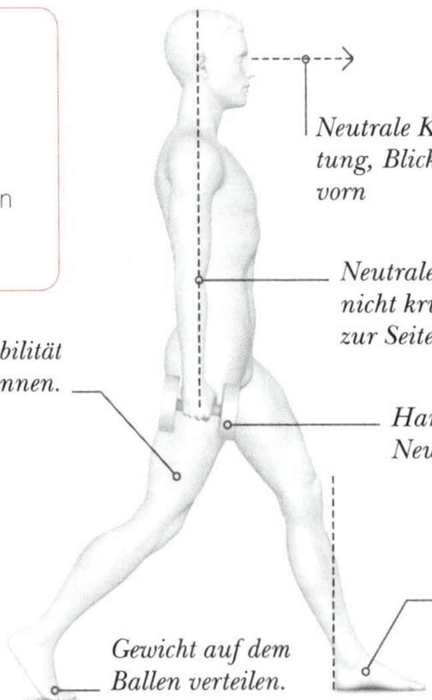


**VORBEREITUNG**
Halten Sie die Gewichte seitlich neben dem Körper. Gehen Sie aus dem schulterbreiten Stand einen normalen Schritt nach vorn. Aus dieser Position starten Sie.

Ober**körper**
**Muskeln** in **Core, unterem Rücken, Armen** und **Schultern** stabilisieren den Oberkörper. Halten Sie die Spannung durchgehend, um den Kraftaufbau zu optimieren.

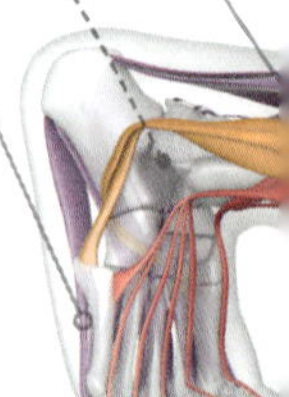


Hinteres **Bein**
Durch den Bodenkontakt können die **Quadrizepsmuskeln** gemeinsam mit dem **Schollen-** und dem **Zwillingswadenmuskel** das Knie stabilisieren. Weil der **M. rectus femoris** gefordert ist, spüren Sie vorn im Oberschenkel Spannung.

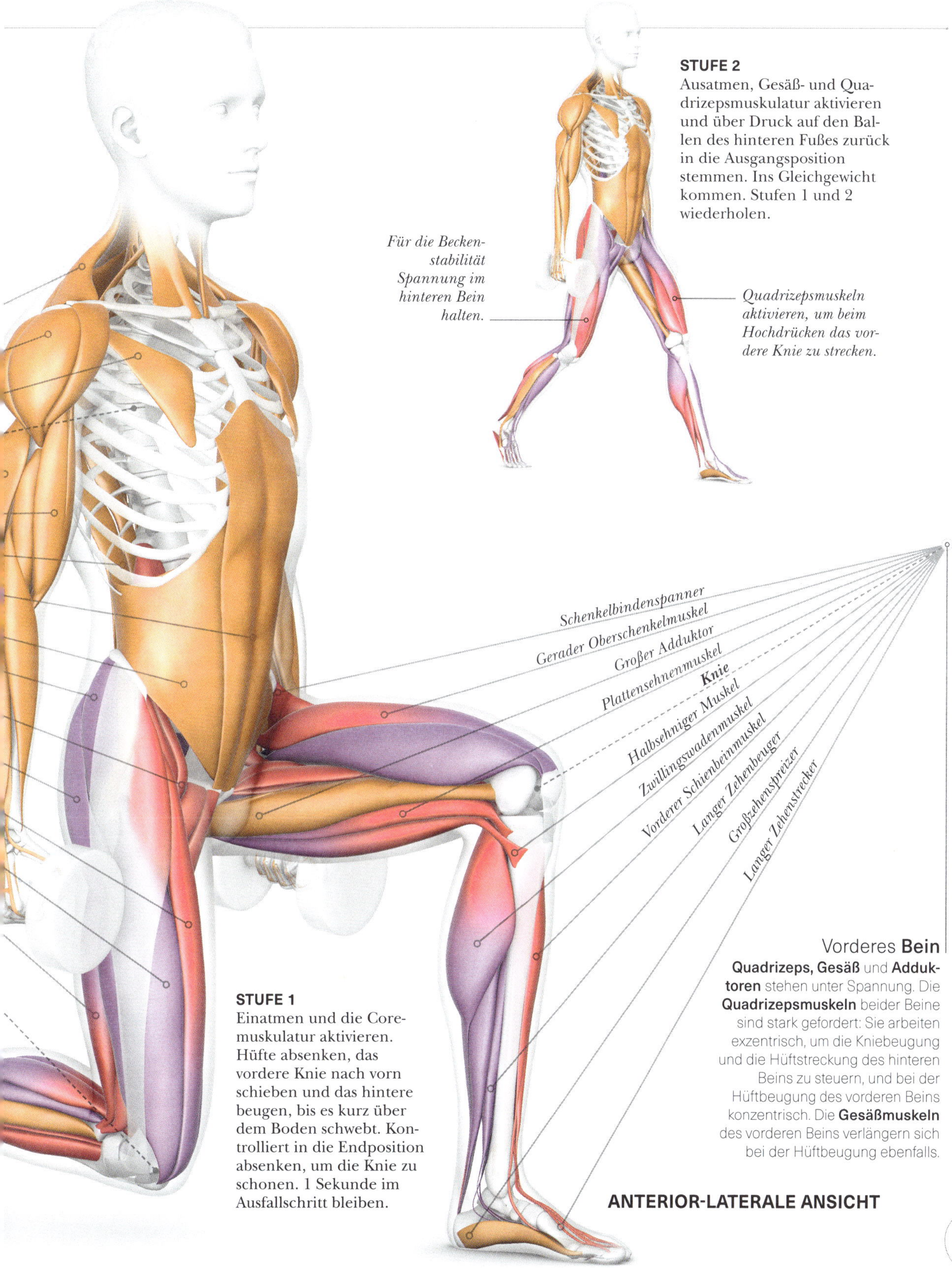


**STUFE 2**

Ausatmen, Gesäß- und Quadrizepsmuskulatur aktivieren und über Druck auf den Ballen des hinteren Fußes zurück in die Ausgangsposition stemmen. Ins Gleichgewicht kommen. Stufen 1 und 2 wiederholen.

**STUFE 1**

Einatmen und die Coremuskulatur aktivieren. Hüfte absenken, das vordere Knie nach vorn schieben und das hintere beugen, bis es kurz über dem Boden schwebt. Kontrolliert in die Endposition absenken, um die Knie zu schonen. 1 Sekunde im Ausfallschritt bleiben.

Vorderes **Bein**

**Quadrizeps, Gesäß** und **Adduktoren** stehen unter Spannung. Die **Quadrizepsmuskeln** beider Beine sind stark gefordert: Sie arbeiten exzentrisch, um die Kniebeugung und die Hüftstreckung des hinteren Beins zu steuern, und bei der Hüftbeugung des vorderen Beins konzentrisch. Die **Gesäßmuskeln** des vorderen Beins verlängern sich bei der Hüftbeugung ebenfalls.

**ANTERIOR-LATERALE ANSICHT**

# » VARIANTEN

Anfänger müssen nicht gleich mit Gewichten arbeiten. Jede Form von Ausfallschritt spricht Gesäß-, Quadrizeps- und ischiocrurale Muskulatur an. Wenn Sie mit Kurzhanteln trainieren, halten Sie diese während der Bewegungsausführung mit seitlich herabhängenden Armen.

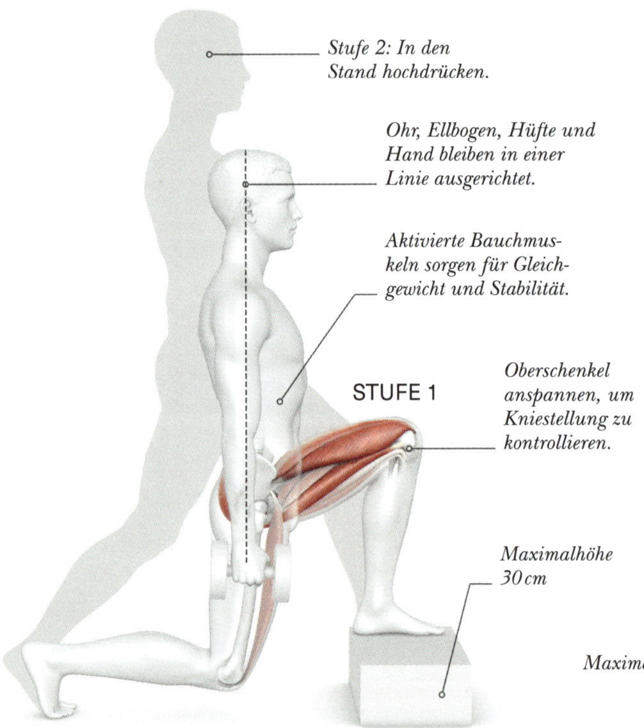


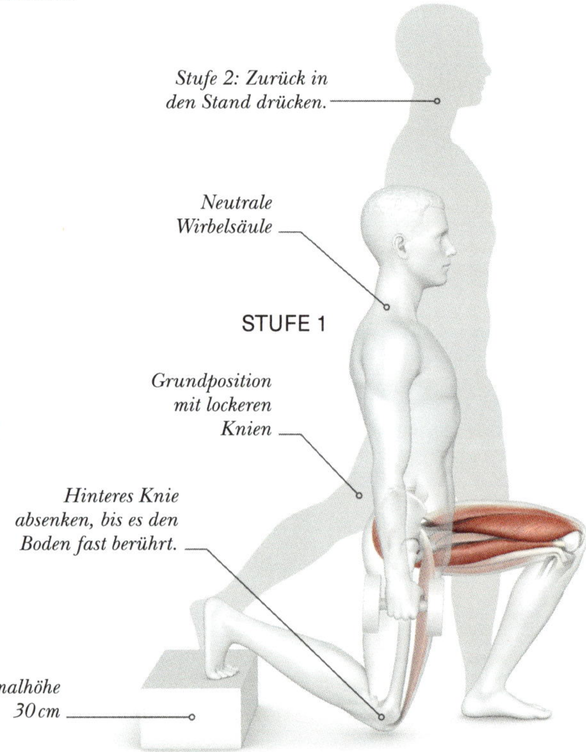


## EINBEINBEUGE MIT KURZHANTELN, FUSS VORN ERHÖHT

Bei dieser Einsteiger-Variante steht der vordere Fuß auf einer Stufe, wodurch der Bewegungsumfang vergrößert und die Belastung des vorderen Knies reduziert wird. Aktivieren Sie die Beinmuskeln, um das Becken zu stabilisieren.

**VORBEREITUNG**
Schulterbreite Schrittstellung einnehmen. Den vorderen Fuß auf die Stufe stellen, in den Knien locker bleiben. Zur Verbesserung der Balance hinteres Bein anspannen.

**STUFE 1**
Bauchmuskeln aktivieren. Beim Einatmen die Hüfte nach unten und das vordere Knie nach vorn schieben. Das hintere Knie senkt sich Richtung Boden.

**STUFE 2**
Beim Ausatmen über Quadrizeps- und Gesäßmuskulatur nach oben in den Stand drücken. Satz absolvieren, dann Bein wechseln.

## EINBEINBEUGE MIT KURZHANTELN, FUSS HINTEN ERHÖHT

Wenn Sie den hinteren Fuß auf einer Stufe positionieren, ermöglichen Sie einen größeren Hüftbeugewinkel und fordern den Quadrizepts stärker. Die Stufe sollte nicht zu hoch sein, damit die Hüfte gerade ausgerichtet bleibt.

**VORBEREITUNG**
Schulterbreit vor der Stufe aufstellen. Mit einem Schritt nach hinten den Ballen auf der Stufe abstellen. Zur Verbesserung der Stabilität hinteres Bein anspannen.

**STUFE 1**
Beim Einatmen hinteres Knie nach unten drücken und vorderes Knie beugen. Die Bauchmuskulatur ist durchgängig aktiviert, die Wirbelsäule in neutraler Position.

**STUFE 2**
Beim Ausatmen über Quadrizeps- und Gesäßmuskulatur zurück in den Stand drücken. Satz absolvieren, dann Bein wechseln.

## AUSFALLSCHRITT IM GEHEN
### MIT KURZHANTELN

Üben Sie den Ausfallschritt im Gehen zunächst ohne oder nur mit leichten Gewichten, um sich an die Bewegung zu gewöhnen und sicherzustellen, dass Sie in der Lage sind, sie kontrolliert auszuführen und dabei die Balance zu halten. Die Variante ist im Hinblick auf Kraft und Koordination fordernder als die Grundübung.

**LEGENDE**

- Primäre Zielmuskulatur
- Sekundäre Zielmuskulatur

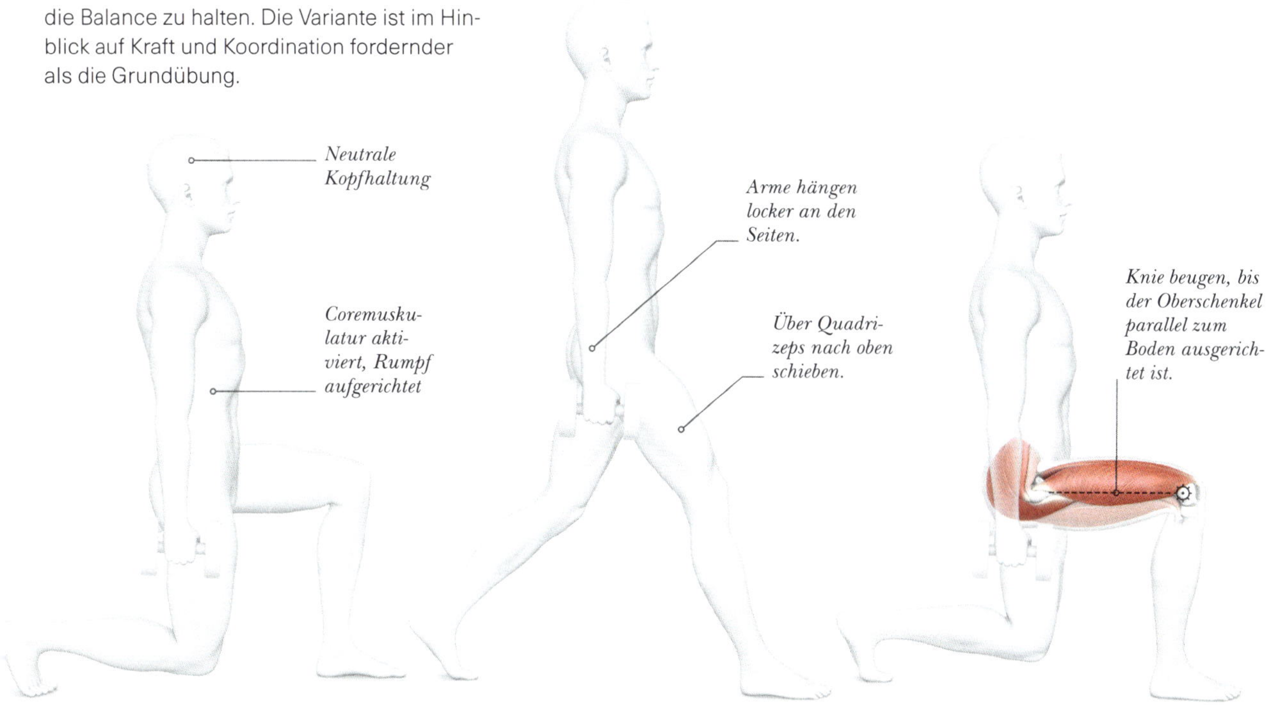


**VORBEREITUNG**
Schulterbreiter Stand. Beim Einatmen im Ausfallschritt nach vorn gehen. Das vordere Knie ist 90° gebeugt, das hintere schwebt knapp über dem Boden.

**STUFE 1**
Beim Ausatmen aus dem Ausfallschritt nach oben drücken und das andere Bein nach vorn setzen. Der Rumpf bleibt aufgerichtet, die Bauchmuskulatur aktiviert.

**STUFE 2**
Einatmen. Hüfte nach unten und vorderes Knie nach vorn schieben; das hintere Knie beugt sich. Im steten Beinwechsel wiederholen.

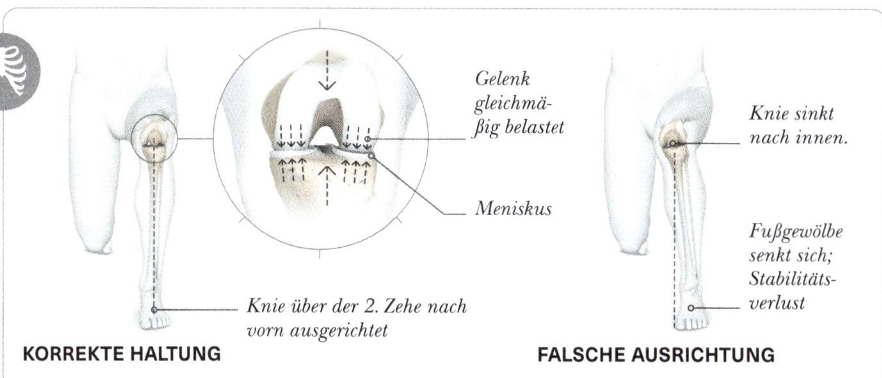


### Knie**ausrichtung**

Eine für diese Übung typische Fehlhaltung entsteht, wenn das vordere Knie über die Großzehe hinaus schiebt und nach innen sinkt. Das kann Schmerzen und Verletzungen nach sich ziehen. Richten Sie Ihr Knie in gerader Linie über der 2. Zehe nach vorn aus, um das Gelenk stabil zu halten und das Verletzungsrisiko zu reduzieren.

# STEP-UP MIT KURZHANTELN

**Die Übung kräftigt Quadrizeps und Gesäß** und fordert gleichzeitig die stabilisierenden Coremuskeln.

## IM ÜBERBLICK

Sie benötigen einen mindestens 30 cm hohen Kasten. Der Fokus liegt auf dem vorderen Bein. Aktivieren Sie die Coremuskulatur. Der Stand ist schulterbreit, der Fuß des vorderen Beins löst sich nicht vom Kasten. Schieben Sie sich über das vordere Bein nach oben, ohne sich mit dem hinteren abzustoßen. Wechseln Sie das Bein nach jeder Wiederholung oder nach jedem Satz.

Einsteiger absolvieren 4 Sätze mit 8–10 Wh.; andere Trainingsumfänge finden Sie in den Programmen S. 201–214.

**LEGENDE**

- *Gelenke*
- *Muskeln*
- Verkürzt sich unter Spannung
- Verlängert sich unter Spannung
- Verlängert sich ohne Spannung
- Haltend-statisch

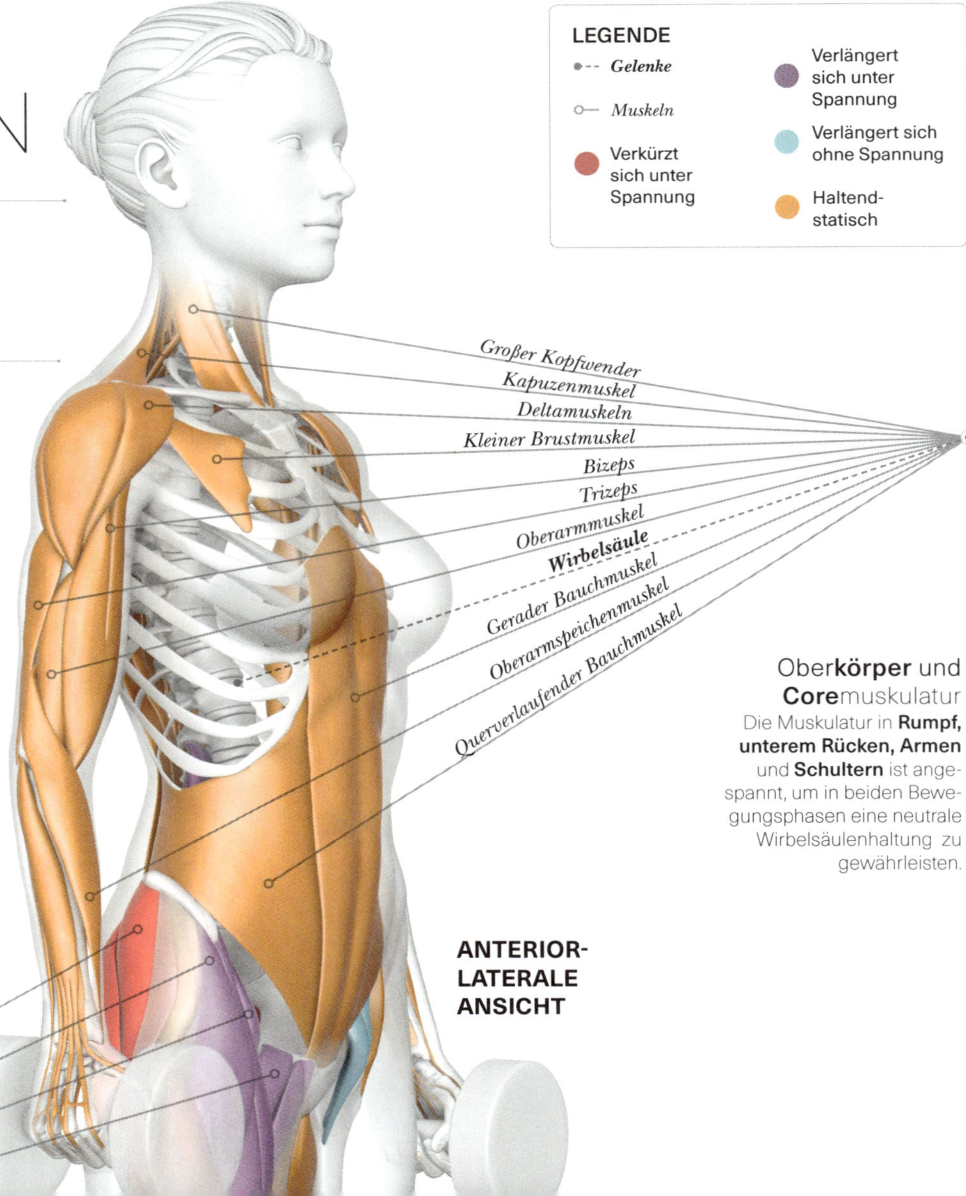


**Ober**körper** und **Core**muskulatur

Die Muskulatur in **Rumpf, unterem Rücken, Armen** und **Schultern** ist angespannt, um in beiden Bewegungsphasen eine neutrale Wirbelsäulenhaltung zu gewährleisten.

**Hüfte** und **Beine**

In der konzentrischen Phase der Übung, beim Aufsteigen, werden **Gesäßmuskeln, proximale ischiocrurale Muskulatur** und **Quadrizeps** gekräftigt. Die **Wadenmuskeln** sorgen für die nötige Stabilität, während Sie sich über das vordere Bein nach oben schieben und Hüfte und Knie strecken. Halten Sie zur kontrollierten Ausführung der Bewegung die Spannung in **Gesäß** und **Quadrizeps** des vorderen Beins beim Auf- und Absteigen (exzentrische Phase).

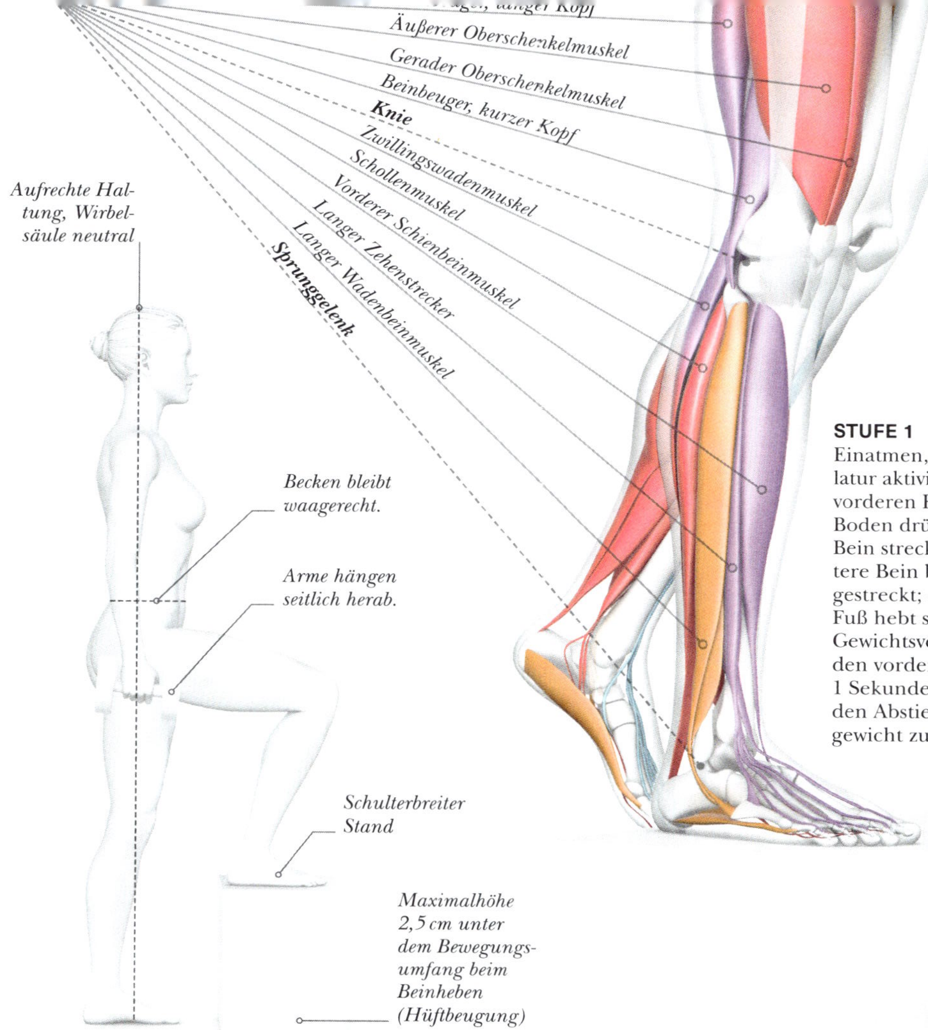


**STUFE 1**
Einatmen, Coremuskulatur aktivieren. Den vorderen Fuß in den Boden drücken und das Bein strecken. Das hintere Bein bleibt ebenfalls gestreckt; der hintere Fuß hebt sich durch Gewichtsverlagerung auf den vorderen. Position 1 Sekunde halten, um für den Abstieg ins Gleichgewicht zu kommen.

## Häufige Fehler

Wenn Sie sich hinten vom Boden abdrücken müssen, statt sich allein über das vordere Bein hochzustemmen, fordern Sie die Zielmuskulatur zu einem geringeren Grad. Das kann ein Zeichen dafür sein, dass Sie zu schwere Gewichte gewählt haben.

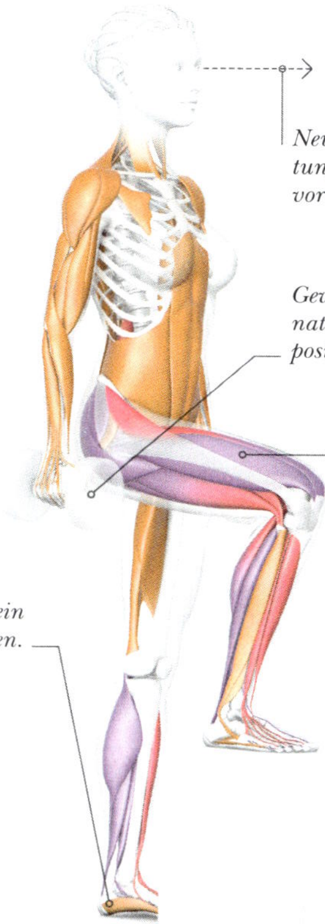


**VORBEREITUNG**
Hanteln mit seitlich herabhängenden Armen halten und aufrecht vor den Kasten stellen. Vorderes Bein heben und Fuß auf dem Kasten abstellen. Hinteres Bein anspannen, um Gleichgewicht und Beckenstabilität aufrechtzuerhalten.

**STUFE 2**
Ausatmen. Vorderes Bein in Hüfte und Knie beugen und Körper nach hinten absenken, bis der hintere Fuß den Boden berührt. Neu fokussieren und Core aktivieren; mit der Einatmung in die nächste Wiederholung starten.

# BEINBEUGEN

**Der Bein-Curl trainiert zwei an der Knieflexion beteiligte Muskeln:** die ischiocrurale Muskulatur und den M. gastrocnemius. Bei der geführten Bewegung in Bauchlage können die Knie mit großem Krafteinsatz gebeugt werden, ohne die Wirbelsäule zu belasten.

## IM ÜBERBLICK

Beim Wechsel von der Beinstreckung zur -beugung liegt die Hauptarbeit beim Kniegelenk. Spannen Sie die Bauchmuskeln an, um den Rumpf zu stabilisieren und Rückenschmerzen zu vermeiden. Stellen Sie die Gewichte und das Fußpolster korrekt ein, bevor Sie starten.

Einsteiger absolvieren 4 Sätze mit 8–10 Wh.; Varianten finden Sie auf S. 70–71, andere Trainingsumfänge in den Programmen S. 201–214.

**LEGENDE**

- *Gelenke*
- *Muskeln*
- Verkürzt sich unter Spannung
- Verlängert sich unter Spannung
- Verlängert sich ohne Spannung (Dehnung)
- Haltend-statisch

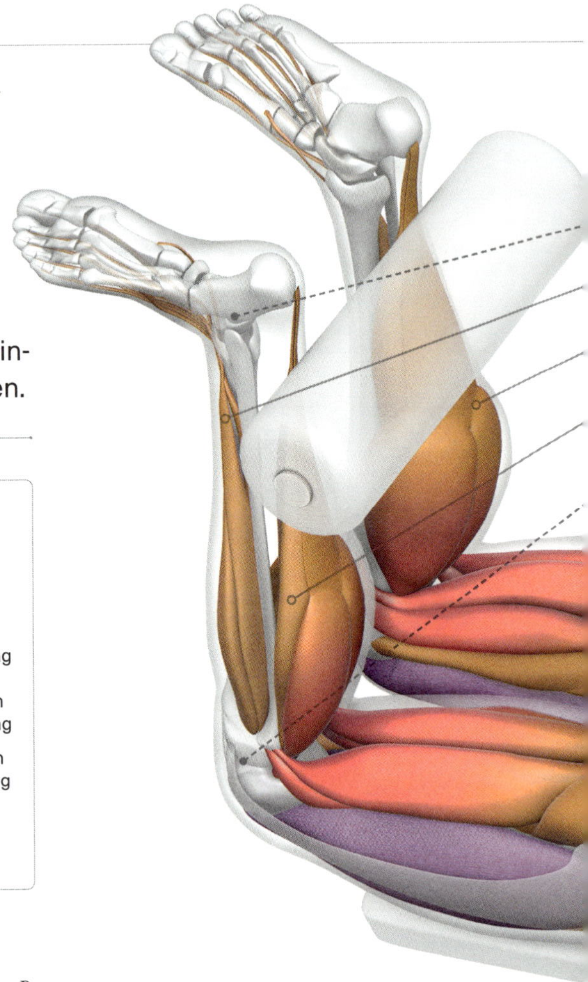

**Ober**körper und **Arme**

Indem Sie verschiedene **Muskeln des Oberkörpers** und **der Arme** ansteuern, darunter den **breiten Rückenmuskel,** den **Bizeps** und die **Deltamuskeln,** sorgen Sie für mehr Stabilität. Das schlägt sich unmittelbar in einem höheren Kraftleistungspotenzial der Unterkörpermuskulatur nieder und erhöht die Spannung in der Zielmuskulatur.

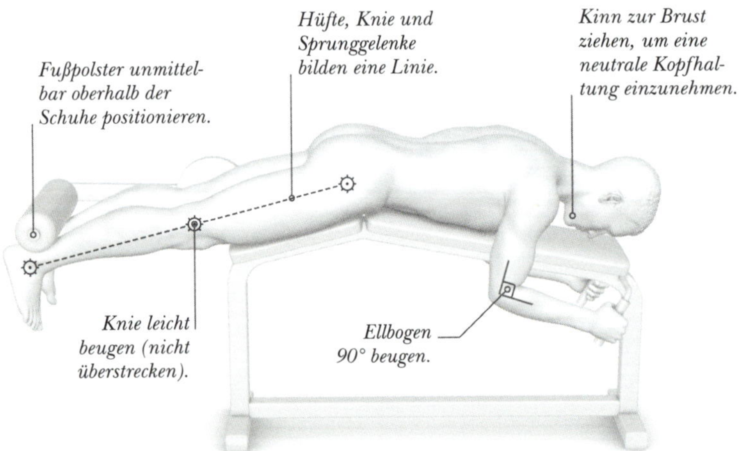


**VORBEREITUNG**

Legen Sie sich bäuchlings auf die Maschine; die Beine sind gestreckt, das Fußpolster liegt oberhalb der Schuhe. Durch Zug an den Griffen aktivieren Sie die Bauchmuskeln und den breiten Rückenmuskel (M. latissimus dorsi). Spannen Sie das Gesäß an, um das Becken zu stabilisieren.

## Beine

Die meiste Spannung wird in der **ischiocruralen Muskulatur** und den **Wadenmuskeln** aufgebaut. Beim Beugen verrichten sie konzentrische Arbeit. Die Wadenmuskeln unterstützen die Kniebeugung über die ersten 15–20° des Bewegungsumfangs, dann übernimmt die ischiocrurale Muskulatur als Hauptbewegungsmuskel.

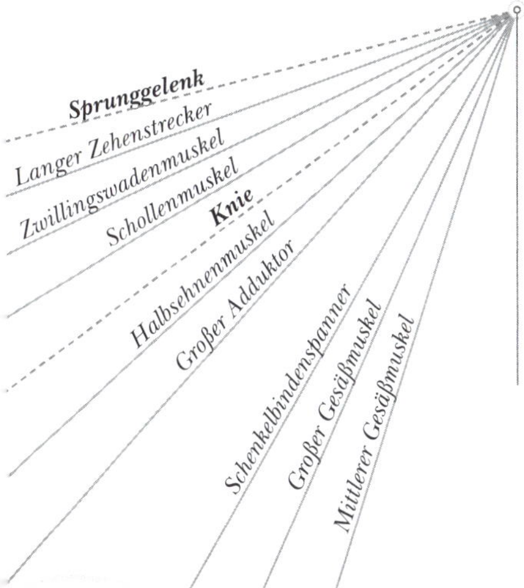
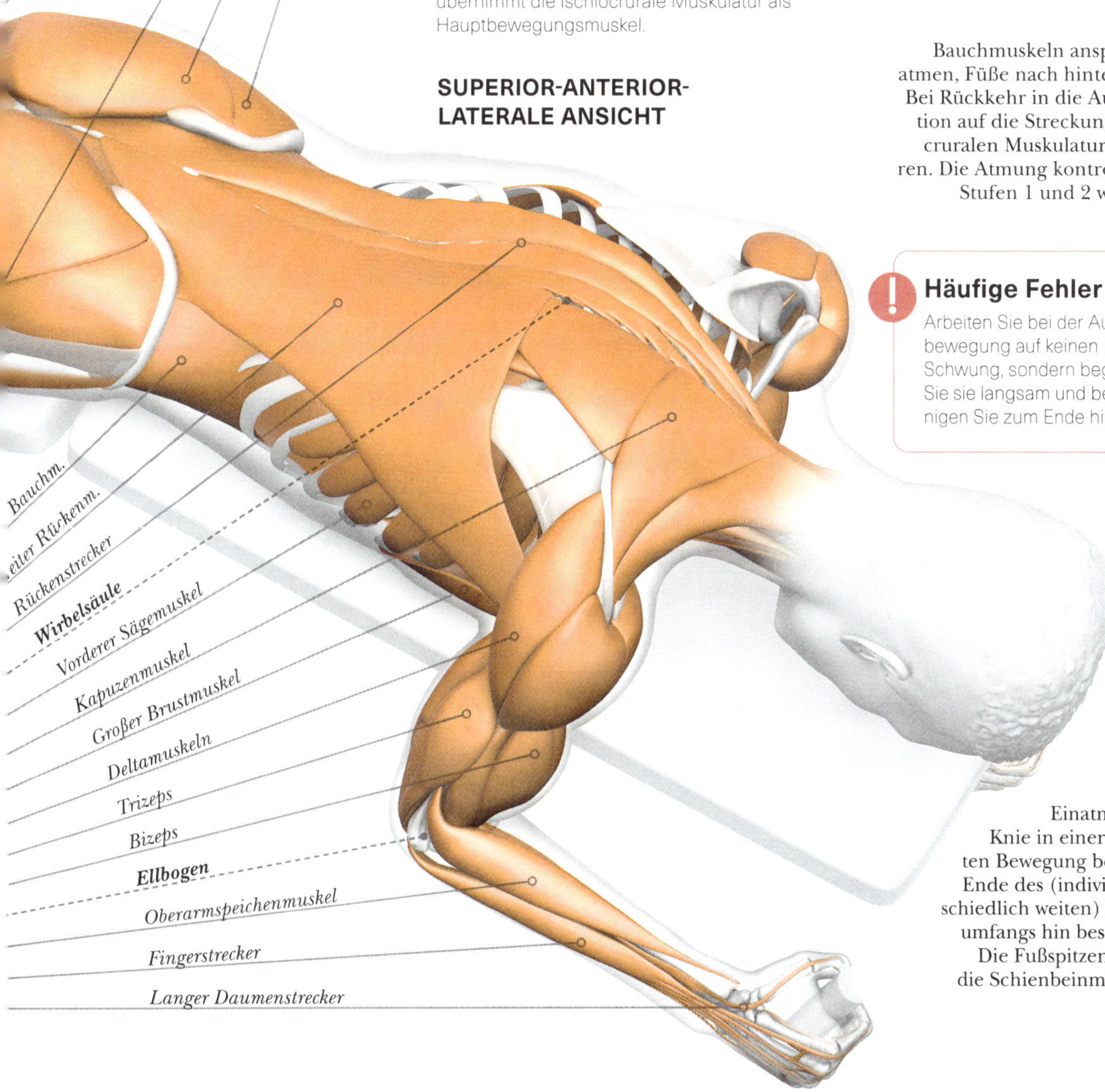


### SUPERIOR-ANTERIOR-LATERALE ANSICHT

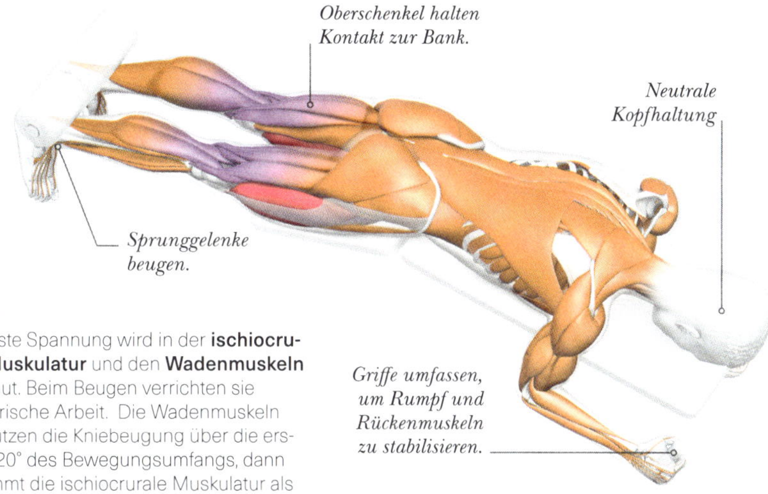


**STUFE 2**

Bauchmuskeln anspannen, ausatmen, Füße nach hinten schieben. Bei Rückkehr in die Ausgangsposition auf die Streckung der ischiocruralen Muskulatur konzentrieren. Die Atmung kontrollieren und Stufen 1 und 2 wiederholen.

### Häufige Fehler

Arbeiten Sie bei der Aufwärtsbewegung auf keinen Fall mit Schwung, sondern beginnen Sie sie langsam und beschleunigen Sie zum Ende hin.

**STUFE 1**

Einatmen und die Knie in einer kontrollierten Bewegung beugen. Zum Ende des (individuell unterschiedlich weiten) Bewegungsumfangs hin beschleunigen. Die Fußspitzen dabei über die Schienbeinmuskeln aktiv anziehen.

# » VARIANTEN

Wie bei der Grundübung sind bei den Übungsvarianten die ischiocrurale Muskulatur und M. gastrocnemius die Zielmuskeln. Die Ausführung im Sitzen oder im Liegen eröffnet zahlreiche Möglichkeiten für das Training zu Hause und an verschiedenen Geräten im Studio.

**LEGENDE**

- Primäre Zielmuskulatur
- Sekundäre Zielmuskulatur

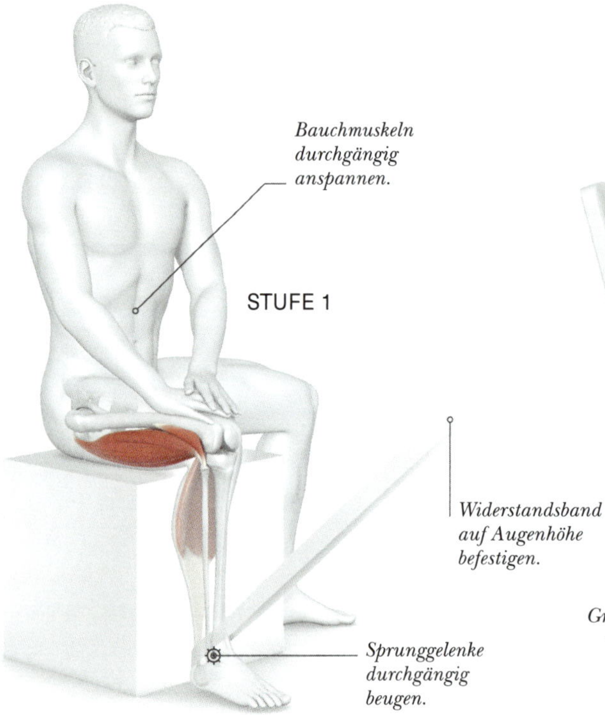


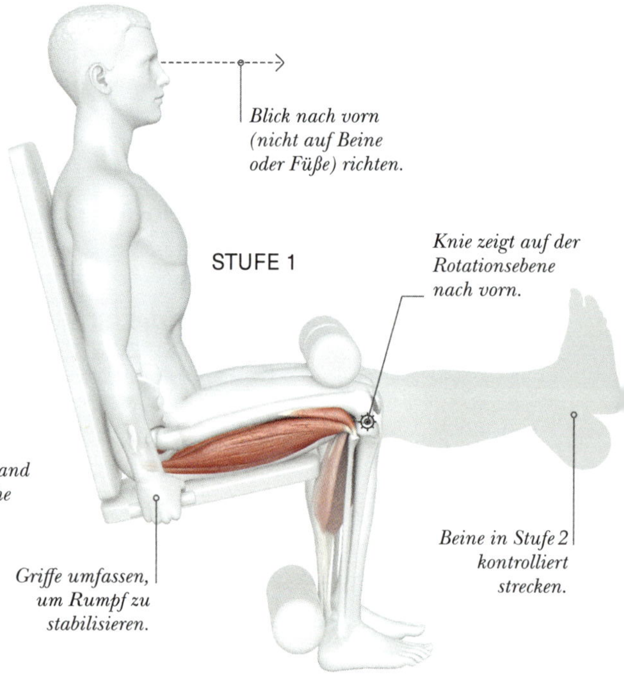


## BEINBEUGEN SITZEND, UNILATERAL MIT BAND

Wählen Sie ein Widerstandsband in der passenden Stärke (s. S. 47) und befestigen Sie es auf Augenhöhe. Bei der Übung trainieren Sie jeweils ein Bein; wechseln Sie nach jedem Satz die Seite.

**VORBEREITUNG**
Band am Ankerpunkt befestigen. Mit geöffneten Beinen und flach aufgestellten Füßen aufrecht hinsetzen. Ein Bein ausstrecken, Band um die Ferse legen.

**STUFE 1**
Einatmen, dann ausatmen und Unterschenkel zurück in die Senkrechte ziehen. Der Fuß bleibt angehoben. Spüren, wie der Widerstand zunimmt.

**STUFE 2**
Bauchmuskeln bleiben angespannt, Sprunggelenke gebeugt. Beim Einatmen Bein wieder strecken. Stufen 1 und 2 wiederholen.

## BEINBEUGEN SITZEND AM GERÄT

Das sitzende Beinbeugen am Gerät bietet dem Becken mehr Stabilität, fordert aber immer noch die Beugemuskulatur des Knies und die ischiocrurale Muskulatur in verlängertem Zustand – eine Variante für das wirkungsvolle Training der Oberschenkelrückseiten und des M. gastrocnemius.

**VORBEREITUNG**
Gerät einstellen. Auf dem Sitz ganz nach hinten rutschen; Kniekehlen vorn um die Sitzfläche beugen. Knöchel auf die untere Rolle auflegen; Griffe packen.

**STUFE 1**
Beim Ausatmen Knie langsam und kontrolliert bis zum Ende des Bewegungsumfangs beugen. Die Fußspitzen sind angezogen (Dorsalflexion).

**STUFE 2**
Einatmen und dabei die Beine kontrolliert strecken. Stellen Sie sich vor, Sie verlängern die ischiocrurale Muskulatur. Stufen 1 und 2 wiederholen.

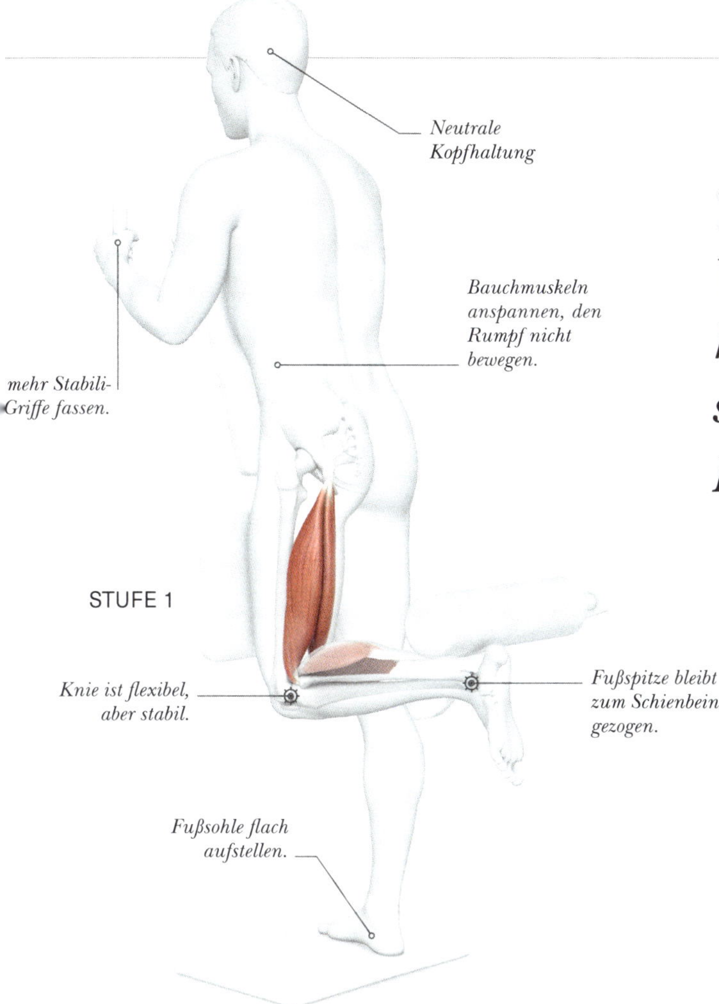


» *Die Beinbeuge-Varianten eignen sich hervorragend zum* ***sicheren Training der Kniebeugemuskulatur.*** «

## BEINBEUGEN STEHEND AM GERÄT

Da Sie bei der stehenden Variante immer nur ein Bein trainieren, müssen Sie darauf achten, beide Seiten gleich viel zu trainieren. Durch Zug an den Griffen stabilisieren Sie über den breiten Rückenmuskel (M. latissimus dorsi) das Becken.

**VORBEREITUNG**

Gerät einstellen. Oberschenkel gegen das Polster pressen. Mit dem aktiven Bein gegen die Rolle drücken. Der Blick ist nach vorn gerichtet.

**STUFE 1**

Einatmen, Bauchmuskeln aktivieren, und mit der Ausatmung das Knie so weit wie möglich beugen. Schienbeinmuskeln anspannen, um Fuß heranzuziehen.

**STUFE 2**

Um in die Ausgangsposition zurückzukehren, einatmen und aktives Bein gegen den Widerstand des Gewichts strecken. Stufen 1 und 2 wiederholen.

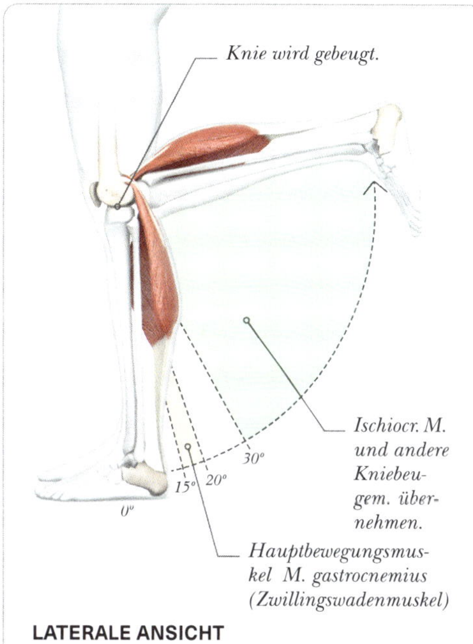


### Die Rolle des **M. gastrocnemius** bei der **Knieflexion**

Das Zusammenspiel des Zwillingswadenmuskels und anderer Kniebeugemuskeln sorgt in dem Bereich der Bewegung (0 bis 15°), in dem die ischiocrurale Muskulatur keine Wirkung entfaltet, für Stabilität im Knie. Ein häufiger Fehler bei Übungen, bei denen das Knie gebeugt wird, ist es, am Anfang mit zu viel Schwung zu arbeiten. Achten Sie darauf, die Waden- *und* die ischiocrurale Muskulatur einzubeziehen und beide unter Spannung zu halten.

# HÜFTHEBEN MIT BALL

**Die Übung trainiert die ischiocrurale Muskulatur und die Zwillingswadenmuskeln** ohne Maschineneinsatz und ohne die Wirbelsäule zu belasten. Core und Gesäßmuskeln arbeiten hart, um den Rumpf beim Hin- und Zurückrollen des Balls in der Luft zu halten.

## IM ÜBERBLICK

Sie benötigen einen Gymnastikball mit 55–65 cm Durchmesser. Legen Sie sich ausgestreckt auf den Rücken. Der untere Teil der Unterschenkel und die Fersen haben Kontakt mit dem Ball. Heben Sie den Körper in die Brückenposition. Die meiste Anstrengung erfordert es, die Hüfte oben zu halten und im Rumpf stabil zu bleiben, während Sie nun über die ischiocrurale Muskulatur die Knie beugen.

Einsteiger absolvieren 4 Sätze mit 8–10 Wh.; andere Trainingsumfänge finden Sie in den Programmen S. 201–214. Wenn Sie merken, dass die Hüfte absinkt, reduzieren Sie die Zahl der Wiederholungen und erhöhen Sie die Satzzahl. Um die Coremuskulatur noch stärker zu fordern, kreuzen Sie die Arme vor der Brust.

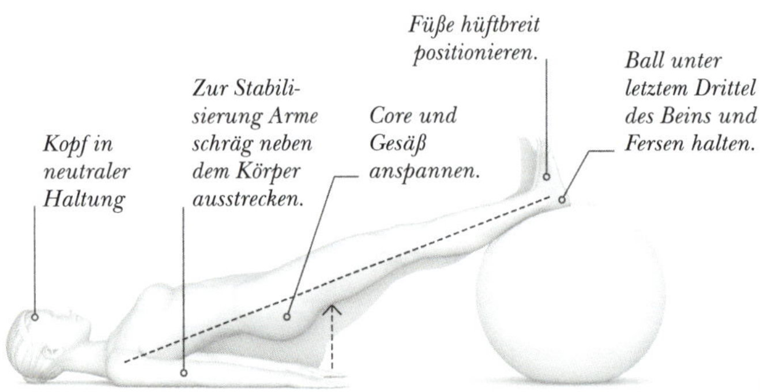


**VORBEREITUNG**
In der Rückenlage die gestreckten Arme leicht zur Seite abspreizen; die Handflächen weisen zum Boden. Fersen auf dem Ball positionieren. Core- und Gesäßmuskulatur anspannen und Brückenposition einnehmen. Kopf und Wirbelsäule bleiben neutral.

### Oberschenkel

Das Beugen der Knie erfolgt durch die konzentrische Kontraktion der **ischiocruralen Muskulatur.** Stemmen Sie die Fersen in den Ball und konzentrieren Sie sich auf das Heben der Knie, weniger auf das Heranrollen des Balls. Die **Gesäßmuskeln** sind aktiv, um die Brückenposition zu halten. Sie verlängern sich, während sich die Hüfte durch die konzentrische Arbeit der **Hüftbeuger** beugt. Der **Zwillingswadenmuskel** arbeitet beim Beugen der Knie und dem Heranziehen der Fersen ebenfalls konzentrisch.

### Oberkörper

Die **Arme** halten den Rumpf stabil und verhindern, dass er sich dreht. Aktivieren Sie die **Coremuskulatur,** um die Balance zu halten und den unteren Rücken zu unterstützen.

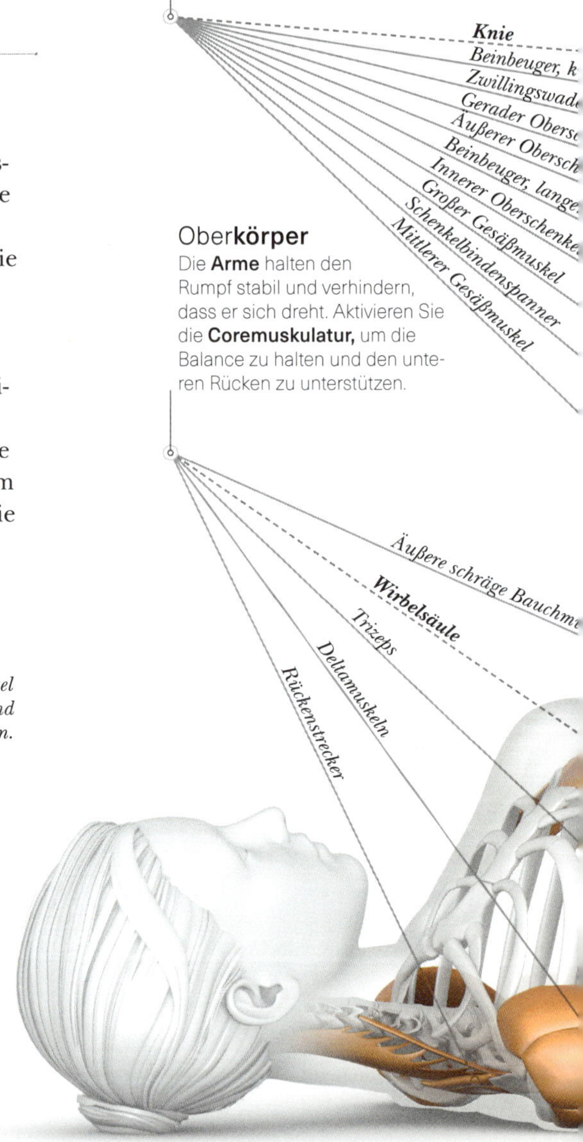

LEGENDE
Gelenke
Muskeln
Verkürzt sich unter Spannung
Verlängert sich unter Spannung
Verlängert sich ohne Spannung (Dehnung)
Haltend-statisch

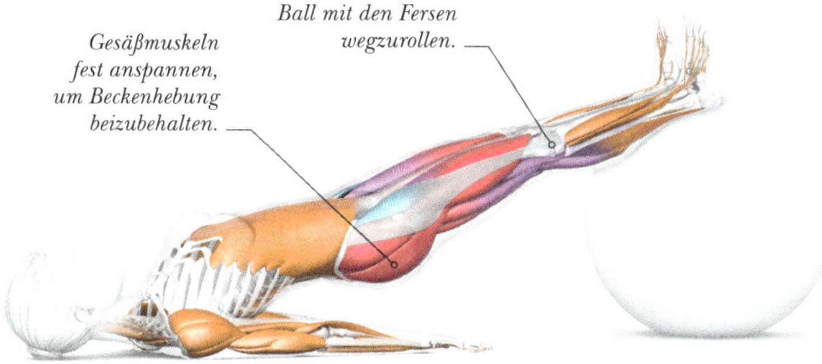


**STUFE 2**
Beim Einatmen Knie und Hüfte strecken, um den Ball langsam in die Startposition zurückzurollen. Position kurz halten, um Atmung, Hüfthaltung und Rumpfstabilität zu kontrollieren. Stufen 1 und 2 wiederholen.

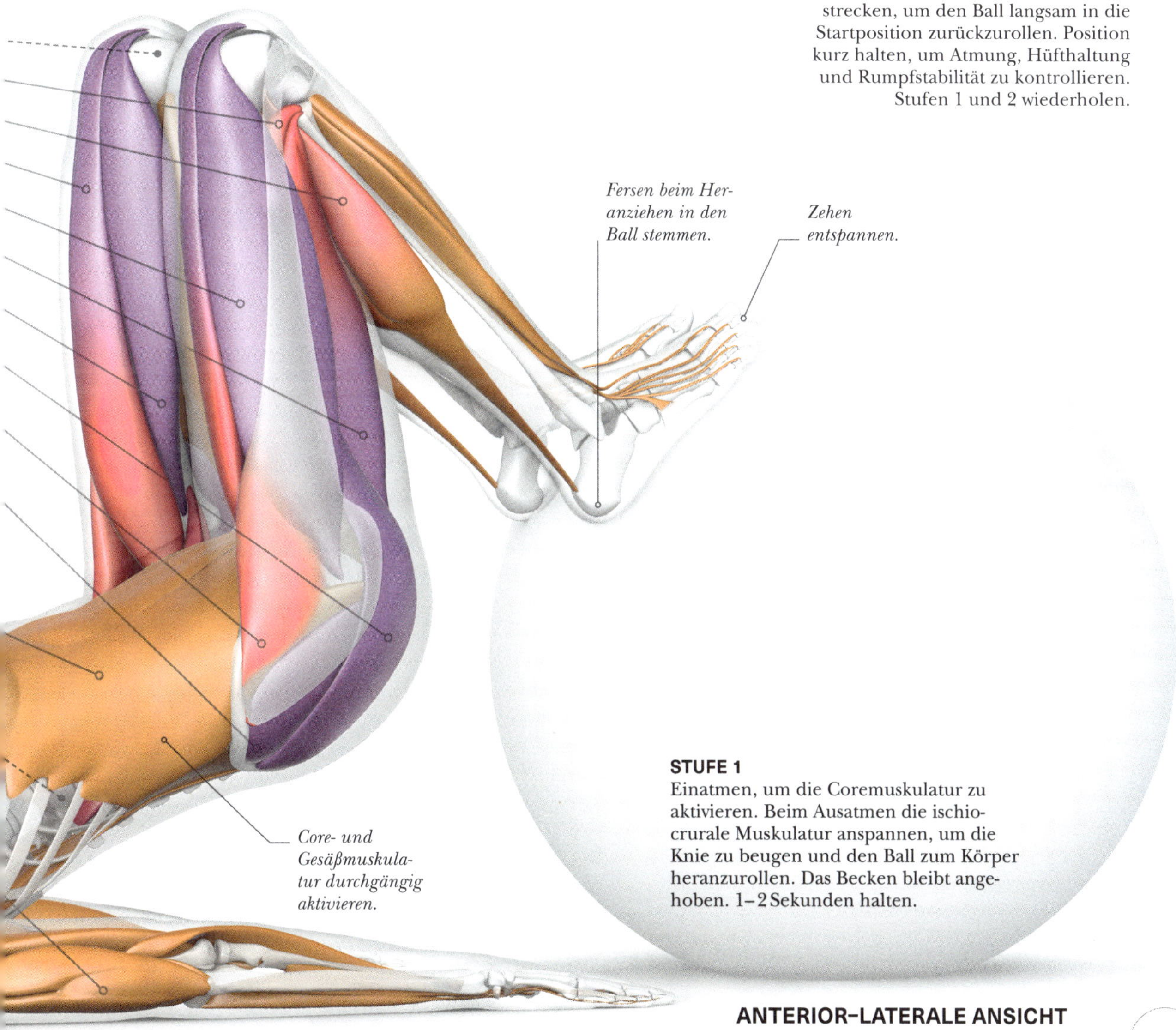


**STUFE 1**
Einatmen, um die Coremuskulatur zu aktivieren. Beim Ausatmen die ischiocrurale Muskulatur anspannen, um die Knie zu beugen und den Ball zum Körper heranzurollen. Das Becken bleibt angehoben. 1–2 Sekunden halten.

**ANTERIOR-LATERALE ANSICHT**

# BEINSTRECKEN

**Die Isolationsübung trainiert speziell den Quadrizeps** durch Beugen und Strecken der Knie. Mithilfe des Geräts werden die Muskeln in verkürztem Zustand effektiv belastet. Bei richtiger Ausführung ist das Gerät auch für Einsteiger gut geeignet.

## IM ÜBERBLICK

Stellen Sie die Rückenlehne so ein, dass die Kniekehlen beim Sitzen die vordere Sitzkante berühren. In dieser Position sind die Knie optimal zur Rotationsachse des Geräts ausgerichtet. Beginnen Sie die Hebebewegung langsam und beschleunigen Sie zum Ende hin. Führen Sie auch das Senken kontrolliert aus.

Einsteiger absolvieren 4 Sätze mit 8–10 Wh.; Varianten finden Sie auf S. 76–77, andere Trainingsumfänge in den Programmen S. 201–214.

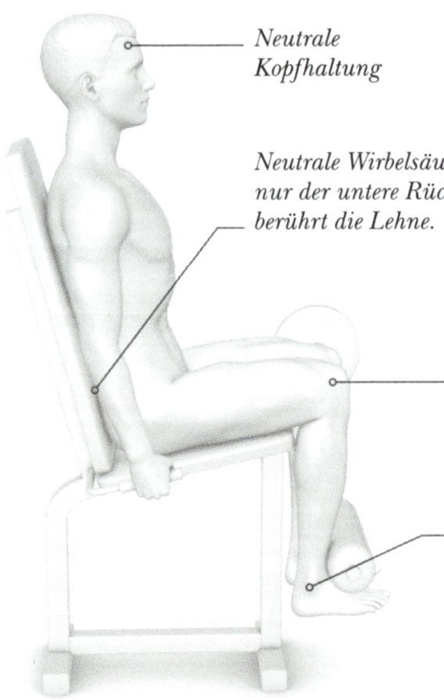


**VORBEREITUNG**
Gewichte einstellen. Hinsetzen, Knie beugen und Sprunggelenke hinter das Fußpolster schieben. Polster so anpassen, dass es oberhalb der Schuhe aufliegt. Griffe umfassen und sich fest in den Sitz ziehen, um das Becken zu stabilisieren. Einatmen.

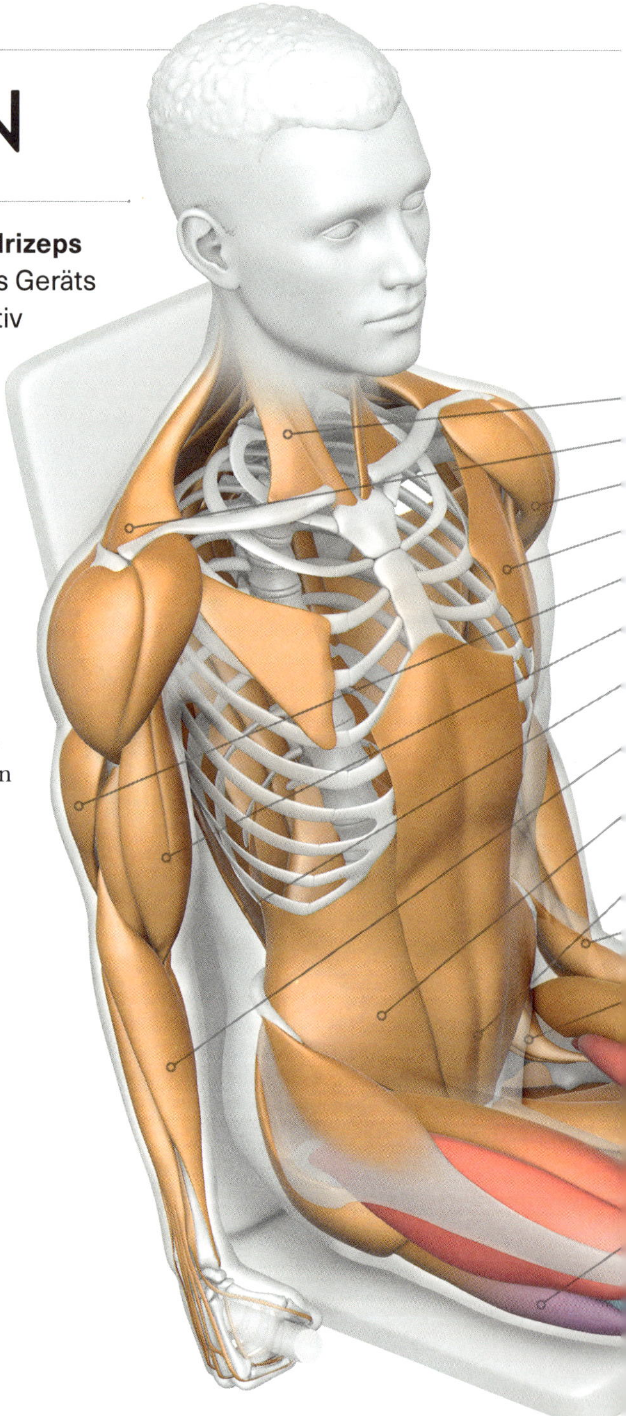

**STUFE 1**
Ausatmen und dabei langsam die Knie strecken. Die Fußrolle heben, den individuellen Bewegungsumfang voll ausnutzen, zum Ende hin beschleunigen. Die Füße bleiben angezogen (Dorsalflexion). Ziel ist die maximale Kontraktion des Quadrizeps. Zum Steigern der Herausforderung oben 1–2 Sekunden halten.

### **Rumpf** und **Arme**

Ziehen Sie aktiv an den Haltegriffen, um Spannung im **oberen Rücken,** den **Armen** und **Schultern** zu erzeugen. Dadurch erhöhen Sie die Stabilität des Beckens, was wiederum das Krafterzeugungspotenzial des **Quadrizeps** steigert.

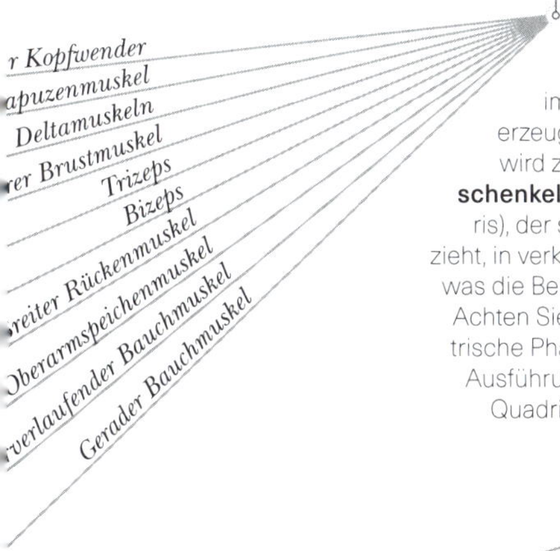


### Beine

Bei dieser Übung wird im **Quadrizeps** Spannung erzeugt. Bei der Beinstreckung wird zudem der **gerade Oberschenkelmuskel** (M. rectus femoris), der sich über das Hüftgelenk zieht, in verkürztem Zustand belastet, was die Beckenstabilität unterstützt. Achten Sie beim Absenken (exzentrische Phase) auf eine kontrollierte Ausführung, um die Spannung im Quadrizeps aufrechtzuerhalten.

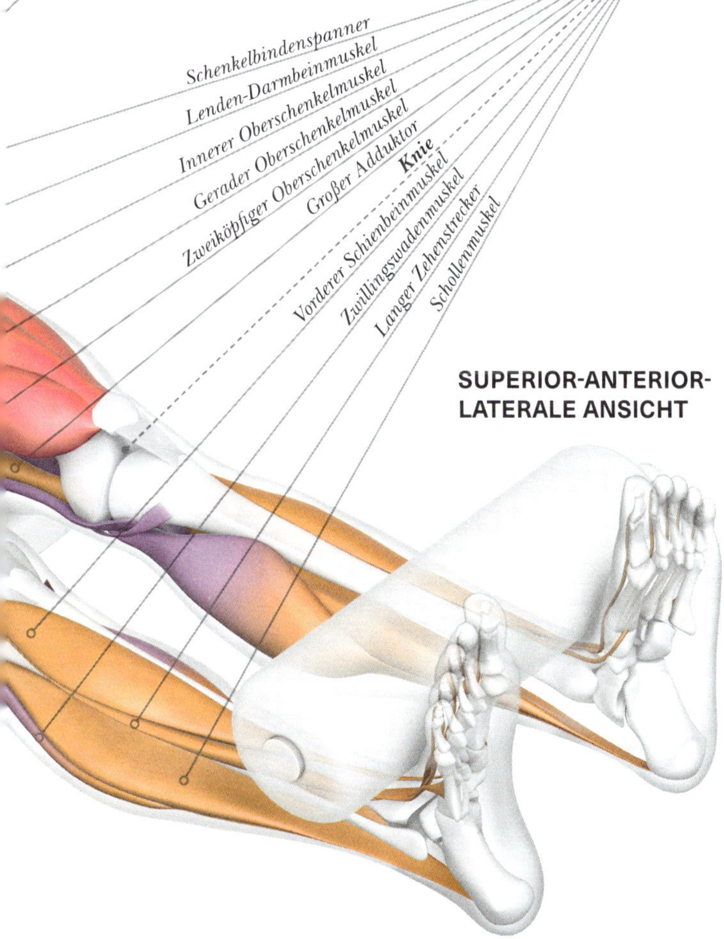


## SUPERIOR-ANTERIOR-LATERALE ANSICHT

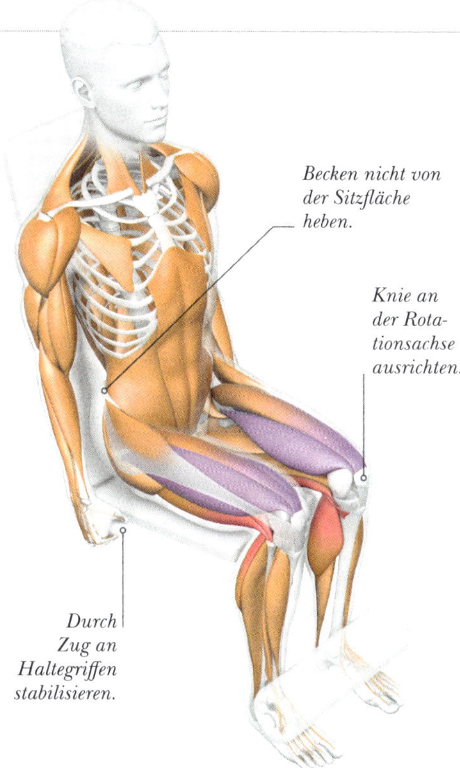


**STUFE 2**
Unteren Rücken gegen die Lehne drücken und Bauchmuskeln anspannen. Einatmen, dabei Rumpf an Haltegriffen nach unten ziehen und Knie langsam und kontrolliert beugen, um Fußrolle zurück in die Ausgangsposition zu bringen. Im Atemrhythmus Stufen 1 und 2 wiederholen.

### Häufige Fehler

Eine zu schnelle Ausführung – etwa indem Sie das Fußpolster mit Schwung nach oben befördern – birgt Verletzungsrisiken und nimmt Spannung von der Zielmuskulatur. Wenn sich Ihr Körper bei jeder Wiederholung vom Sitz hebt, stabilisieren Sie Rumpf und Becken nicht ausreichend.

**LEGENDE**

- *Gelenke*
- *Muskeln*
- Verkürzt sich unter Spannung
- Verlängert sich unter Spannung
- Verlängert sich ohne Spannung
- Haltend-statisch

# » VARIANTEN

Auf den ersten Blick mögen diese Varianten einfach wirken, doch bei korrekter Ausführung schlägt jede dieser Übungen voll an: Sie trainieren den Quadrizeps isoliert und fordern ihn in verkürztem Zustand – das ist weniger leicht, als es aussieht.

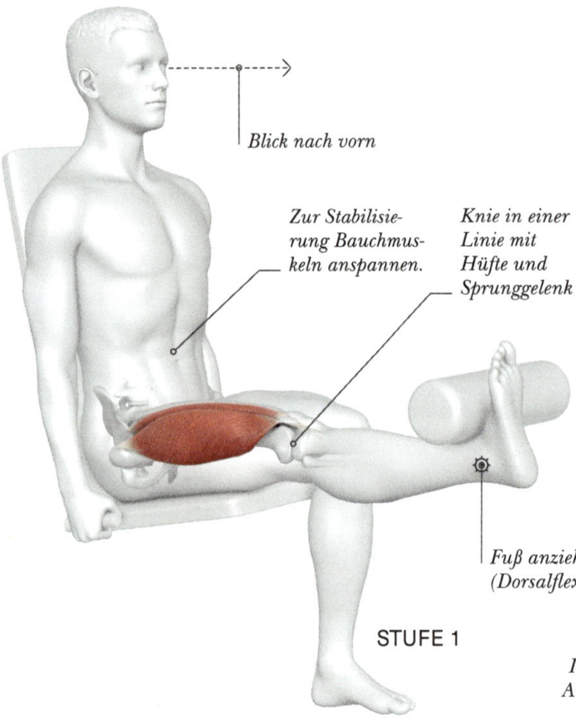


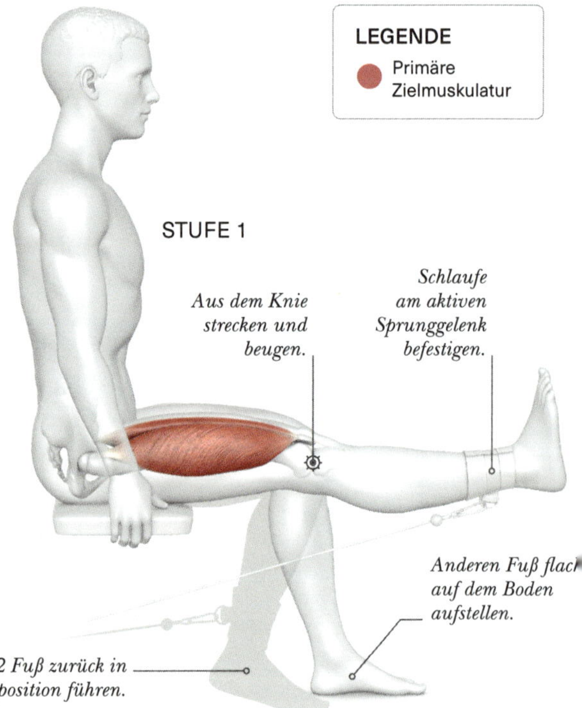


## BEINSTRECKEN **UNILATERAL**

Unilaterale Bewegungen wie diese, bei der Sie immer nur ein Bein trainieren, eignen sich hervorragend zum Muskel- und Kraftaufbau nach Verletzungen oder Trainingspausen. Achten Sie darauf, auf beiden Seiten die gleiche Anzahl an Wiederholungen zu absolvieren.

**VORBEREITUNG**
Maschine einstellen. Angelehnt sitzen; Knie beugen. Einen Fuß am Boden positionieren, den anderen hinter dem Fußpolster. Körper an Haltegriffen nach unten ziehen.

**STUFE 1**
Ausatmen. Aktives Bein mit herangezogenem Fuß im Knie strecken, um Fußpolster zu heben. Bauchmuskeln anspannen, Wirbelsäule bleibt neutral.

**STUFE 2**
Beim Einatmen Rumpf weiter an den Haltegriffen nach unten ziehen und aktives Bein kontrolliert in die Ausgangsposition absenken. Beinwechsel.

## BEINSTRECKEN **UNILATERAL MIT BAND**

Die Übung lässt sich sowohl mit einer Fußmanschette an der Kabelzugmaschine als auch frei mit Widerstandsband ausführen. In der konzentrischen Phase (Stufe 1) reduziert sich die Belastung. Um das auszugleichen, können Sie die obere Position 1–4 Sekunden halten.

**VORBEREITUNG**
Band an einem niedrigen Ankerpunkt und am Sprunggelenk des aktiven Beins fixieren. Aufrecht sitzen (Wirbelsäule neutral), seitlich an der Sitzfläche festhalten.

**STUFE 1**
Ausatmen, Fußspitze des aktiven Beins heranziehen und Knie strecken, um den Unterschenkel gegen den Widerstand des Bands zu heben.

**STUFE 2**
Körper weiter gegen die Sitzfläche nach unten ziehen. Einatmen, Bein langsam in die Ausgangsposition absenken. Satz absolvieren. Dann Bein wechseln.

## Den **M. rectus femoris** ansprechen

Die Beinstreck-Übung ist die einzige Möglichkeit, den geraden Oberschenkelmuskel komplett zu kontrahieren (verkürzen). Der zum Quadrizeps gehörende Muskel verläuft über Knie- und Hüftgelenk. Er streckt das Knie und beugt die Hüfte.

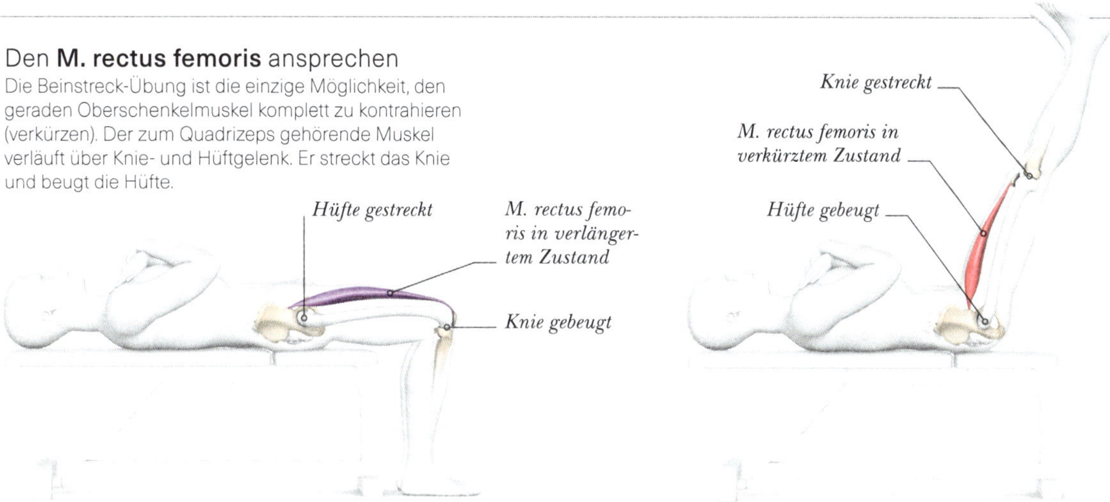


# BEINSTRECKEN
# LIEGEND MIT BAND

Bei dieser Variante ohne Gerät verwenden Sie ein Widerstandsband. Sie lässt sich zu Hause und im Studio ausführen. Wählen Sie die passende Bandstärke (s. S. 47) und achten Sie auf eine stabile Befestigung.

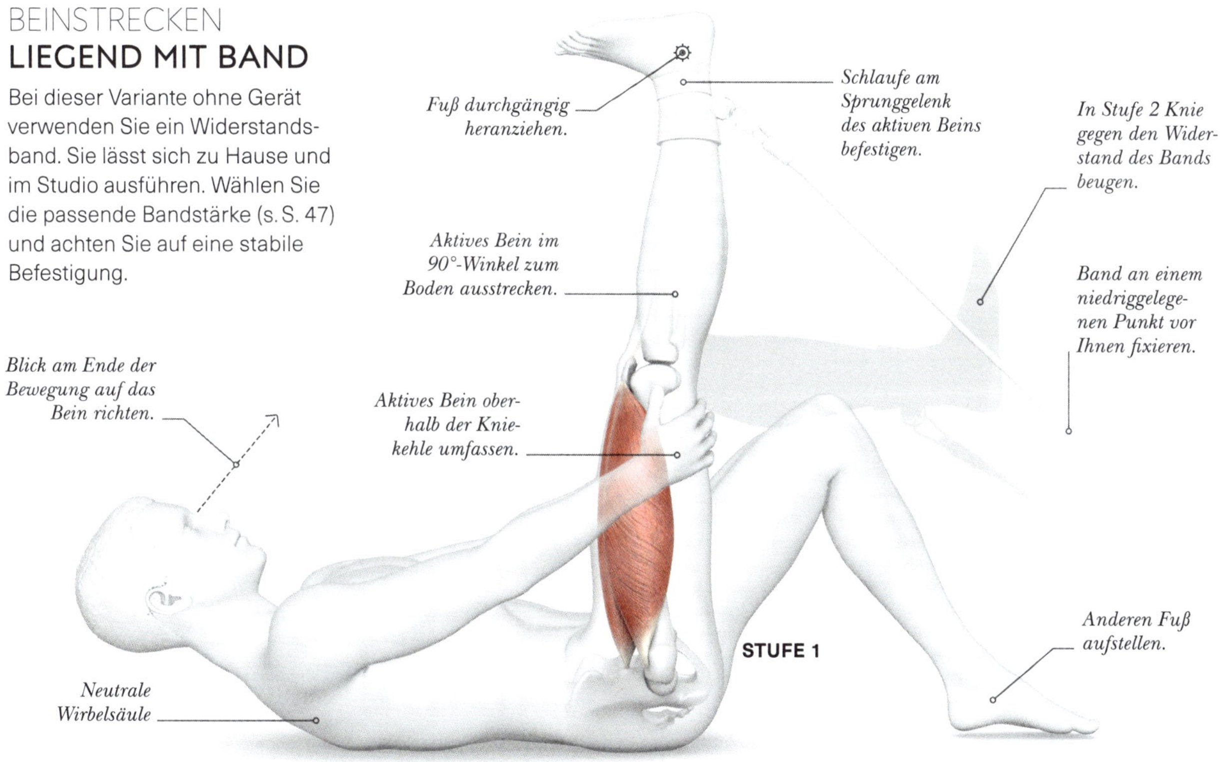


**VORBEREITUNG**
Band an Ankerpunkt und Sprunggelenk des aktiven Beins fixieren. In Rückenlage begeben, nicht aktives Bein gebeugt aufstellen.

**STUFE 1**
Sprunggelenk beugen und aktives Bein oberhalb der Kniekehle mit den Händen unterstützen. Beim Ausatmen Bein nach oben strecken. 1–4 Sekunden halten.

**STUFE 2**
Einatmen, Knie langsam und kontrolliert gegen den Widerstand des Bands beugen. Satz absolvieren, dann das Bein wechseln.

# LANGHANTEL-BECKENLIFT

**Alle Varianten des Beckenlifts trainieren durch die Streck- und Beugebewegung die Gesäßmuskeln** in verkürztem Zustand, ohne die Wirbelsäule zu belasten. Beim Hip Thrust (»Hüftstoß«) wird die Aufwärtsbewegung, wie der Name schon sagt, stoßartig ausgeführt.

## IM ÜBERBLICK

Sie benötigen eine Trainingsbank o. Ä., um die Schultern abzustützen. Die Langhantel wird beim Strecken und Beugen der Hüfte, durch das der Rumpf gehoben und gesenkt wird, in der Leiste gehalten (ggf. mit einem Polster). Die korrekte Ausrichtung der Füße, Sprunggelenke und Knie ermöglicht eine freie Bewegungsausführung ohne Verletzungsrisiken.

Einsteiger absolvieren 4 Sätze mit 8–10 Wh.; Varianten finden Sie auf S. 80–81, andere Trainingsumfänge in den Programmen S. 201–214.

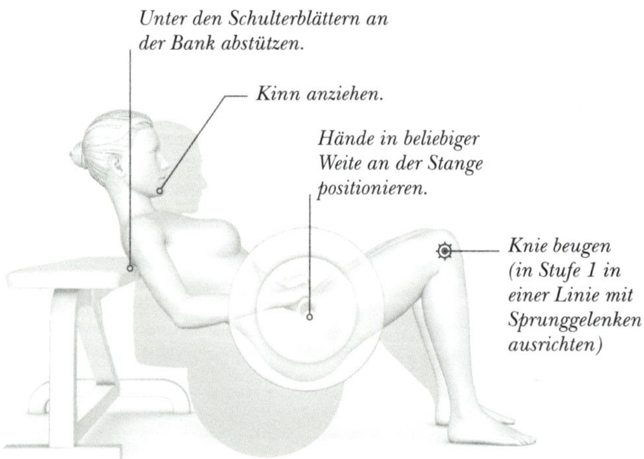


**VORBEREITUNG**
Mit dem Rücken zur Bank setzen und dagegenlehnen. Die Beine sind gebeugt, die Füße stehen etwas mehr als schulterbreit. Die Langhantel liegt in der Leiste auf. Gesäß anspannen und Hüfte vom Boden in die Ausgangsposition heben. Einatmen und Core aktivieren.

### Ober**körper** und **Arme**

Die **Bauchmuskeln** sind bei dieser Übung maßgeblich an der Stabilisierung der Wirbelsäule und des Beckens beteiligt. Sie unterstützen zudem die Koordination zwischen Unter- und Oberkörper. **Arm- und Schultermuskulatur** helfen, das Gewicht über den gesamten Bewegungsumfang in der korrekten Position zu halten.

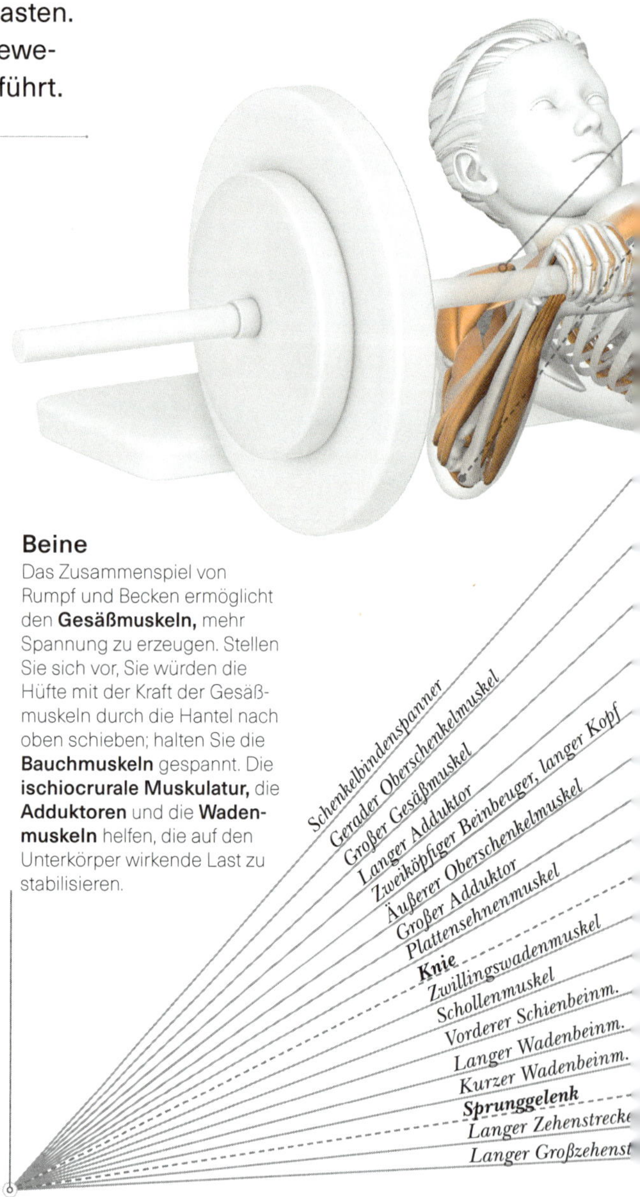


### Beine

Das Zusammenspiel von Rumpf und Becken ermöglicht den **Gesäßmuskeln,** mehr Spannung zu erzeugen. Stellen Sie sich vor, Sie würden die Hüfte mit der Kraft der Gesäßmuskeln durch die Hantel nach oben schieben; halten Sie die **Bauchmuskeln** gespannt. Die **ischiocrurale Muskulatur,** die **Adduktoren** und die **Wadenmuskeln** helfen, die auf den Unterkörper wirkende Last zu stabilisieren.

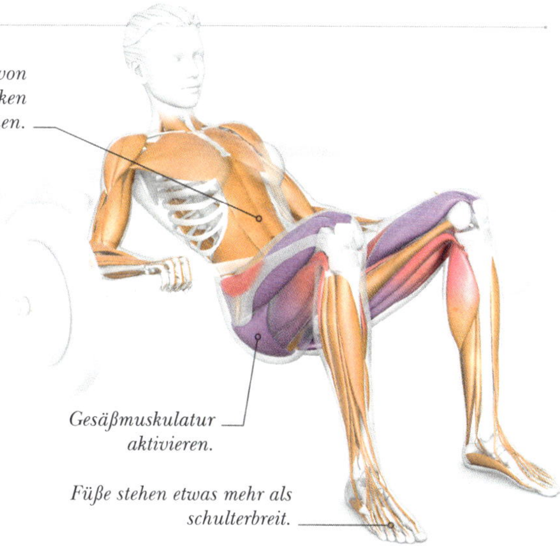


**STUFE 2**

Beim kontrollierten Absenken der Langhantel in die Ausgangsposition Bauchmuskeln angespannt halten und Kinn zur Brust ziehen. Wenn die Knie ihre Position senkrecht über den Sprunggelenken verlassen, haben Sie die untere Endposition erreicht. 1 Sekunde innehalten, dann im Atemrhythmus Stufen 1 und 2 wiederholen.

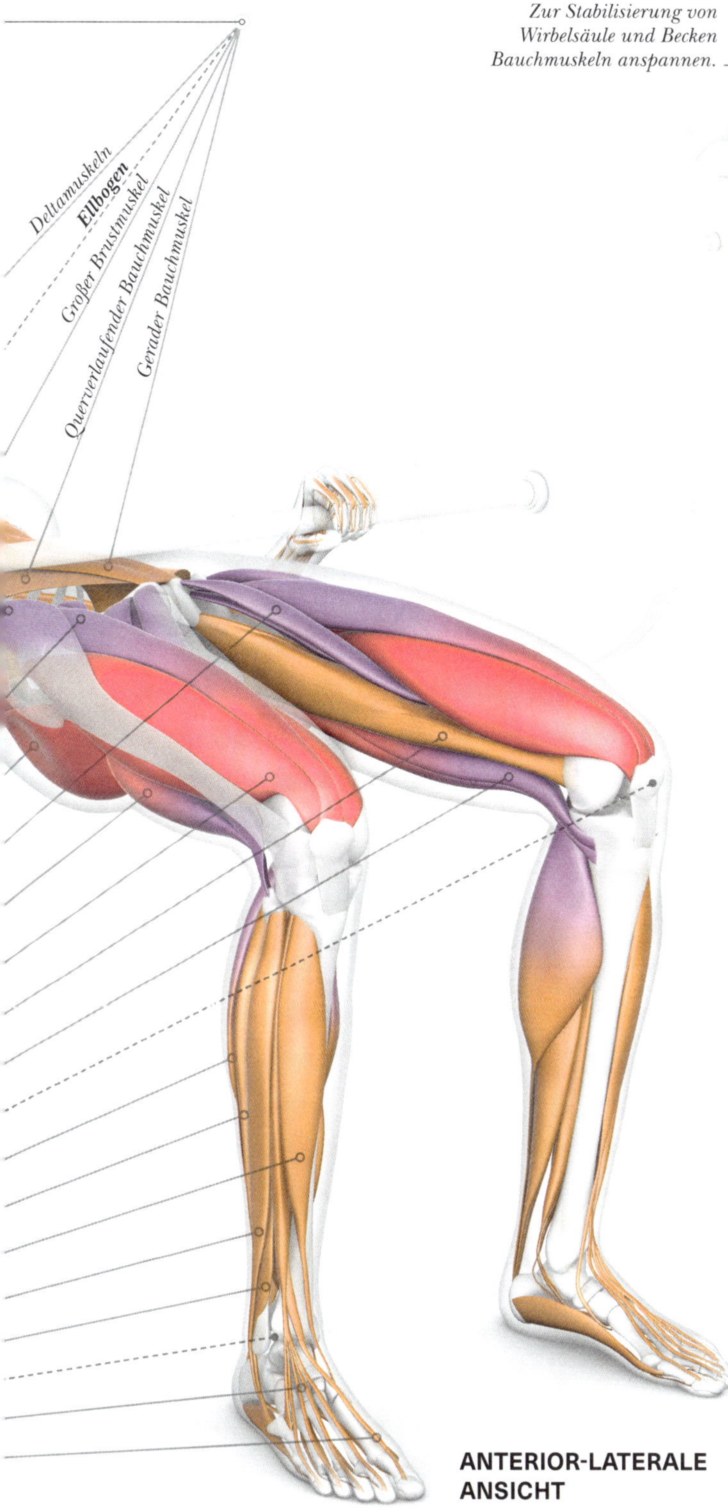


**ANTERIOR-LATERALE ANSICHT**

**LEGENDE**

- *Gelenke*
- *Muskeln*
- Verkürzt sich unter Spannung
- Verlängert sich unter Spannung
- Verlängert sich ohne Spannung
- Haltend-statisch

## Häufige Fehler

Gehen Sie bei der Rückkehr in der Ausgangsposition nicht zu weit nach unten. Die Hüfte sollte sich nur nach unten bewegen, nicht nach hinten.

**STUFE 1**

Gesäß und Bauchmuskeln anspannen. Beim Ausatmen Füße in den Boden stemmen und die Langhantel nach oben schieben, bis der Rumpf parallel zum Boden ausgerichtet ist. Um die Intensität zu steigern, obere Position 1–2 Sekunden halten, dabei die Gesäßmuskeln aktiv kontrahieren.

# » VARIANTEN

Mit diesen Übungen sprechen Sie die Gesäßmuskulatur an und trainieren isoliert die Hüftstreckung über die ischiocrurale Muskulatur. Die unilaterale Ausführung ist besonders effektiv: Sie können die Intensität gezielt steigern, indem Sie eine höhere Spannung in der aktiven Gesäßhälfte erzeugen.

**LEGENDE**

Primäre Zielmuskulatur — Sekundäre Zielmuskulatur

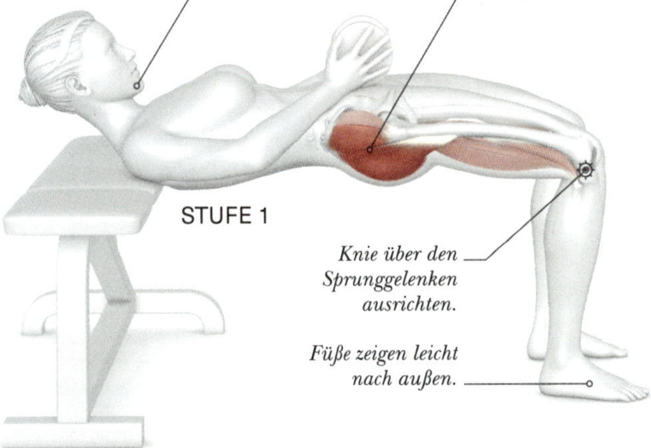


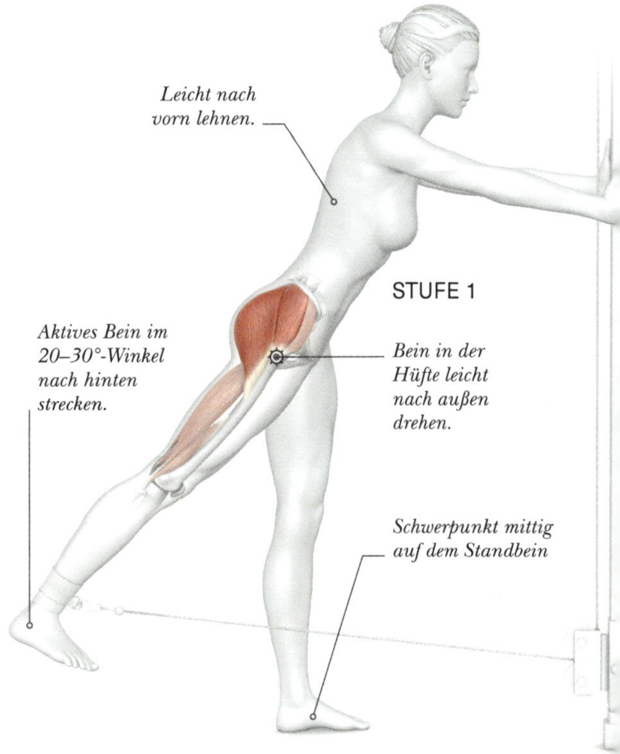


## KURZHANTEL-BECKENLIFT

Der Ablauf ist derselbe wie bei der Grundübung, nur dass Sie mit einer Kurzhantel trainieren. Das geringere Gewicht hilft Ihnen, die Ausführung zu perfektionieren, bevor Sie die Trainingsbelastung steigern.

**VORBEREITUNG**
Beine beugen und gegen die Bank lehnen. Hantel auf der Leiste positionieren. Durch Anspannen der Gesäßmuskeln Hüfte ein Stück vom Boden heben.

**STUFE 1**
Gesäß- und Bauchmuskeln anspannen und ausatmen. Dabei den Rumpf mit der Hantel nach oben schieben. Position, wenn möglich, 1–2 Sekunden halten.

**STUFE 2**
Bauchmuskeln weiter aktivieren und Kinn zur Brust ziehen. Rumpf zurück in Ausgangsposition senken. Kurz pausieren, dann Stufen 1 und 2 wiederholen.

## KABEL-KICKBACKS STEHEND

Die Übung eignet sich als Teil eines Gesäßmuskel-Workouts ohne freie Gewichte; sie spricht die Muskulatur isoliert an. Halten Sie den unteren Rücken gerade und führen Sie die Bewegung ohne Schwung aus.

**VORBEREITUNG**
Befestigen Sie den Kabelzug über dem Schuh an Ihrem Sprunggelenk. Füße hüftbreit aufstellen, Hände zur Stabilisierung am Kabelzuggerät abstützen.

**STUFE 1**
Einatmen, um Bauchmuskeln zu aktivieren. Beim Ausatmen Bein 20–30° nach hinten abspreizen. Zur Steigerung der Intensität 1–2 Sekunden halten.

**STUFE 2**
Beim Einatmen mit aktivierten Bauchmuskeln und neutraler Wirbelsäule kontrolliert in die Ausgangsposition zurückkehren. Stufen 1 und 2 wiederholen.

## BECKENLIFT **EINBEINIG**

Wenn Ihnen nur eine begrenzte Auswahl an Gewichten zur Verfügung steht oder Sie die Intensität erhöhen möchten, ist die einbeinige Variante eine Möglichkeit. Die Last auf dem aktiven Bein ist auch dann höher, wenn Sie sie ohne Gewicht ausführen. Trainieren Sie immer beide Seiten mit gleicher Wiederholungszahl.

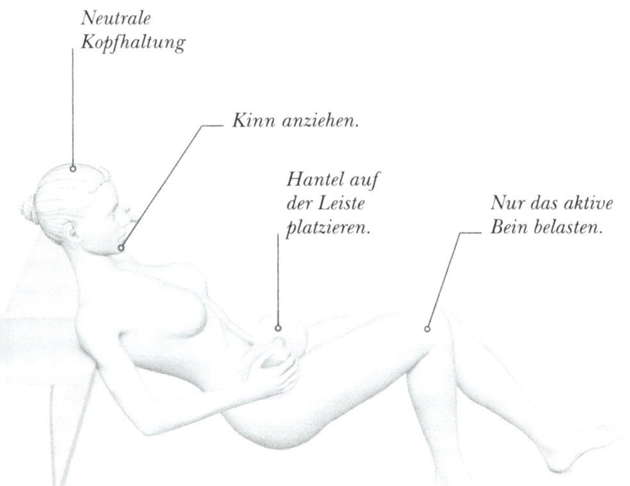


VORBEREITUNG/ STUFE 2

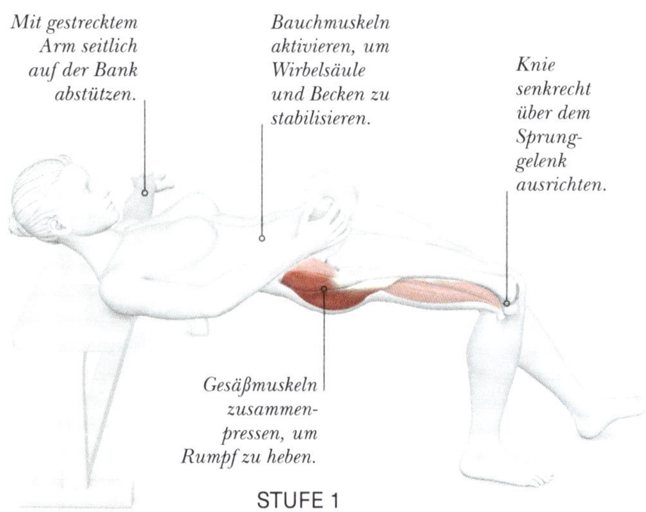


STUFE 1

**VORBEREITUNG**
Schultern an der Bank abstützen; das aktive Bein ist gebeugt, das andere davor auf der Ferse abgelegt. Gesäßmuskulatur anspannen, um Hüfte anzuheben.

**STUFE 1**
Spannung in Gesäß und Bauchmuskeln halten. Beim Ausatmen den Rumpf über das aktive Bein nach oben schieben. Position möglichst 1–2 Sekunden halten.

**STUFE 2**
Bauchmuskeln anspannen und Kinn heranziehen. Rumpf langsam zurück in die Ausgangsposition senken. Kurz pausieren, dann Stufen 1 und 2 wiederholen.

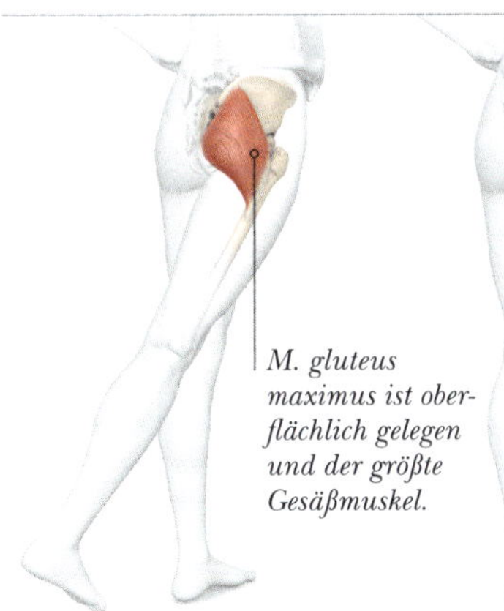


**M. GLUTEUS MAXIMUS**
Streckt die Hüfte posterior und dreht das Bein in der Hüfte.

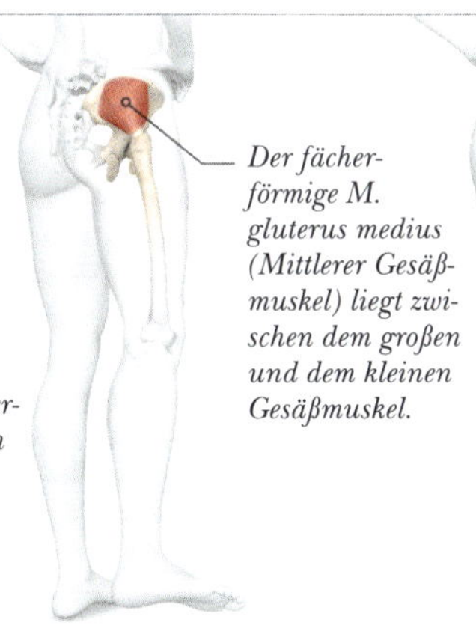


**M. GLUTEUS MEDIUS**
Unterstützt M. gluteus maximus bei der Extension und Beindrehung nach außen.

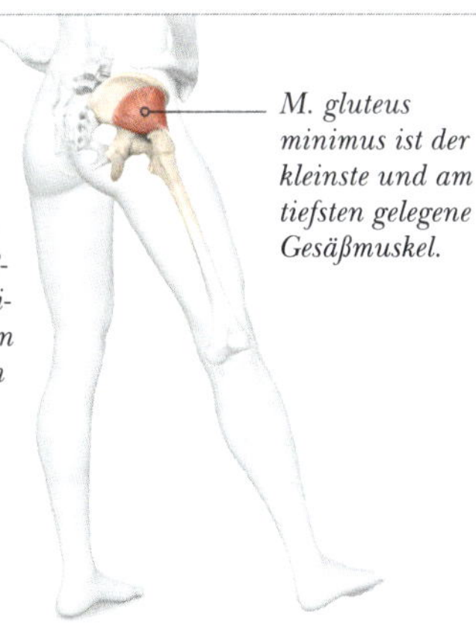


**M. GLUTEUS MINIMUS**
Unterstützt M. gluteus maximus bei der seitlichen Abduktion.

### Das **Gesäßmuskel**-Trio

Die Gesäßmuskeln sind die wichtigsten Akteure bei der Stabilisierung der Hüfte und der Krafterzeugung beim Gehen, Springen, Sprinten sowie beim Krafttraining. Mm. gluteus maximus, medius und minimus sind an der Hüftextension, der Außen- und Innenrotation der Beine und der Abduktion beteiligt (s. S. 50). Eine starke, funktionsfähige Gesäßmuskulatur kann Schmerzen im unteren Rücken lindern und erleichtert Alltagsbewegungen wie Stehen, Herumlaufen und Treppensteigen erheblich.

# WADEN-HEBEN

**Das stehende Wadenheben an der Maschine trainiert den Zwillingswadenmuskel und den Schollenmuskel** in ihrer Rolle als Plantarflexoren des Fußes sowie die Achillessehne. Die Kräftigung der Waden dient der Kniegesundheit.

## IM ÜBERBLICK

Positionieren Sie die Füße parallel oder leicht nach außen gedreht – je nachdem, wie es für Sie komfortabler ist – mit dem gesamten Ballen auf dem Fußbrett. Eine langsame und kontrollierte, technisch korrekte Ausführung ist wesentlich für den Trainingserfolg. Halten Sie die Spannung in den Beinmuskeln und beugen Sie die Knie leicht, um eine Hyperextension (Überstreckung) zu vermeiden.

Einsteiger absolvieren 4 Sätze mit 8–10 Wh.; Varianten finden Sie auf S. 84–85, andere Trainingsumfänge in den Programmen S. 201–214.

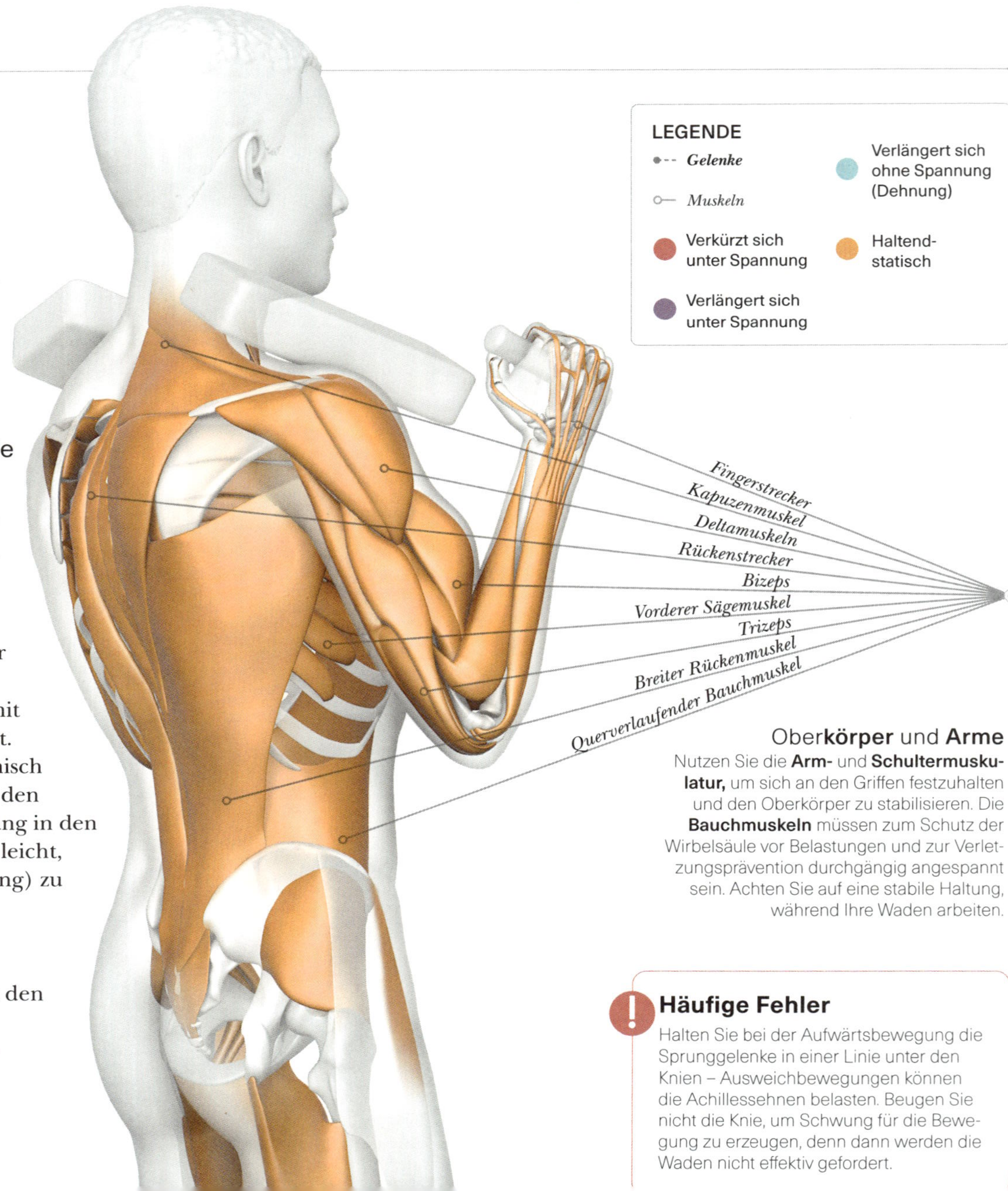


**LEGENDE**

- *Gelenke*
- *Muskeln*
- Verkürzt sich unter Spannung
- Verlängert sich unter Spannung
- Verlängert sich ohne Spannung (Dehnung)
- Haltend-statisch

### Oberkörper und Arme

Nutzen Sie die **Arm- und Schultermuskulatur,** um sich an den Griffen festzuhalten und den Oberkörper zu stabilisieren. Die **Bauchmuskeln** müssen zum Schutz der Wirbelsäule vor Belastungen und zur Verletzungsprävention durchgängig angespannt sein. Achten Sie auf eine stabile Haltung, während Ihre Waden arbeiten.

### Häufige Fehler

Halten Sie bei der Aufwärtsbewegung die Sprunggelenke in einer Linie unter den Knien – Ausweichbewegungen können die Achillessehnen belasten. Beugen Sie nicht die Knie, um Schwung für die Bewegung zu erzeugen, denn dann werden die Waden nicht effektiv gefordert.

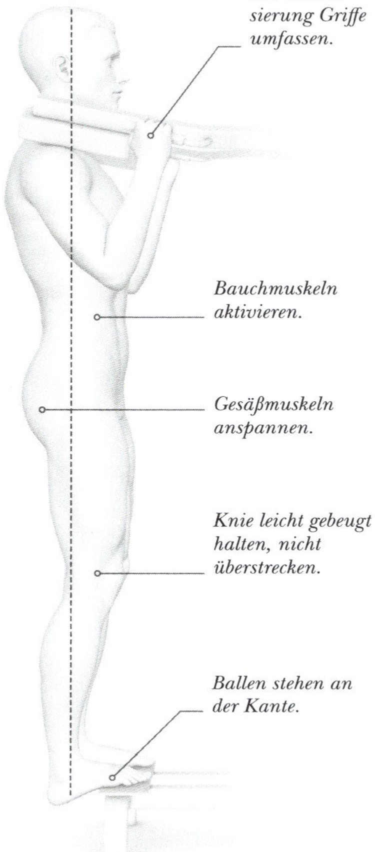


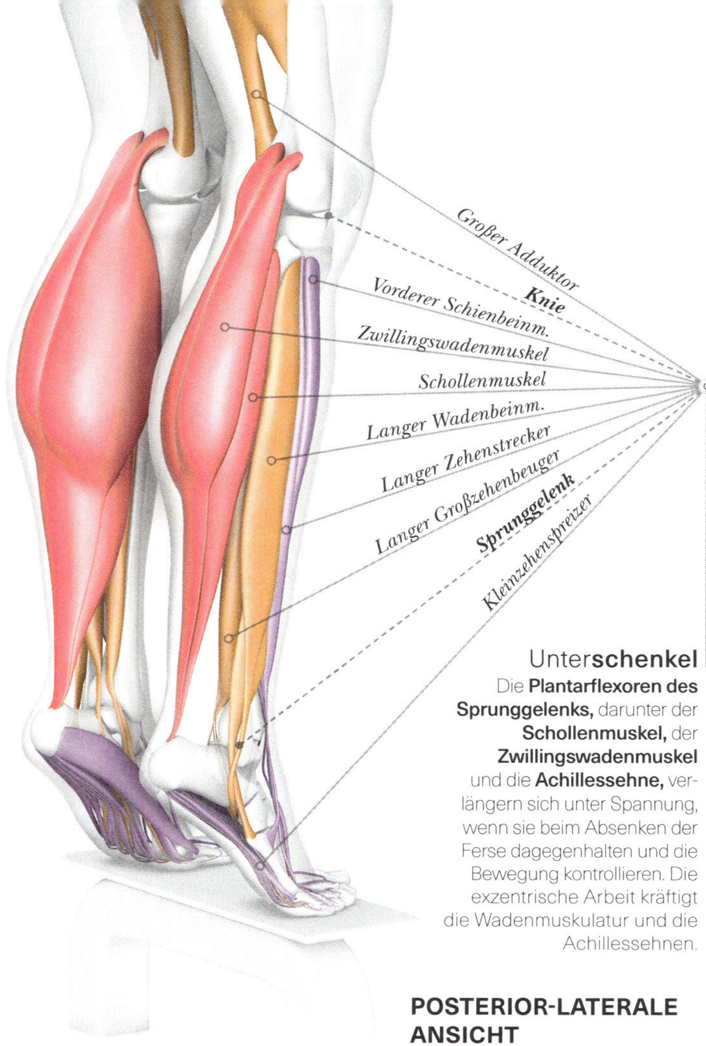


**Unterschenkel**
Die **Plantarflexoren des Sprunggelenks,** darunter der **Schollenmuskel,** der **Zwillingswadenmuskel** und die **Achillessehne,** verlängern sich unter Spannung, wenn sie beim Absenken der Ferse dagegenhalten und die Bewegung kontrollieren. Die exzentrische Arbeit kräftigt die Wadenmuskulatur und die Achillessehnen.

**POSTERIOR-LATERALE ANSICHT**

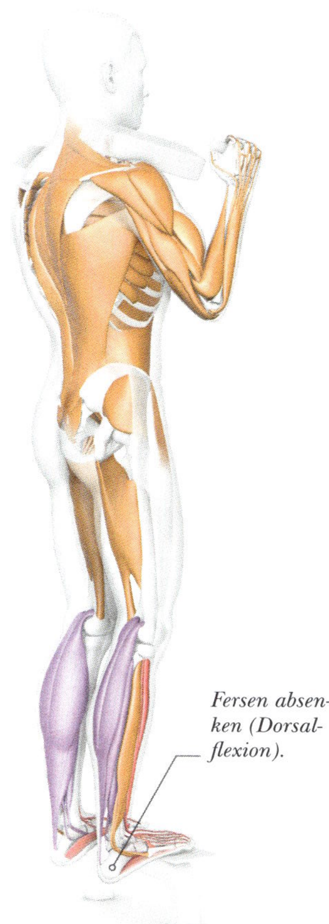


**VORBEREITUNG**
Gewicht einstellen, Schultern unter dem dafür vorgesehenen Polster positionieren und Fußballen hüftbreit an die Kante des Fußbretts stellen. Auf Rumpf- und Beckenstabilität achten. Fersen in die Ausgangsposition absenken.

**STUFE 1**
Mit der Einatmung Coremuskulatur stabilisieren. Beim Ausatmen Wadenmuskulatur kontrahieren, um durch langsames, kontrolliertes Anheben der Fersen in den Zehenstand zu kommen. Sprunggelenke und Knie bleiben in einer Linie.

**STUFE 2**
Beim Einatmen Fersen in einer gleichmäßigen, langsamen Bewegung so weit wie möglich absenken. Unten 1–2 Sekunden innehalten, um die passive Spannung in den Achillessehnen zu lösen. Im Atemrhythmus Stufen 1 und 2 wiederholen.

# » VARIANTEN

Die Kräftigung der Waden dient der Gesundheit und der Stabilität der Knie. Wie die Grundübung sprechen auch diese Varianten Zwillingswaden- und Schollenmuskel an und beanspruchen die Achillessehne.

**LEGENDE**
- Primäre Zielmuskulatur

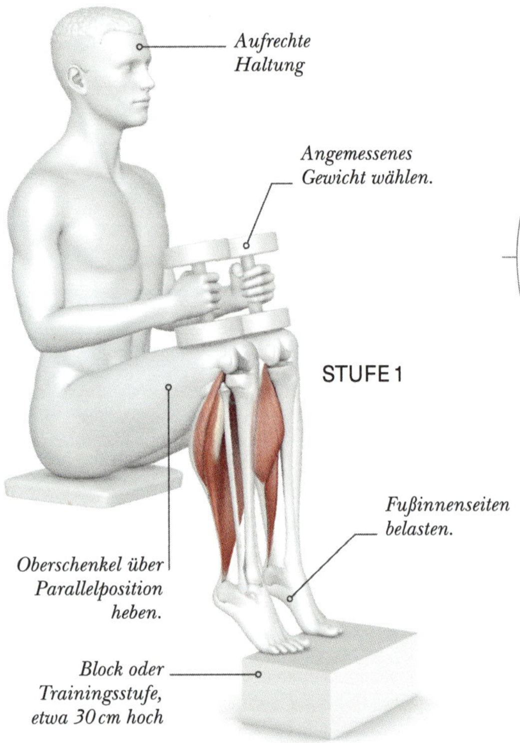


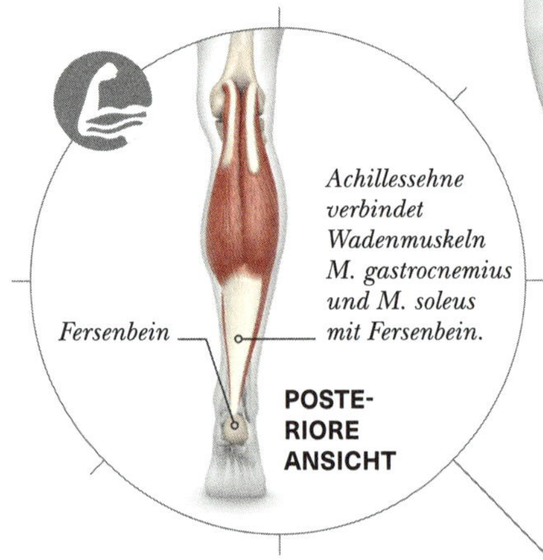


### Achillessehne

Die Achillessehne sorgt für die flexible Kraftübertragung zum Fuß, ist an der Plantarflexion beteiligt (s. S. 51) und fungiert als Stoßdämpfer. Beim Gehen und Laufen wirken auf diese starke Sehne Kräfte bis zum Zehnfachen unseres Körpergewichts.

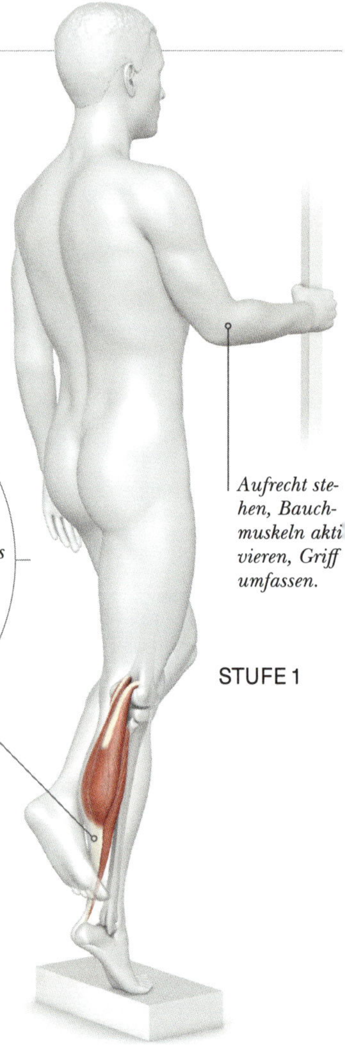


## WADENHEBEN **SITZEND**

Bei der sitzenden Variante wird der Schollenmuskel (M. soleus) stärker beansprucht als der Zwillingswadenmuskel (M. gastrocnemius), weil die Knie gebeugt sind. Die Übung kann zu Hause wie im Studio ausgeführt werden.

**VORBEREITUNG**
Aufrecht hinsetzen und die Fußballen hüftbreit auf einem Block oder einer Trainingsstufe positionieren. Die Kurzhanteln auf den Knien abstellen.

**STUFE 1**
Einatmen und Coremuskeln aktivieren. Beim Ausatmen durch Kontraktion der Wadenmuskeln Fersen heben und Sprunggelenke kontrolliert nach vorn bewegen.

**STUFE 2**
Einatmen und Fersen langsam senken. Sprunggelenke durchgängig in einer Linie mit den Knien ausrichten. Unten pausieren. Stufen 1 und 2 wiederholen.

## WADENHEBEN **EINBEINIG**

Für die unilaterale Variante benötigen Sie keine zusätzlichen Gewichte – das Körpergewicht bietet einen ausreichend großen Widerstand. Trainieren Sie beide Beine mit gleicher Wiederholungszahl.

**VORBEREITUNG**
Aufrechter Stand. Einen Ballen auf der Trainingsstufe positionieren, das andere Bein um die Rückseite des aktiven legen. Hüfte in die Ausgangsposition absenken.

**STUFE 1**
Einatmen und Coremuskeln aktivieren. Beim Ausatmen durch Kontraktion der Wadenmuskeln Ferse heben. Bei Gleichgewichtsproblemen abstützen.

**STUFE 2**
Einatmen und Ferse kontrolliert senken; der Belastungsschwerpunkt liegt auf der Fußinnenseite. Untere Position kurz halten, dann Stufen 1 und 2 wiederholen.

*Das **Waden**training **kräftigt** die Unterschenkelmuskulatur und lässt sie **wachsen.** Zudem fördert es die **Kniestabilität.***

## AN DER BEINPRESSE

Diese Variante ahmt die Bewegung des Wadenhebens nach, jedoch in einer stabileren Ausgangshaltung und ohne die Wirbelsäule zu belasten. Sie eignet sich für alle, die sich beim stehenden Wadenheben am Gerät unwohl fühlen oder Probleme mit dem Gleichgewicht haben.

### Dorsalflexion und Plantarflexion

Die Sprunggelenksmuskulatur arbeitet bei der Dorsal- und Plantarflexion des Fußes. Gemeinsam mit der Fußmuskulatur stabilisiert sie den Gang und sorgt für eine reibungslose Funktion von Fuß- und Sprunggelenk. Ein angemessenes Training der Unterschenkelmuskulatur fördert gesunde Bewegungsmuster und wirkt langfristig vorbeugend gegen Verletzungen.

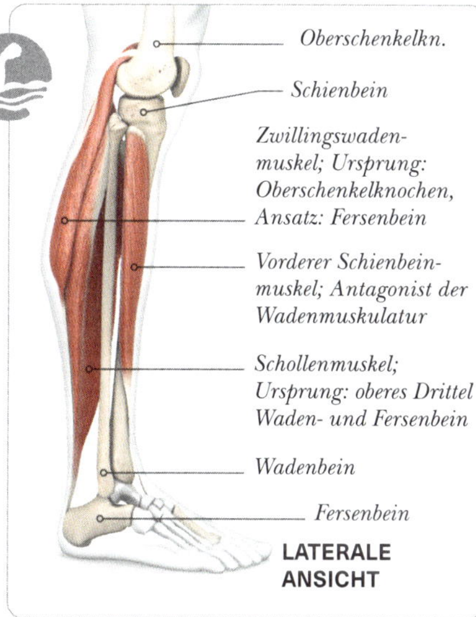


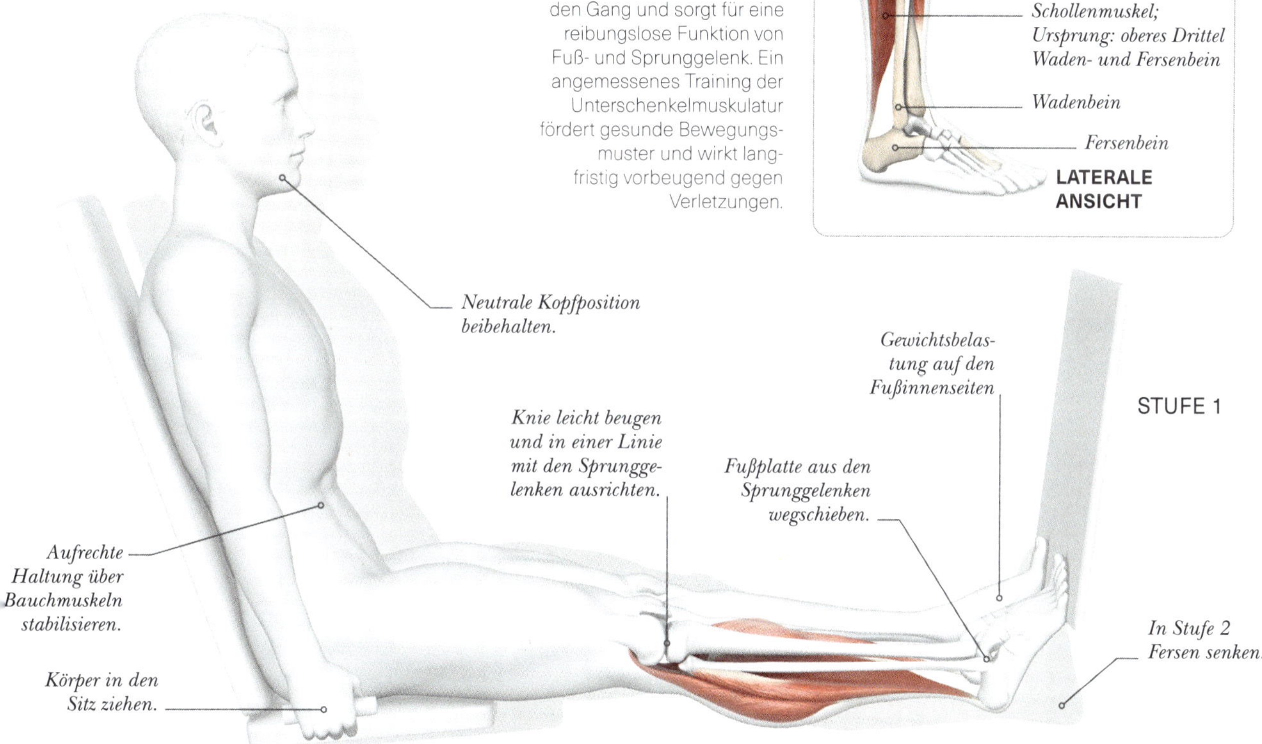


**VORBEREITUNG**
Gewicht einstellen und aufrecht hinsetzen. Ballen hüftbreit auf der Fußplatte positionieren, Fersen senken.

**STUFE 1**
Einatmen, Core aktivieren und Körper auf dem Sitz nach unten ziehen. Beim Ausatmen Ballen gegen die Platte drücken; die Fersen heben sich.

**STUFE 2**
Bei der Einatmung Fersen kontrolliert in die Ausgangsposition senken. Untere Position kurz halten, dann Stufen 1 und 2 wiederholen.

# KREUZHEBEN KLASSISCH

**Diese Übung trainiert die Muskeln der unteren Körperhälfte** und fordert zahlreiche Muskelgruppen des Oberkörpers. Die Hüftstreckung kräftigt Gesäß und ischiocrurale Muskulatur, die Kniestreckung den Quadrizeps. Üben Sie für eine sichere Ausführung den Bewegungsablauf, bevor Sie das Gewicht steigern.

## IM ÜBERBLICK

Sie benötigen eine Langhantel mit Full-Size- oder Bumper-Plates (Hantelscheiben aus Kunststoff oder Gummi). Generieren Sie die Kraft für die Hebebewegung mit der Quadrizeps-, Gesäß- und ischiocruralen Muskulatur. Achten Sie beim Absenken auf eine kontrollierte Ausführung.

Einsteiger absolvieren 4 Sätze mit 8–10 Wh.; Varianten finden Sie auf S. 88–89, andere Trainingsumfänge in den Programmen S. 201–214.

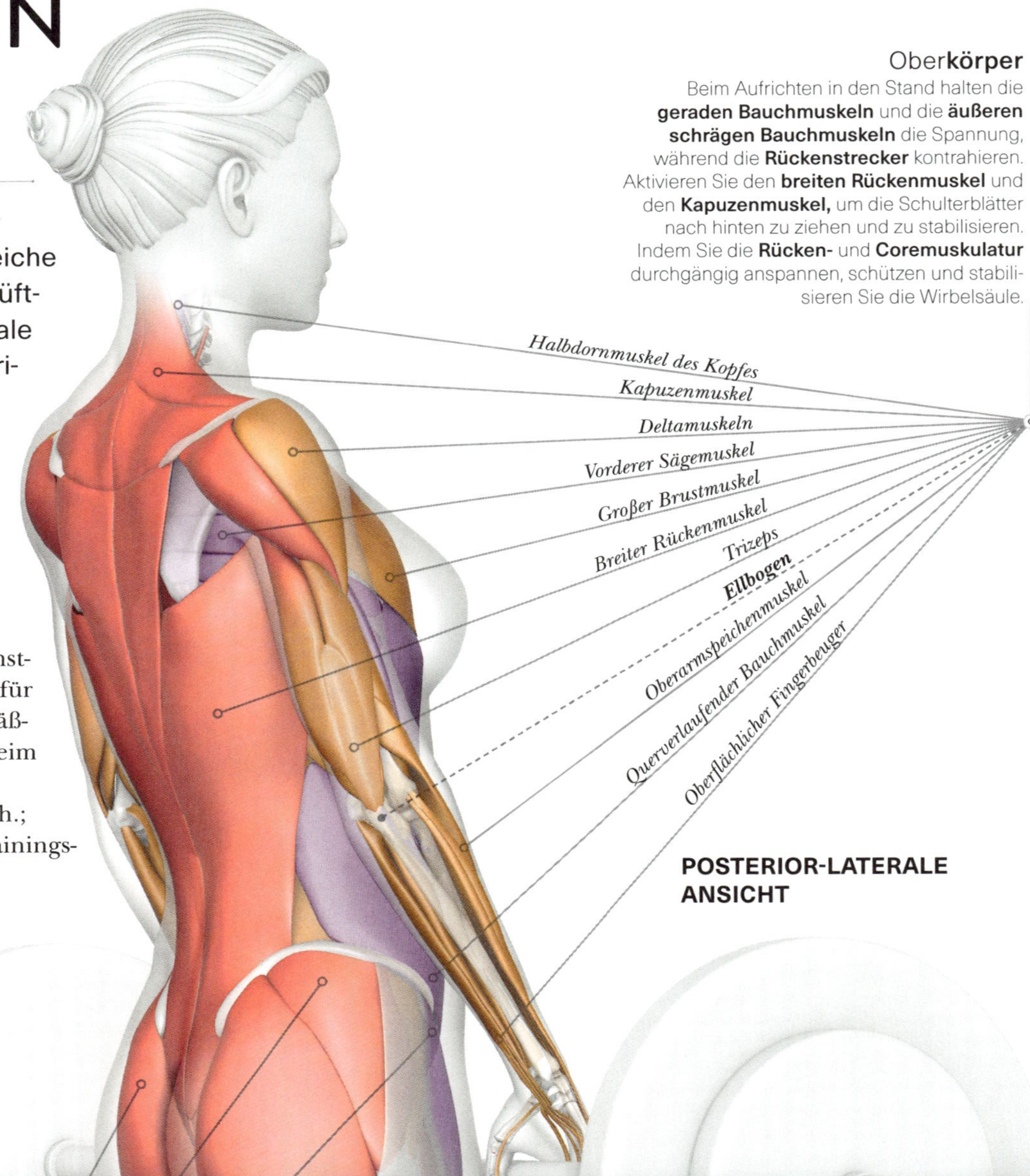


POSTERIOR-LATERALE ANSICHT

### Oberkörper

Beim Aufrichten in den Stand halten die **geraden Bauchmuskeln** und die **äußeren schrägen Bauchmuskeln** die Spannung, während die **Rückenstrecker** kontrahieren. Aktivieren Sie den **breiten Rückenmuskel** und den **Kapuzenmuskel,** um die Schulterblätter nach hinten zu ziehen und zu stabilisieren. Indem Sie die **Rücken-** und **Coremuskulatur** durchgängig anspannen, schützen und stabilisieren Sie die Wirbelsäule.

**Häufige Fehler**

Die Coremuskulatur nicht anzuspannen und den Oberkörper bei der Ausführung nicht zu stabilisieren kann Schmerzen im unteren Rücken verursachen. Beginnen Sie mit niedrigem Gewicht

Bei der Hüftstreckung arbeiten **Quadrizeps, Gesäßmuskeln** und der **rumpfnahe Teil der ischiocruralen Muskulatur** konzentrisch, während der **rumpfferne Anteil** sich verlängert, um die Kniestreckung zu ermöglichen. Die nötige Kraft, um das Gewicht zu heben, kommt aus den **Hüft-** und **Kniestreckern.** Um die Beine zu aktivieren, stellen Sie sich vor, den Boden vom Körper wegzudrücken.

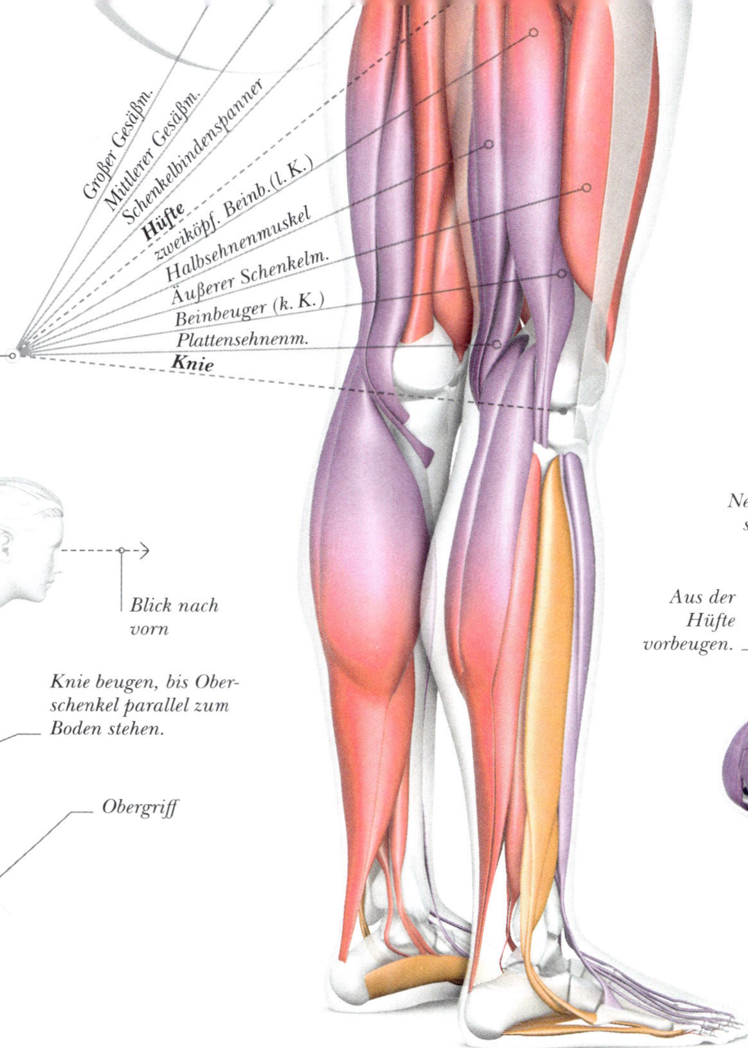


**LEGENDE**

- Gelenke
- Muskeln
- Verkürzt sich unter Spannung
- Verlängert sich unter Spannung
- Verlängert sich ohne Spannung (Dehnung)
- Haltend-statisch

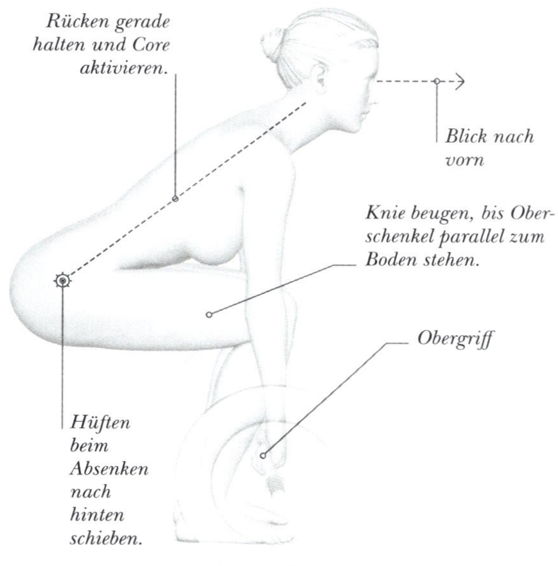


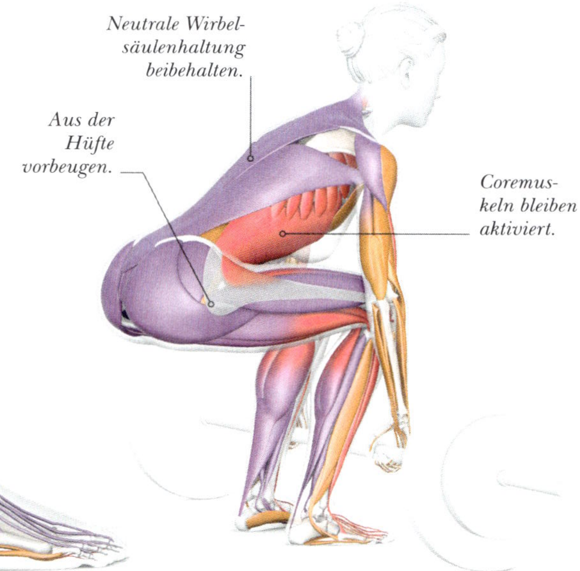


**VORBEREITUNG**
Mittig über der Hantelstange positionieren. Die Füße stehen schulterbreit und zeigen leicht nach außen. Beim Aufnehmen der Hantel Hüfte nach hinten schieben und Knie beugen; die Schienbeine bewegen sich zur Stange. Oberen Rücken anspannen, Schultern nach hinten ziehen; die Wirbelsäule bleibt neutral.

**STUFE 1**
Beim Einatmen Oberkörper und Coremuskulatur aktivieren. Aus dem Quadrizeps gegen den Boden stemmen und beim Erreichen der oberen Position Hüfte nach vorn schieben; dabei ausatmen. Kurz innehalten und stabilisieren.

**STUFE 2**
Durch Beugen der Hüfte Hantel kontrolliert in die Ausgangsposition absenken. Der Kopf bleibt in neutraler Position, der Blick nach vorn gerichtet. Atmung und Gleichgewicht kontrollieren. Stufen 1 und 2 wiederholen.

# » VARIANTEN

Der Bewegungsablauf des Kreuzhebens ist Bestandteil diverser Trainingsprogramme, weil er so viele verschiedene Muskeln trainiert: Die hier vorgestellten Varianten beanspruchen die Gesäßmuskeln, den Quadrizeps, die Rückenstrecker, die Muskeln des oberen Rückens und die Rumpfmuskulatur.

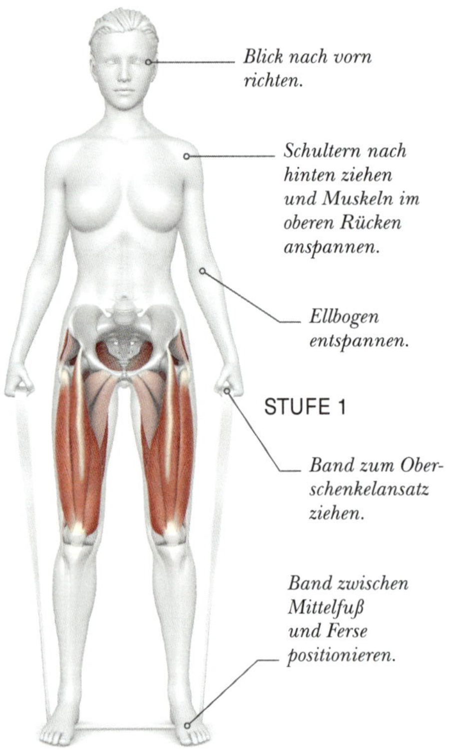


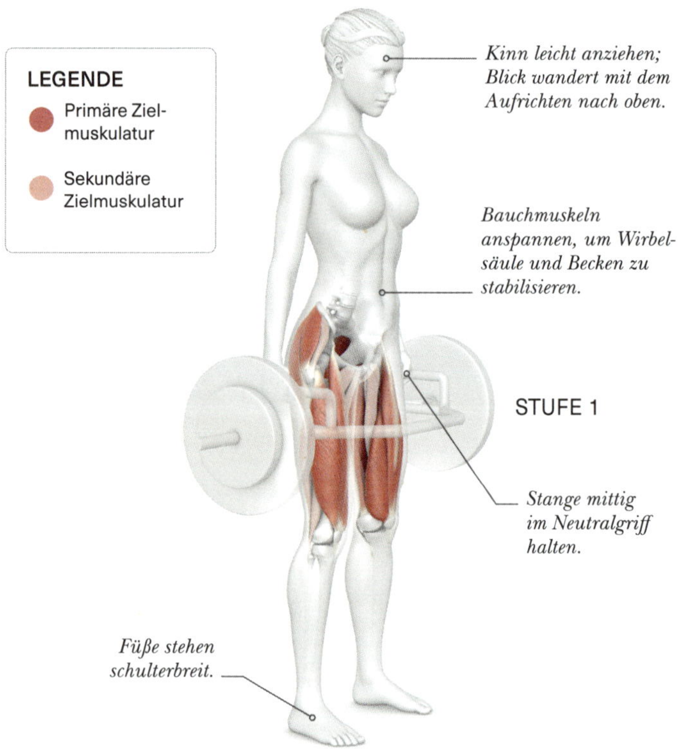


## KREUZHEBEN **MIT BAND**

Die Variante beansprucht dieselben Muskeln wie die Grundübung, aber Sie führen die Bewegung gegen den Widerstand des Bandes aus. Zur Intensitätssteigerung kombinieren Sie das Widerstandsband mit Kurzhanteln.

**VORBEREITUNG**
Ein Widerstandsband der geeigneten Stärke wählen (s. S. 47) und schulterbreit darauf stellen. Hüfte und Knie beugen; die Bandenden auf Kniehöhe halten.

**STUFE 1**
Einatmen und Coremuskeln aktivieren. Ausatmen, aus der Quadrizepsmuskulatur vom Boden wegdrücken und die Hüfte nach vorn schieben.

**STUFE 2**
Hüfte beugen, um in die Ausgangsposition zurückzukehren. Blick nach vorn richten; Spannung gegen den Widerstand halten. Stufen 1 und 2 wiederholen.

## KREUZHEBEN **MIT RAHMENHANTEL**

Mit einer Rahmenhantel (auch Trap- oder Hex-Bar genannt) halten Sie das Gewicht sicher mittig und schonen Ihre Handgelenke. Spannung baut sich vor allem in den Quadrizepsmuskeln auf, die Gesäßmuskulatur wird gefordert.

**VORBEREITUNG**
Rahmenhantel beladen und hineinsteigen. Füße leicht nach außen drehen. Hüfte nach hinten schieben, um in die Kniebeuge zu gehen und die Hantel aufzunehmen.

**STUFE 1**
Einatmen, Core aktivieren und mit der Ausatmung Hüfte kraftvoll nach vorn schieben, um in den aufrechten Stand zu kommen. Die Hantel wandert senkrecht nach oben.

**STUFE 2**
Hüfte nach hinten schieben, um in die Ausgangsposition zurückzukehren. Die Schultern bleiben hinten, der Blick bleibt nach vorn gerichtet. Stufen 1 und 2 wiederholen.

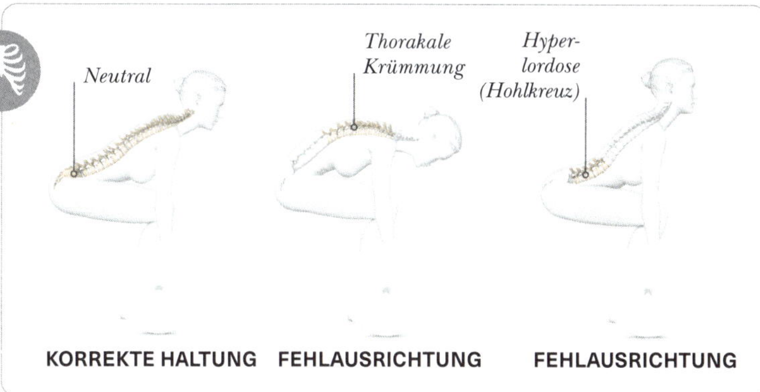


## Wirbelsäulen**ausrichtung**

Beim Ausführen der Kreuzhebebewegung ist es wesentlich, die neutrale Wirbelsäulenposition beizubehalten, also den Rücken weder zu krümmen, noch ins Hohlkreuz zu gehen. Indem Sie die Bauchmuskeln anspannen, stabilisieren Sie Wirbelsäule und Hüften und schützen den unteren Rücken.

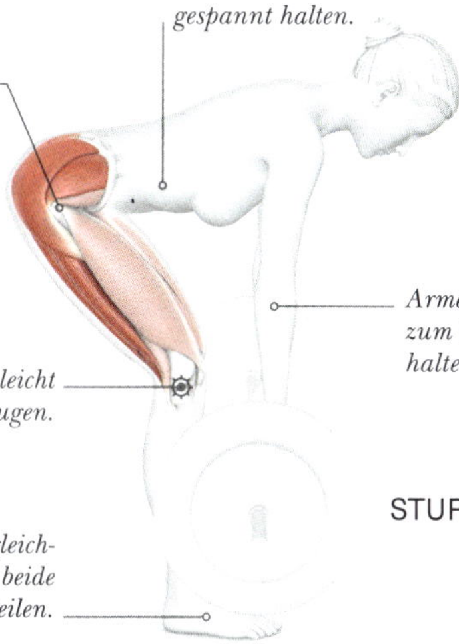


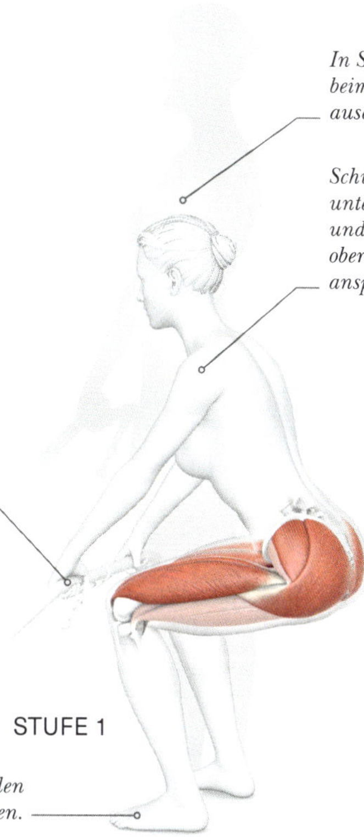


## RUMÄNISCHES KREUZHEBEN

Bei dieser Variante beginnen Sie im aufrechten Stand und beugen dann die Hüften. Ischiocrurale Muskulatur und Gesäßmuskeln kontrollieren als Hüftgelenksextensoren die Bewegung; der Quadrizeps spielt nur eine Nebenrolle.

**VORBEREITUNG**
Schulterbreit vor der Langhantel aufstellen. Stange in bequemer Breite halten. Coremuskeln anspannen und nach oben und in den aufrechten Stand schieben.

**STUFE 1**
Einatmen und Hüfte nach hinten in die maximale Beugung schieben. Exzentrische Absenkphase durch aktivierten Core kontrollieren. Kopfhaltung neutral.

**STUFE 2**
Mit der Ausatmung in die aufrechte Ausgangsposition zurückkehren: Beine in den Boden stemmen und Hüfte nach vorn schieben. Stufen 1 und 2 wiederholen.

## KREUZHEBEN AM KABELZUG

Bei der Ausführung am Kabelzug fühlt sich die Belastung ein wenig anders an als beim klassischen Kreuzheben. Sie gehen aus dem aufrechten Stand in die Kniebeuge. Beginnen Sie mit geringem Gewicht und steigern Sie langsam.

**VORBEREITUNG**
Mit dem Gesicht zur Kabelzugmaschine positionieren, Zugstange aufnehmen und zurücktreten. Im schulterbreiten Stand Füße leicht nach außen drehen.

**STUFE 1**
Einatmen und Hüfte kontrolliert nach hinten in die maximale Beugung schieben. Kopfhaltung bleibt neutral. Spannung im Core halten.

**STUFE 2**
In der Endposition Hüfte kraftvoll nach vorn schieben, Beine in den Boden stemmen und beim Ausatmen in die Startposition zurückkehren. Stufen 1 und 2 wiederholen.

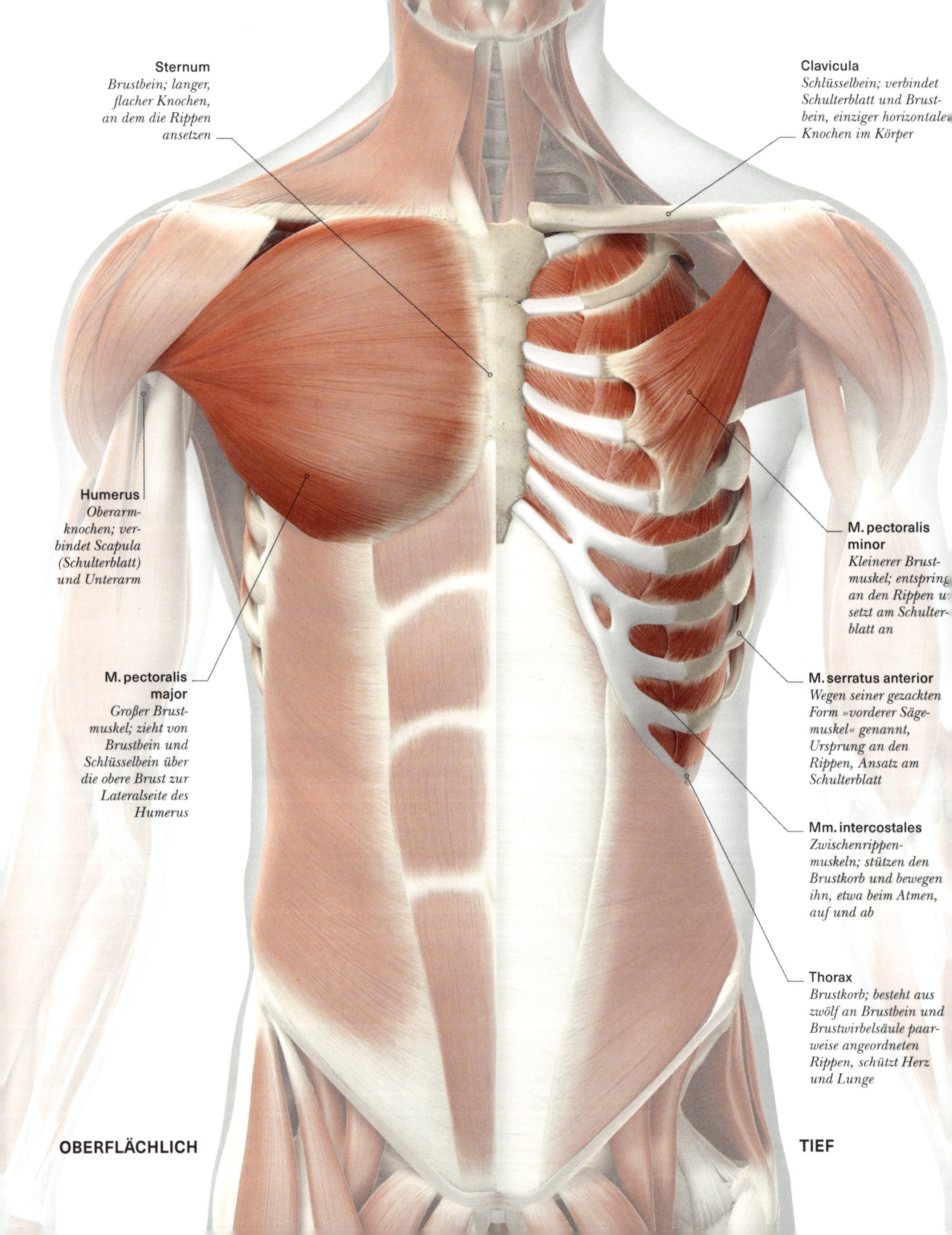

Sternum
Brustbein; langer, flacher Knochen, an dem die Rippen ansetzen
Clavicula
Schlüsselbein; verbindet Schulterblatt und Brustbein, einziger horizontaler Knochen im Körper
Humerus
Oberarmknochen; verbindet Scapula (Schulterblatt) und Unterarm
M. pectoralis minor
Kleinerer Brustmuskel; entspring an den Rippen u setzt am Schulterblatt an
M. pectoralis major
Großer Brustmuskel; zieht von Brustbein und Schlüsselbein über die obere Brust zur Lateralseite des Humerus
M. serratus anterior
Wegen seiner gezackten Form »vorderer Sägemuskel« genannt, Ursprung an den Rippen, Ansatz am Schulterblatt
Mm. intercostales
Zwischenrippenmuskeln; stützen den Brustkorb und bewegen ihn, etwa beim Atmen, auf und ab
Thorax
Brustkorb; besteht aus zwölf an Brustbein und Brustwirbelsäule paarweise angeordneten Rippen, schützt Herz und Lunge
OBERFLÄCHLICH
TIEF

# BRUST

**Die wichtigsten der an Bewegungen im Brustbereich beteiligten Muskeln sind der große Brustmuskel (M. pectoralis major), der der Brust ihre Form gibt, der von ihm bedeckte kleinere Brustmuskel (M. pectoralis minor), der vom Brustkorb zur Scapula zieht, und der ebenfalls tief liegende vordere Sägemuskel (M. serratus anterior) mit Ursprung am Brustkorb.**

Der Wirkungsbereich des M. pectoralis major erstreckt sich rund um das Schultergelenk; er ermöglicht im Rumpf einen großen Bewegungsumfang. M. pectoralis minor unterstützt mit dem M. serratus anterior die Protraktion, also die Vorwärtsbewegung der Schulter beim Drücken und bei fliegenden Bewegungen (Flys). Beim Latziehen ist er am Herunterdrücken der Schulter beteiligt.

Im Training ziehen die Brustmuskeln den Oberarm vor der Brust Richtung Körpermitte.

- **Beim horizontalen Drücken** wie dem Bankdrücken nutzen wir die Brustmuskeln mit Unterstützung der Deltamuskeln und des Trizeps, um die Bewegung zu vollenden. Daher ist bei der Ausführung die Konzentration darauf, wie drückende Bewegung und Antriebsbewegung am besten zusammenwirken, hilfreicher, als nur daran zu denken, wie sich das Gewicht in die Endposition befördern lässt.
- **Bei Flys** wirken Deltamuskeln und Trizeps ebenfalls unterstützend, aber zu einem weit geringeren Grad. Stellen Sie sich bei Absolvieren von Flys vor, wie Sie die Oberarme nach vorn zum Brustbein schieben, statt an das Zueinanderführen der Hanteln zu denken.

Inhalt


| | |
|---|---|
| Langhantel-Bankdrücken | **92** |
| *Varianten:* | **94** |
| Bankdrücken im engen Griff | |
| Schrägbankdrücken | |
| Liegestütz | |
| Kurzhantel-Bankdrücken | **96** |
| *Varianten:* | **98** |
| Bankdrücken einarmig | |
| Schrägbankdrücken | |
| Brustdrücken mit Band | |
| Flys von oben am Kabelzug | **100** |
| *Varianten:* | **102** |
| Flys von oben mit Band | |
| Flys horizontal am Kabelzug | |
| Flys von unten am Kabelzug | |
| Flys am Gerät | **104** |
| Kurzhantel-Flys | **106** |


» *Beim **Brustmuskeltraining** geht es darum, das Gewicht aus den Oberarmen hochzu**drücken** und abzu**senken**.* «

# LANGHANTEL-BANKDRÜCKEN

**STUFE 1**
Einatmen und zur Stabilisierung des Core Bauchmuskeln anspannen. Muskeln im oberen Rücken aktivieren und Ellbogen beugen, um Gewicht kontrolliert zur Brust abzusenken. Die Stange wandert dabei von der Brustmitte zum unteren Brustbein; kurz vor der Brust stoppen oder Brust leicht berühren.

**Bei dieser klassischen Brustübung** heben und senken Sie in Rückenlage eine Langhantel über der Brust. Die drückende Bewegung dominiert: Sie trainiert die Muskulatur in Brust und Schultern sowie den Trizeps.

## IM ÜBERBLICK

Für das Bankdrücken benötigen Sie ein Rack. Platzieren Sie es 15–20 cm hinter der Langhantel, um diese leicht hinein- bzw. hinausheben zu können. Stellen Sie das Rack auf eine Höhe ein, aus der Sie die Hantel problemlos aufnehmen können.

Einsteiger absolvieren 4 Sätze mit 8–10 Wh.; Varianten finden Sie auf S. 94–95, andere Trainingsumfänge in den Programmen S. 201–214.

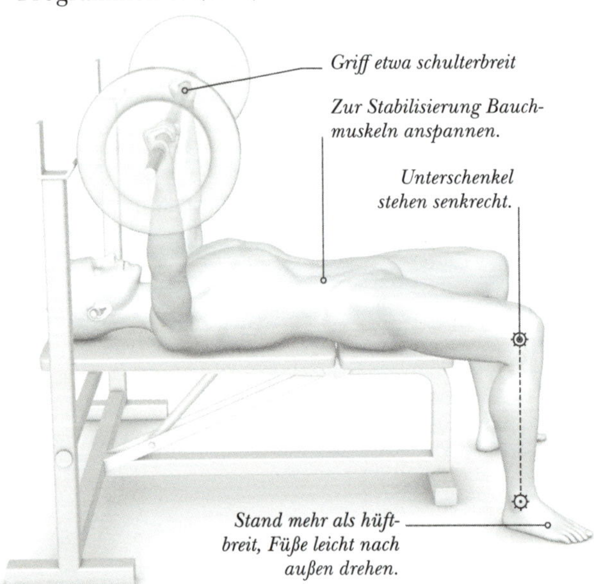


**VORBEREITUNG**
Langhantel im Rack über der Bank positionieren. In Rückenlage begeben; das Gesäß liegt auf der Bank auf, die Füße stehen flach auf dem Boden. Stange im Obergriff fassen und gerade nach oben heben. Der Kopf bleibt in neutraler Haltung.

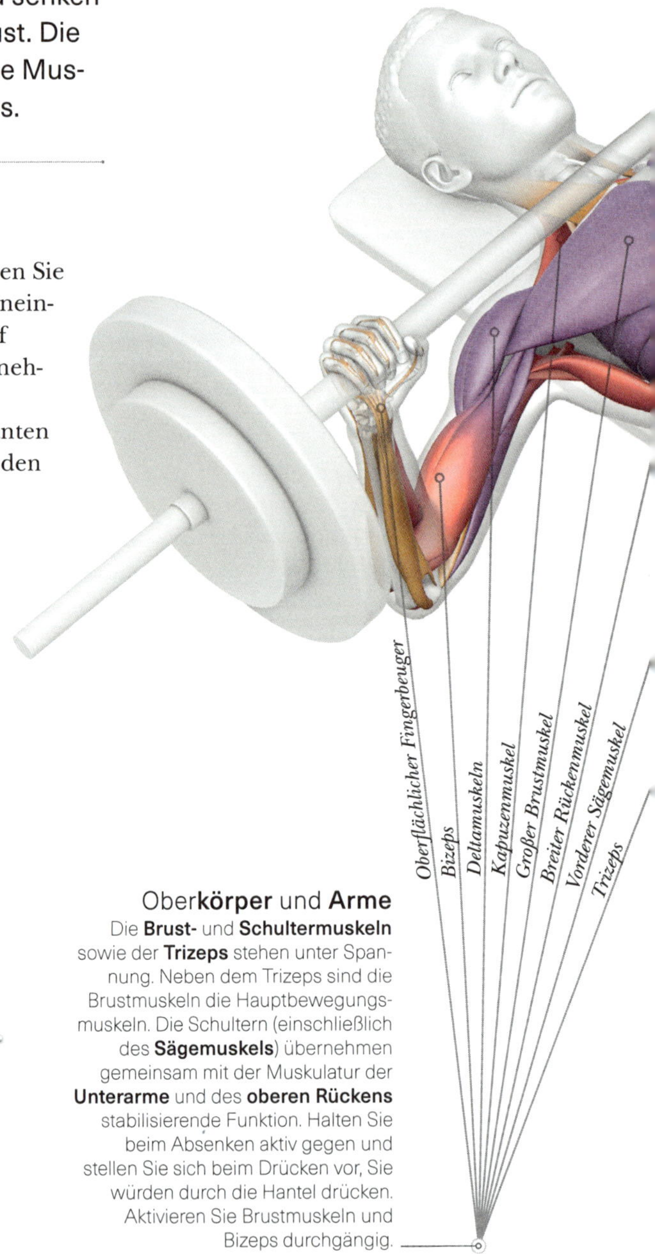


### Ober**körper** und **Arme**

Die **Brust-** und **Schultermuskeln** sowie der **Trizeps** stehen unter Spannung. Neben dem Trizeps sind die Brustmuskeln die Hauptbewegungsmuskeln. Die Schultern (einschließlich des **Sägemuskels**) übernehmen gemeinsam mit der Muskulatur der **Unterarme** und des **oberen Rückens** stabilisierende Funktion. Halten Sie beim Absenken aktiv gegen und stellen Sie sich beim Drücken vor, Sie würden durch die Hantel drücken. Aktivieren Sie Brustmuskeln und Bizeps durchgängig.

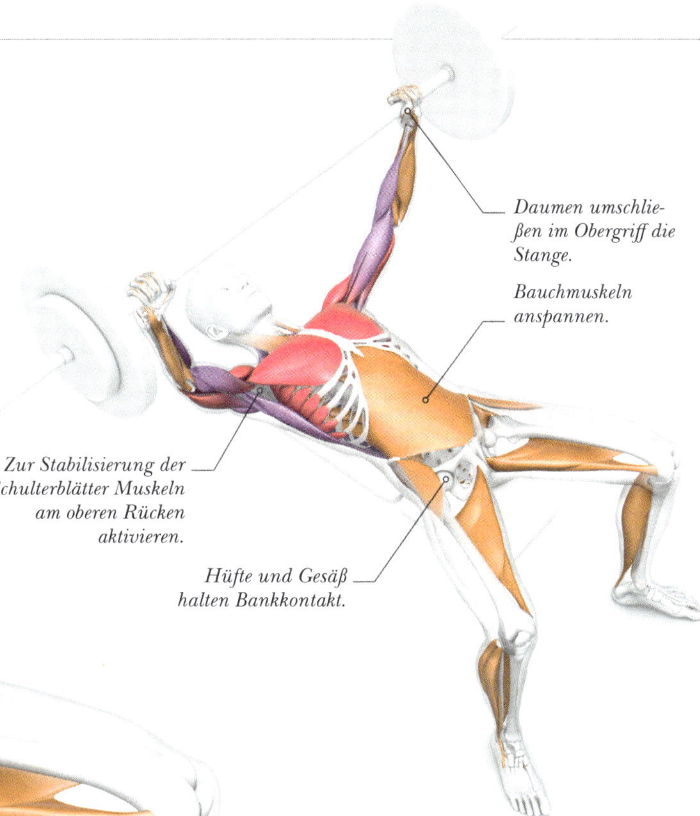


SUPERIOR-ANTERIOR-LATERALE ANSICHT

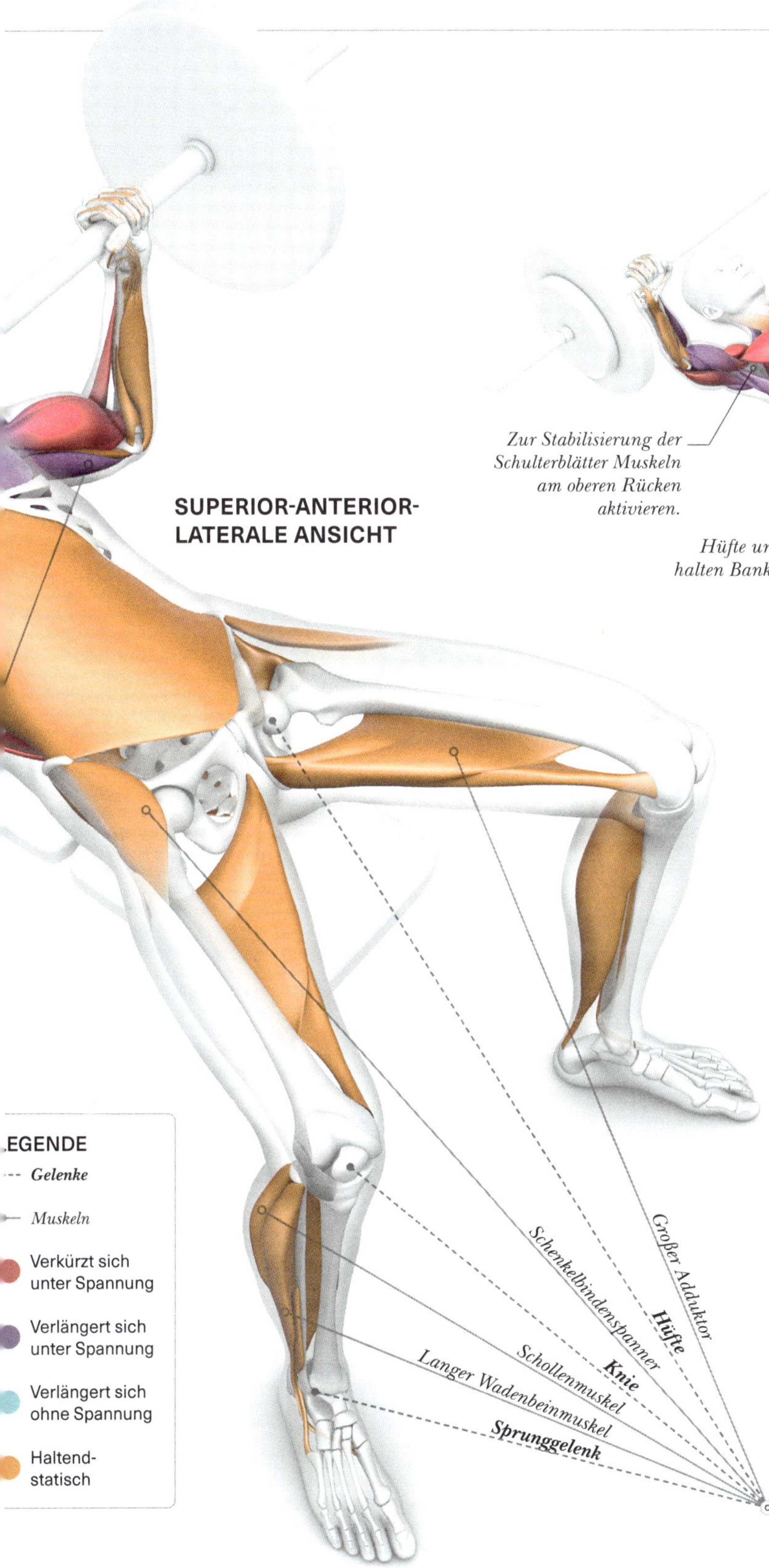


**STUFE 2**
Bauchmuskeln weiterhin aktivieren. Brustmuskeln und Trizeps anspannen, um die Ellbogen zu strecken. Stange mit der Ausatmung weg von der Brust, zurück in die Ausgangsposition bewegen. Obere Position 1 Sekunde halten, Atmung kontrollieren. Stufen 1 und 2 wiederholen.

## Häufige Fehler

Kontrollieren Sie den Bewegungspfad, sodass die Ellbogen oben nicht durchgestreckt sind und die Stange in der unteren Position nicht auf die Brust prallt.

## Beine

Die **Beinmuskulatur** sorgt für stabilen Kontakt zum Boden und unterstützt die Ausführung der Übung durch Schub. Durch die Muskelspannung und den Bodenkontakt kann der Oberkörper mehr Kraft erzeugen, und Sicherheit ist auch bei größeren Lasten gewährleistet.

# VARIANTEN

Das Bankdrücken ist sehr beliebt, weil es viele Muskeln auf einmal trainiert (Brust, Deltamuskeln, Bizeps). Tatsächlich bietet es ein Work-out für den ganzen Körper, da Core, Rücken und Beine ebenfalls beteiligt sind und die Arbeit der Muskeln in Oberkörper und Armen unterstützen. Der Kraftaufbau im Oberkörper ist auch in Sportarten wie Sprinten, Fußball und Tennis förderlich.

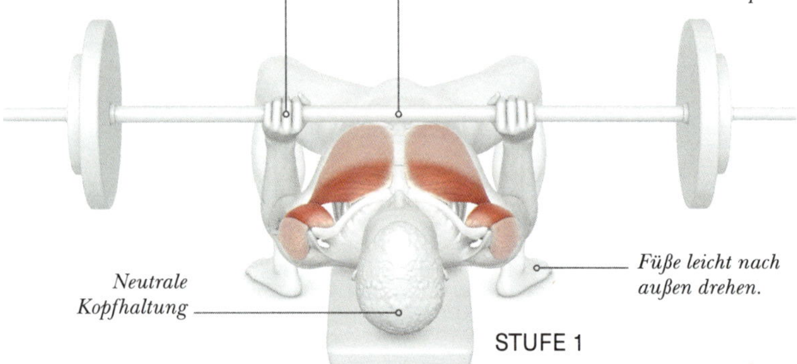


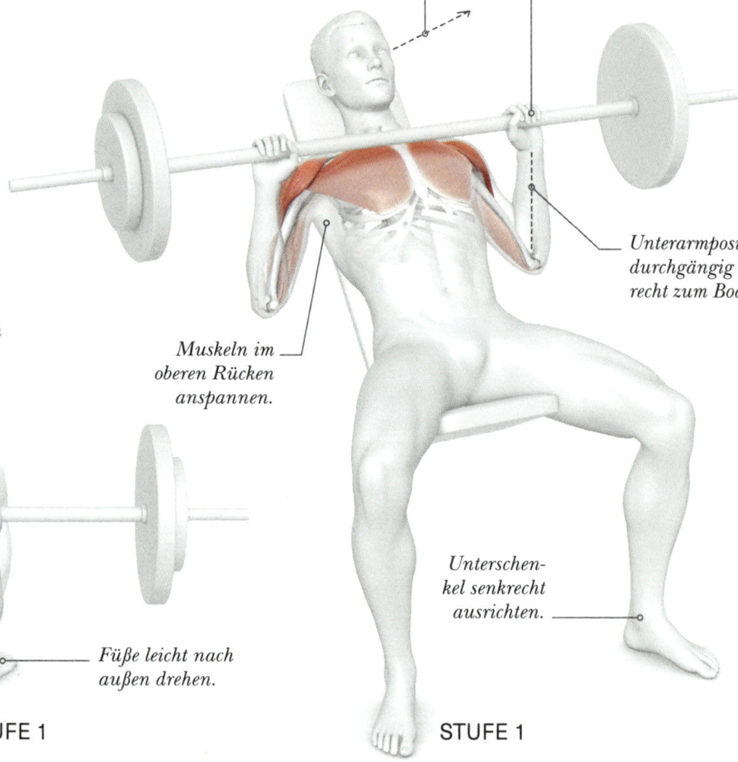


## BANKDRÜCKEN **IM ENGEN GRIFF**

Bei dieser Variante des Langhantel-Bankdrückens liegt durch die etwas engere Griffweite der Fokus auf dem Trizeps. Sollte die Ausführung in den Gelenken schmerzen, ersetzen Sie sie die Übung durch die Kurzhantel-Variante (S. 96–97).

**VORBEREITUNG**
Aufbau und Grundhaltung wie auf S.92–93 beschrieben. Hantel schulterbreit im Obergriff halten und auf Augenhöhe anheben.

**STUFE 1**
Einatmen und Bauchmuskeln anspannen. Arme im Ellbogen beugen und Stange kontrolliert bis kurz vor die oder zur Brust senken.

**STUFE 2**
Beim Ausatmen Brustmuskeln und Trizeps anspannen, Ellbogen strecken und Hantel nach oben in die Ausgangsposition führen. Stufen 1 und 2 wiederholen.

## SCHRÄGBANKDRÜCKEN

Durch die leichte Aufrichtung spricht diese Variante die mittlere und obere Brustmuskulatur stärker an, trainiert aber auch Schultern und Trizeps. Stellen Sie die Schrägbank auf ungefähr 45° ein. Der Bewegungsablauf ähnelt dem bei der Grundübung.

**VORBEREITUNG**
Mit der Hantel auf dem Schoß auf der Schrägbank nach hinten lehnen. Dann Gewicht über dem Kopf nach oben drücken; die Arme stehen senkrecht zum Boden.

**STUFE 1**
Beim Einatmen Bauchmuskeln und Muskeln im oberen Rücken anspannen. Arme im Ellbogen beugen und beim Absenken des Gewichts zur Brust gegenhalten.

**STUFE 2**
Brustmuskeln und Trizeps anspannen, um Ellbogen zu strecken, und mit der Ausatmung die Hantel zurück in die Ausgangsposition heben. Stufen 1 und 2 wiederholen.

## Arbeits**intensität**

Liegestütze sind eine wunderbare Eigengewichtsvariante des Bankdrückens, die den gesamten Körper fordert. Beim herkömmlichen Liegestütz sind die Füße am Boden, und Sie stemmen 64 Prozent Ihres Körpergewichts. Mit einer um 30 cm erhöhten Fußposition erhöht sich die Trainingslast auf 70 Prozent des Körpergewichts – eine einfache Möglichkeit, eine effektive Progression zu erzielen.

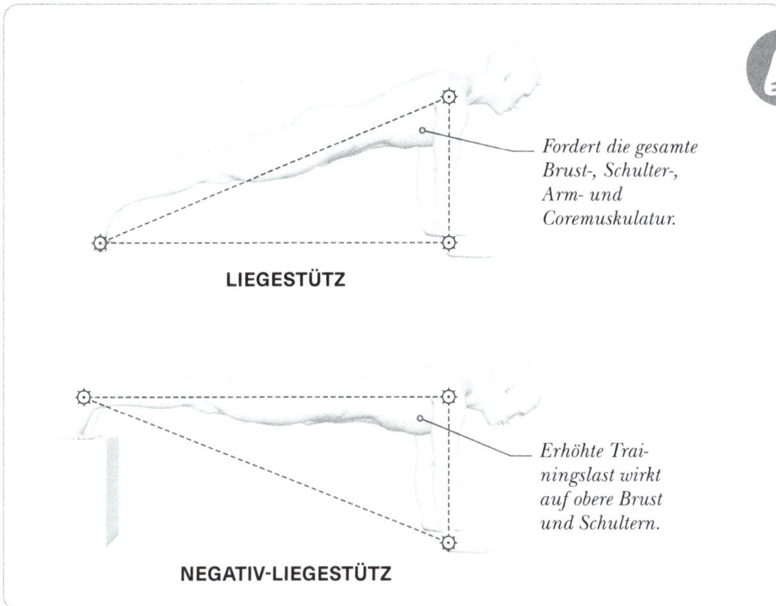


**LEGENDE**

- Primäre Zielmuskulatur
- Sekundäre Zielmuskulatur

## LIEGESTÜTZ

Den Liegestütz können Sie jederzeit und überall ausführen. Sie absolvieren dieselbe Bewegung wie beim Bankdrücken und fordern dieselben Muskeln – nur dass Sie in Brustlage und mit Ihrem Körpergewicht trainieren.

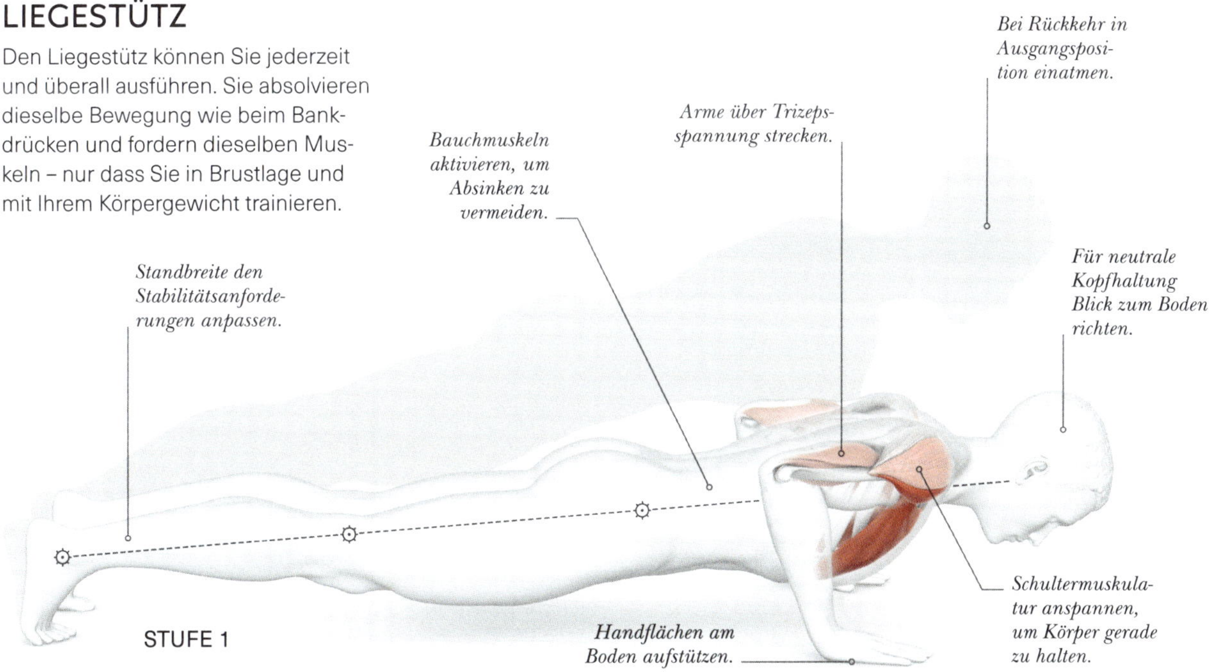


**VORBEREITUNG**
In Bauchlage die Füße hüftbreit aufstellen und die Hände etwas weiter als schulterbreit aufstützen. Körper ein Stück vom Boden hochstemmen.

**STUFE 1**
Einatmen, Bauch- und obere Rückenmuskulatur anspannen. Beim Ausatmen Arme über Ellbogen strecken und Körper hochdrücken.

**STUFE 2**
Mit der Einatmung kontrolliert in die Ausgangsposition zurückkehren. Der Körper bleibt gerade. Stufen 1 und 2 wiederholen.

# KURZHANTEL-BANKDRÜCKEN

**Mit dieser Übung trainieren Sie Brust, Trizeps und Schultern.** Der Einsatz der Kurzhanteln ermöglicht eine natürlichere und etwas tiefer abgesenkte Armposition – das vergrößert den Bewegungsumfang und den Grad der Schulterstreckung.

## IM **ÜBERBLICK**

Die Bewegung wird aus derselben Haltung wie das Langhantel-Bankdrücken (S. 92–93) ausgeführt. Halten Sie die Hanteln im Obergriff über dem Körper und legen Sie den Daumen über die Finger. Rumpf und Beine sorgen beim Heben und Senken für einen stabilen Stand und bewegen sich nicht mit.

Einsteiger absolvieren 4 Sätze mit 8–10 Wh.; Varianten finden Sie auf S. 98–99, andere Trainingsumfänge in den Programmen S. 201–214.

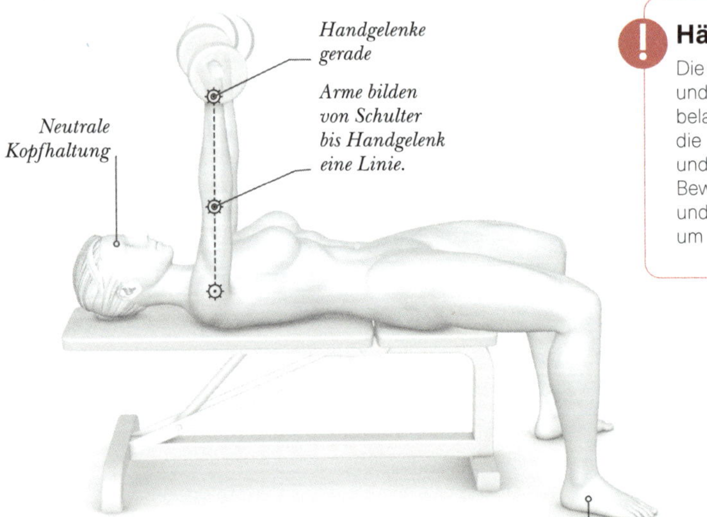


**VORBEREITUNG**
In Rückenlage begeben; das Gesäß liegt auf der Bank auf, die Füße stehen flach auf dem Boden. Hanteln im Obergriff fassen, auf den Beinen ablegen. Dann über den Schultern gerade nach oben heben: Handgelenke und Oberarme sind auf einer Linie.

**Häufige Fehler**
Die Übung kann Schulter- und Ellbogengelenk belasten. Spannen Sie die Brustmuskulatur an und kontrollieren Sie die Bewegungsausführung und den Bewegungspfad, um das zu vermeiden.

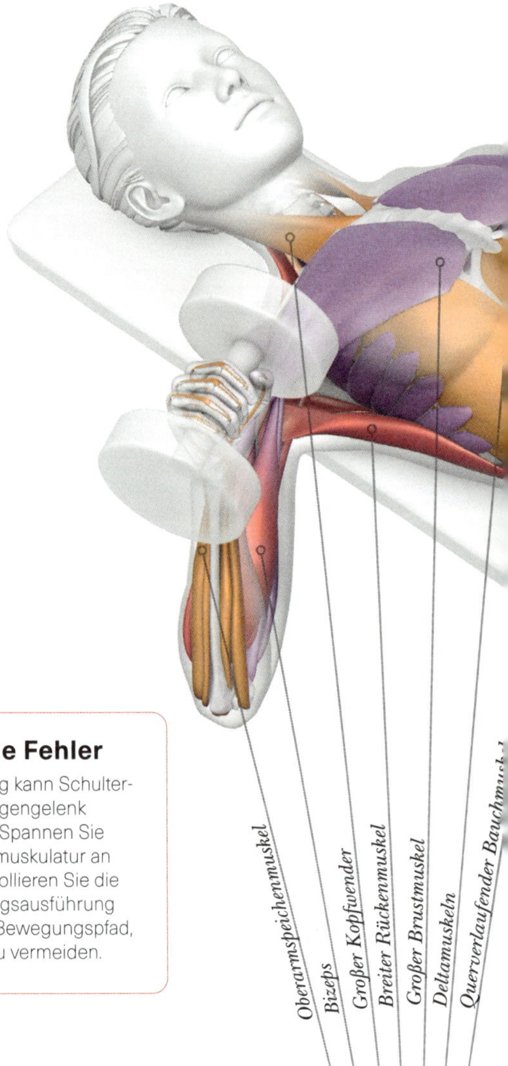


### Ober**körper** und **Arme**

**Brust-, Schultermuskeln** und **Trizeps** sind angespannt. Trizeps und Brustmuskeln sind die Hauptbewegungsmuskeln. Die Schultern (inklusive **Sägemuskel**), die Muskulatur der **Unterarme** und des **oberen Rückens** haben stabilisierende Funktion. Beim Absenken aktiv gegenhalten, beim Heben durch die Hantel drücken. Brustmuskeln und Bizeps aktivieren.

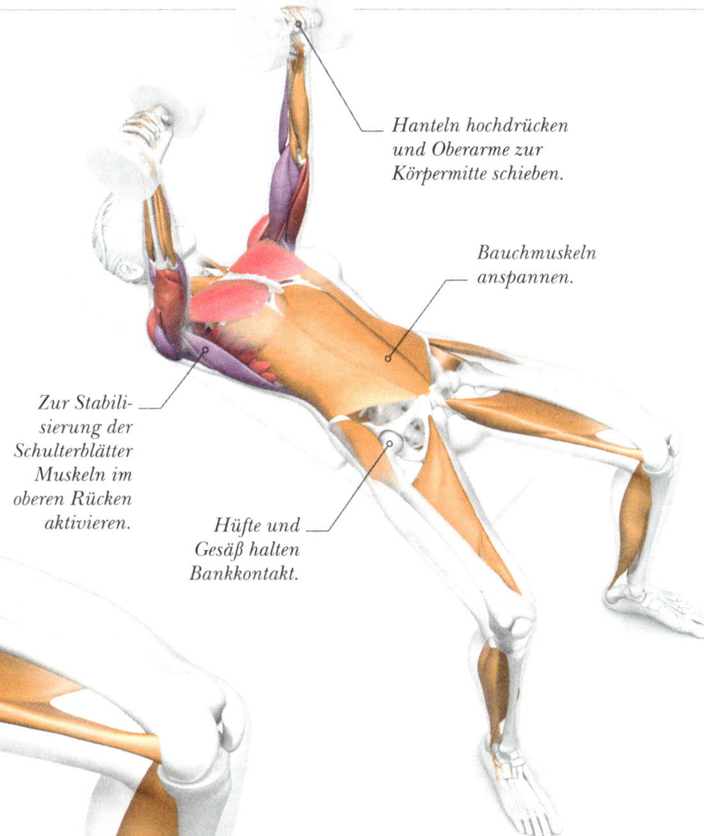


**STUFE 1**
Einatmen, Bauchmuskeln anspannen und zur Stabilisation Muskeln im oberen Rücken aktivieren. Ellbogen beugen und gegenhalten, während Sie die Gewichte bis kurz vor die oder zur Brust senken. Zur Intensivierung Position mit gespannter Brustmuskulatur 1–2 Sekunden halten.

**STUFE 2**
Bauchmuskeln gespannt halten, ausatmen und Brustmuskeln und Trizeps anspannen, um die Ellbogen zu strecken und die Hanteln wieder nach oben zu stemmen. Stellen Sie sich dabei vor, Sie würden die Oberarme übcr die Brust nach oben schieben. Obere Position 1 Sekunde halten und Atmung kontrollieren, dann Stufen 1 und 2 wiederholen.

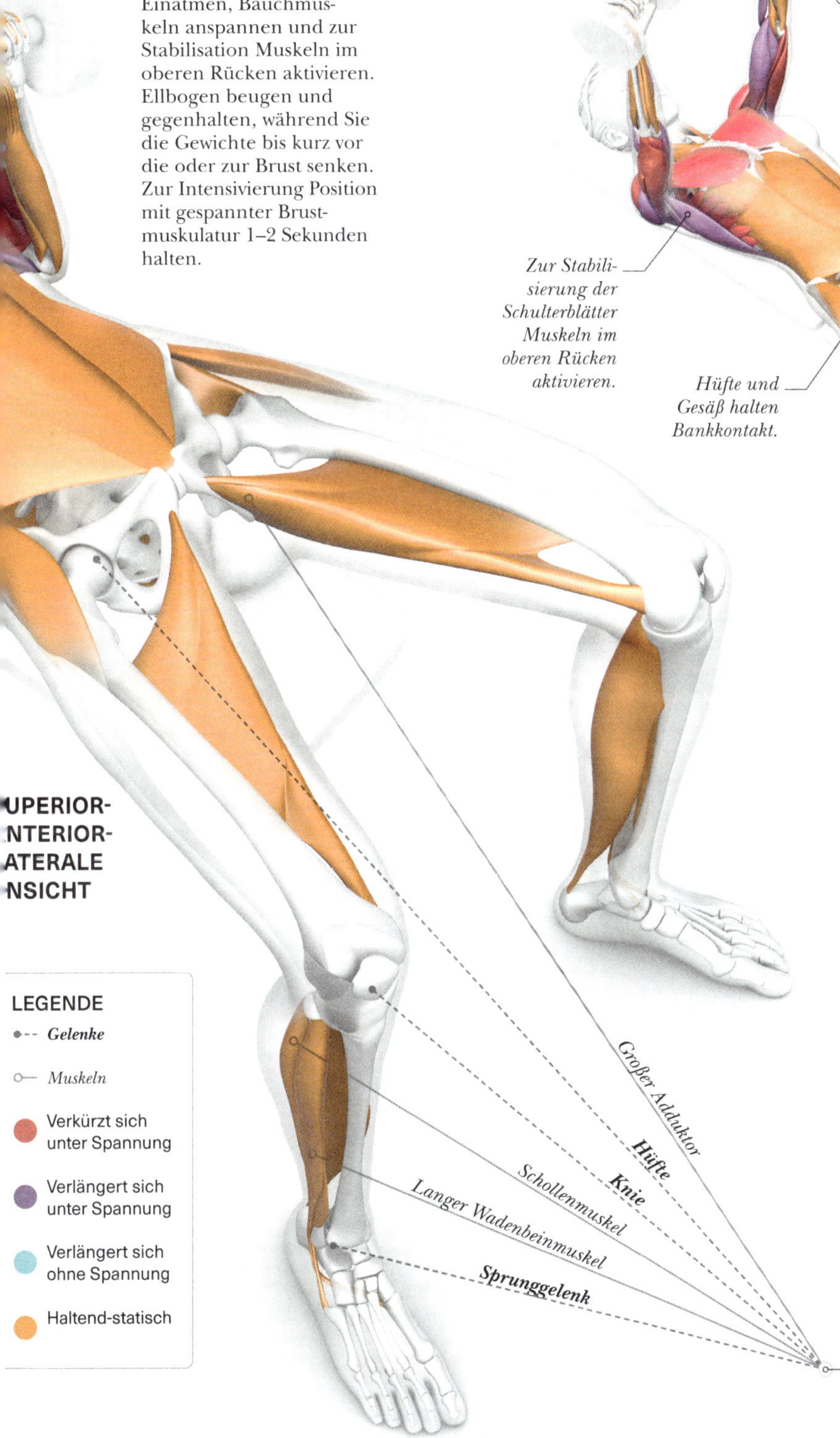


## Beine

Die **Beinmuskulatur** sorgt für einen stabilen Kontakt zum Boden und unterstützt die Ausführung der Übung durch Schub. Durch die Muskelspannung und den Bodenkontakt kann der Oberkörper mehr Kraft erzeugen, und Sicherheit ist auch bei größeren Lasten gewährleistet.

# » VARIANTEN

Das Kurzhantel-Bankdrücken lässt sich in jeder Haltung ausführen: im Liegen, im Sitzen und im Stehen. Wenn Sie die Übung zum ersten Mal absolvieren, fällt sie Ihnen möglicherweise im Stand oder mit jeweils nur einem Arm leichter.

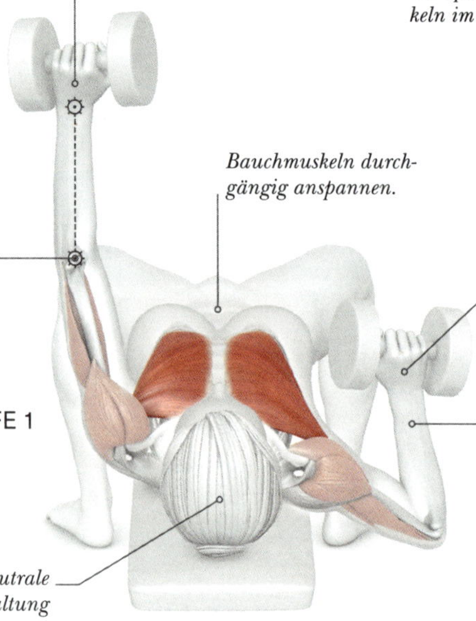


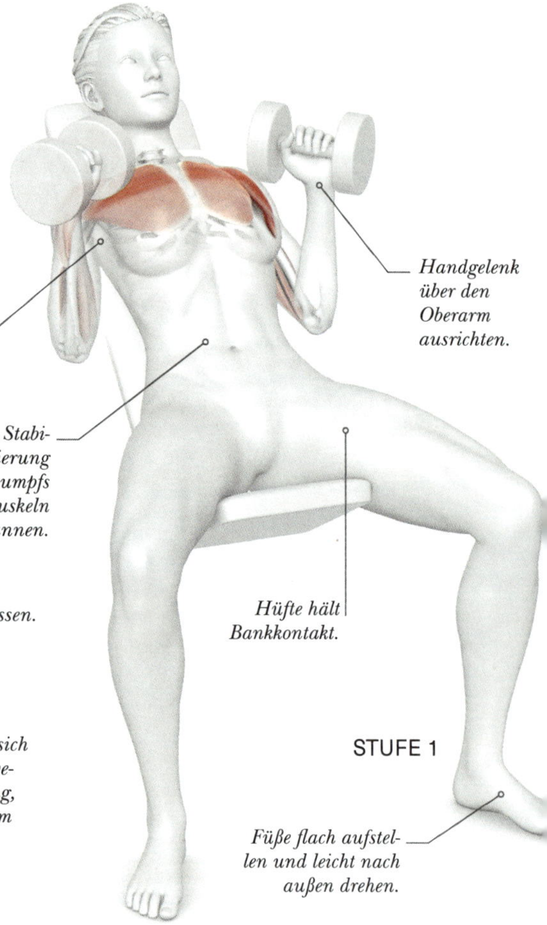


## KURZHANTEL-BANKDRÜCKEN **EINARMIG**

Bei der Variante im Liegen sind die Zielmuskeln Brust, Schultern und Trizeps. Die unilaterale Ausführung fordert aber auch die Rumpf- und Hüftstabilität. Achten Sie darauf, beide Arme mit gleicher Wiederholungszahl zu trainieren.

**VORBEREITUNG**
Auf S. 96–97 beschriebene Ausgangsposition einnehmen. Hanteln im Obergriff halten. Beim Heben der Gewichte Oberarme zur Körpermitte schieben.

**STUFE 1**
Einatmen, Bauchmuskeln und obere Rückenmuskeln aktivieren. Ellbogen des aktiven Arms beugen, um beim Absenken des Gewichts gegenzuhalten.

**STUFE 2**
Bauchmuskeln aktivieren, Trizeps und Brustmuskeln anspannen und aktiven Arm beim Ausatmen strecken. Stufen 1 und 2 wiederholen.

## **SCHRÄGBANKDRÜCKEN** MIT KURZHANTELN

Der Vorteil dieser Variante gegenüber dem Schrägbankdrücken mit Langhantel (s. S. 94) liegt in der freieren Bewegungsausführung. Zudem fordert sie die obere und mittlere Brustmuskulatur, Schultern und Trizeps stärker.

**VORBEREITUNG**
Mit Kurzhanteln im Schoß die auf S. 96–97 beschriebene Ausgangsposition einnehmen. Hanteln im Obergriff Richtung Körpermitte nach oben drücken.

**STUFE 1**
Einatmen, Bauchmuskeln anspannen und Muskeln im oberen Rücken aktivieren. Ellbogen beugen und gegenhalten, während Sie die Hanteln zur Brust senken.

**STUFE 2**
Bauchmuskeln aktivieren, Trizeps und Brustmuskeln anspannen und Arme beim Ausatmen strecken. Stufen 1 und 2 wiederholen.

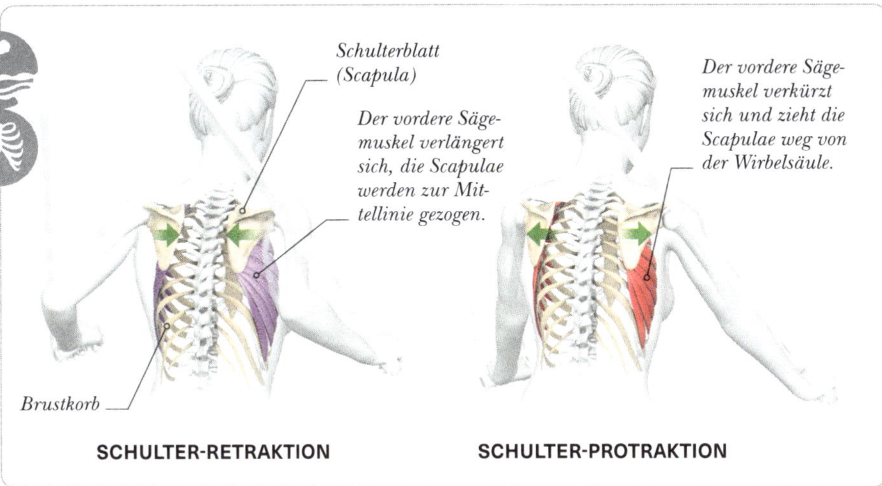


## Die Rolle des **Sägemuskels**

Wegen seines Einsatzes bei Schlag- und Rückholbewegungen der Arme wird der vordere Sägemuskel (M. serratus anterior) auch »Boxermuskel« genannt. Es handelt sich um einen tief liegenden fächerförmigen Muskel, der unter dem Schulterblatt den Brustkorb umhüllt. Er bewegt das Schulterblatt und ist maßgeblich an dessen Protraktion (Vorwärtsführen) sowie am Heben des Brustkorbs beteiligt. Zudem spielt er eine wichtige Rolle bei der Stabilisierung der Schulter bei über Kopf ausgeführten drückenden Bewegungen.

# BRUSTDRÜCKEN **MIT BAND**

Mit dieser stehenden Variante trainieren Sie das Bewegungsmuster Drücken. Der Fokus liegt darauf, die Ellbogen unter Einsatz der oberen Rückenmuskeln nach hinten und außen zu schieben und dabei die Spannung in der Brust zu halten.

**VORBEREITUNG**
Widerstandsband der passenden Stärke (s. S. 47) weit oben befestigen. Hüftbreite Schrittstellung einnehmen und Bandgriffe mit gebeugten Ellbogen halten.

**STUFE 1**
Einatmen, Bauchmuskeln anspannen und Muskeln im oberen Rücken aktivieren, um Arme gegen den Bandwiderstand gebeugt nach hinten zu ziehen.

**STUFE 2**
Bauchmuskeln, Trizeps und Brustmuskeln anspannen. Arme beim Ausatmen Richtung Körpermitte nach vorn drücken und ausstrecken.

**LEGENDE**
- Primäre Zielmuskulatur
- Sekundäre Zielmuskulatur

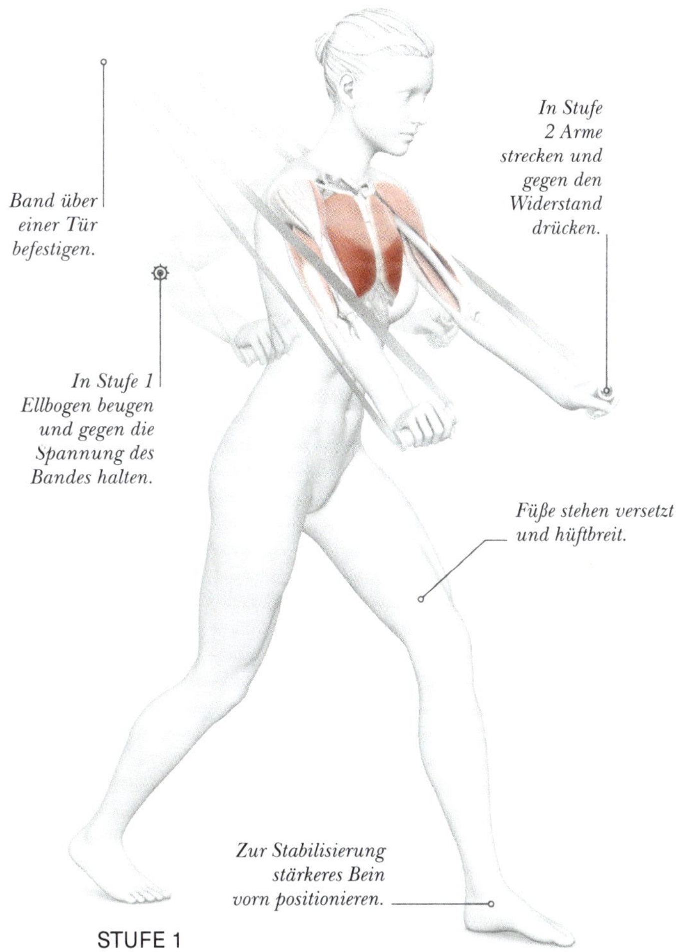


STUFE 1

# FLYS VON OBEN AM KABELZUG

**Diese Übung kräftigt die Muskeln in Brust und Schultern,** insbesondere den Sägemuskel und den kleinen Brustmuskel, durch eine fliegende Bewegung von oben nach unten. Der Kabelzug ermöglicht einen individuellen Bewegungspfad der Arme.

## IM ÜBERBLICK

Stellen Sie den Kabelzug hoch ein, damit der untere Teil der Brustmuskeln beansprucht wird. Orientieren Sie sich dabei am Bewegungspfad Ihrer Arme und ändern Sie die Einstellung, wenn die Ausführung in den Gelenken unangenehm ist.

Einsteiger absolvieren 4 Sätze mit 8–10 Wh.; Varianten finden Sie auf S. 102–103, andere Trainingsumfänge in den Programmen S. 201–214.

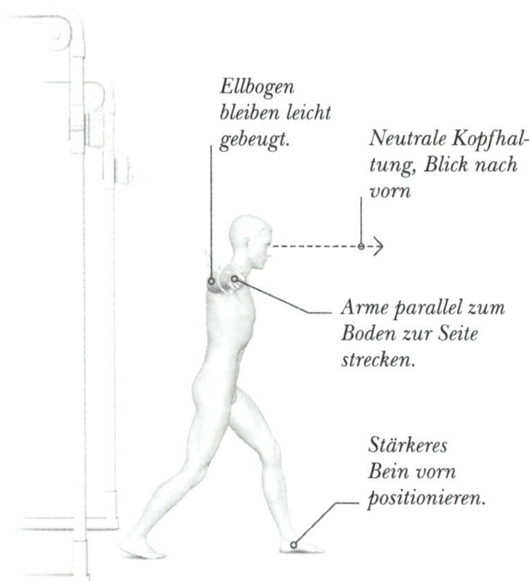


**VORBEREITUNG**
Gewicht und Kabelhöhe einstellen. Griffe fassen (bei Schulterproblemen nacheinander), mit dem Rücken zum Gerät mittig in Schrittstellung gehen. Die Hüfte bleibt gerade nach vorn ausgerichtet. Coremuskulatur aktivieren.

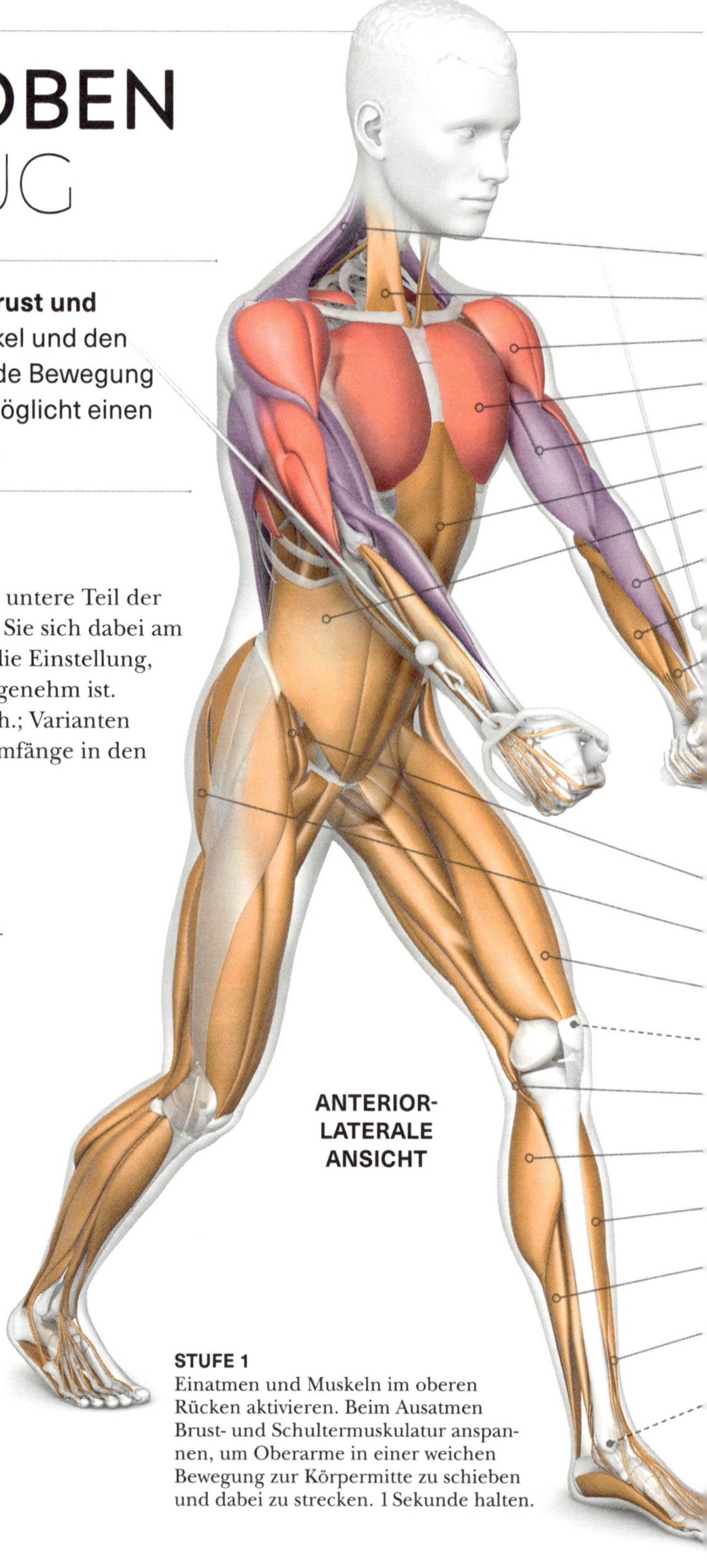


**STUFE 1**
Einatmen und Muskeln im oberen Rücken aktivieren. Beim Ausatmen Brust- und Schultermuskulatur anspannen, um Oberarme in einer weichen Bewegung zur Körpermitte zu schieben und dabei zu strecken. 1 Sekunde halten.

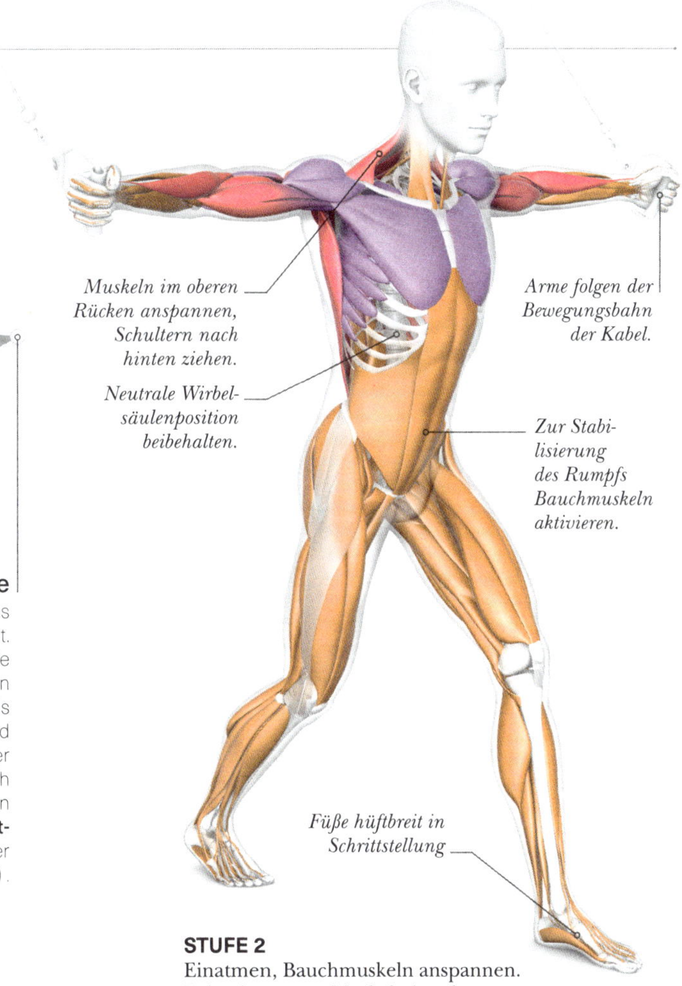


## Oberkörper und Arme

Die **Brustmuskeln** (inklusive des **M. pectoralis minor**) sind angespannt. **Oberarm-** und **Schultermuskeln** und die Muskeln im **oberen Rücken** fungieren neben der **Unterarmmuskulatur** als sekundäre Bewegungsmuskeln und als Stabilisatoren. Um die Wirkung der Übung zu maximieren, stellen Sie sich vor, Sie führen die Kabel mit dem unteren Anteil des **großen und kleinen Brustmuskels** und dem **Sägemuskel** in einer Linie nach unten (s. Abb. links).

**STUFE 2**

Einatmen, Bauchmuskeln anspannen. Beim Ausatmen Muskeln im oberen Rücken aktivieren und Arme in einer fliegenden Bewegung horizontal nach außen führen. Spannung in der Brust halten, Ellbogen nicht durchstrecken. 1 Sekunde halten. Stufen 1 und 2 wiederholen.

## Beine

Die **Muskulatur des Unterkörpers** ist in dieser Übung die stützende Basis. Durch eine stabile Haltung lässt sich mehr Spannung in der Zielmuskulatur erzeugen. Die Schrittstellung mit dem stärkeren Bein vorn hält den Körper im Gleichgewicht und erleichtert die Bewegungskoordination.

**LEGENDE**

- *Gelenke*
- *Muskeln*
- Verkürzt sich unter Spannung
- Verlängert sich unter Spannung
- Verlängert sich ohne Spannung
- Haltend-statisch

### Häufige Fehler

Bei Flys am Kabelzug kann eine falsche Ausrichtung des Bewegungspfads der Arme zur Widerstandslinie des Kabels zu Belastungen im Schultergelenk führen. Indem Sie die Kabelhöhe entsprechend Ihrer Körpermaße und Ihres Bewegungsumfangs einstellen, vermeiden Sie Verletzungen.

## VARIANTEN

Ein Wechsel von Anfangs- und Endposition des Kabelzugs bei den Flys erlaubt es, verschiedene Zielmuskeln anzusprechen. Eine veränderte Armhaltung hat unmittelbaren Einfluss darauf, wo der Widerstand wirkt und welcher Teil des großen Brustmuskels beansprucht wird. Mit Widerstandsbändern lassen sich die Flys von oben optimal ins Training zu Hause integrieren.

*Der **Kabelzug** hält die Brustmuskeln sowohl bei den **Aufwärts- als auch bei den Abwärtsbewegungen** unter Spannung und trainiert sie sicher und effektiv.*

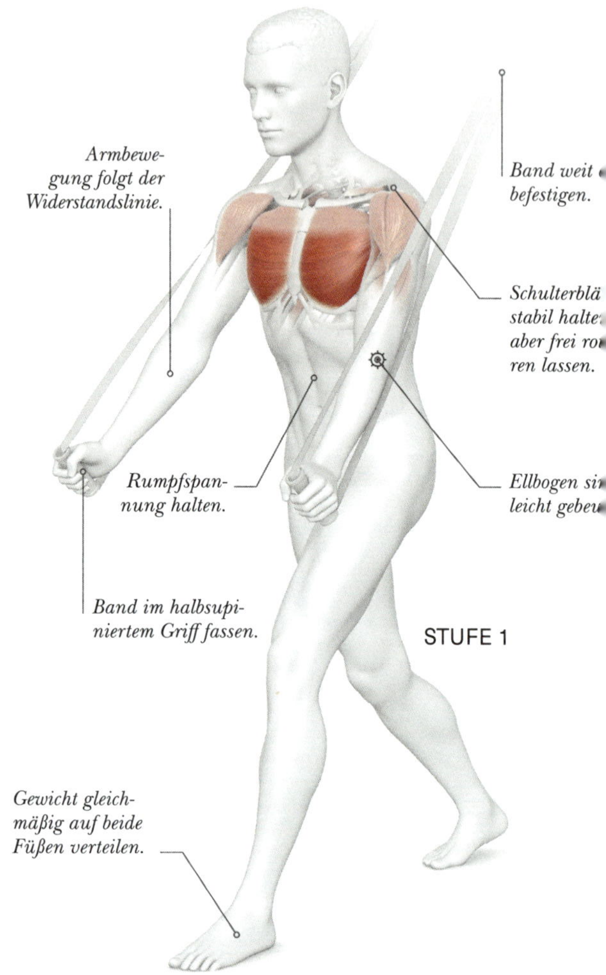


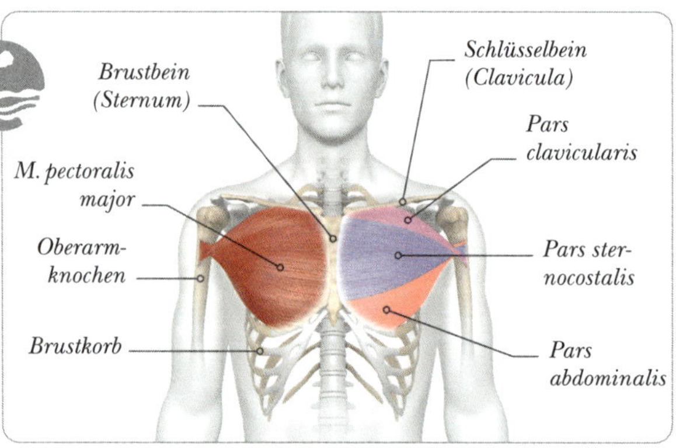


Die drei Teile des **M. pectoralis major**

Der große Brustmuskel besteht aus drei Teilen: dem unteren, Pars abdominalis (Bauchteil), dem mittleren, Pars sternocostalis (Brustbein-Rippen-Teil), und dem oberen, Pars clavicularis (Schlüsselbein-Teil). Vom Bewegungspfad der Arme und der Widerstandslinie des Kabels hängt ab, welcher Teil am stärksten gefordert wird.

### FLYS VON OBEN **MIT BAND**

Mit dieser Variante für zu Hause trainieren Sie das Bewegungsmuster des Flys ohne Gewichte oder einen Kabelzug. Die Brustmuskeln werden effektiver gefordert als beim Liegestütz oder Drücken.

**VORBEREITUNG**
Zwei Bänder oben an der Tür oder an einem anderen Ankerpunkt befestigen. Auf S. 100–101 beschriebene Position einnehmen und Griffe fassen.

**STUFE 1**
Einatmen und Coremuskeln aktivieren. Beim Ausatmen Arme in Verlängerung der Bänder nach unten und zur Mitte führen. 1 Sekunde halten.

**STUFE 2**
Einatmen, um Core zu aktivieren. Ausatmen und Arme mithilfe der oberen Rückenmuskeln nach hinten und außen führen. Stufen 1 und 2 wiederholen.

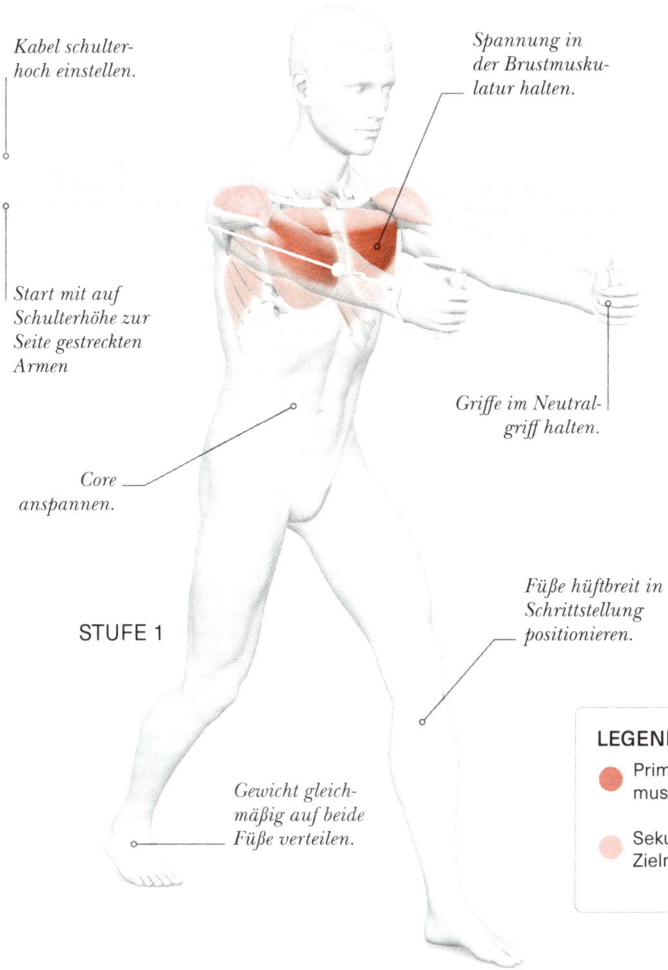


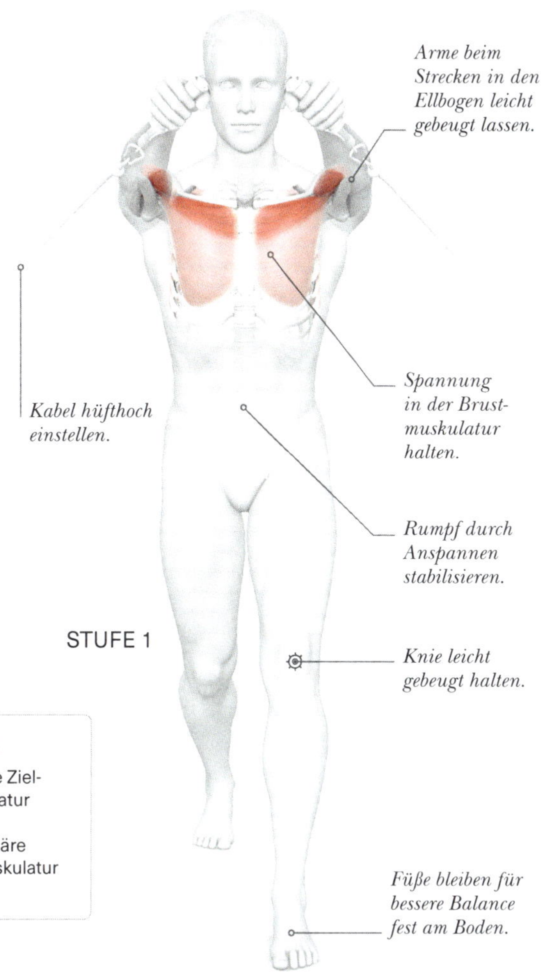


**LEGENDE**
- Primäre Zielmuskulatur
- Sekundäre Zielmuskulatur

## FLYS **HORIZONTAL AM KABELZUG**

Halten Sie bei dieser Übung die Arme leicht gebeugt, um die Belastung des Bizeps zu verringern. Die Armbewegung folgt der Widerstandslinie des Kabels; die Schultern während der Vorwärtsbewegung nicht wölben.

**VORBEREITUNG**
Kabelzug auf Schulterhöhe einstellen und auf S. 100–101 beschriebene Ausgangsposition einnehmen. Arme horizontal zur Seite strecken.

**STUFE 1**
Einatmen und Coremuskeln aktivieren. Beim Ausatmen Arme nach vorn führen, bis sie vor dem Körper parallel zueinander ausgestreckt stehen.

**STUFE 2**
Einatmen, Core aktivieren. Ausatmen, Arme in fliegender Bewegung, leicht gebeugt, zurück in die Ausgangsposition führen. Stufen 1 und 2 wiederholen.

## FLYS **VON UNTEN AM KABELZUG**

Diese Variante spricht gezielt den oberen Bereich der Brustmuskeln an und trainiert die vorderen Deltamuskeln. Spannen Sie die oberen Rückenmuskeln an, um die Schulterblätter während der rotierenden Bewegung zu stabilisieren.

**VORBEREITUNG**
Kabelzug auf Hüfthöhe oder etwas darunter einstellen und auf S. 100–101 beschriebene Ausgangsposition einnehmen. Arme neben dem Körper halten.

**STUFE 1**
Einatmen und Core aktivieren. Beim Ausatmen Arme aus der Kraft der oberen Brust- und der Deltamuskeln nach oben und Richtung Körpermitte führen.

**STUFE 2**
Einatmen und Core aktivieren. Position halten. Beim Ausatmen obere Rückenmuskeln spannen und Arme wieder nach hinten führen. Stufen 1 und 2 wiederholen.

# FLYS AM GERÄT

**Diese Übung – auch unter dem Namen »Butterfly« bekannt** – trainiert die Brust- und Schultermuskulatur. Die Ausführung am Gerät gewährleistet Sicherheit und Effektivität.

## IM ÜBERBLICK

Minimieren Sie das Risiko von Schulterbeschwerden, indem Sie die Sitzposition an Ihre Körpermaße und den angestrebten Bewegungspfad anpassen. Sie sollten die Arme in einer kontrollierten fliegenden Bewegung bequem zwischen beiden Positionen hin- und herbewegen können.

Einsteiger absolvieren 4 Sätze mit 8–10 Wh.; andere Trainingsumfänge finden Sie in den Programmen S. 201–214.

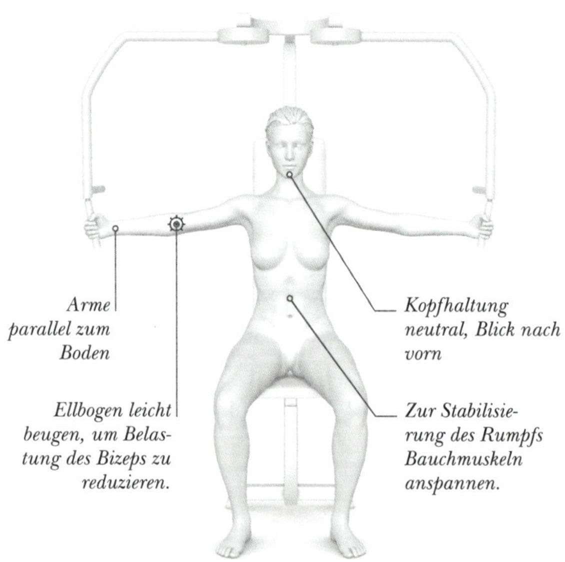


**VORBEREITUNG**
Gewicht und Sitzhöhe einstellen. Aufrecht hinsetzen; Beine bequem und stabil positionieren und Füße flach aufstellen; anlehnen. Arme zu den Seiten ausstrecken und Griffe fassen (bei Schulterproblemen nacheinander).

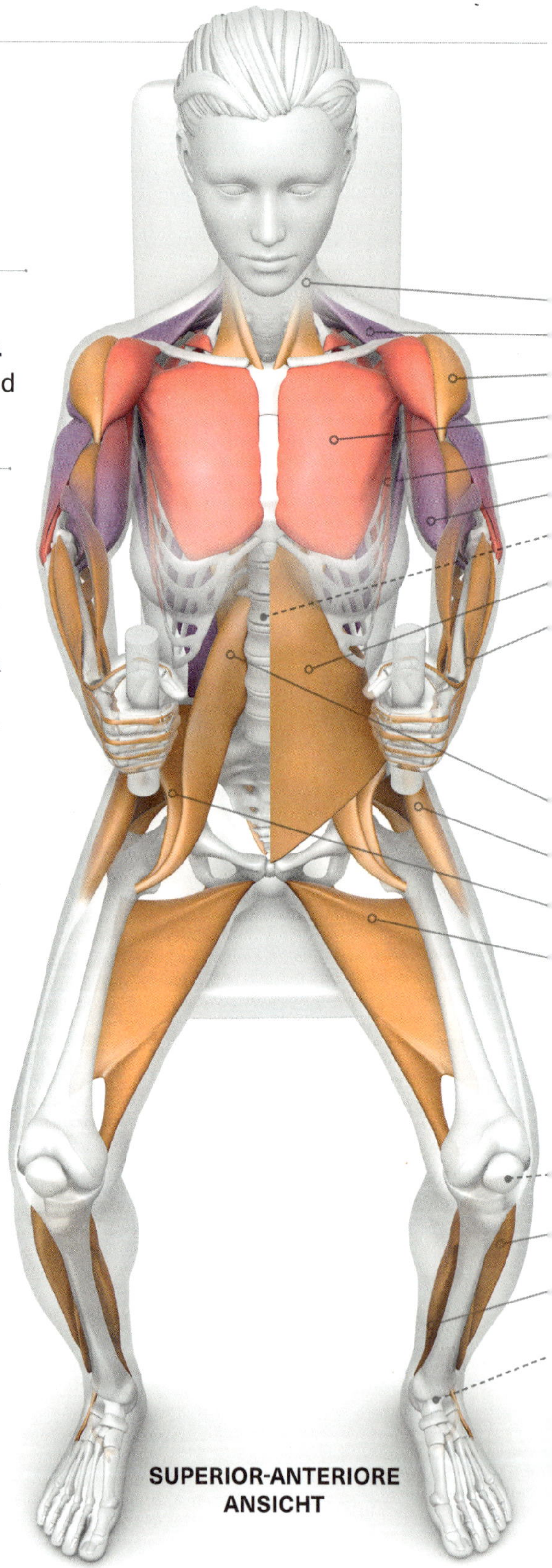

**SUPERIOR-ANTERIORE ANSICHT**

**STUFE 1**
Mit der Einatmung Bauch- und obere Rückenmuskeln aktivieren. Beim Ausatmen Brust- und Schultermuskulatur anspannen, um die Oberarme nach vorn Richtung Brustbein zu schieben; die Arme strecken sich dabei. Zur Intensivierung Position mit gespannter Brustmuskulatur 1–2 Sekunden halten.

**LEGENDE**
- *Gelenke*
- *Muskeln*
- Verkürzt sich unter Spannung
- Verlängert sich unter Spannung
- Verlängert sich ohne Spannung
- Haltend-statisch

## Häufige Fehler

Häufig kommt es zu Schulterproblemen, weil das Gerät nicht korrekt – d. h. dem Bewegungspfad der Arme entsprechend – eingestellt ist. Um die Zielmuskulatur anzusprechen, ist es ratsam, sich auf die Bewegung der Oberarme zur Mittellinie zu fokussieren, statt auf das Zueinanderführen der Hände beziehungsweise Griffe.

*er Kopfwender*
*apuzenmuskel*
*Deltamuskeln*
*er Brustmuskel*
*rer Sägemuskel*
*Bizeps*
***Wirbelsäule***
*erer Bauchmuskel*
*Fingerstrecker*

### Oberkörper und Arme

Die **Brustmuskeln** stehen unter Spannung. Die **Muskeln** in **Armen, oberem Rücken** und **Schultern** (inklusive des **Sägemuskels**) fungieren neben der **Unterarmmuskulatur** als sekundäre Bewegungsmuskeln und als Stabilisatoren. Um die Spannung in den Brustmuskeln zu maximieren, stellen Sie sich vor, Sie schieben die Oberarme zur Mittellinie.

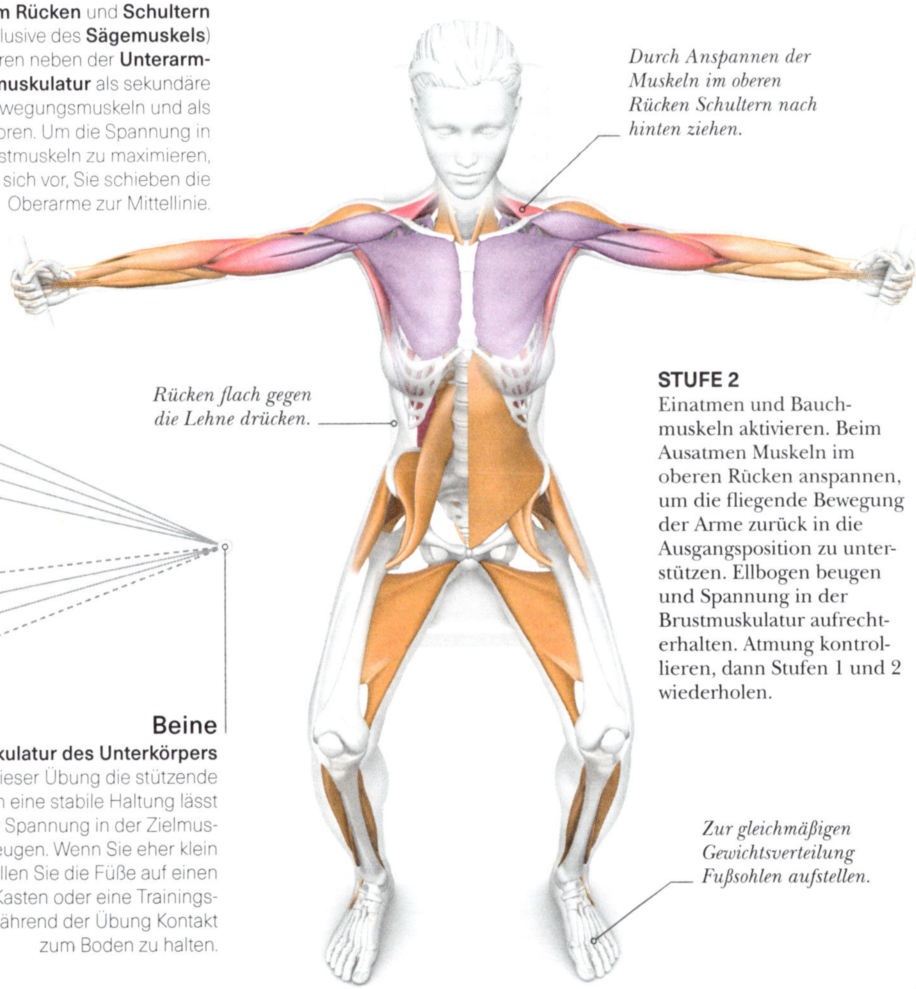

*Durch Anspannen der Muskeln im oberen Rücken Schultern nach hinten ziehen.*

*Rücken flach gegen die Lehne drücken.*

*Großer Lendenmuskel*
*Schenkelbindenspanner*
*Darmbeinmuskel*
*Großer Adduktor*
***Knie***
*nger Wadenbeinmuskel*
*Schollenmuskel*
***Sprunggelenk***

**STUFE 2**
Einatmen und Bauchmuskeln aktivieren. Beim Ausatmen Muskeln im oberen Rücken anspannen, um die fliegende Bewegung der Arme zurück in die Ausgangsposition zu unterstützen. Ellbogen beugen und Spannung in der Brustmuskulatur aufrechterhalten. Atmung kontrollieren, dann Stufen 1 und 2 wiederholen.

### Beine

Die **Muskulatur des Unterkörpers** ist in dieser Übung die stützende Basis. Durch eine stabile Haltung lässt sich mehr Spannung in der Zielmuskulatur erzeugen. Wenn Sie eher klein sind, stellen Sie die Füße auf einen niedrigen Kasten oder eine Trainingsstufe, um während der Übung Kontakt zum Boden zu halten.

*Zur gleichmäßigen Gewichtsverteilung Fußsohlen aufstellen.*

# KURZHANTEL-FLYS

**STUFE 1**
Einatmen, Körper über Muskeln in Core und oberem Rücken stabilisieren. Ausatmen und Arme in einer fliegenden Bewegung zur Seite führen, dabei Spannung in Brust und Schultern halten. Die Hanteln zeigen parallel zum Rumpf. Wenn möglich, Position 1–2 Sekunden halten.

**Diese Isolationsübung** erzeugt Spannung in den Brustmuskeln und im vorderen Deltamuskel. Durch die weite Bewegung weg von der Körpermitte wirkt die Schwerkraft stärker und erhöht die Intensität in der exzentrischen Phase gegenüber anderen Fly-Varianten.

## IM ÜBERBLICK

Sie werden feststellen, dass es anstrengender ist, Flys im Liegen auszuführen. Hier ist eine korrekte Technik besonders wichtig, um Verletzungen zu vermeiden. Verlangsamen Sie die Bewegung gegen Ende, um Muskeln und Gelenke nicht unnötig zu belasten. Bei Gelenkbeschwerden wechseln Sie zu Varianten am Kabelzug oder Gerät (S. 100–101 und 104–105). Einsteiger absolvieren 4 Sätze mit 8–10 Wh.; andere Trainingsumfänge finden Sie in den Programmen S. 201–214.

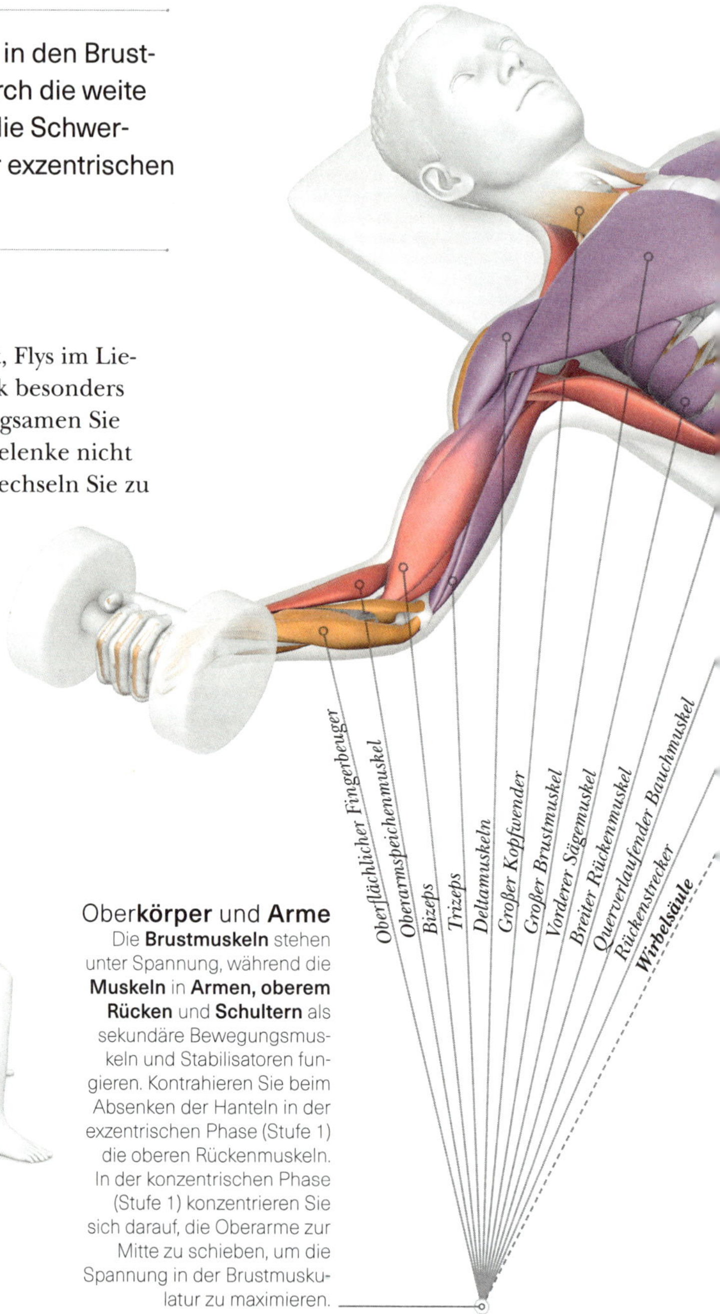


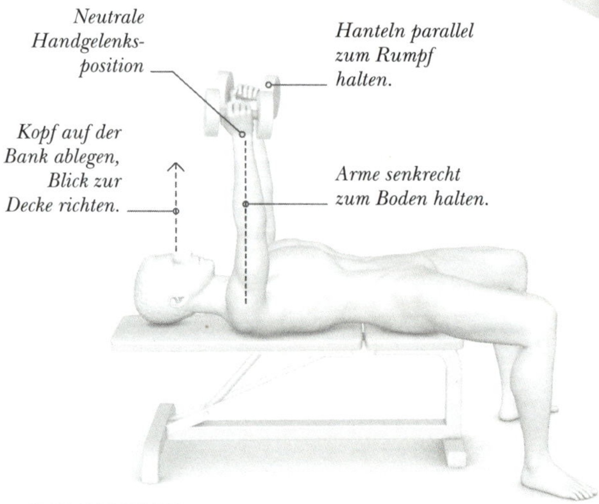


### Oberkörper und Arme

Die **Brustmuskeln** stehen unter Spannung, während die **Muskeln** in **Armen, oberem Rücken** und **Schultern** als sekundäre Bewegungsmuskeln und Stabilisatoren fungieren. Kontrahieren Sie beim Absenken der Hanteln in der exzentrischen Phase (Stufe 1) die oberen Rückenmuskeln. In der konzentrischen Phase (Stufe 1) konzentrieren Sie sich darauf, die Oberarme zur Mitte zu schieben, um die Spannung in der Brustmuskulatur zu maximieren.

**VORBEREITUNG**
In Rückenlage begeben; das Gesäß liegt auf der Bank auf, die Füße stehen flach auf dem Boden. Hanteln seitlich vom Körper halten. Dann über der Brust nach oben heben; neutrale Kopfhaltung beibehalten.

PERIOR-
TERIOR-
TERALE
SICHT

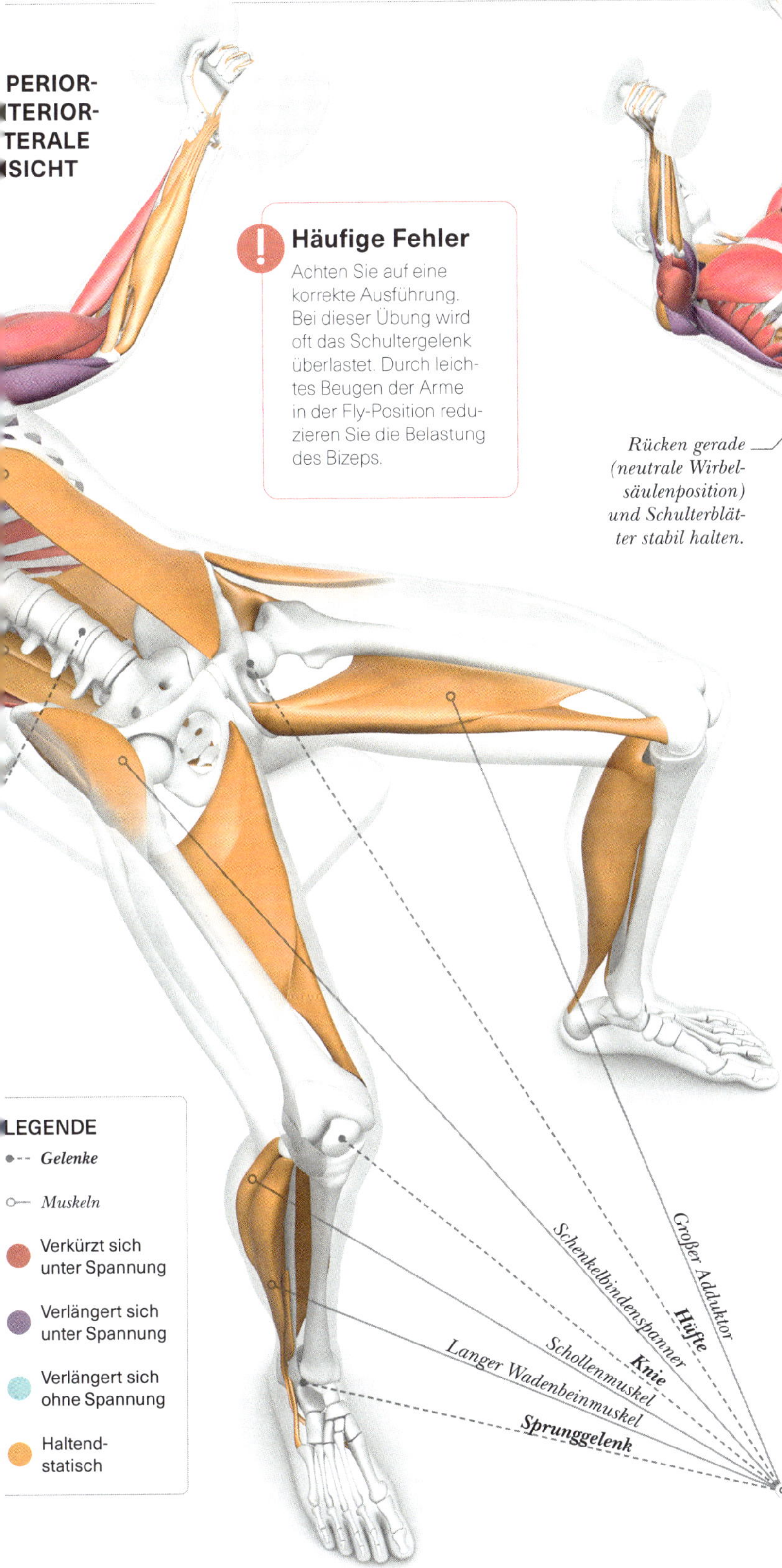


### Häufige Fehler

Achten Sie auf eine korrekte Ausführung. Bei dieser Übung wird oft das Schultergelenk überlastet. Durch leichtes Beugen der Arme in der Fly-Position reduzieren Sie die Belastung des Bizeps.

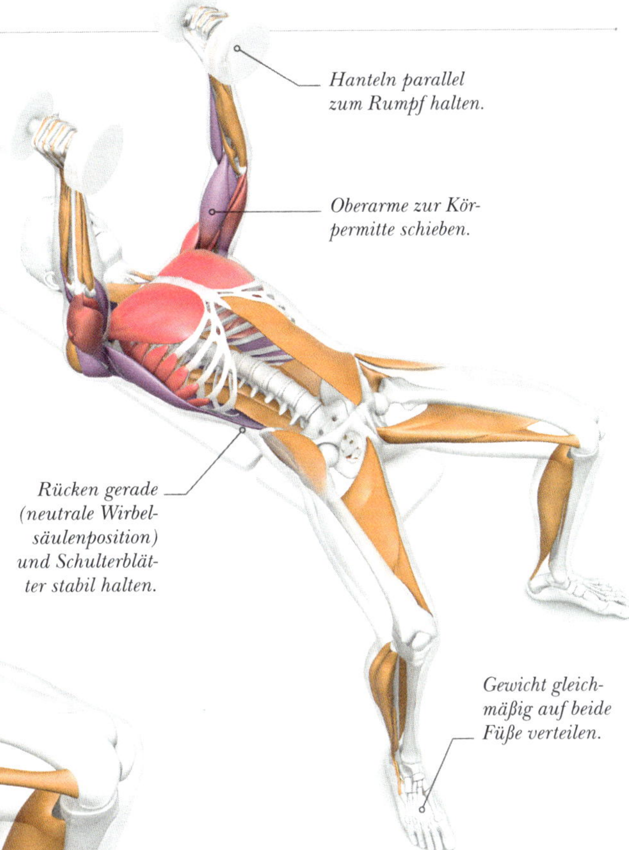


**STUFE 2**
Bauchmuskeln und obere Rückenmuskeln angespannt halten. Beim Ausatmen Spannung in Brust und Schultern aufbauen, um Oberarme über die Brust zur Mittellinie zu führen. Die Arme strecken sich dabei etwas. Obere Position 1 Sekunde halten, um Atmung zu kontrollieren, dann Stufen 1 und 2 wiederholen.

**LEGENDE**
- *Gelenke*
- *Muskeln*
- Verkürzt sich unter Spannung
- Verlängert sich unter Spannung
- Verlängert sich ohne Spannung
- Haltend-statisch

### Beine

Die **Muskulatur des Unterkörpers** ist in dieser Übung die stützende Basis. Durch eine stabile Haltung lässt sich mehr Spannung in der Zielmuskulatur erzeugen. Wenn Sie eher klein sind, legen Sie Gewichtsscheiben unter die Füße, um während der Übung Kontakt zum Boden zu halten.

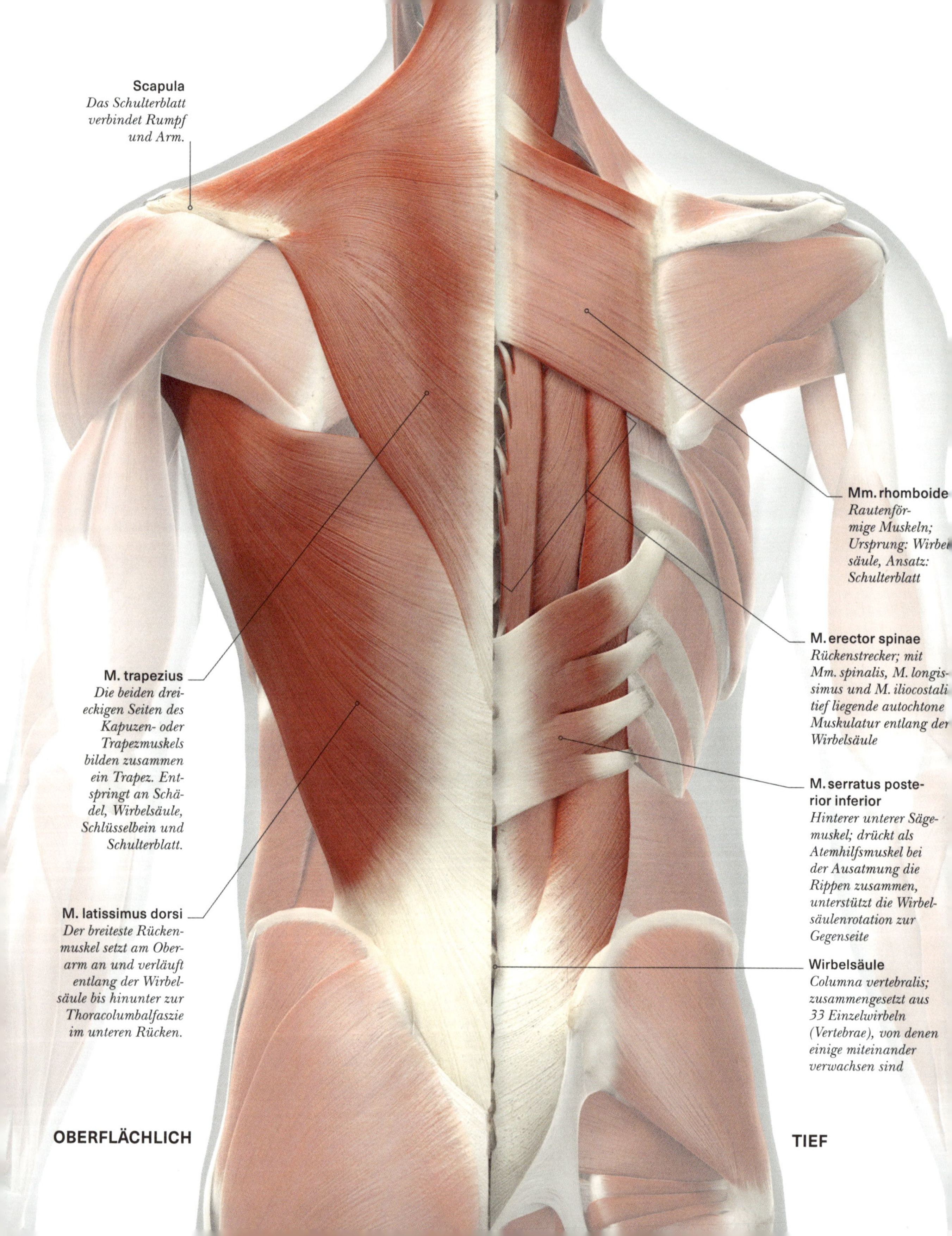

Scapula
Das Schulterblatt verbindet Rumpf und Arm.
M. trapezius
Die beiden dreieckigen Seiten des Kapuzen- oder Trapezmuskels bilden zusammen ein Trapez. Entspringt an Schädel, Wirbelsäule, Schlüsselbein und Schulterblatt.
M. latissimus dorsi
Der breiteste Rückenmuskel setzt am Oberarm an und verläuft entlang der Wirbelsäule bis hinunter zur Thoracolumbalfaszie im unteren Rücken.
OBERFLÄCHLICH
Mm. rhomboide
Rautenförmige Muskeln; Ursprung: Wirbe säule, Ansatz: Schulterblatt
M. erector spinae
Rückenstrecker; mit Mm. spinalis, M. longissimus und M. iliocostali tief liegende autochtone Muskulatur entlang der Wirbelsäule
M. serratus posterior inferior
Hinterer unterer Sägemuskel; drückt als Atemhilfsmuskel bei der Ausatmung die Rippen zusammen, unterstützt die Wirbelsäulenrotation zur Gegenseite
Wirbelsäule
Columna vertebralis; zusammengesetzt aus 33 Einzelwirbeln (Vertebrae), von denen einige miteinander verwachsen sind
TIEF

# RÜCKEN

**Für Beweglichkeit im Rücken sorgen vor allem die beiden größten der oberflächlich liegenden Muskeln, der M. latissimus dorsi (breiter Rückenmuskel) und der M. trapezius (Kapuzenmuskel), sowie die unter dem Trapezius liegenden rautenförmigen Muskeln und die darunter befindlichen Rückenstrecker.**

Die breiten Rückenmuskeln erstrecken sich zwischen den Oberarmen und der den unteren Rücken umhüllenden Faszie. Kapuzen- und Rautenmuskeln sind im oberen Rücken an den Schulterblättern und der Wirbelsäule befestigt. Die Rückenstrecker ziehen vom Becken entlang der Wirbelsäule über den Brustkorb nach oben.

Die Rückenmuskeln ermöglichen die verschiedenen Bewegungen der Schultern (nach oben, unten, hinten, zur Seite); sie strecken die Wirbelsäule und beugen sie zur Seite. Als Antagonisten der Brust- und Bauchmuskeln stabilisieren und schützen sie die Wirbelsäule bei Kniebeugen und beim Kreuzheben.

- **Beim Rudern** unterstützen Muskeln mit eher horizontalem Faserverlauf wie der mittlere Teil des Kapuzenmuskels und der obere Teil des breiten Rückenmuskels die Bewegung der Arme nach hinten und Richtung Körpermitte.

- **Bei Zugübungen** sind Muskeln mit eher vertikalem Faserverlauf aktiv, um die Arme nach unten, hinten und Richtung Körpermitte zu bewegen. Dazu zählen der untere Teil des breiten Rückenmuskels und der obere und untere des Kapuzenmuskels.

Bei rückenfokussierten Bewegungen ermöglicht erst das Zusammenspiel mehrerer Muskeln inklusive der in Schultern und Armen den vollen Bewegungsumfang.

**INHALT**


Latzug vertikal im breiten Obergriff **110**
*Varianten:* **112**
Latzug vertikal im Neutralgriff
Latzug vertikal am Gerät
Klimmzug im Untergriff
Rudern am Kabelzug **114**
*Varianten:* **116**
Rudern am Gerät
Kurzhantel-Rudern einarmig
Langhantel-Rudern
Schulterheben mit Kurzhantel **118**
*Varianten:* **120**
Rudern aufrecht mit Band
Rudern aufrecht am Kabelzug
Schulterheben am Kabelzug


» *Starke Rückenmuskeln ermöglichen* ***die Synchronisation*** *in einer Vielzahl von* ***Bewegungsmustern.*** «

# LATZUG VERTIKAL
## IM BREITEN OBERGRIFF

**Vertikale Zugübungen eignen sich ideal** zur Förderung einer guten Haltung und der allgemeinen Beweglichkeit. Eine breite Griffweite legt den Fokus auf die Muskeln des oberen Rückens und die breiten Rückenmuskeln und trainiert gleichzeitig den Bizeps und die hinteren Deltamuskeln.

## IM ÜBERBLICK

Durch den breiten Griff wird vor allem der obere Rücken angesprochen, während bei einer engeren Griffweite der breite Rückenmuskel und der Bizeps stärker gefordert sind. Experimentieren Sie bei den Übungen auf S. 112–113 mit verschiedenen Griffweiten. Bei Schulterbeschwerden passen Sie in Stufe 2 den Bewegungsumfang an.

Einsteiger absolvieren 4 Sätze mit 8–10 Wh.; Varianten finden Sie auf S. 112–113, andere Trainingsumfänge in den Programmen S. 201–214.

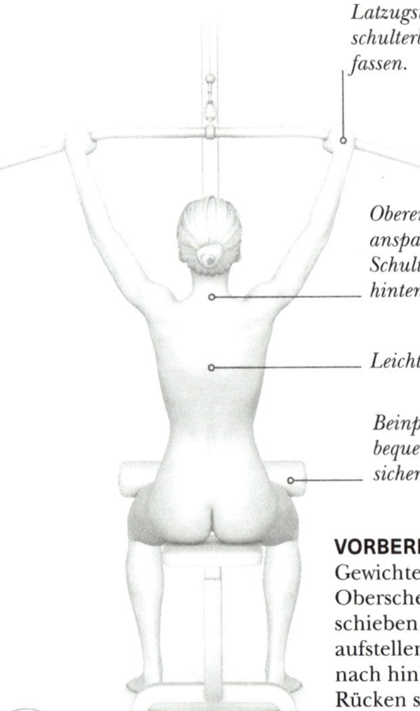


**VORBEREITUNG**
Gewichte und Sitzhöhe einstellen. Oberschenkel unter das Beinpolster schieben, Knie beugen und Füße flach aufstellen. Zugstange fassen und leicht nach hinten lehnen; dabei im unteren Rücken strecken.

**STUFE 1**
Beim Einatmen die Bauchmuskeln anspannen, um dem Core Stabilität und Festigkeit zu verleihen. Beim Ausatmen die Stange nach unten ziehen, indem Sie die Ellbogen beugen und die Muskeln im oberen und mittleren Rücken anspannen. Dabei bewegen sich die Ellbogen nach außen. Brust gestreckt halten und Stange zum oberen Ende des Brustbeins ziehen (Berührung nicht zwingend).

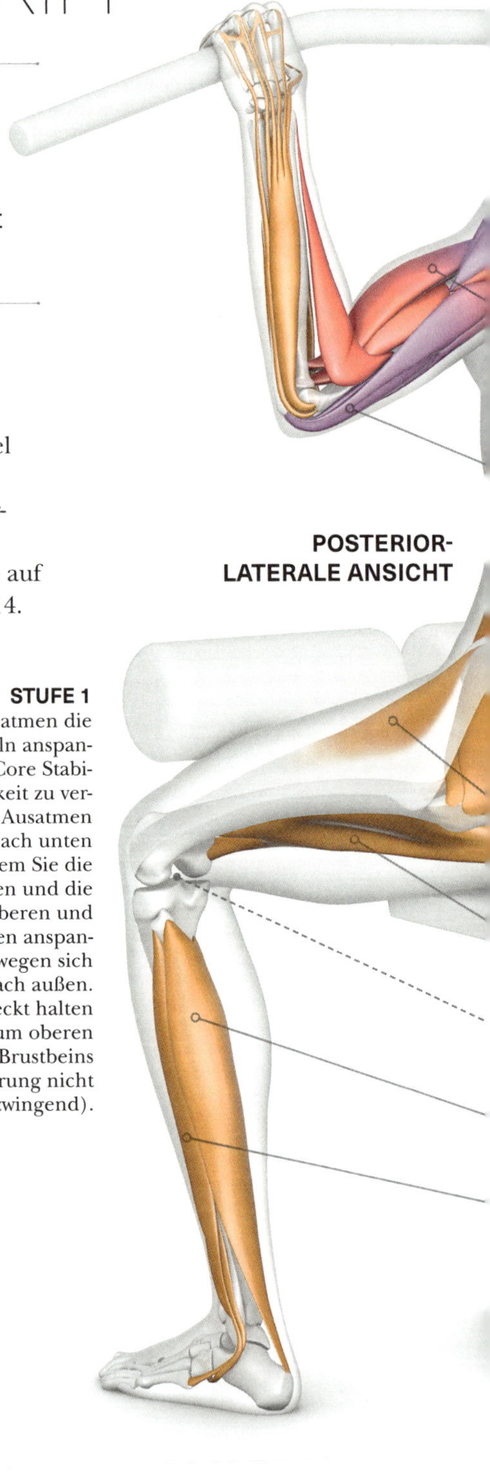

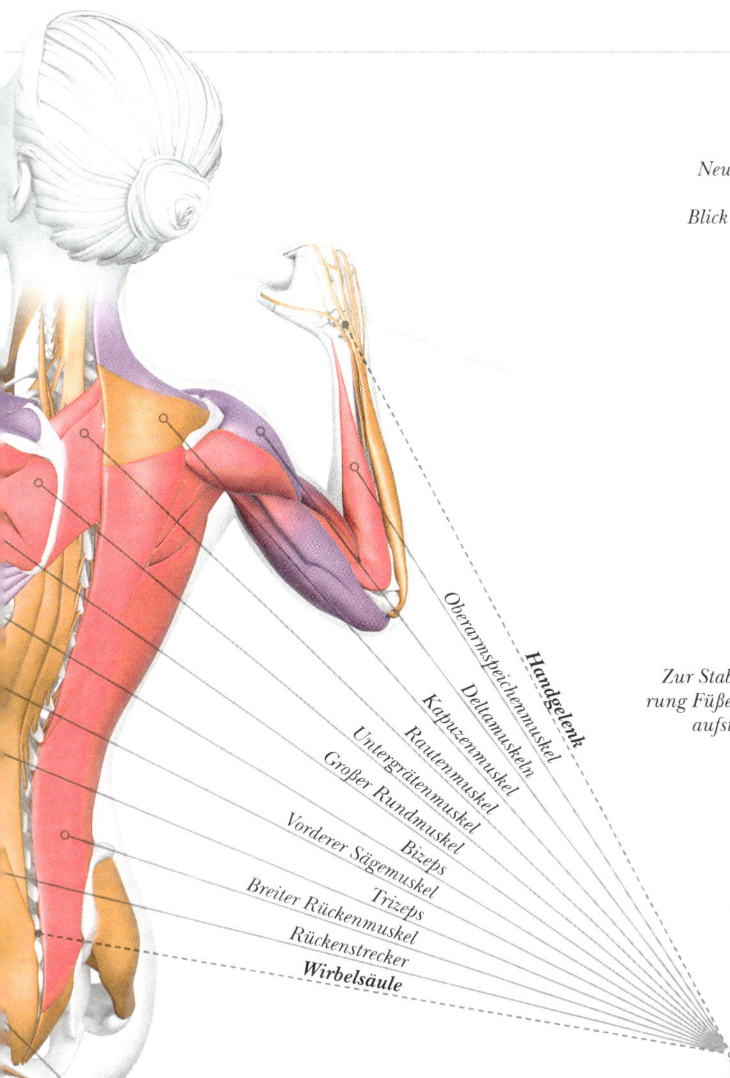


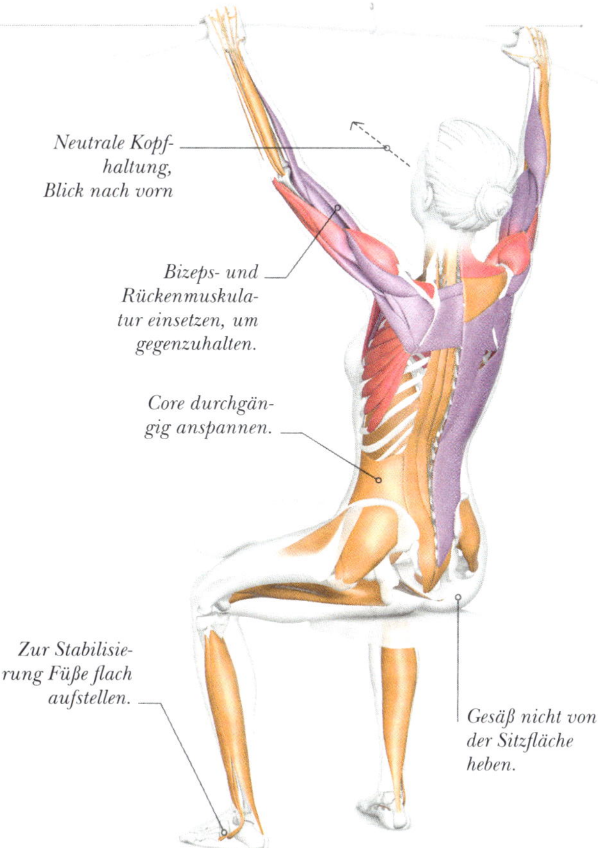


**STUFE 2**

Bauchmuskeln weiter aktivieren. Einatmen und Stange kontrolliert in die Ausgangsposition zurückbewegen. Dabei die Spannung in Rücken und Bizeps durchgängig halten. Stufen 1 und 2 im Atemrhythmus wiederholen. Um die Intensität zu steigern, obere oder untere Endposition 1–2 Sekunden halten.

## Ober**körper** und **Arme**

Zielmuskeln sind die **Muskeln des oberen Rückens** (**Rund-**, **Rauten-** und **Kapuzenmuskel, hintere Deltamuskeln, breiter Rückenmuskel** und **Bizeps**). Kontrollieren Sie die exzentrische Phase (Stufe 2), indem Sie nicht den Bizeps übernehmen lassen, sondern die Spannung im Rücken halten.

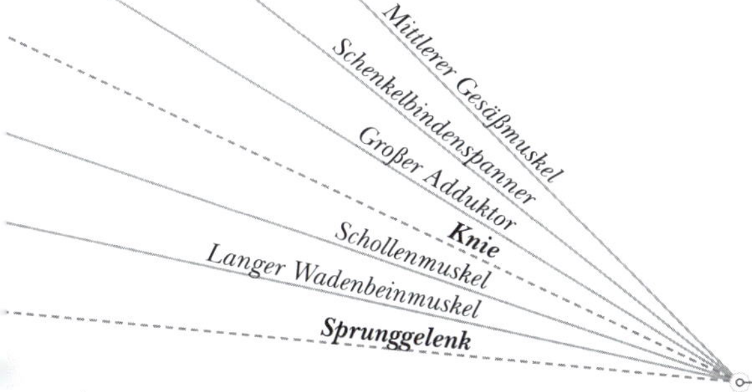


## Beine

Die **Muskulatur des Unterkörpers** ist in dieser Übung die stützende Basis. Stabilität geben die Beine, die Kontakt zum Schenkelpolster halten. So lässt sich mehr Spannung in der Zielmuskulatur erzeugen. Wenn nötig, legen Sie Gewichtsscheiben unter die Füße.

**LEGENDE**

- *Gelenke*
- *Muskeln*
- Verkürzt sich unter Spannung
- Verlängert sich unter Spannung
- Verlängert sich ohne Spannung
- Haltend-statisch

# VARIANTEN

Vertikale Zugübungen können mit verschiedenen Trainingsgeräten ausgeführt werden. Welche Rückenmuskeln angesprochen werden, hängt von der Griffweite ab. Achten Sie auch bei diesen Varianten darauf, die Schultergelenke nicht zu überlasten.

**LEGENDE**
- Primäre Zielmuskulatur
- Sekundäre Zielmuskulatur

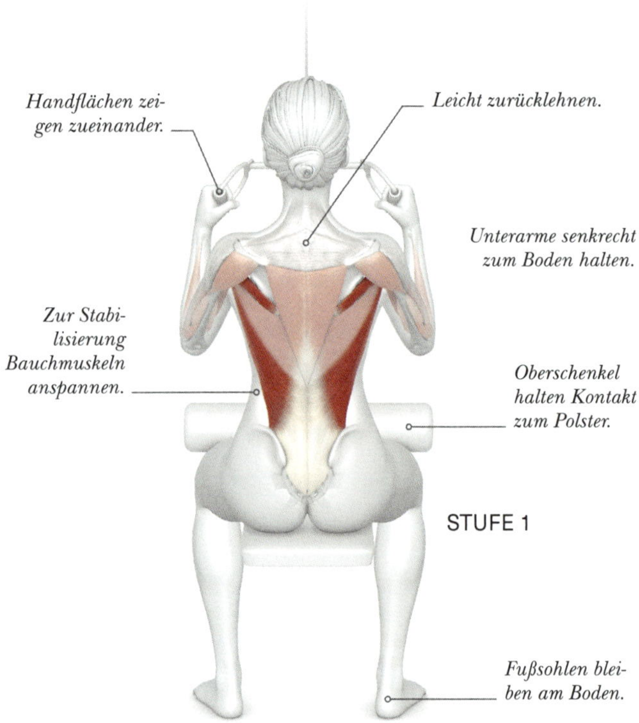


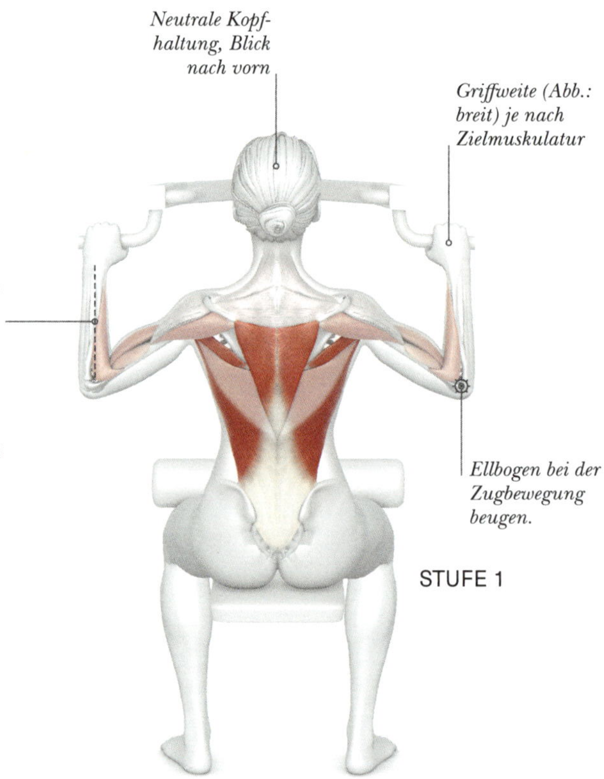


## LATZUG VERTIKAL **IM NEUTRALGRIFF**

Beim weiten, pronierten Griff wie er auf S. 110–111 gezeigt wird, liegt der Fokus auf dem oberen Rücken. Im Neutralgriff mit zueinander gedrehten Handflächen fordern Sie den breiten Rückenmuskel stärker.

**VORBEREITUNG**
Körperhaltung wie beim Latziehen im weiten Obergriff. Hände schulterbreit im Neutralgriff positionieren. Den Oberkörper leicht nach hinten lehnen.

**STUFE 1**
Einatmen und Bauchmuskeln anspannen. Beim Ausatmen Arme beugen und breite Rückenmuskeln anspannen, um die Stange nach unten zu ziehen.

**STUFE 2**
Erneut einatmen und Bauchmuskeln anspannen. Stange kontrolliert zurück in die Ausgangsposition führen. Stufen 1 und 2 wiederholen.

## LATZUG VERTIKAL **AM GERÄT**

Diese Variante können Sie im weiten Obergriff oder im Neutralgriff ausführen; der Bewegungsablauf wird durch das Gerät geführt. Beim weiten Griff liegt der Fokus stärker auf dem Kapuzenmuskel als beim Neutralgriff.

**VORBEREITUNG**
Maschine einstellen. Aufrecht sitzen, Oberschenkel unter das Beinpolster schieben, Knie beugen und Füße flach aufstellen. Zugstange fassen.

**STUFE 1**
Einatmen und Bauchmuskeln anspannen. Beim Ausatmen Muskeln im oberen und mittleren Rücken anspannen und Stange nach unten ziehen.

**STUFE 2**
Erneut einatmen und Core anspannen. Beim Ausatmen Stange kontrolliert zurück in die Ausgangsposition führen. Stufen 1 und 2 wiederholen.

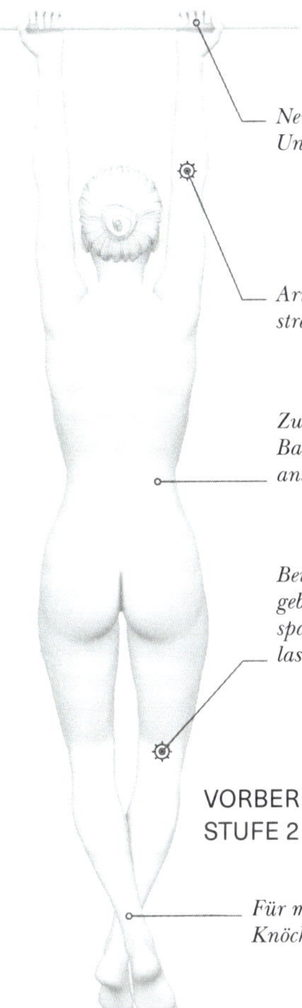


VORBEREITUNG/ STUFE 2

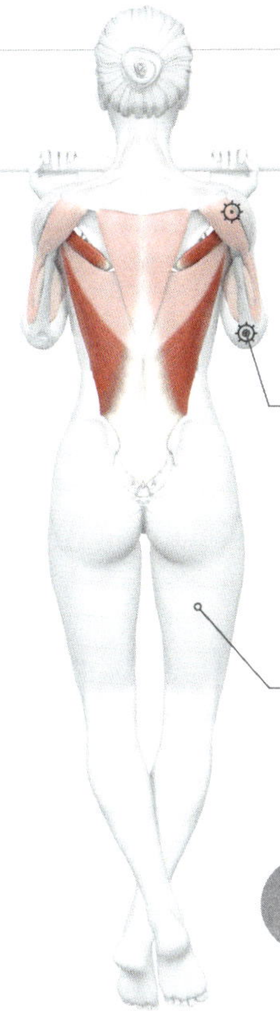


STUFE 1

»***Der Griff*** *beeinflusst, welche* ***Muskeln*** *bei einer* ***Zugübung stärker belastet*** *werden.*«

*Bei der Ausführung im weiten Obergriff werden andere Muskeln belastet.*

*Diese Variante spricht den oberen und mittleren Rücken an (Kapuzen- und Rautenmuskel).*

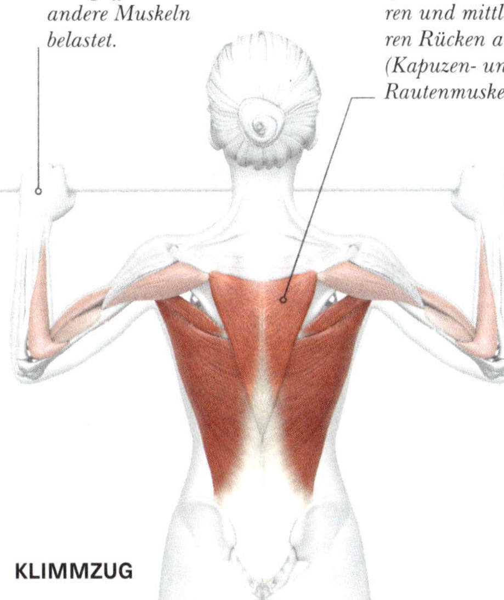

**KLIMMZUG**

Der **Griff**

Klimmzüge mit geringerer Griffweite und im Neutral- oder Untergriff beanspruchen den M. latissimus und den Bizeps stärker als die Muskeln im oberen Rücken. Je weiter der Griff und je mehr die Tendenz zum Obergriff geht, desto stärker rückt der obere Rücken in den Fokus, wobei auch der Bizeps trainiert wird.

## KLIMMZUG IM UNTERGRIFF

Vertikale Zugübungen mit dem Körpergewicht bereichern jedes Krafttrainingsprogramm. Diese Variante trainiert große Bereiche der Rückenmuskulatur; besonders gefordert sind oberer Rücken, breiter Rückenmuskel und Bizeps.

**VORBEREITUNG**
In hängender Haltung mit aktiviertem Core starten. Die Füße an den Sprunggelenken zu überkreuzen, unterstützt Balance und Bewegungskoordination.

**STUFE 1**
Beim Ausatmen Körper durch Beugen der Ellbogen hochziehen. Um die Intensität zu steigern, Position 1–2 Sekunden halten.

**STUFE 2**
Beim Einatmen mit aktiviertem Core Ellbogen strecken, um den Körper zu senken. Ohne Schwung arbeiten. Stufen 1 und 2 wiederholen.

# RUDERN AM KABELZUG

**Horizontale Zugübungen gehören in jedes Krafttrainingsprogramm.** Die Neutralgriff-Variante trainiert große Teile des oberen Rückens, den breiten Rückenmuskel und den Bizeps. Achten Sie auf eine korrekte Sitzposition auf der Bank – nicht zu nahe am Gerät! Nur so wird der Bewegungsumfang voll ausgeschöpft.

## IM ÜBERBLICK

Platzieren Sie die Füße im unteren Bereich der Stützen, dann sind Sie in der Hüfte beweglicher. Bei Schulterbeschwerden passen Sie in Stufe 2 den Bewegungsumfang an.

Einsteiger absolvieren 4 Sätze mit 8–10 Wh.; Varianten finden Sie auf S. 116–117, andere Trainingsumfänge in den Programmen S. 201–214.

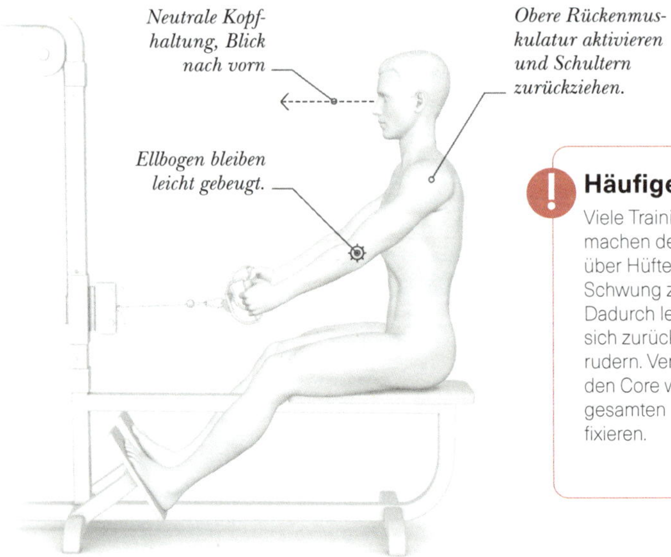


### Häufige Fehler

Viele Trainierende machen den Fehler, über Hüfte und Rumpf Schwung zu erzeugen. Dadurch lehnen Sie sich zurück, statt zu rudern. Versuchen Sie, den Core während der gesamten Übung zu fixieren.

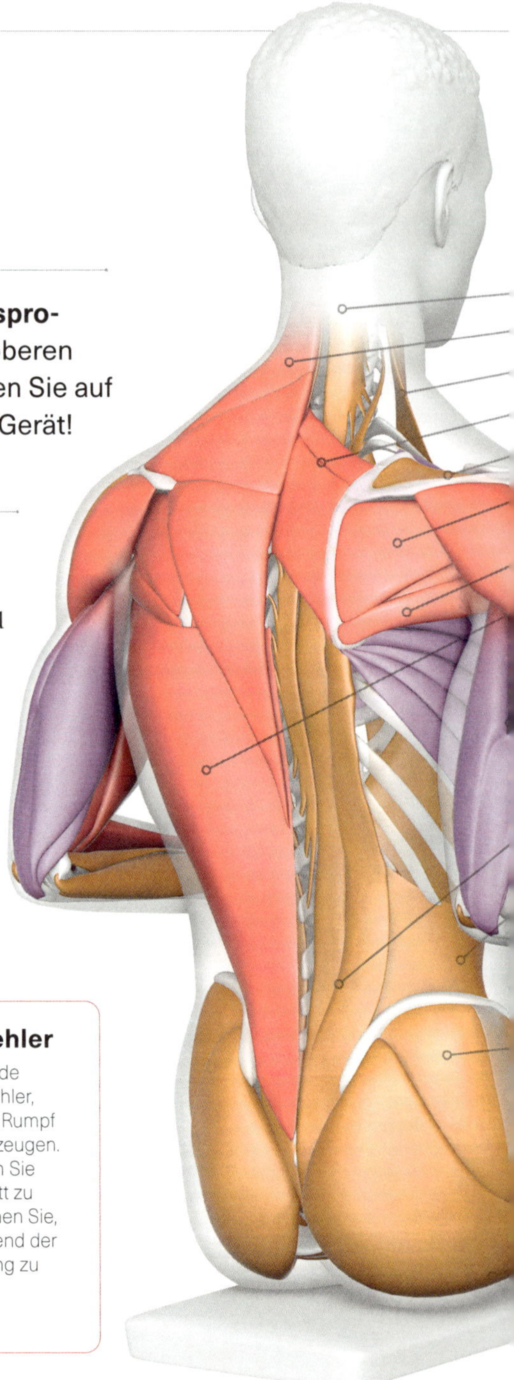

**VORBEREITUNG**
Gewichte und Sitzhöhe einstellen. Mit dem Gesicht zum Gerät auf die Bank setzen, Beine leicht beugen, Füße auf den Stützen platzieren. Griffe fassen und Arme schulterbreit halten. So weit zurücklehnen, dass die Arme ausgestreckt sind und der Rücken gerade ist.

**STUFE 1**
Einatmen und Bauchmuskeln aktivieren. Beim Ausatmen Ellbogen anwinkeln und untere und mittlere Rückenmuskeln kontrahieren, um Richtung Bauch zu rudern. Die Ellbogen schieben sich dadurch nach hinten. Anhalten, kurz bevor die Schultern sich vorwölben!

## [PO]STERIOR-[LA]TERALE ANSICHT

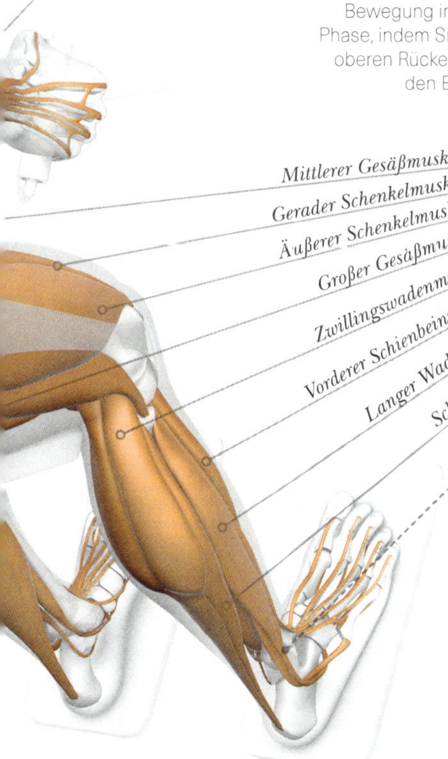


### Oberkörper und Arme

Rudern trainiert den **breiten Rückenmuskel** sowie den **Bizeps** in ihrer Funktion als Ellbogenbeuger. Die **oberen Rückenmuskeln,** z. B. der **große Rund-, Rauten-** und **Kapuzenmuskel,** sowie der **hintere Deltamuskel** (Gräteneil) agieren als Hilfsmuskulatur. Kontrollieren Sie die Bewegung in der exzentrischen Phase, indem Sie die Spannung im oberen Rücken halten, statt sie in den Bizeps zu verlagern.

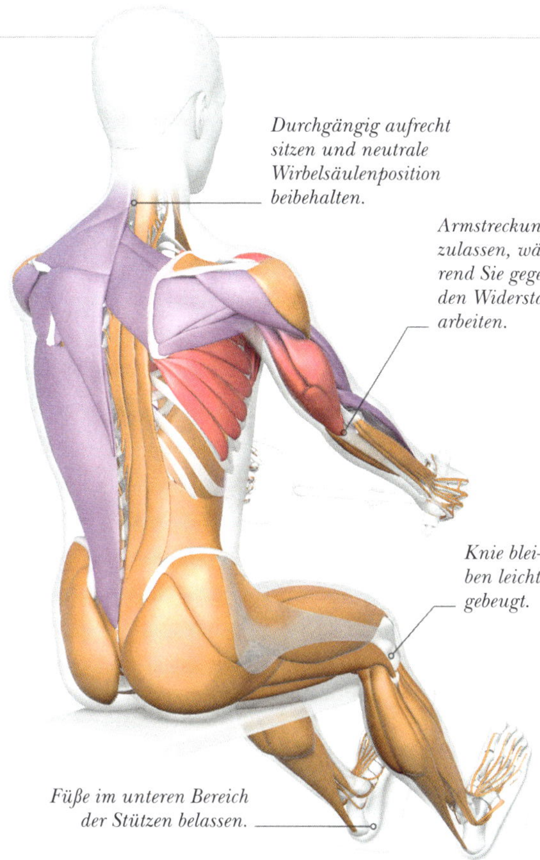


**STUFE 2**

Bei aktivierten Bauchmuskeln einatmen und die Stange in die Startposition bringen. Kontrolliert gegen den Widerstand des Gewichts arbeiten. Rücken und Bizeps stehen durchgängig unter Spannung. Atmung kontrollieren. Stufen 1 u. 2 wiederholen. Um die Intensität zu steigern, eine der beiden Endpositionen 1 Sekunde halten.

### Beine

Die **Muskulatur des Unterkörpers** ist in dieser Übung die stützende Basis. Der Körper wird über die Füße stabilisiert. So lässt sich mehr Spannung in den Zielmuskeln erzeugen. Wenn nötig, legen Sie je eine Gewichtsscheibe unter die Füße, damit Sie während der Ausführung Bodenkontakt halten.

**LEGENDE**

- *Gelenke*
- *Muskeln*
- Verkürzt sich unter Spannung
- Verlängert sich unter Spannung
- Verlängert sich ohne Spannung
- Haltend-statisch

# » VARIANTEN

Rudern spricht Bizeps und Rückenmuskulatur an, besonders den breiten Rückenmuskel. Wählen Sie eine Übung, die zu den vorhandenen Geräten passt. Eine fließende Bewegung von Schultern und Armen und ein stabiler Rumpf sind elementar.

**LEGENDE**
- Primäre Zielmuskulatur
- Sekundäre Zielmuskulatur

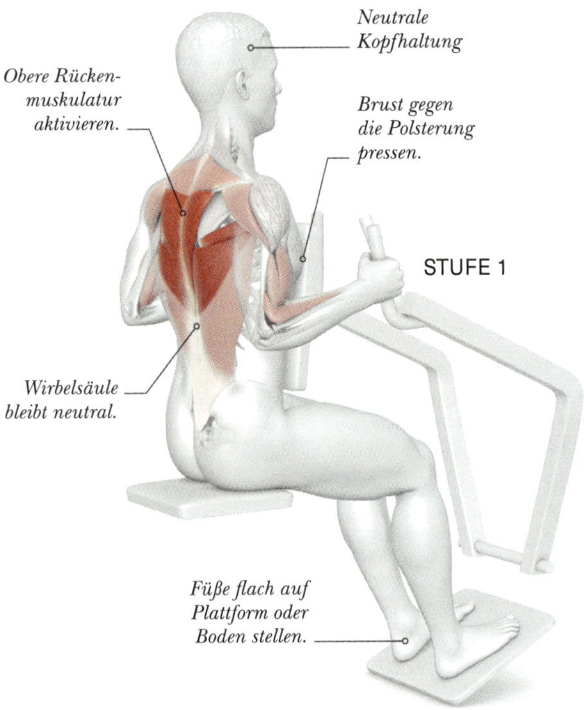


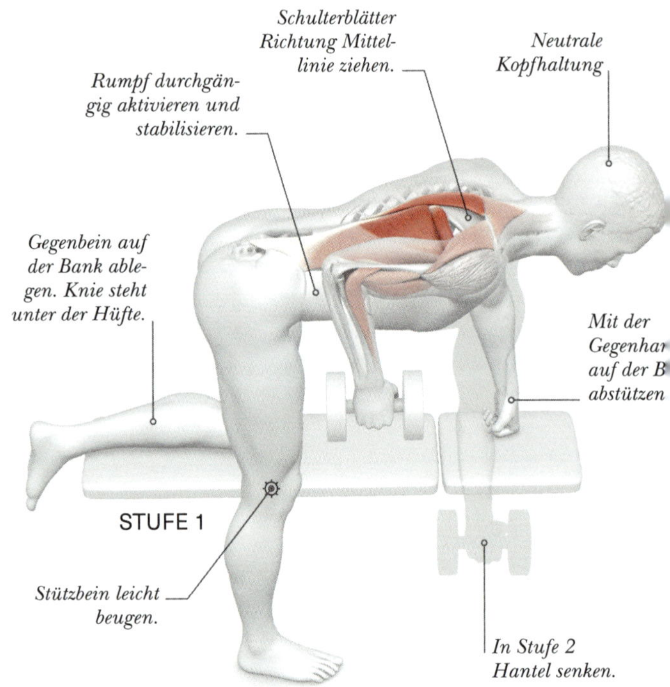


## RUDERN **AM GERÄT**

Rudern am Gerät trainiert die Muskulatur des oberen und mittleren Rückens. Das Brustpolster an dieser Maschine macht das Training besonders sicher und gewährleistet Stabilität. Anspruchsvoller wird die Übung, wenn Sie die Endposition 1–2 Sekunden halten.

**VORBEREITUNG**
Setzen Sie sich auf das Gerät und stellen die Füße auf die Plattform (falls vorhanden). Lehnen Sie sich nach vorn und pressen die Brust gegen das Polster.

**STUFE 1**
Einatmen, Bauchmuskeln aktivieren. Beim Ausatmen ziehen Sie die Griffe zu sich. Schultern und Arme in einer fließenden Bewegung nach hinten bringen.

**STUFE 2**
Mit dem Einatmen in die Ausgangsposition zurückkehren. Die Bewegung durchgängig kontrollieren. Stufen 1 und 2 wiederholen.

## **KURZHANTEL-**RUDERN **EINARMIG**

Kurzhantel-Rudern können Sie entweder einarmig ausführen, wobei ein Bein auf der Bank liegt (Abb. oben), oder vorgebeugt beidarmig. Dann sind beide Knie gebeugt und die Hüfte ist um 90° angewinkelt. Anspruchsvoller wird die Übung, wenn Sie die Endposition 1–2 Sekunden halten.

**VORBEREITUNG**
Gegenknie auf der Bank aufstützen, Stützbein unter der Hüfte platzieren. Lehnen Sie sich vor, bis der Rücken gerade ist. Einatmen und Core aktivieren.

**STUFE 1**
Beim Ausatmen Schulterblatt zurück und Arm nach oben ziehen. Ellbogen zwischen 30° und 75° beugen. Je nach Winkel werden andere Muskeln belastet.

**STUFE 2**
Mit dem Einatmen die Kurzhantel kontrolliert senken. Die Bauchmuskeln bleiben aktiviert. Stufen 1 und 2 wiederholen.

## LANGHANTEL-RUDERN

Die beliebte Variante mit Langhantel fordert sowohl die Coremuskulatur also auch die unteren und mittleren Rückenmuskeln. Achtung! Möglicherweise ist im Stehen Ihr Bewegungsumfang eingeschränkt. Auch hier gilt: Die Endposition 1–2 Sekunden zu halten, steigert die Intensität.

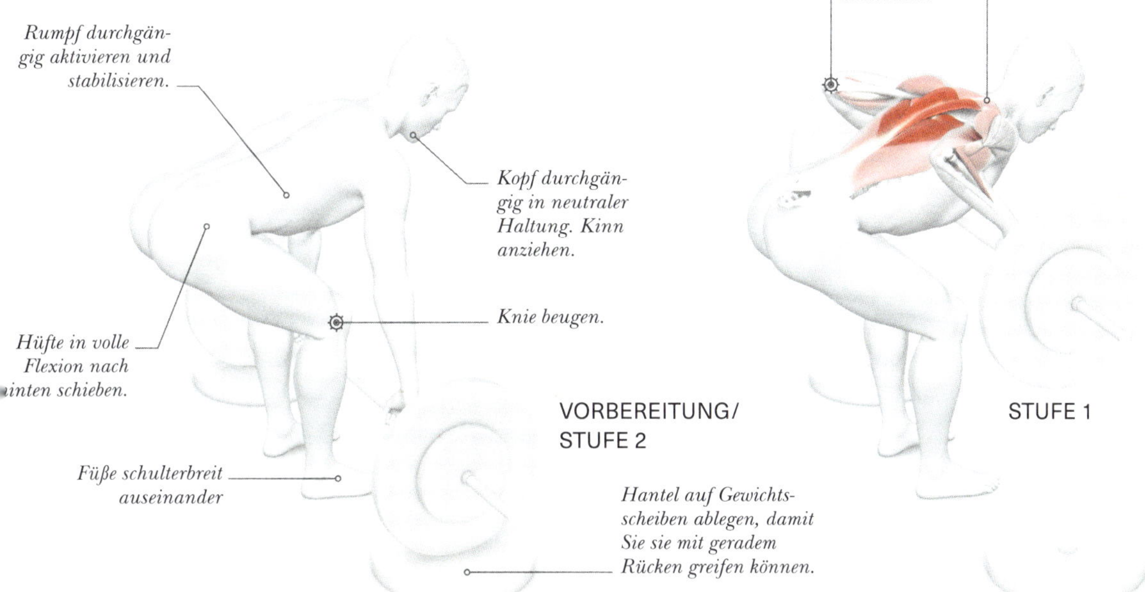


**VORBEREITUNG**
Sie beugen sich im Stand nach vorn und greifen die Hantelstange im Obergriff. Die Wirbelsäule muss dabei unbedingt in neutraler Position bleiben!

**STUFE 1**
Mit dem Einatmen Core aktivieren. Beim Ausatmen nach oben rudern und die Hantelstange zur Brust heben, indem Sie die Ellbogen hinter den Körper führen.

**STUFE 2**
Beim Einatmen die Hantel kontrolliert in die Startposition senken. Arme, Schultern, Rücken und Core bleiben aktiviert. Stufen 1 und 2 wiederholen.

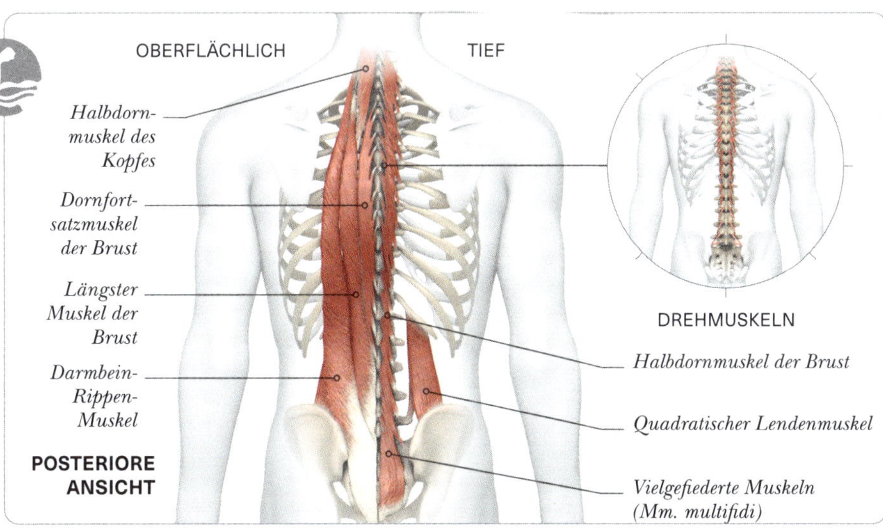


### Rückenstrecker

Die Muskelgruppe der oberflächlichen Rückenstrecker (M. erector spinae) zieht sich die Wirbelsäule entlang und besteht aus drei Muskeltypen: den Mm. spinales (Dornfortsatzmuskeln), dem M. longissimus (längster Muskel) und dem M. iliocostalis (Darmbein-Rippen-Muskel). Die tiefen Rückenstrecker inklusive der Mm. rotatores (Drehmuskeln) unterstützen die Beweglichkeit der oberflächlichen Rückenstrecker und sind besonders wichtig für die Stabilisierung von Wirbelsäule und Becken. Alle diese Muskeln müssen zusammenarbeiten, damit der Körper nicht vornüberkippt, und gewährleisten eine aufrechte Haltung.

# KURZHANTEL-SCHULTER-HEBEN

**Die Übung trainiert den oberen Kapuzenmuskel** auf sichere und effektive Weise. Durch die Gewichte müssen die Muskeln zusätzliche Arbeit verrichten.

## IM ÜBERBLICK

Kurzhanteln schränken Sie weniger ein als eine Langhantel, sodass Sie Technik und Haltung Ihrem Bewegungsapparat und Ihrer Beweglichkeit anpassen können. Am besten funktioniert das allerdings beim Schulterheben am Kabelzug (s. S. 121). Nutzen Sie die Möglichkeit, wenn Sie Zugang zu entsprechenden Geräten haben. Bei Beschwerden können Sie die Varianten mit Band ausprobieren (s. S. 120).

Einsteiger absolvieren 4 Sätze mit 8–10 Wh.; andere Trainingsumfänge finden Sie in den Programmen S. 201–214.

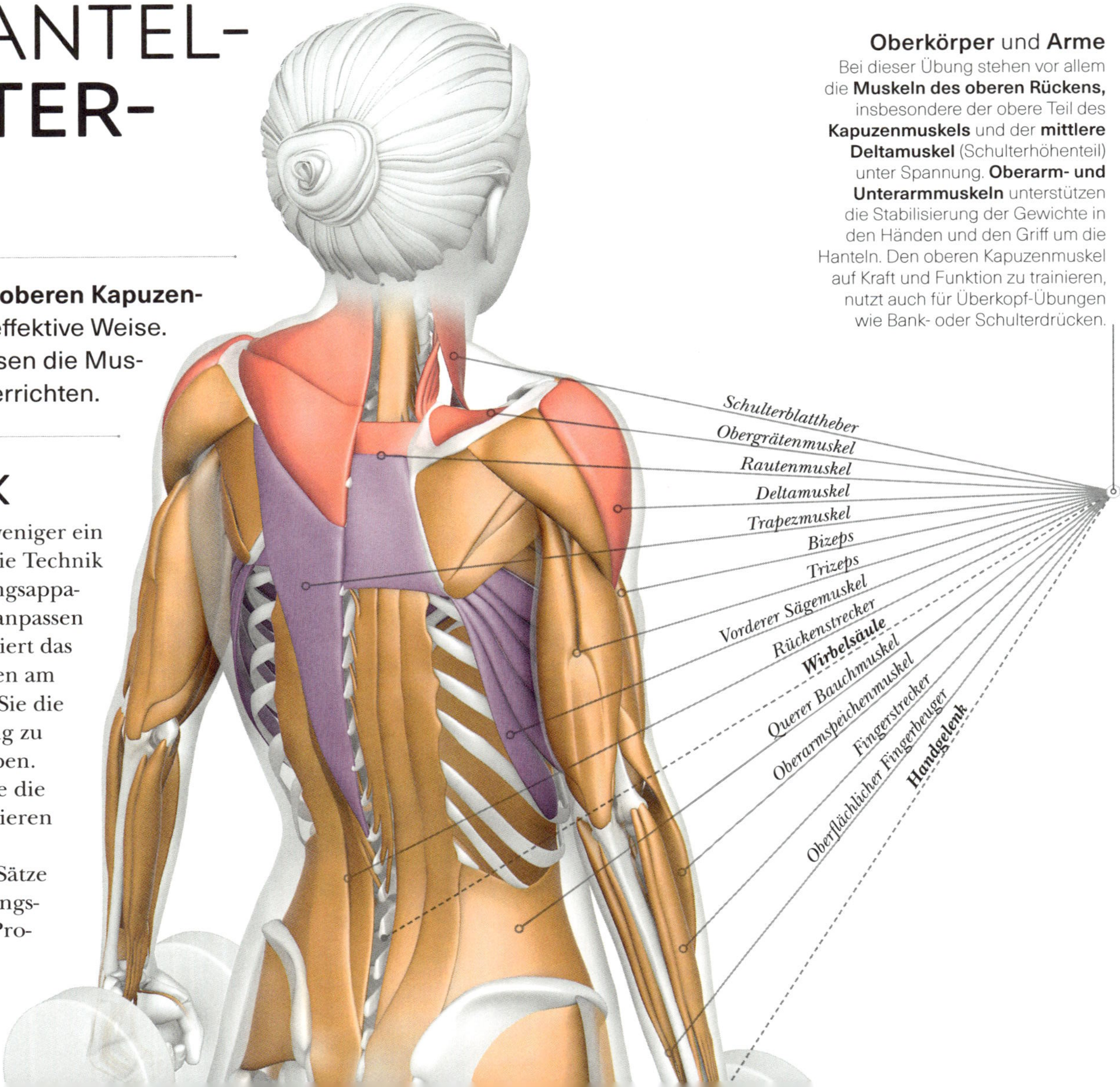


**Oberkörper** und **Arme**

Bei dieser Übung stehen vor allem die **Muskeln des oberen Rückens,** insbesondere der obere Teil des **Kapuzenmuskels** und der **mittlere Deltamuskel** (Schulterhöhenteil) unter Spannung. **Oberarm- und Unterarmmuskeln** unterstützen die Stabilisierung der Gewichte in den Händen und den Griff um die Hanteln. Den oberen Kapuzenmuskel auf Kraft und Funktion zu trainieren, nutzt auch für Überkopf-Übungen wie Bank- oder Schulterdrücken.

LEGENDE

- Gelenke
- Muskeln
- Verkürzt sich unter Spannung
- Verlängert sich unter Spannung
- Verlängert sich ohne Spannung
- Haltend-statisch

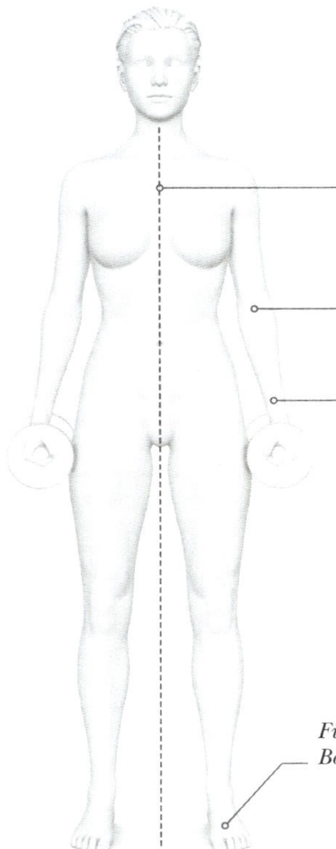


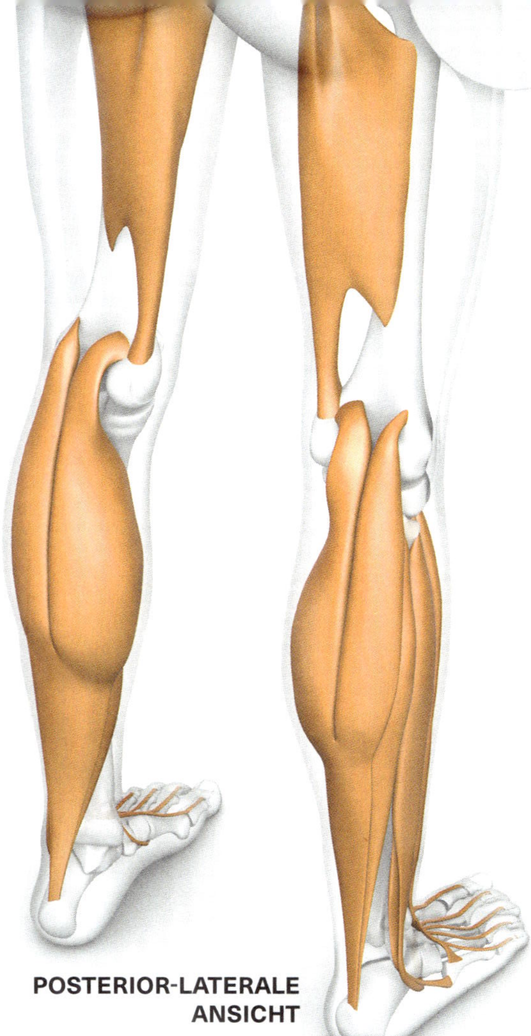

POSTERIOR-LATERALE ANSICHT

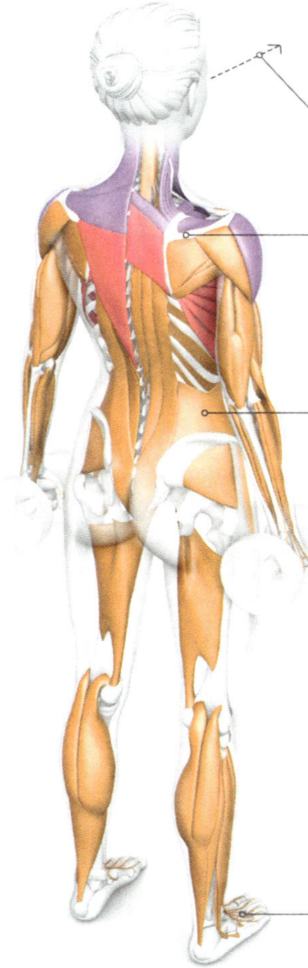


**VORBEREITUNG**
Stellen Sie sich schulterbreit auf. Hanteln im Neutralgriff halten, die Handflächen zeigen zum Körper. Die Arme hängen seitlich herunter. Kopfhaltung bleibt neutral – nicht nach unten schauen!

**STUFE 1**
Einatmen und Bauchmuskeln aktivieren. Beim Ausatmen heben Sie die Schultern Richtung Ohren und beide Hanteln nach oben. Der Rumpf bleibt stabil. Stehen Sie still, keine Bewegung in Hüfte und Rumpf. Position 1–2 Sekunden halten.

**STUFE 2**
Der Core bleibt aktiviert. Beim Einatmen bringen Sie die Hanteln in die Ausgangsposition zurück. Halten Sie mit dem oberen Kapuzenmuskel gegen die Senkbewegung. Atem zur Ruhe kommen lassen. Stufen 1 und 2 wiederholen.

# » VARIANTEN

Auch die Varianten des Schulterhebens mit Band oder am Kabelzug fordern Kapuzen- und mittleren Deltamuskel (Schulterhöhenteil), sind jedoch schonender für Nacken und Bizeps. Am Kabelzug lässt sich die Bewegung am besten an Ihre Bedürfnisse anpassen.

### **Oberen Kapuzenmuskel** trainieren

Der obere Teil des Kapuzenmuskels wirkt der Kraft entgegen, die der mittlere Deltamuskel auf das Schulterblatt ausübt. Deswegen werden beim Schulterheben in einer Bewegung beide Muskeln trainiert.

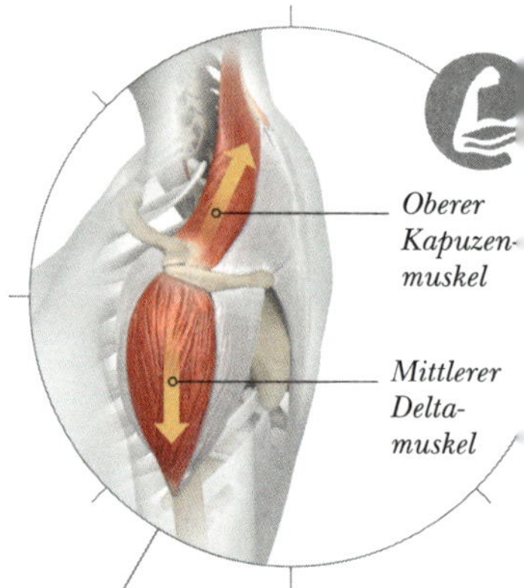


LATERALE ANSICHT

## RUDERN AUFRECHT MIT BAND

Bei dieser Variante werden der obere Kapuzenmuskel und die Schultermuskulatur mit Widerstandsband trainiert. Zur Intensivierung Endposition 1–2 Sekunden halten.

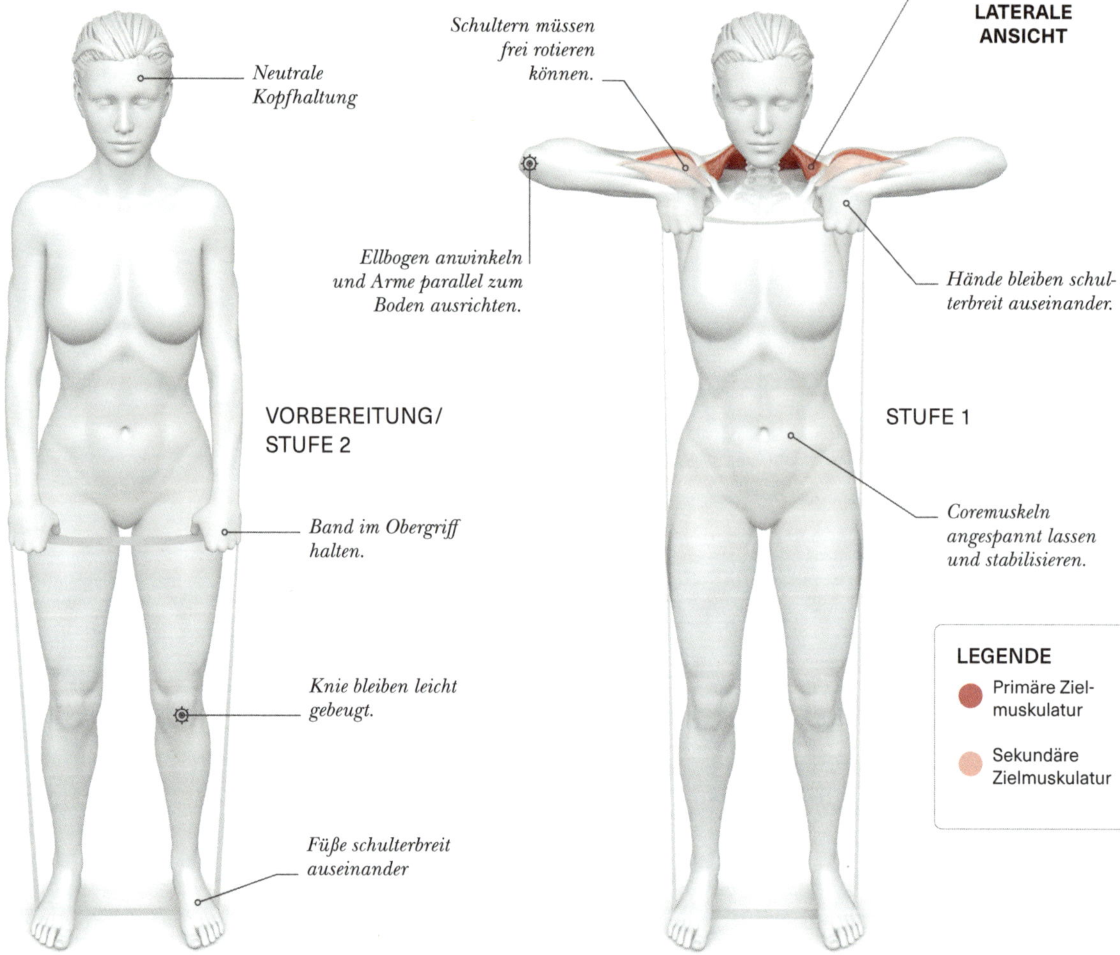


**LEGENDE**
- Primäre Zielmuskulatur
- Sekundäre Zielmuskulatur

**VORBEREITUNG**
Sie stellen sich auf das Band und halten es im Obergriff und auf Schulterbreite. Die Schultern sind entspannt. Aufrecht stehen.

**STUFE 1**
Einatmen, Core aktivieren. Beim Ausatmen aufwärts rudern: Schultern heben und die Hände durch Anwinkeln der Ellbogen nach oben bringen.

**STUFE 2**
Mit dem Einatmen die Schultern kontrolliert senken, die Arme ausstrecken und in die Ausgangsposition zurückkehren. Stufen 1 und 2 wiederholen.

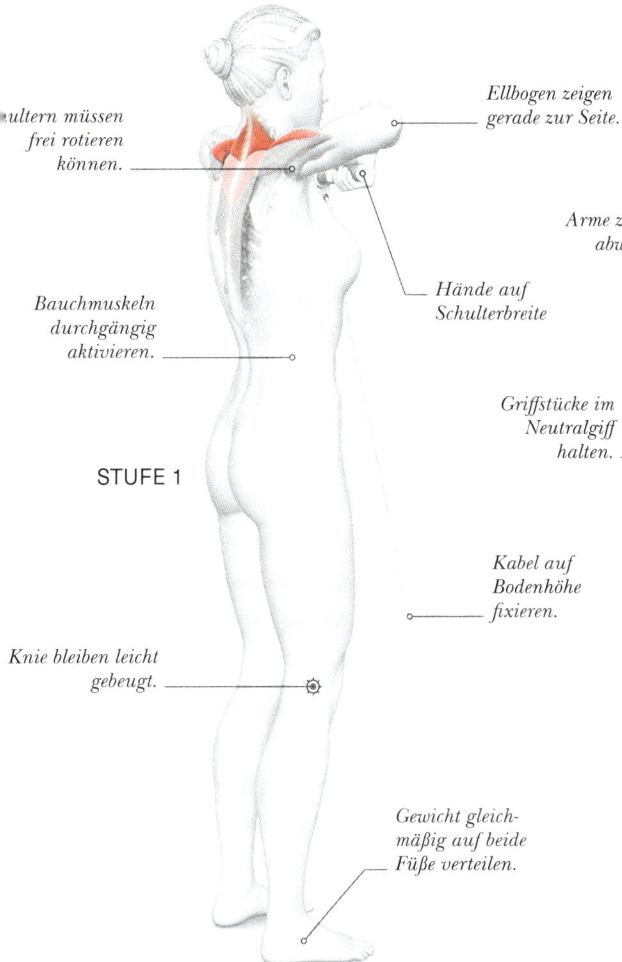


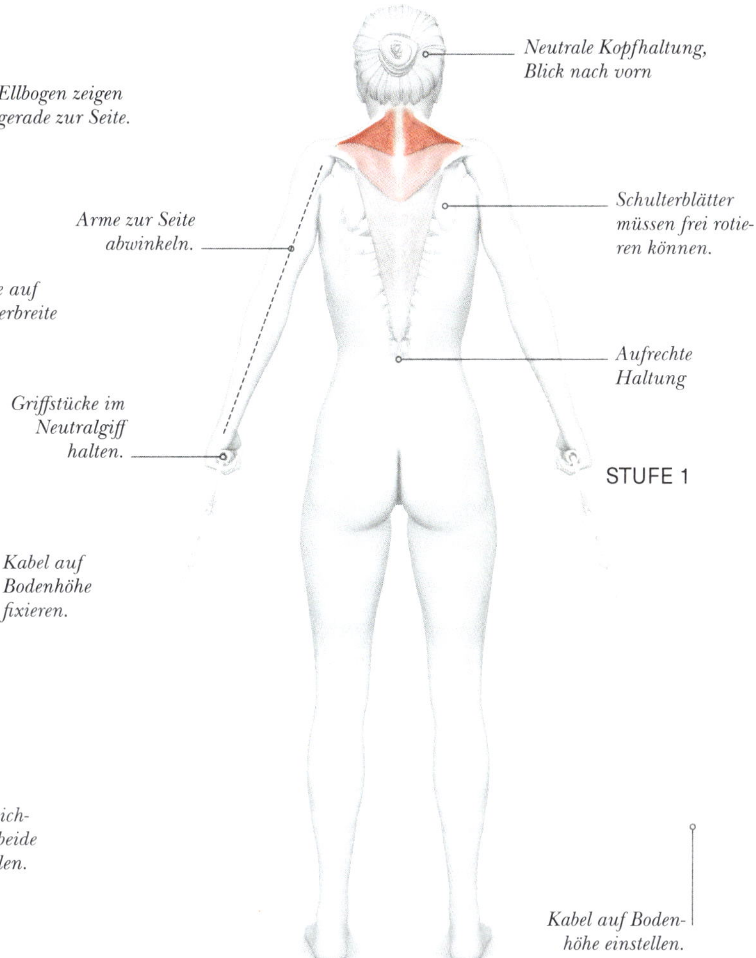


## RUDERN AUFRECHT AM KABELZUG

Die Variante am Kabelzug trainiert den oberen Kapuzenmuskel und die Schultermuskulatur. Dank der Kabel bleiben die Schultern unter Spannung. Halten Sie zur Steigerung der Intensität das Kabel 1–2 Sekunden auf Kinnhöhe.

**VORBEREITUNG**
Aufrecht stehen. Die Füße stehen schulterbreit und die Knie sind leicht gebeugt. Halten Sie das Kabel mit beiden Händen im Obergriff.

**STUFE 1**
Einatmen, Bauchmuskeln aktivieren. Beim Ausatmen rudern und das Kabel auf Kinnhöhe bringen. Ellbogen anwinkeln, Arme stehen parallel zum Boden.

**STUFE 2**
Mit dem Einatmen Kabel kontrolliert in Ausgangsposition zurückbringen. Die Schultern bleiben dabei angespannt. Stufen 1und 2 wiederholen.

## SCHULTERHEBEN AM KABELZUG

Diese bilaterale Variante am Kabelzug trainiert den oberen Kapuzenmuskel optimal, da seine Fasern mit der Widerstandslinie des Kabels auf einer Linie liegen. Halten Sie zur Steigerung der Intensität die Endposition 1–2 Sekunden.

**VORBEREITUNG**
Sie stehen mit leicht gebeugten Knien, die Füße sind schulterbreit geöffnet. Bücken und die Griffe aufnehmen, dann wieder gerade aufrichten.

**STUFE 1**
Atmen Sie ein und aktivieren Sie den Core. Beim Ausatmen heben Sie die Schultern Richtung Ohren. Schultern dabei nicht wölben.

**STUFE 2**
Beim Einatmen die Schultern senken. Core und Kapuzenmuskel bleiben aktiviert, so lässt sich die Bewegung kontrollieren. Stufen 1 und 2 wiederholen.

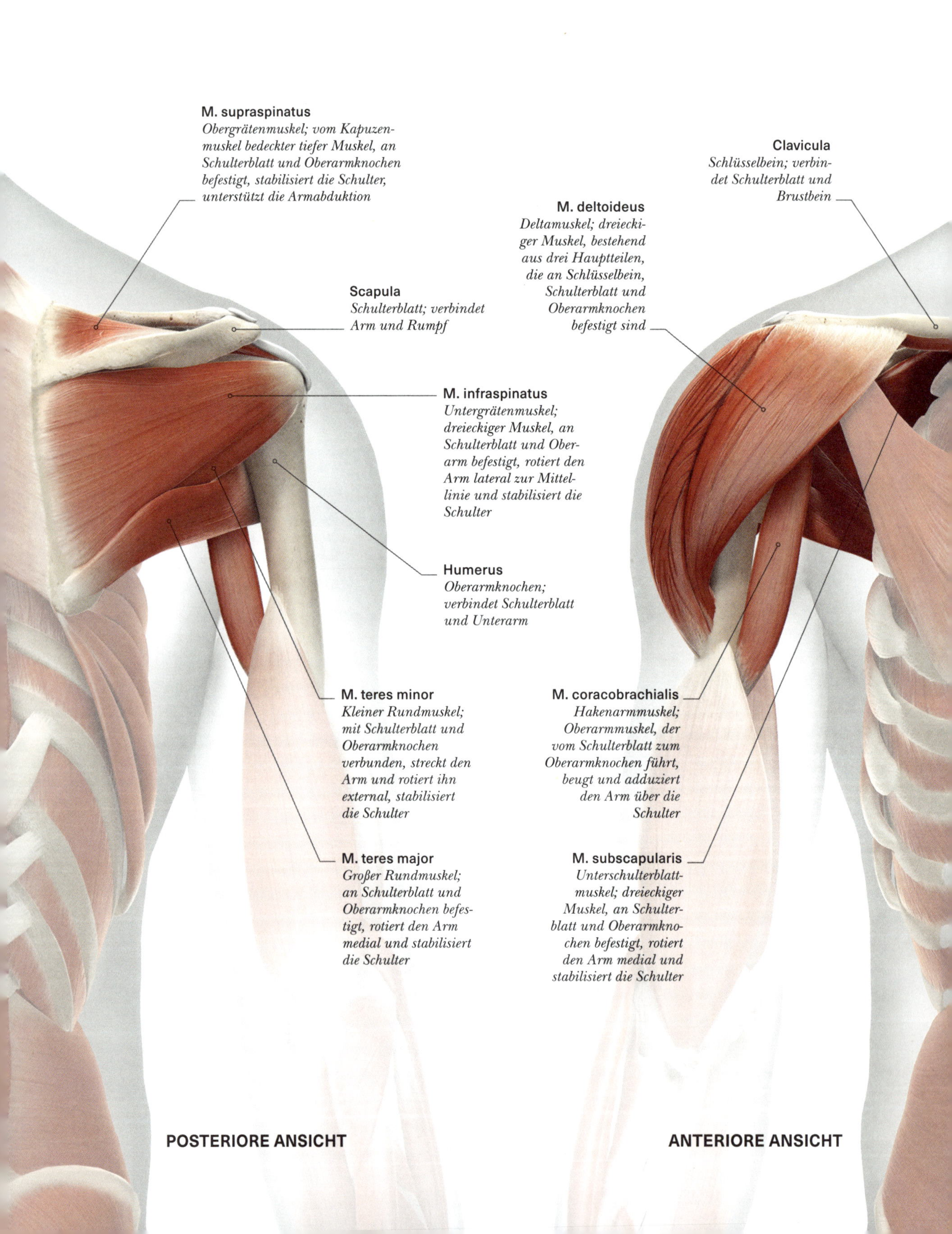
M. supraspinatus
Obergrätenmuskel; vom Kapuzenmuskel bedeckter tiefer Muskel, an Schulterblatt und Oberarmknochen befestigt, stabilisiert die Schulter, unterstützt die Armabduktion
Scapula
Schulterblatt; verbindet Arm und Rumpf
M. infraspinatus
Untergrätenmuskel; dreieckiger Muskel, an Schulterblatt und Oberarm befestigt, rotiert den Arm lateral zur Mittellinie und stabilisiert die Schulter
Humerus
Oberarmknochen; verbindet Schulterblatt und Unterarm
M. teres minor
Kleiner Rundmuskel; mit Schulterblatt und Oberarmknochen verbunden, streckt den Arm und rotiert ihn external, stabilisiert die Schulter
M. teres major
Großer Rundmuskel; an Schulterblatt und Oberarmknochen befestigt, rotiert den Arm medial und stabilisiert die Schulter
Clavicula
Schlüsselbein; verbindet Schulterblatt und Brustbein
M. deltoideus
Deltamuskel; dreieckiger Muskel, bestehend aus drei Hauptteilen, die an Schlüsselbein, Schulterblatt und Oberarmknochen befestigt sind
M. coracobrachialis
Hakenarmmuskel; Oberarmmuskel, der vom Schulterblatt zum Oberarmknochen führt, beugt und adduziert den Arm über die Schulter
M. subscapularis
Unterschulterblattmuskel; dreieckiger Muskel, an Schulterblatt und Oberarmknochen befestigt, rotiert den Arm medial und stabilisiert die Schulter
POSTERIORE ANSICHT
ANTERIORE ANSICHT

# SCHULTERN

**Der Deltamuskel ist an allen Bewegungen der Schulter beteiligt. Er umhüllt die Schulter von vorne nach hinten und gibt ihr Form. Der Stabilität des Schultergelenks dienen u. a. Mm. teres major und minor (großer und kleiner Rundmuskel), M. supraspinatus (Obergrätenmuskel) und M. subscapularis (Unterschulterblattmuskel).**

Der Deltamuskel besteht aus drei Hauptteilen: Der (vordere) Schlüsselbeinteil ist für Flexion zuständig und hebt den Arm vor den Körper. Der (mittlere) Schulterhöhenteil ermöglicht die Abduktion und hebt den Arm vom Körper weg. Der (hintere) Grätenteil streckt den Arm und dreht ihn nach hinten.

Im Training unterstützt der Deltamuskel vor allem das Heben und Strecken des Arms. Aber auch im Alltag benutzen Sie ihn ständig. Trainieren Sie ihn daher mit verschiedenen Belastungsmethoden und Wiederholungszahlen.

- **Beim Drücken** sorgen die Schultern, Trizeps und obere Rückenmuskeln dafür, dass das Gewicht nach oben gebracht wird. Die Deltamuskeln führen den Arm zur Mittellinie.

- **Beim Heben** arbeiten die Schultern fast isoliert und werden nur vom Kapuzenmuskel unterstützt. Fokussieren Sie dabei nicht nur auf das Widerstandsziel. Stellen Sie sich Anatomie und Funktion des Muskelteils vor, den Sie ansprechen wollen, und richten Sie Art und Umfang der Bewegung danach aus.

Drücken und Heben sprechen den vorderen und mittleren Deltamuskel an, der hintere Teil wird durch Rudern und Flys gefordert.

**INHALT**


Überkopf-Langhantel-Schulterdrücken **124**
*Varianten:* **126**
Schulterdrücken am Gerät
Schulterdrücken mit Band
Kurzhantel-Schulterdrücken
Kurzhantel-Seitheben **128**
*Varianten:* **130**
Seitheben mit zwei Bändern
Seitheben einarmig am Kabelzug
Kurzhantel-Frontheben **132**
*Varianten:* **134**
Frontheben mit Band
Frontheben am Kabelzug
Schulterdrücken sitzend
Reverse Flys mit Kurzhanteln **136**
*Varianten:* **138**
Reverse Flys am Gerät
Schrägbank-Kurzhantel-Rudern
Rudern mit Band


» *Ein starker Oberkörper bedeutet* ***Beweglichkeit, eine gute Haltung*** *und einen* ***größeren Bewegungsumfang.*** «

# ÜBERKOPF-LANGHANTEL-SCHULTERDRÜCKEN

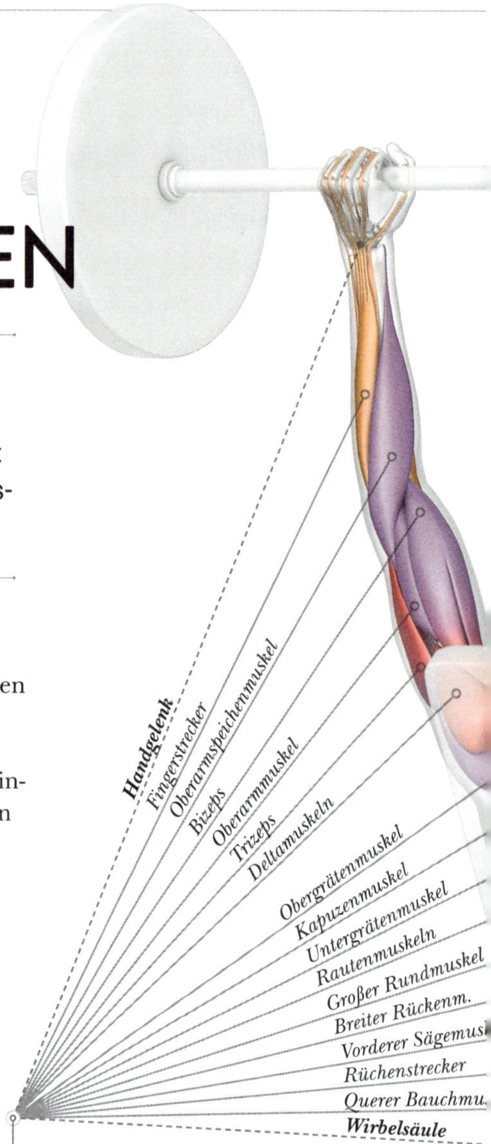


**Die Drückbewegung senkrecht nach oben** trainiert Schultern, Trizeps und den oberen Rücken. Die Übung kann im Sitzen oder im Stehen durchgeführt werden. Rumpfstabilität ist gefordert. Achten Sie auf einen kontrollierten Bewegungsablauf und halten Sie die Langhantel waagerecht.

## IM ÜBERBLICK

Beim Schulterdrücken im Sitzen winkeln Sie die Beine 90 ° an. Stellen Sie dazu die Sitzhöhe am Gerät entsprechend ein. Bei den meisten Maschinen befindet sich die Hantelstange knapp über und hinter dem Kopf, sodass Sie die Hantel bequem greifen und in Position bringen können. Wenn Ihre Gelenke zu stark belastet werden, versuchen Sie es mit der Kurzhantel-Variante (s. S. 127).

Einsteiger absolvieren 4 Sätze mit 8–10 Wh.; Varianten finden Sie auf S. 126–127, andere Trainingsumfänge in den Programmen S. 201–214.

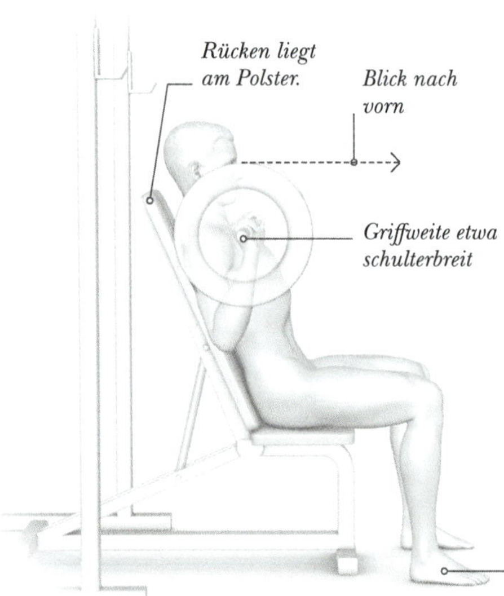


**VORBEREITUNG**
Gerät einrichten, setzen und den Rücken gegen das Polster drücken. Die Kopfposition ist neutral, die Knie sind angewinkelt. Füße aufstellen. Sie fassen die Stange im Obergriff und legen die Daumen um die Finger (geschlossener Griff). Stützen Sie die Hantel unter dem Kinn auf der Brust auf. Zur Stabilisierung des Oberkörpers Gesäß und Core aktivieren.

### Oberkörper und Arme

Bei dieser Übung wird Spannung in der **vorderen und mittleren Schultermuskulatur** sowie im **Trizeps** aufgebaut. Der **Core** stabilisiert Rumpf und Becken zum Schutz der Wirbelsäule und des unteren Rückens vor Verletzungen. Zur Vermeidung von Überbelastung muss der Rücken durchgängig in Kontakt mit dem Polster bleiben.

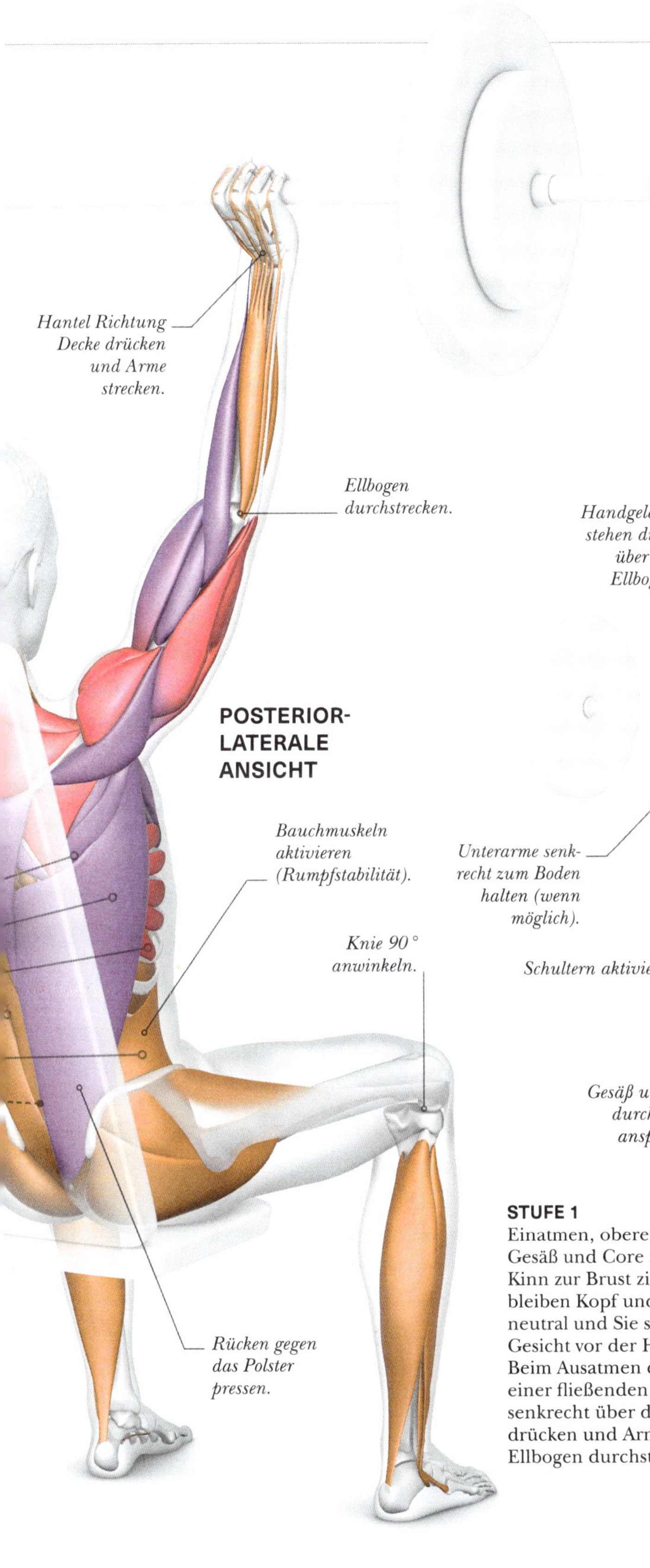


## LEGENDE

- *Gelenke*
- *Muskeln*
- Verkürzt sich unter Spannung
- Verlängert sich unter Spannung
- Verlängert sich ohne Spannung
- Haltend-statisch

## Häufige Fehler

Gehen Sie nicht ins Hohlkreuz und kompensieren Sie das Gewicht beim Hochdrücken nicht dadurch, dass Sie die Wirbelsäule runden. Drücken Sie den Rücken durchgängig gegen das Stützpolster.

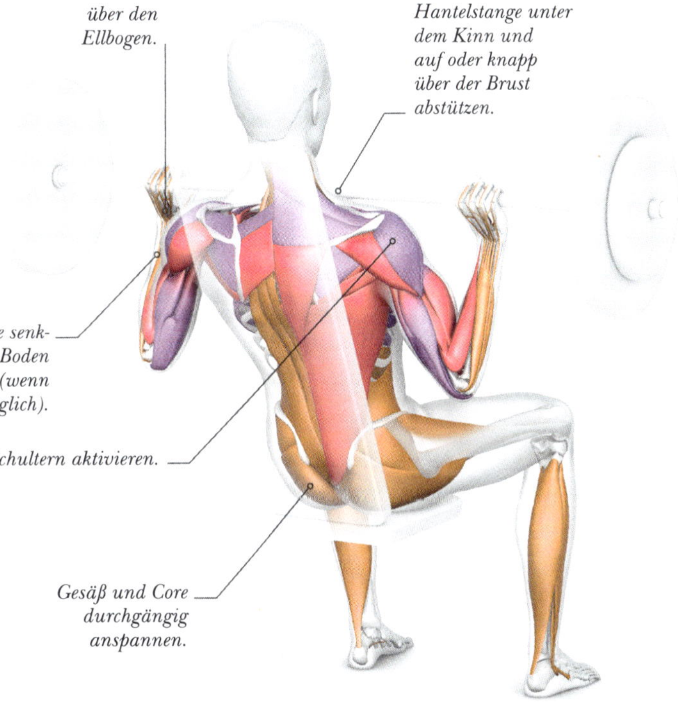


**STUFE 1**
Einatmen, oberen Rücken, Gesäß und Core aktivieren. Kinn zur Brust ziehen, so bleiben Kopf und Wirbelsäule neutral und Sie schützen Ihr Gesicht vor der Hantelstange. Beim Ausatmen die Hantel in einer fließenden Bewegung senkrecht über den Kopf drücken und Arme über die Ellbogen durchstrecken.

**STUFE 2**
Beim Einatmen Schultern und Trizeps anspannen und die Ellbogen beugen, um die Hantelstange gegen den Widerstand des Gewichts in die Ausgangsposition abzusenken. Kopf und Wirbelsäule bleiben neutral, die Schultern stabil, aber locker. Atem zur Ruhe kommen lassen. Stufen 1 und 2 wiederholen.

# » VARIANTEN

Schulterdrücken am Gerät (sitzend) zielt auf Trizeps und Deltamuskeln ab. Im Stehen wird die Coremuskulatur stärker beansprucht. Alle drei vorgestellten Übungen sind schulterschonend, da die Schulterblätter frei rotieren können.

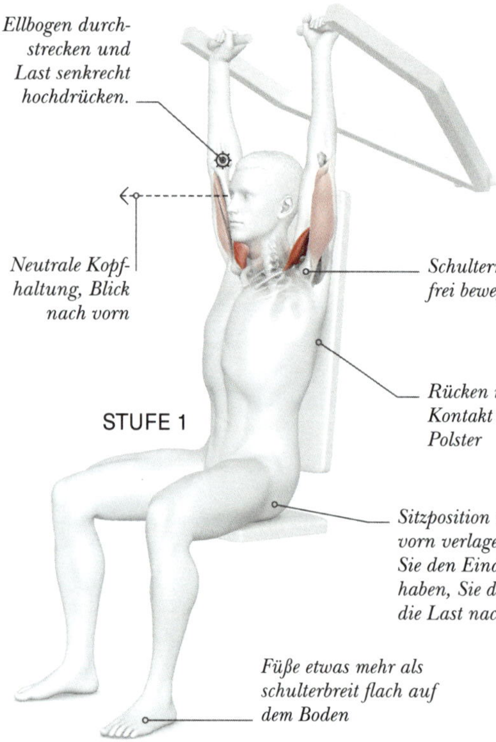


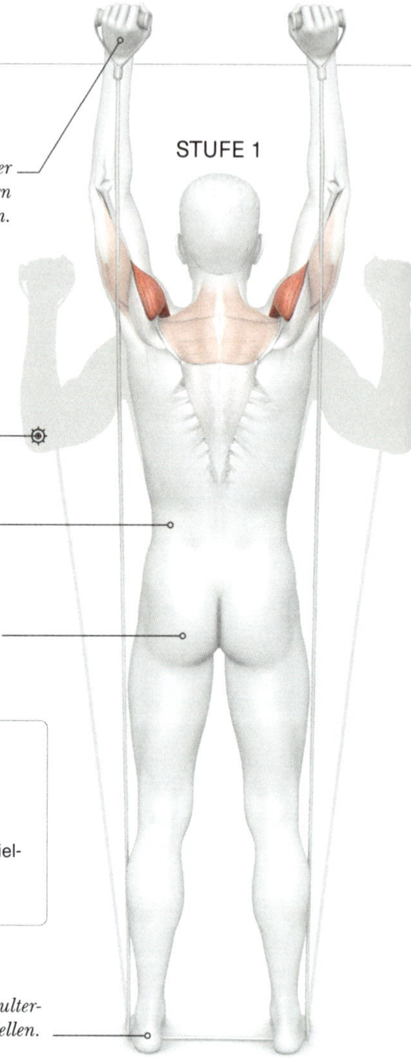


## SCHULTERDRÜCKEN **AM GERÄT**

Diese Variante ist hervorragend geeignet, um das Schultertraining abwechslungsreicher zu gestalten. Sie funktioniert als Einzelübung und in Kombination. Am Gerät lässt sich die vertikale Drückbewegung sicher und effektiv ausführen.

**VORBEREITUNG**
Sitzposition einnehmen (falls nötig, Sitzhöhe anpassen). Griffstücke im Obergriff halten, die Ellbogen sind angewinkelt und zeigen nach außen.

**STUFE 1**
Einatmen und Coremuskeln aktivieren. Mit dem Ausatmen strecken Sie die Ellbogen durch und bringen die Arme nach oben Richtung Ohren.

**STUFE 2**
Beim Einatmen bringen Sie die Last kontrolliert zurück in die Ausgangsposition. Wenn nötig, Haltung korrigieren. Stufen 1 und 2 wiederholen.

## SCHULTERDRÜCKEN **MIT BAND**

Diese Variante mit vertikaler Drückbewegung lässt sich gut an Ihre individuelle Schulterbeweglichkeit anpassen, von der der Bewegungspfad der Arme während der Aufwärtsbewegung abhängt.

**VORBEREITUNG**
Auf das Band stellen und Griffe im Obergriff fassen. Aufrecht stehen und die Arme so anwinkeln, dass sich die Hände auf Höhe der Ohren befinden.

**STUFE 1**
Einatmen und Bauchmuskeln aktivieren. Mit dem Ausatmen die Arme nach oben bringen. Drücken Sie dazu Ihre Oberarme in Richtung Ohren.

**STUFE 2**
Einatmen und Arme kontrolliert absenken. Ellbogen beugen und Hände zurück in die Ausgangsposition bringen. Stufen 1 und 2 wiederholen.

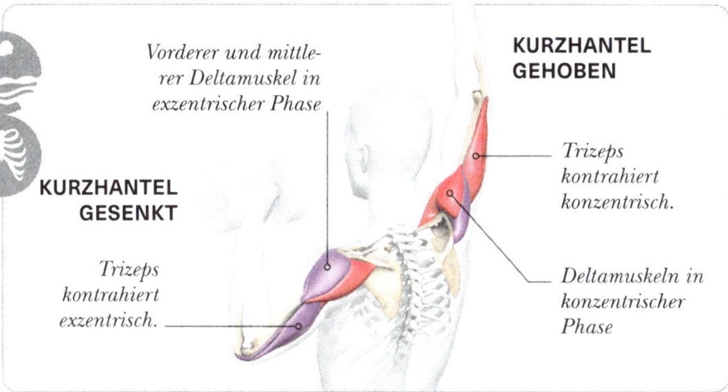


## **Gemeinsam** stärker

Muskeln arbeiten synchron. Beim vertikalen Drücken wirken der Trizeps sowie vorderer und mittlerer Deltamuskel (Schlüsselbein- und Schulterhöhenteil) zusammen, um die Kurzhantel nach oben und innen zu führen.

# KURZHANTEL-SCHULTERDRÜCKEN

Auch diese Variante kann man sehr gut auf individuelle Vorlieben und Schulterbeweglichkeit abstimmen. Letztere wirkt sich auf Hantelposition und Bewegungspfad der Arme aus. Beim Kurzhantel-Schulterdrücken müssen die Coremuskeln stärker aktiviert werden und der Druck auf die Schultern ist geringer.

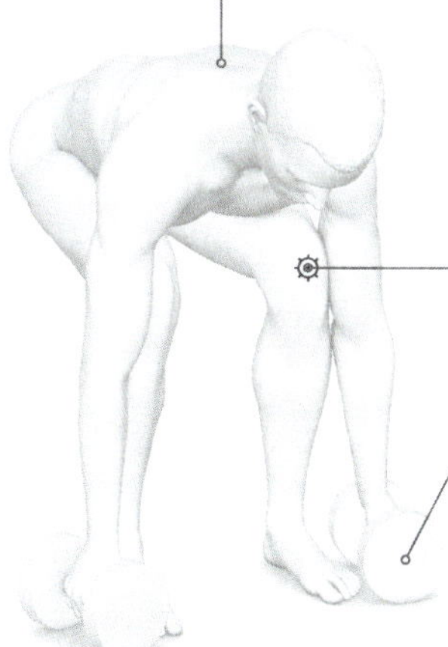


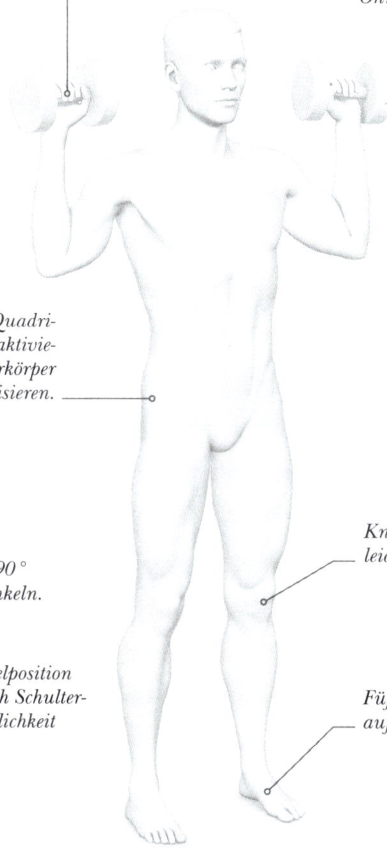


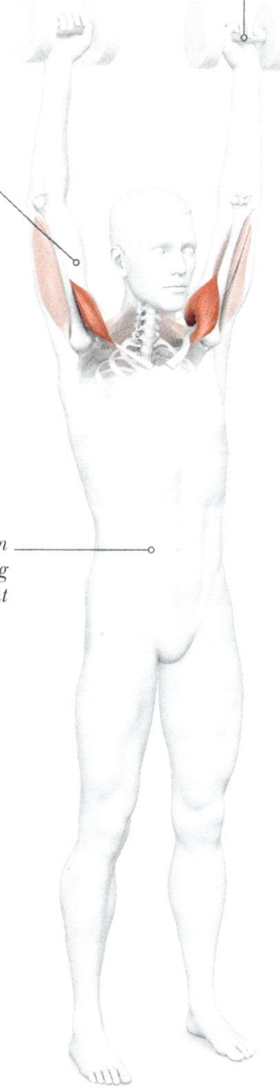


**GEWICHTE SICHER AUFNEHMEN**
Die Füße stehen auf hüft- bis schulterbreit, die Hanteln liegen außen neben den Füßen. Beugen Sie Knie und Hüfte, um die Gewichte zu ergreifen.

**VORBEREITUNG/STUFE 2**
Über die Knie aufrichten, Hanteln auf knapp über Schulterhöhe anheben (Ellbogen gebeugt). Core bleibt in Vorbereitung auf das Überkopfdrücken aktiviert.

**STUFE 1**
Einatmen, Bauchmuskeln stützen. Mit dem Ausatmen Hanteln nach oben drücken. Beim Einatmen in Stufe 2 zurückkehren. Stufen 1 und 2 wiederholen.

# KURZHANTEL-SEITHEBEN

### Häufige Fehler

Wenn sich der Unterkörper mitbewegt und die Knie sich beugen, ist eventuell die Trainingslast zu schwer. Senken Sie die Gewichte nicht zu schnell und unkontrolliert ab, sonst ziehen Sie keinen Nutzen aus der exzentrischen Kontraktion.

**Der Fokus der Übung liegt auf dem Schulterhöhenteil (mittlerer Deltamuskel)** sowie dem Obergrätenmuskel und dem oberen Kapuzenmuskel. Beide stabilisieren die Schulterblätter. Seitheben ist eine sichere und effektive Trainingsmethode zur Kräftigung der Schultern.

## IM **ÜBERBLICK**

Kurzhanteln lateral zu heben – also seitlich des Körpers – trainiert das Schulterhöhenteil des Deltamuskels isoliert. Das Ziel ist eine durchgängig flüssige, kontrollierte Bewegung. Gewichte nicht nach oben reißen und/oder fallen lassen.

Einsteiger absolvieren 4 Sätze mit 8–10 Wh.; Varianten finden Sie auf S. 130–131, andere Trainingsumfänge in den Programmen S. 201–214.

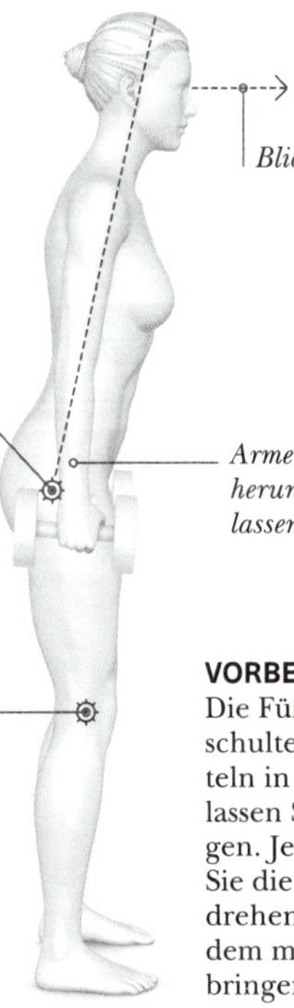


**VORBEREITUNG**

Die Füße stehen parallel und schulterbreit. Halten Sie die Hanteln in einem sicheren Griff und lassen Sie die Arme natürlich hängen. Je nach Körperbau müssen Sie die Hanteln etwas nach innen drehen, um sie auf eine Linie mit dem mittleren Deltamuskel zu bringen.

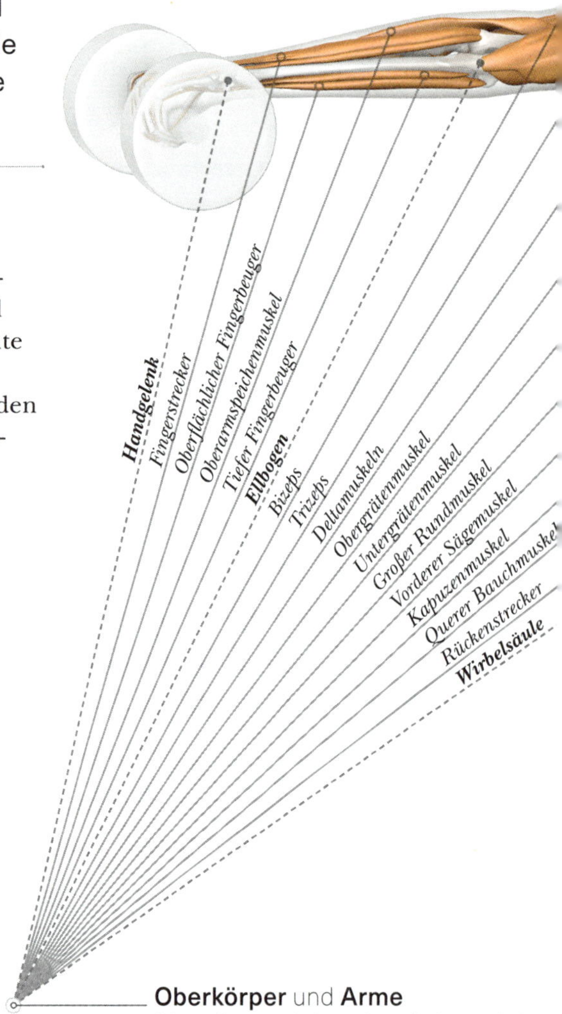


**Oberkörper** und **Arme**

**Obergrätenmuskel, vorderer Deltamuskel (Schlüsselbeinteil)** und **oberer Kapuzenmuskel** unterstützen die Schulterabduktion. Die beiden letzteren stabilisieren zudem das Schulterblatt und tragen zur Bewegung bei. Stellen Sie sich vor, dass Sie die Hanteln bzw. Ihre Fäuste nach außen stoßen, wenn Sie die Arme in der konzentrischen Phase nach oben führen (Stufe 1).

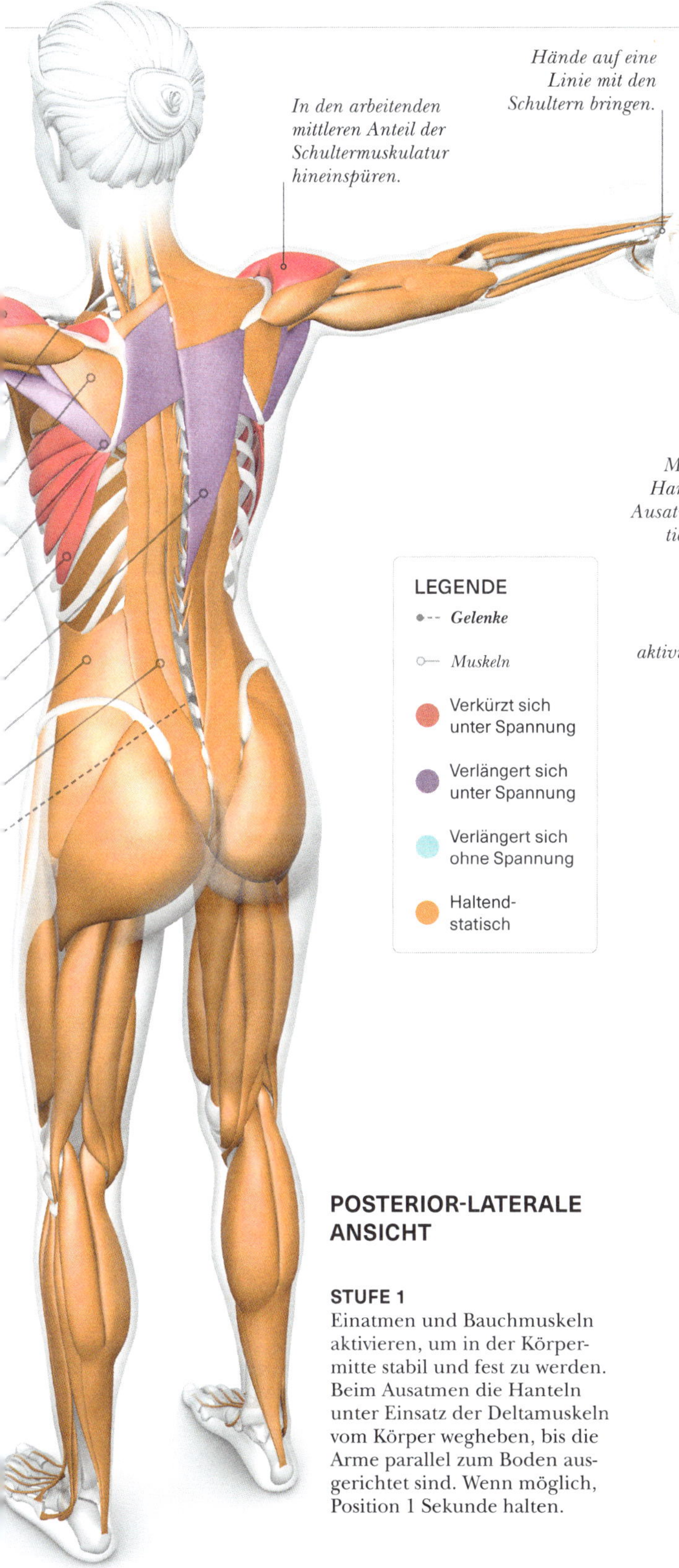


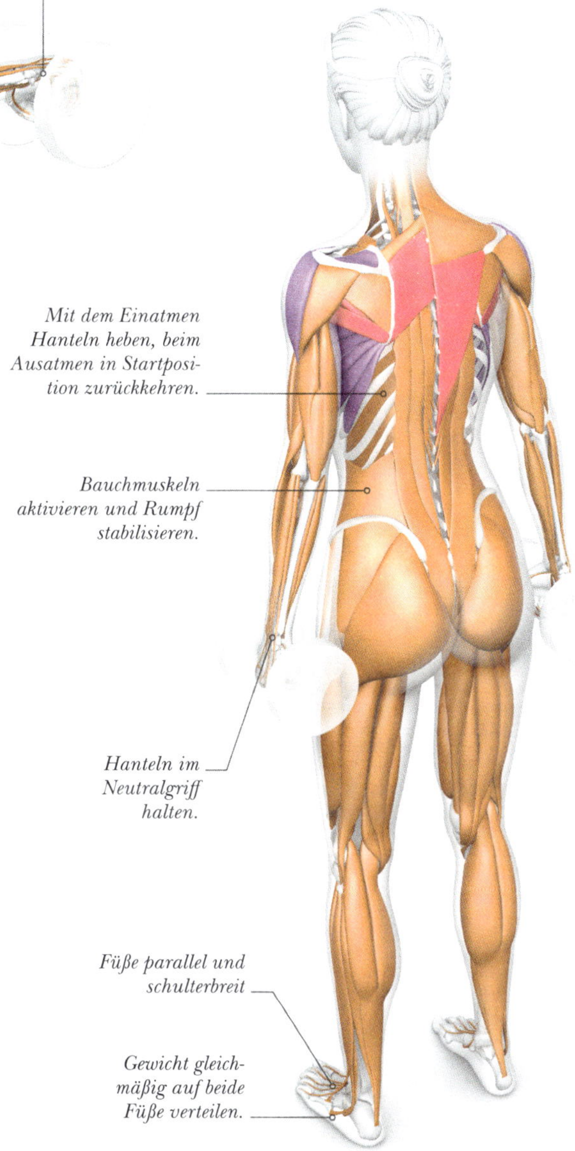


## POSTERIOR-LATERALE ANSICHT

**STUFE 1**
Einatmen und Bauchmuskeln aktivieren, um in der Körpermitte stabil und fest zu werden. Beim Ausatmen die Hanteln unter Einsatz der Deltamuskeln vom Körper wegheben, bis die Arme parallel zum Boden ausgerichtet sind. Wenn möglich, Position 1 Sekunde halten.

**STUFE 2**
Spannung in den Schultern halten. Beim Einatmen kontrolliert die Arme gegen den Widerstand der Gewichte absenken. Untere Position 1 Sekunde halten, um ggf. Schwung rauszunehmen. Atem zur Ruhe kommen lassen. Stufen 1 und 2 wiederholen.

# » VARIANTEN

Mit Fitnessbändern und Kabelzug lässt sich der Widerstand, gegen den die Deltamuskeln arbeiten müssen, variieren. Beim Band erhöht sich der Widerstand im Zuge der Bewegung, beim Kabelzug bleibt er relativ konstant und wird nur zum Ende hin etwas größer.

» *Ausgezeichnete* ***Isolationsübungen,*** *um die* ***Deltamuskeln*** *gezielt unter Spannung zu setzen.* «

## SEITHEBEN MIT **ZWEI BÄNDERN**

Bei dieser Variante steigt der Widerstand mit der Dehnung der Bänder. Wenn Sie die Endposition erreicht haben, ist er am größten. Je weiter auseinander die Füße stehen, desto mehr Widerstand und desto schwieriger die Übung.

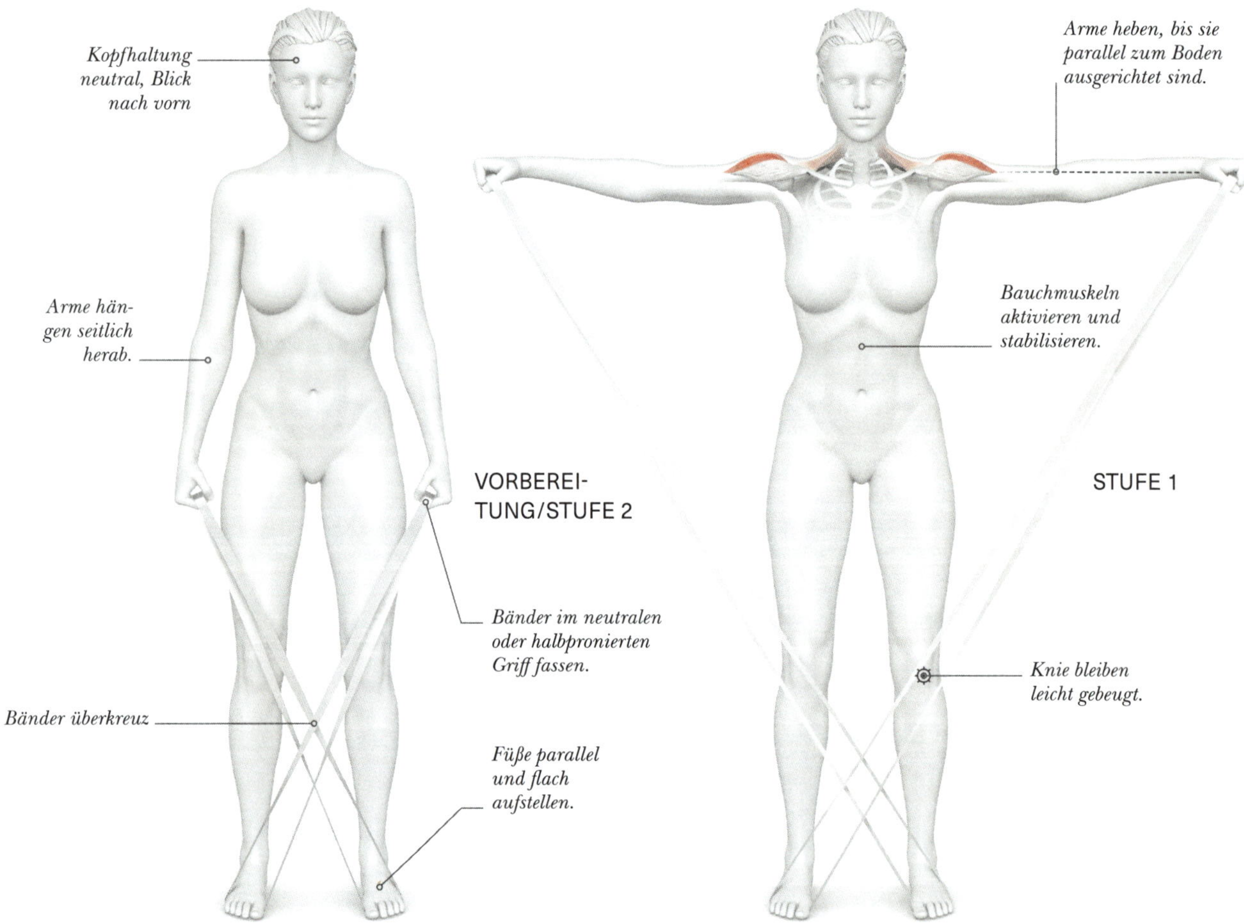


**VORBEREITUNG**
Mit jedem Fuß in ein Band steigen, das zweite Ende mit entgegengesetzter Hand fassen. Torso leicht beugen und Deltamuskeln auf Widerstandslinien ausrichten.

**STUFE 1**
Einatmen, Core aktivieren. Ausatmen und Arme mit gestreckten Ellbogen auf Schulterhöhe heben. Zusätzlich können Sie die Position 1–2 Sekunden halten.

**STUFE 2**
Arme kontrolliert absenken und dabei ausatmen. Ellbogen bleiben gestreckt, die Arme hängen seitlich herab. Stufen 1 und 2 wiederholen.

# SEITHEBEN **EINARMIG AM KABELZUG**

Der Kabelzug gewährleistet kontinuierlichen Widerstand während der Bewegung. Mit dieser Übung können Sie jede Körperseite isoliert trainieren. So bringen Sie Abwechslung in Ihr Schultertraining.

**VORBEREITUNG**
Aufrecht stehen und leicht vorlehnen, um den mittleren Teil des Deltamuskels auf die Widerstandslinie auszurichten. Kabel greifen, Arm seitlich herabhängen lassen.

**STUFE 1**
Einatmen und Core aktivieren. Beim Ausatmen den Arm mit gestrecktem Ellbogen auf Schulterhöhe heben. Zusätzlich können Sie die Position 1–2 Sekunden halten.

**STUFE 2**
Arm kontrolliert absenken und dabei ausatmen. Spannung in den Schultern halten. Stufen 1 und 2 wiederholen.

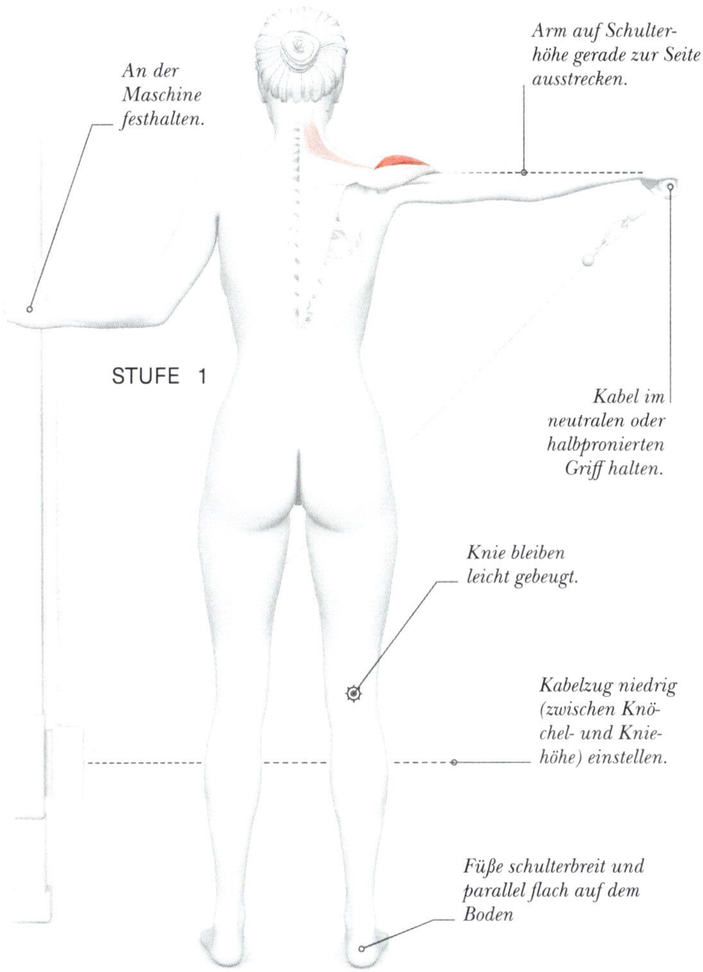


**LEGENDE**
Primäre Zielmuskulatur
Sekundäre Zielmuskulatur

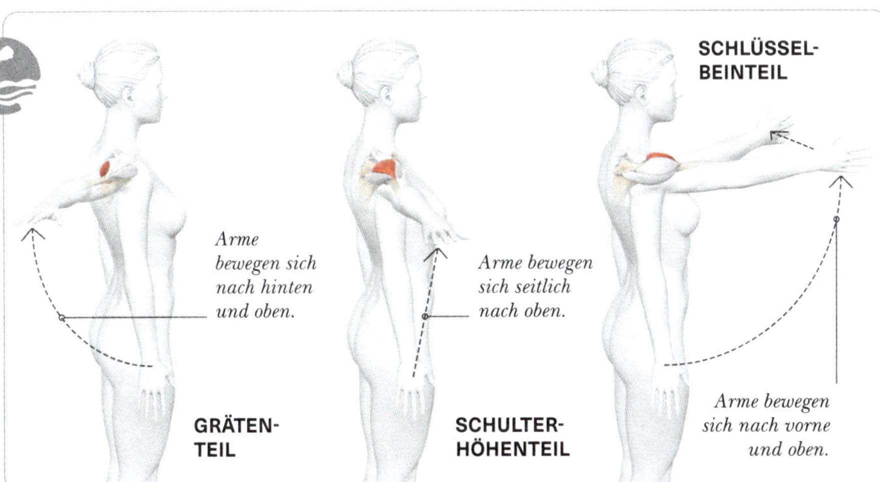


## Die Teile des **Deltamuskels** gezielt trainieren

Jeder Teil des Deltamuskels – Schlüsselbein-, Schulterhöhen- und Grätenteil – ist für andere Aktionen zuständig. Auch die »Line of Pull« (Zug in die Kraftwirkungsrichtung) ist unterschiedlich. Deswegen ist es wichtig, die Übungen so auszuwählen, dass jeder Muskelteil gezielt angesprochen wird. Drücken und Ziehen sprechen in der Regel Schlüsselbein- und Grätenteil (vorderen und hinteren Deltamuskel) an. Für den Schulterhöhenteil (mittlerer Deltamuskel) sind Isolationsübungen wie Seitheben besonders effektiv.

# KURZHANTEL-FRONTHEBEN

**Die Übung trainiert den Schlüsselbeinteil (vorderer Deltamuskel).** Genau wie das Seitheben (s. S. 128–129) können Sie das Frontheben alternativ auch mit Widerstandsbändern oder am Kabelzug durchführen.

## IM ÜBERBLICK

Indem Sie die Hanteln direkt vor dem Körper heben und senken, sprechen Sie den vorderen Deltamuskel an. Achten Sie auf eine durchgängig flüssige, kontrollierte Bewegung. Gewichte nicht nach oben reißen und/oder fallen lassen. Beim Heben bewegen sich die Arme automatisch ein wenig nach innen und richten sich auf das nach innen ziehende Schlüsselbeinteil aus. Bei Schulterbeschwerden sollten Sie die Variante am Kabelzug oder die mit Band ausprobieren (s. S. 134–135).

Einsteiger absolvieren 4 Sätze mit 8–10 Wh.; andere Trainingsumfänge finden Sie in den Programmen s. S. 201–214.

### Häufige Fehler

Heben Sie die Hanteln zu hoch, wird nicht der Deltamuskel, sondern der obere Kapuzenmuskel gefordert. Senken Sie die Gewichte zu weit, kontrahiert der Schlüsselbeinteil nicht genug. Nicht zurücklehnen.

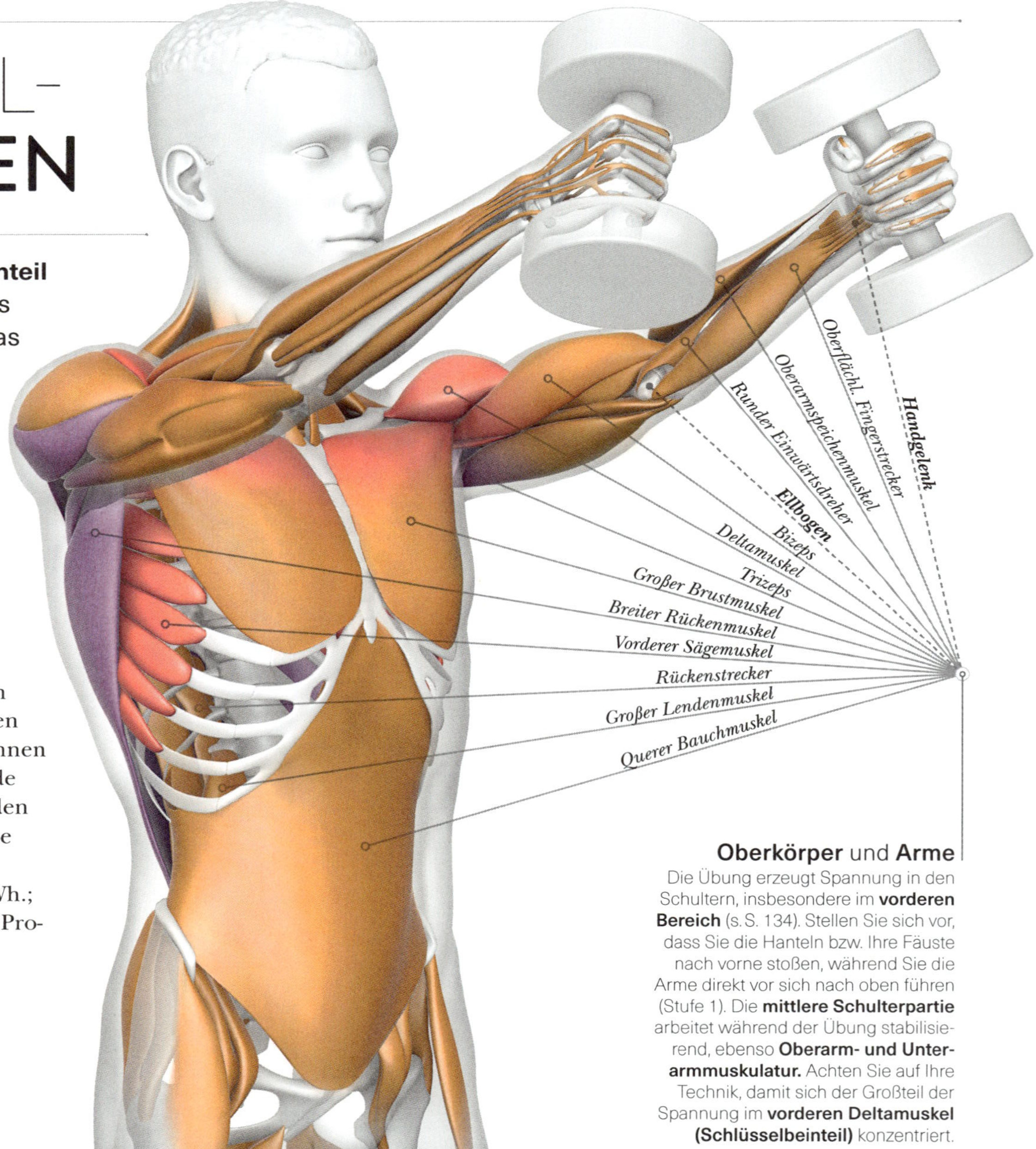


### Oberkörper und Arme

Die Übung erzeugt Spannung in den Schultern, insbesondere im **vorderen Bereich** (s. S. 134). Stellen Sie sich vor, dass Sie die Hanteln bzw. Ihre Fäuste nach vorne stoßen, während Sie die Arme direkt vor sich nach oben führen (Stufe 1). Die **mittlere Schulterpartie** arbeitet während der Übung stabilisierend, ebenso **Oberarm- und Unterarmmuskulatur.** Achten Sie auf Ihre Technik, damit sich der Großteil der Spannung im **vorderen Deltamuskel (Schlüsselbeinteil)** konzentriert.

**LEGENDE**

- *Gelenke*
- *Muskeln*
- Verkürzt sich unter Spannung
- Verlängert sich unter Spannung
- Verlängert sich ohne Spannung
- Haltend-statisch

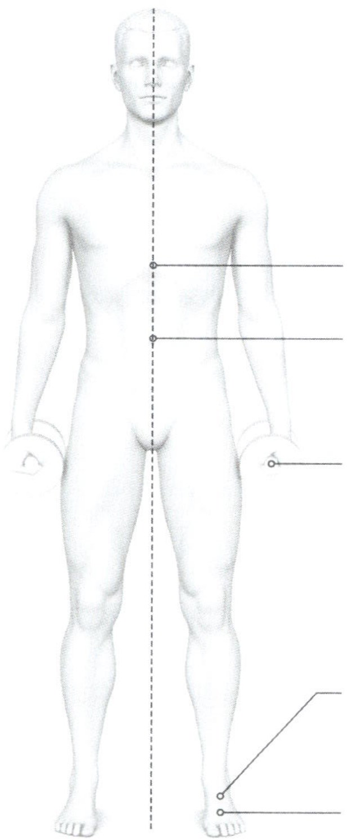


## VORBEREITUNG

Sie stehen aufrecht, die Füße parallel und schulterbreit geöffnet. Die Arme hängen seitlich herunter. Halten Sie die Hanteln in einem sicheren Griff. Prüfen Sie, dass Ihre Kopfhaltung neutral ist.

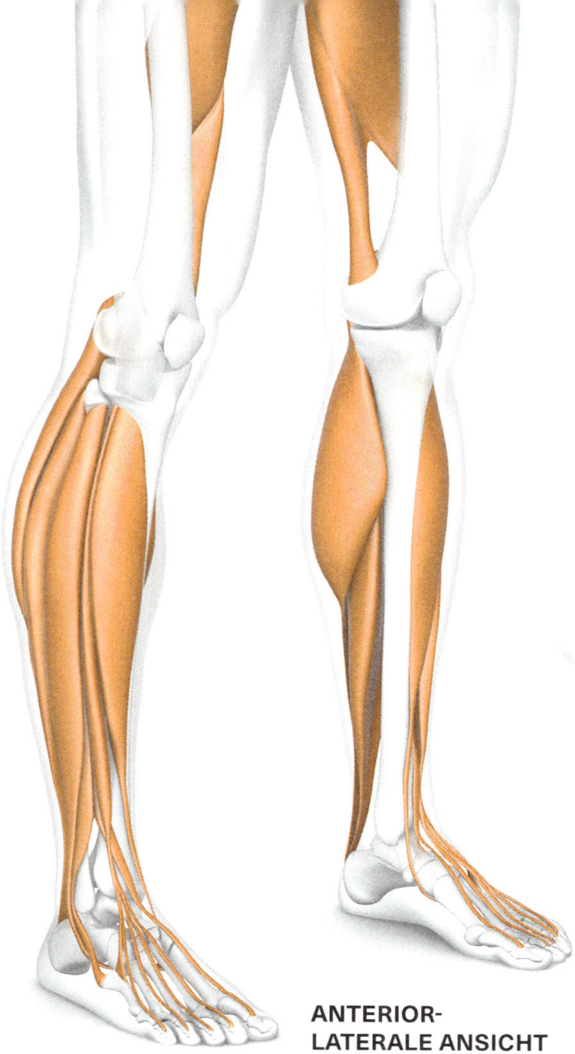

ANTERIOR-LATERALE ANSICHT

## STUFE 1

Einatmen und Core aktivieren. Beim Ausatmen bringen Sie die Arme mittels des Schlüsselbeinteils nach vorne und oben (Schulterflexion), bis diese parallel zum Boden oder etwas höher ausgerichtet sind. Ggf. 1 Sekunde halten.

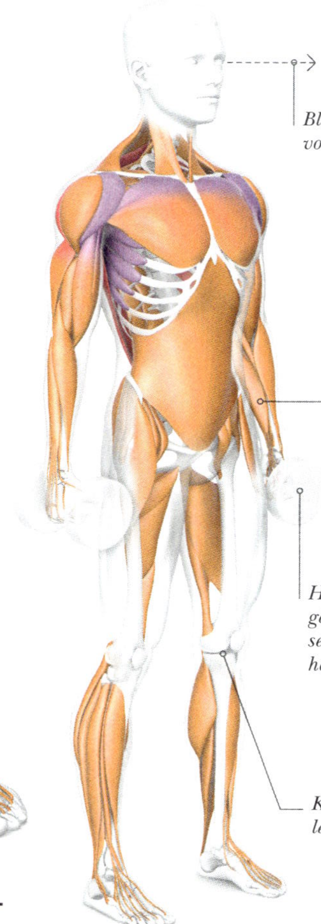


## STUFE 2

Schultern angespannt lassen. Ausatmen, Arme kontrolliert gegen den Widerstand der Gewichte absenken. Untere Position 1 Sekunde halten, um ggf. Schwung rauszunehmen. Atem zur Ruhe kommen lassen. Stufen 1 und 2 wiederholen.

# VARIANTEN

Varianten mit Fitnessband oder am Kabelzug sind gute Alternativen zur Grundübung mit Kurzhanteln. Beim Schulterdrücken im Sitzen wird der vordere Deltamuskel (Schlüsselbeinteil) effektiv angesprochen und gleichzeitig die vertikale Drückbewegung trainiert. Wie bei der Grundübung ist auch bei allen Varianten eine fließende, kontrollierte Armbewegung das Ziel. Am Kabelzug fällt das am einfachsten.

**LEGENDE**

- Primäre Zielmuskulatur
- Sekundäre Zielmuskulatur

## Unterschiede beim **Widerstand**

Jedes Trainingsgerät spricht die Muskeln auf andere Weise an. Bei Kurzhanteln wirkt die Schwerkraft, deshalb entsteht die meiste Spannung im unteren Bereich des Bewegungsumfangs. Der Widerstand bei Fitnessbändern nimmt mit der Dehnung der Bänder zu, sodass die Übung am Ende der konzentrischen Phase (oben) am anspruchsvollsten ist. Beim Kabelzug bleibt der Widerstand relativ konstant.

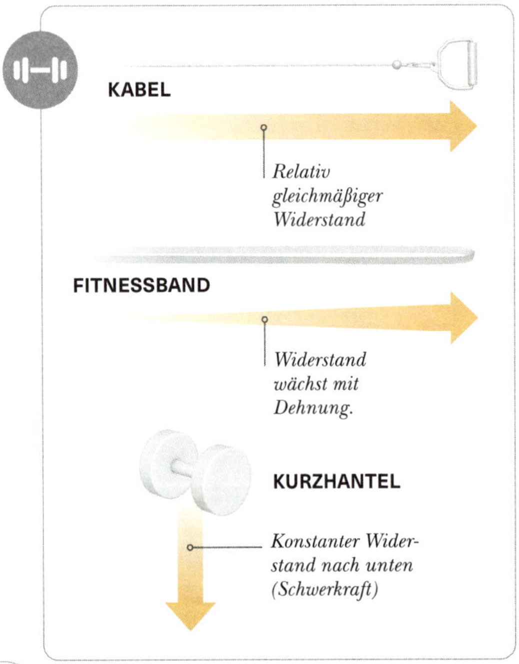
KABEL
Relativ gleichmäßiger Widerstand
FITNESSBAND
Widerstand wächst mit Dehnung.
KURZHANTEL
Konstanter Widerstand nach unten (Schwerkraft)

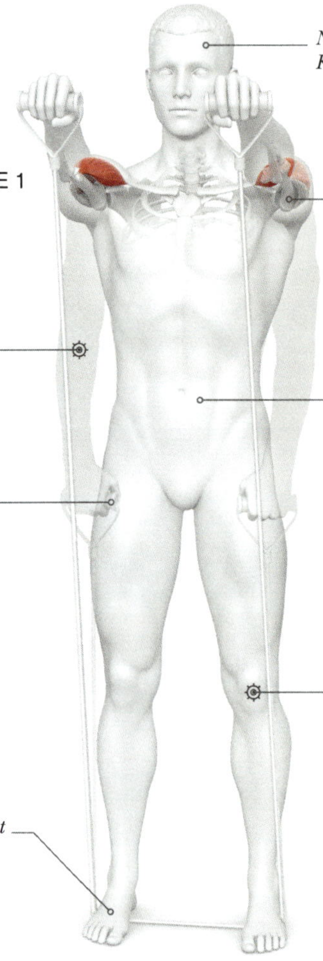


## FRONTHEBEN **MIT BAND**

Bei Schulterbeschwerden beim Kurzhantel-Frontheben kann die Variante mit Band eine ratsame Alternative darstellen. Halten Sie die Endposition für 1–2 Sekunden, um die Übung anspruchsvoller zu gestalten.

**VORBEREITUNG**

Stellen Sie sich auf das Band und nehmen Sie die Griffe in die Hand. Aufrecht stehen und Arme entspannt seitlich herunterhängen lassen.

**STUFE 1**

Atmen Sie ein, um die Bauchmuskeln zu aktivieren. Mit dem Ausatmen heben Sie die Arme direkt vor dem Körper nach oben (Schulterflexion).

**STUFE 2**

Beim Einatmen bringen Sie die Arme in einer durchgängig kontrollierten Bewegung zurück in die Ausgangsposition. Stufen 1 und 2 wiederholen.

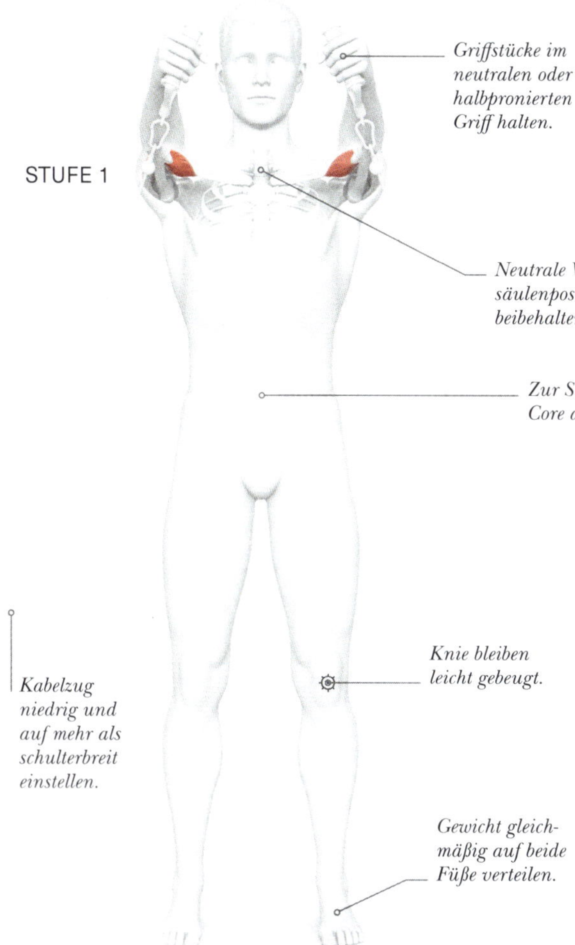


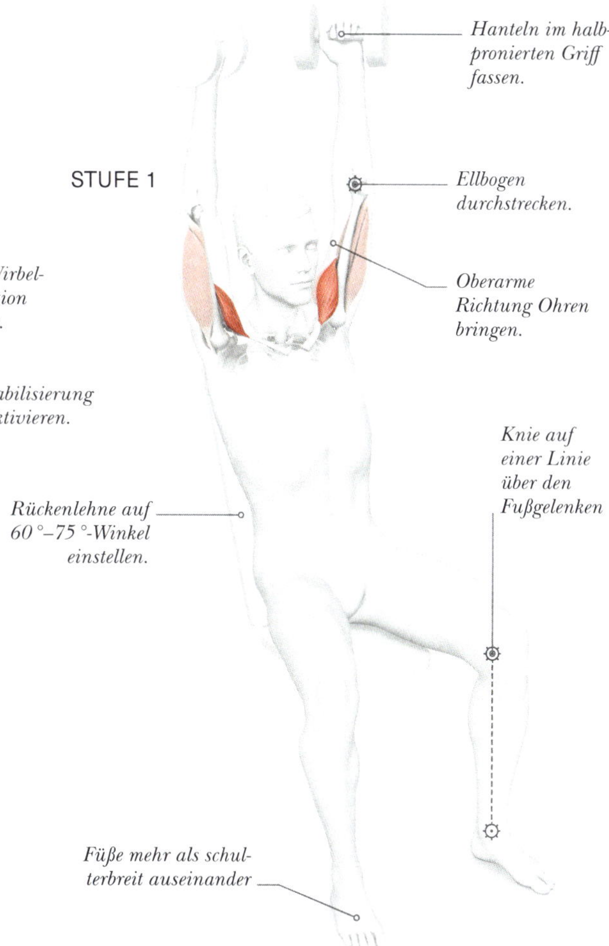


## FRONTHEBEN AM KABELZUG

Dank des Kabelzugs bleibt der Widerstand bei dieser Variante relativ konstant. Die Widerstandslinien sollten am Faserverlauf der vorderen Deltamuskeln ausgerichtet sein. Zur Erschwernis Endposition 1–2 Sekunden halten.

**VORBEREITUNG**
Füße stehen schulterbreit oder versetzt für mehr Stabilität. Griffstücke fassen und Schultern entspannen, sodass die Arme ausgestreckt herunterhängen.

**STUFE 1**
Einatmen und Core stützen. Beim Ausatmen heben Sie die Arme, bis sich die Hände auf Höhe der Ohren befinden. Die Ellbogen bleiben gestreckt.

**STUFE 2**
Beim Einatmen Kabel zurück in die Startposition führen. Die Bewegung durchgängig kontrollieren, die Arme ausgestreckt halten. Wiederholen.

## SCHULTERDRÜCKEN SITZEND

Diese Kurzhantel-Übung trainiert die vertikale Drückbewegung und spricht Trizeps, Ellbogenbeuger und vorderen Deltamuskel an. Letzterer ist hier mehr gefordert als beim Langhantel-Schulterdrücken (s. S. 124–125).

**VORBEREITUNG**
Auf die Bank setzen und die Hanteln im halbpronierten Griff fassen. Halten Sie die Hanteln auf Schulterhöhe. Die Ellbogen sind gebeugt.

**STUFE 1**
Einatmen und Core aktivieren. Ausatmen, Arme strecken und Gewichte über den Kopf heben. Handgelenke auf einer Linie über den Ellbogen ausrichten.

**STUFE 2**
Einatmen und Arme in die Ausgangsposition absenken. Die Bewegung durchgängig kontrollieren. Stufen 1 und 2 wiederholen.

# REVERSE FLYS MIT KURZHANTELN

> **Häufige Fehler**
> Beim Trainieren mit Gewichten, die zu schwer sind, leidet die Bewegungsausführung. Führen Sie lieber mehr Sätze durch. Um den kleinen Grätenteil auszupowern, müssen Sie ihn punktgenau ansprechen.

**Die fliegende Bewegung trainiert den Grätenteil (hinterer Deltamuskel)** und beansprucht die oberen Rückenmuskeln. Wie das Frontheben (s. S. 132–133) kann auch diese Übung an der Maschine oder mit Widerstandsbändern ausgeführt werden.

## IM **ÜBERBLICK**

Wenn Sie die Kurzhanteln in einer fliegenden Bewegung von unten nach oben und gleichzeitig von vorn zur Seite heben, wird der hintere Deltamuskel angesprochen. Kontrollieren Sie die Bewegung: Die Gewichte nicht hochreißen und/oder fallen lassen. Bei Beschwerden im Schulterbereich stehen Varianten an der Maschine oder mit Band zur Wahl (s. S. 138–139).

Einsteiger absolvieren 4 Sätze mit 8–10 Wh.; andere Trainingsumfänge finden Sie in den Programmen S. 201–214.

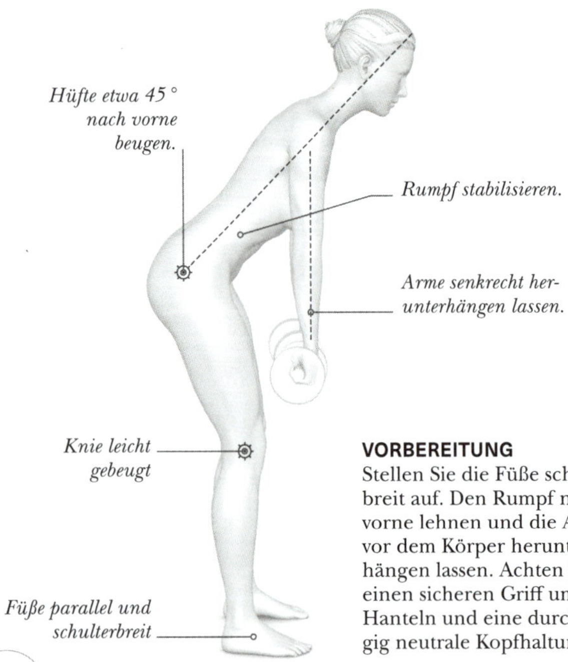


**VORBEREITUNG**
Stellen Sie die Füße schulterbreit auf. Den Rumpf nach vorne lehnen und die Arme vor dem Körper herunterhängen lassen. Achten Sie auf einen sicheren Griff um die Hanteln und eine durchgängig neutrale Kopfhaltung.

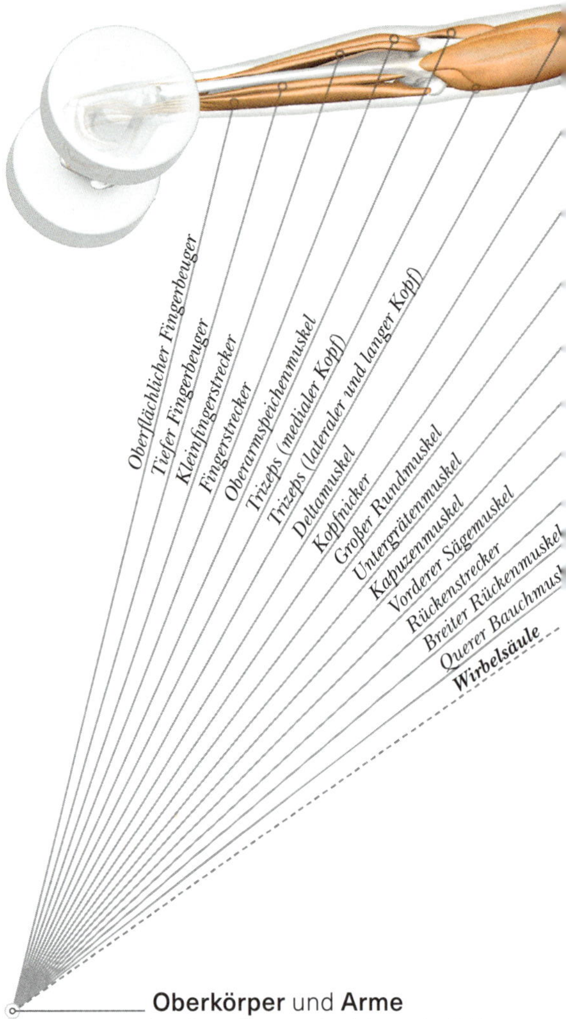


**Oberkörper** und **Arme**
Bei dieser Übung steht nicht nur der **Grätenteil (hinterer Deltamuskel),** sondern auch die obere Rückenmuskulatur unter Spannung, z. B. der **Kapuzenmuskel. Core** und **Rückenstrecker** stabilisieren Rumpf und Wirbelsäule. Am anspruchsvollsten ist die Übung gegen Ende der konzentrischen Phase. Wählen Sie die Last so, dass Sie die Übung sauber und kontrolliert ausführen können.

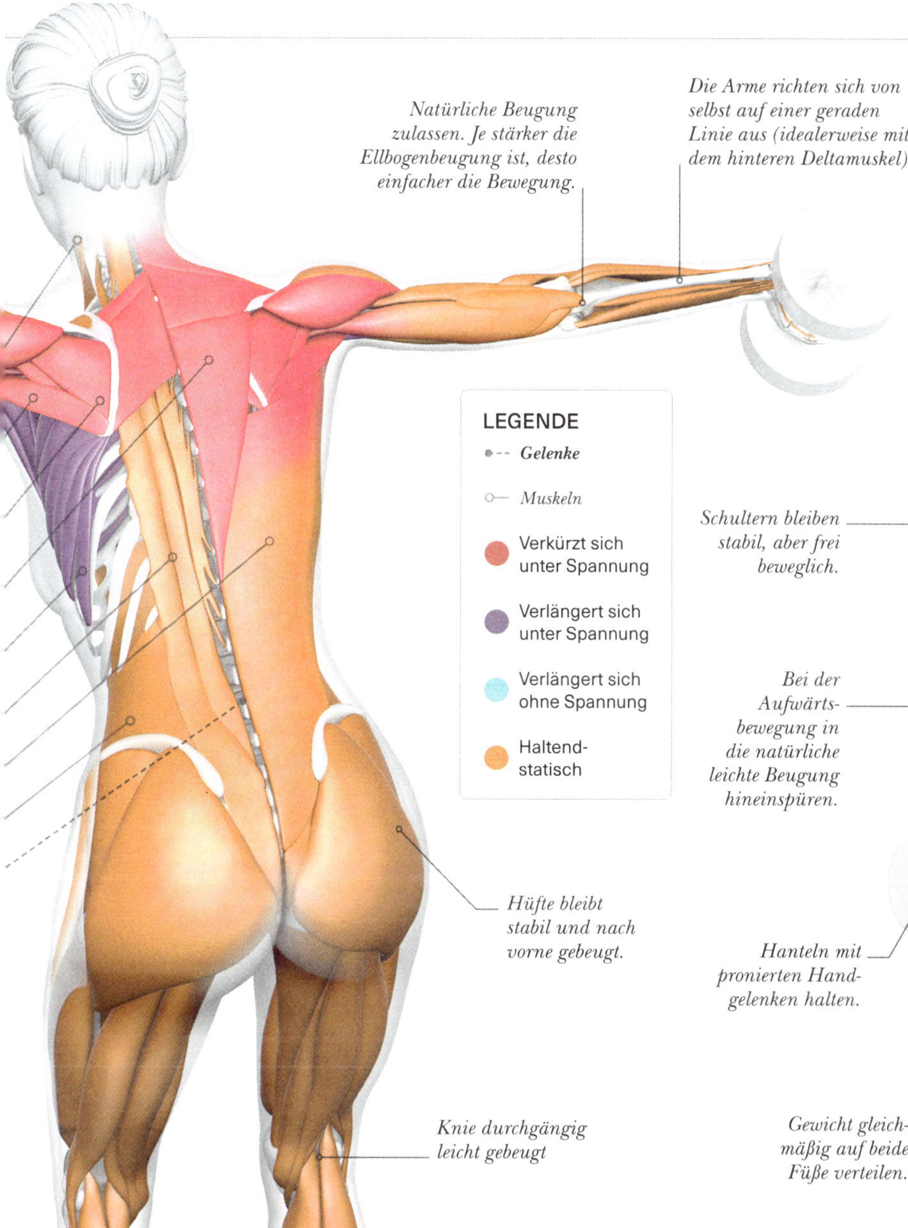


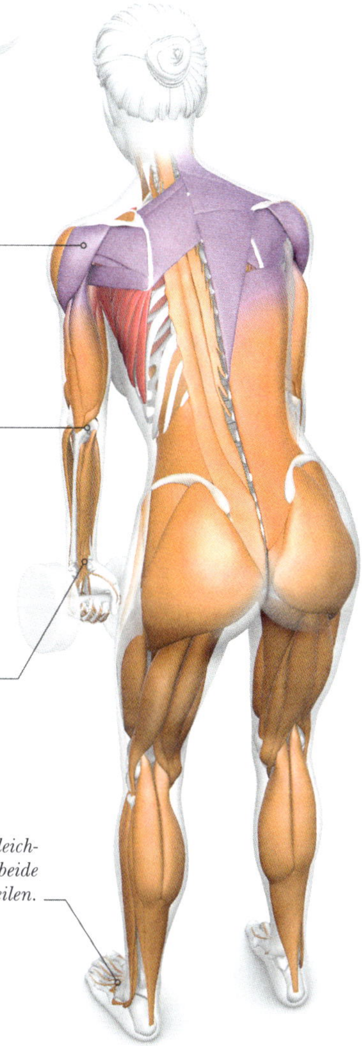


## POSTERIOR-LATERALE ANSICHT

### STUFE 1

Einatmen, Bauchmuskeln aktivieren. Beim Ausatmen Hanteln über die hinteren Delta- und oberen Rückenmuskeln in einer fliegenden Bewegung nach außen bringen. Langsam beginnen, zum Ende der konzentrischen Phase schneller werden. Stoppen, wenn die Arme parallel zum Boden stehen. Ggf. Position 1 Sekunde halten.

### STUFE 2

Schultern angespannt lassen. Mit dem Einatmen die Arme kontrolliert gegen den Widerstand absenken. Ausgangsposition 1 Sekunde halten, um ggf. Schwung rauszunehmen. Atem zur Ruhe kommen lassen. Stufen 1 und 2 wiederholen.

# » VARIANTEN

Führen die Reverse Flys mit Kurzhanteln zu Schulterbeschwerden, sollten Sie eine dieser Alternativen für das Training des hinteren Deltamuskels (Grätenteil) ausprobieren. Bei den beiden Ruderübungen ist die Widerstandslinie noch besser auf den Faserverlauf des Grätenteils ausgerichtet als bei den Reverse Flys. Die Arme vollziehen dabei eine Bewegung über 45 °, der Kapuzenmuskel übernimmt stützende Funktion.

**LEGENDE**
- Primäre Zielmuskulatur
- Sekundäre Zielmuskulatur

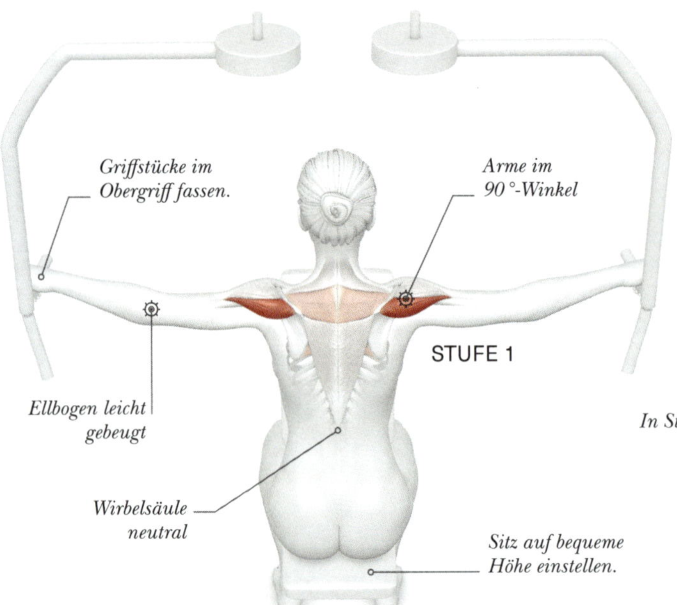


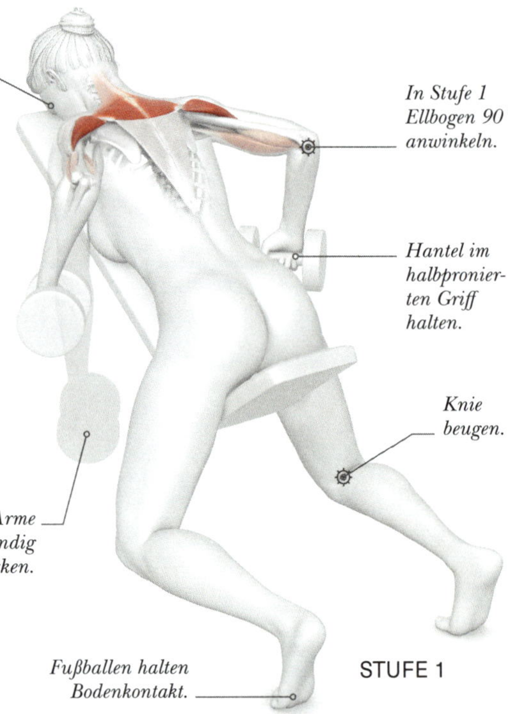


## REVERSE FLYS AM GERÄT

Achtung! Wenn Sie bei dieser effektiven Variante eine zu schwere Last verwenden oder die Schultern zurückziehen, werden Kapuzen- und Rautenmuskeln statt Deltamuskeln gefordert. Endposition ggf. 1–2 Sekunden halten.

**VORBEREITUNG**
Sitzposition einnehmen, Brust und Bauch gegen das Polster drücken. Griffstücke fassen und Arme dabei direkt vor den Schultern positionieren.

**STUFE 1**
Einatmen. Core stützen. Beim Ausatmen Arme in einer fliegenden Bewegung zur Seite bringen. Ellbogen leicht gebeugt, Arme parallel zum Boden.

**STUFE 2**
Mit dem Einatmen die Arme in einer fließenden, kontrollierten Bewegung zurück in die Ausgangsposition bringen. Stufen 1 und 2 wiederholen.

## SCHRÄGBANK-KURZHANTEL-RUDERN

Durch die Bauchlage auf der Bank wird eine Gegenkraft erzeugt, die Sie bei der Ruderbewegung überwinden müssen. So gewinnen Sie Stabilität und können schwerer heben. Endposition zur Erschwernis 1–2 Sekunden halten.

**VORBEREITUNG**
Mit den Hanteln in den Händen auf die Bank legen. Die Füße stehen schulterbreit und berühren den Boden. Die Arme hängen unter den Schultern gerade herunter.

**STUFE 1**
Einatmen, Bauchmuskeln anspannen. Beim Ausatmen aufwärtsrudern. Ellbogen beugen, Schultern nach hinten ziehen, Hanteln auf Taillenhöhe heben.

**STUFE 2**
Mit dem Einatmen Hanteln kontrolliert zurück in die Startposition bringen, sodass die Ellbogen wieder voll gestreckt sind. Stufen 1 und 2 wiederholen.

## »*Einen* ***größeren Bewegungsumfang*** *für das Training der hinteren Deltamuskeln erreichen Sie mit* ***zwei speziellen Ruderübungen.***«

## RUDERN MIT BAND

Diese speziell auf den hinteren Deltamuskel abzielende Ruderübung mit Widerstandsband trainiert auch den oberen Rücken. Um die Übung zu erschweren, halten Sie die Endposition von Stufe 1 für 1–2 Sekunden.

### **Grätenteil** trainieren

Rudern mit Band oder am Kabelzug wird oft beim Training des oberen Rückens eingesetzt. Aber die Übung ist auch besonders gut geeignet, um den Grätenteil anzusprechen. Der Bewegungspfad der Arme bei den beiden hier vorgestellten Rudervarianten deckt sich noch besser mit der Zuglinie der Fasern des Grätenteils als bei den Reverse Flys.

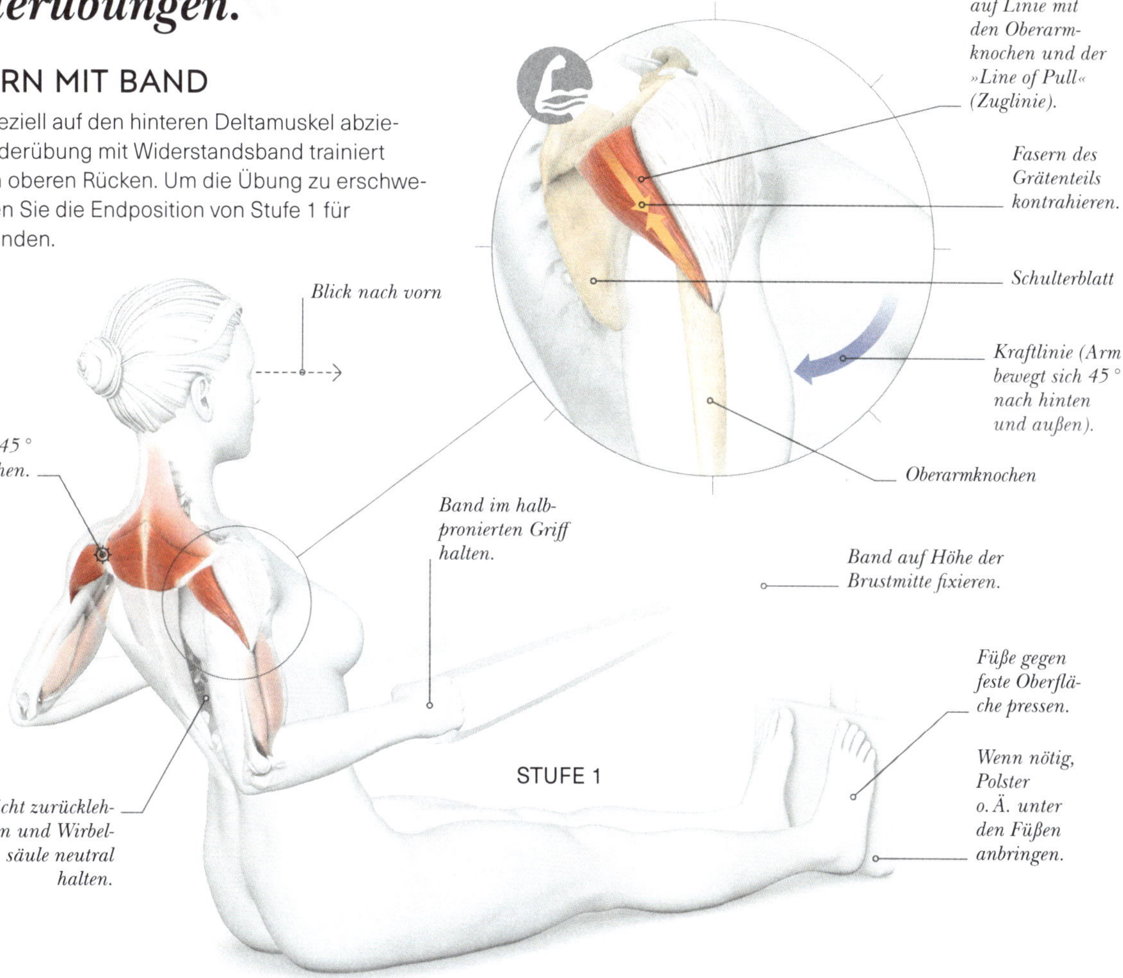


**VORBEREITUNG**
Hinsetzen, die Beine flach auf den Boden, Füße gegen eine feste Oberfläche pressen. Leicht zurücklehnen, Bandenden greifen, Arme nach vorn.

**STUFE 1**
Einatmen und Coremuskeln aktivieren. Beim Ausatmen nach hinten rudern, dazu die Ellbogen nach hinten und außen ziehen. Wirbelsäule bleibt neutral.

**STUFE 2**
Mit dem Einatmen bringen Sie die Arme zurück in die Ausgangsposition. Die Bewegung durchgängig kontrollieren. Stufen 1 und 2 wiederholen.

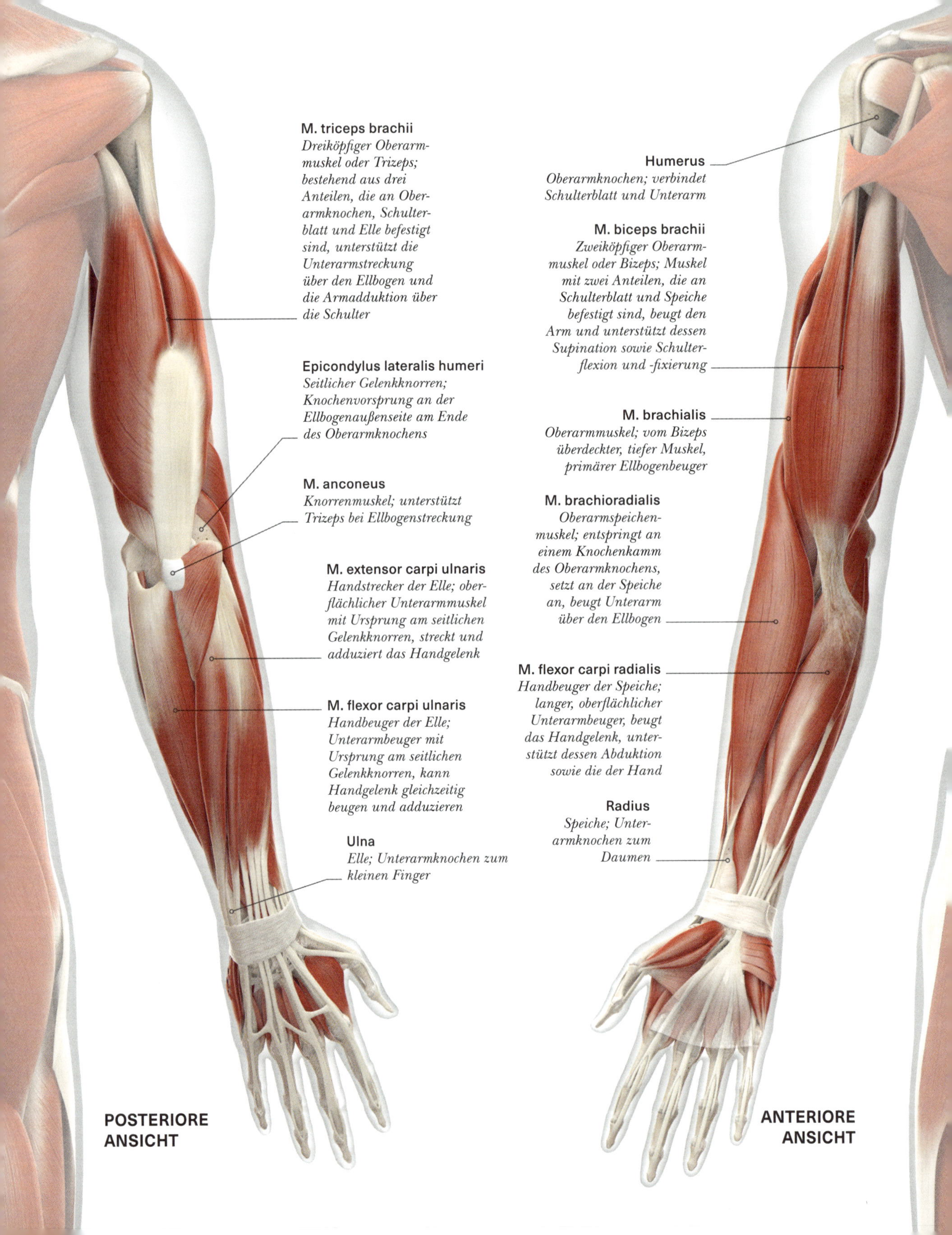
M. triceps brachii
Dreiköpfiger Oberarmmuskel oder Trizeps; bestehend aus drei Anteilen, die an Oberarmknochen, Schulterblatt und Elle befestigt sind, unterstützt die Unterarmstreckung über den Ellbogen und die Armadduktion über die Schulter
Epicondylus lateralis humeri
Seitlicher Gelenkknorren; Knochenvorsprung an der Ellbogenaußenseite am Ende des Oberarmknochens
M. anconeus
Knorrenmuskel; unterstützt Trizeps bei Ellbogenstreckung
M. extensor carpi ulnaris
Handstrecker der Elle; oberflächlicher Unterarmmuskel mit Ursprung am seitlichen Gelenkknorren, streckt und adduziert das Handgelenk
M. flexor carpi ulnaris
Handbeuger der Elle; Unterarmbeuger mit Ursprung am seitlichen Gelenkknorren, kann Handgelenk gleichzeitig beugen und adduzieren
Ulna
Elle; Unterarmknochen zum kleinen Finger
POSTERIORE ANSICHT
Humerus
Oberarmknochen; verbindet Schulterblatt und Unterarm
M. biceps brachii
Zweiköpfiger Oberarmmuskel oder Bizeps; Muskel mit zwei Anteilen, die an Schulterblatt und Speiche befestigt sind, beugt den Arm und unterstützt dessen Supination sowie Schulterflexion und -fixierung
M. brachialis
Oberarmmuskel; vom Bizeps überdeckter, tiefer Muskel, primärer Ellbogenbeuger
M. brachioradialis
Oberarmspeichenmuskel; entspringt an einem Knochenkamm des Oberarmknochens, setzt an der Speiche an, beugt Unterarm über den Ellbogen
M. flexor carpi radialis
Handbeuger der Speiche; langer, oberflächlicher Unterarmbeuger, beugt das Handgelenk, unterstützt dessen Abduktion sowie die der Hand
Radius
Speiche; Unterarmknochen zum Daumen
ANTERIORE ANSICHT

# ARME

**Bewegungen der Arme erfolgen vor allem über den Bizeps (zweiköpfiger Oberarmmuskel) auf der Vorderseite des Oberarms, den Trizeps (dreiköpfiger Oberarmmuskel) auf der Rückseite und die Unterarmmuskulatur. Letztere arbeitet unterstützend beim Greifen von Gewichten und ermöglicht einen korrekten Griff.**

Sowohl der Bizeps (M. biceps brachii) als auch der Trizeps (M. triceps brachii) sind an Unterarm, Oberarmknochen und Schulterblatt befestigt. Der Bizeps ermöglicht Beugung und Supination über den Ellbogen und hilft, die Schulter in ihrer natürlichen Position zu halten. Ferner stabilisiert er Ellbogen und Schultern bei Übungen, bei denen diese Gelenke keine Bewegung absolvieren. Der Trizeps ist für die Streckung des Arms über den Ellbogen zuständig und maßgeblich an der Stabilisierung von Brust und Schultern beim Drücken beteiligt.

Mit Unterstützung weiterer Ellbogenbeuger einschließlich des Oberarmmuskels (M. brachialis) und des Oberarmspeichenmuskels (M. brachoradialis) kann der Bizeps die Ellbogenbeugung innerhalb eines sehr großen Bewegungsumfangs ausführen.

- **Bei Übungen, die auf Beugen und Strecken basieren,** sollten Sie unbedingt Ellbogen und Schultern fixieren. So wird mehr Spannung in den Zielmuskeln aufgebaut. Gleichzeitig verhindern Sie, dass Ellbogen- und Schultergelenke zu starker Belastung ausgesetzt sind.

**INHALT**


Kurzhantel-Bizeps-Curl **142**
*Varianten:* **144**
Bizeps-Curl am Gerät
Bizeps-Curl mit Band
Bizeps-Curl mit SZ-Hantel
Hammer-Curl
Kurzhantel-Stirndrücken **146**
*Varianten:* **148**
Cross-Body-Stirndrücken einarmig
Trizeps-Kickbacks mit Band
Trizeps-Liegestütz
Trizepsdrücken am Seil **150**
*Varianten:* **152**
Trizepsstrecken mit Bändern
Trizepspresse einarmig am Kabelzug
Trizepspresse überkreuz am Kabelzug


»***Armkraft** ist genauso wichtig wie Beinkraft und lässt Sie auch bei anderen Übungen **mehr Gewicht** bewältigen.*«

# KURZHANTEL-
# **BIZEPS-CURL**

**Diese Übung im Sitzen trainiert den Bizeps** und die übrigen Ellbogenbeuger. Mit Kurzhanteln lässt sie sich besser an Ihre körperlichen Voraussetzungen anpassen als mit Langhantel. Der Curl kann aber auch mit Kabelzug oder Widerstandsbändern durchgeführt werden.

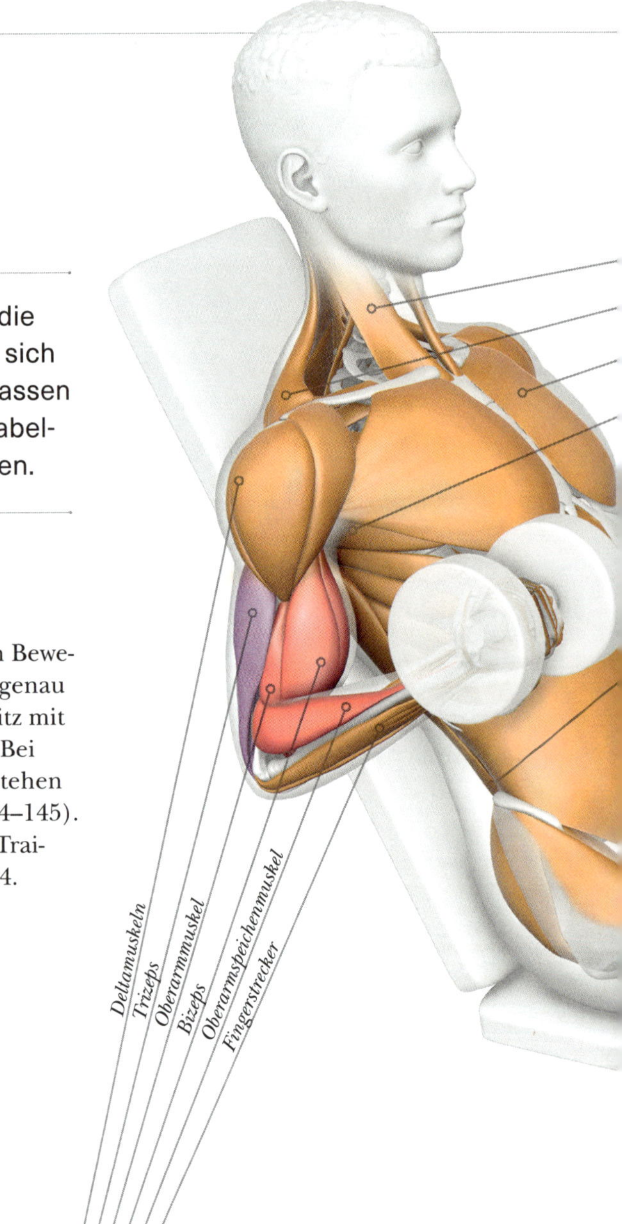


## IM **ÜBERBLICK**

Beim klassischen Bizeps-Curl heben und senken Sie ein Gewicht durch Anwinkeln der Ellbogen. Sie können den Bewegungsumfang vergrößern und die Zielmuskulatur punktgenau isolieren, indem Sie auf einer Schrägbank oder einem Sitz mit verstellbarer Rückenlehne trainieren anstatt im Stehen. Bei Beschwerden in Handgelenk, Ellbogen oder Schultern stehen Varianten am Kabelzug oder mit Band zur Wahl (s. S. 144–145).

Einsteiger absolvieren 4 Sätze mit 8–10 Wh.; andere Trainingsumfänge finden Sie in den Programmen S. 201–214.

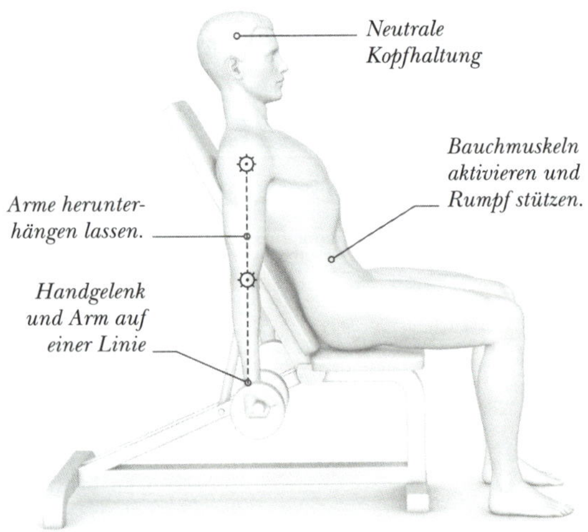


### VORBEREITUNG

Setzen Sie sich mit dem Rücken zum Polster auf die Schrägbank, die Füße stehen schulterbreit flach auf dem Boden. Halten Sie die Hanteln im Untergriff. Die Arme hängen nach unten. Die Handgelenke sind gestreckt, auf einer Linie mit dem Oberarm.

### Arme

Diese Curls trainieren den **Bizeps** in seiner Funktion als Ellbogenbeuger. Die Schultern bleiben fixiert. Konzentrieren Sie sich darauf, die Arme über die Ellbogen zu strecken und zu beugen. Stellen Sie sich bei der Aufwärtsbewegung vor, Sie würden Unterarm und Bizeps gegeneinander pressen. Die Übung fördert den Muskel- und Kraftaufbau im Bizeps. Doch Sie werden sehen: Das hat auch Auswirkungen auf andere Kraftübungen.

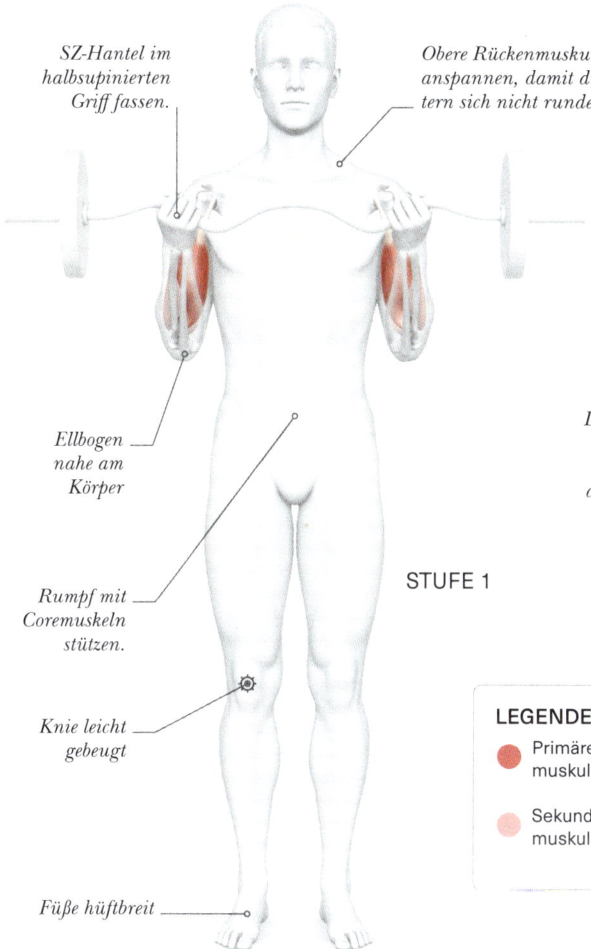


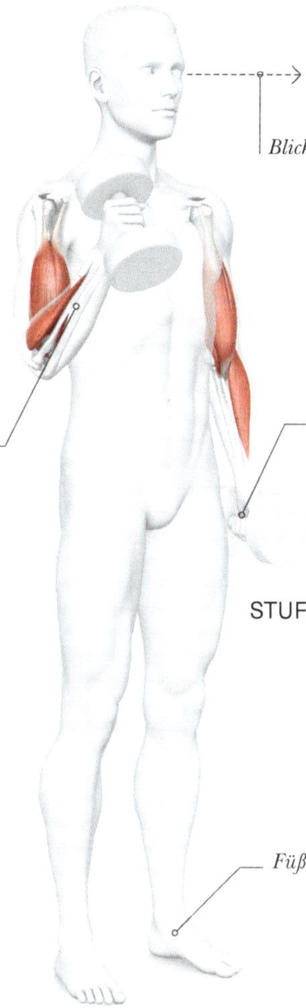


**LEGENDE**
- Primäre Zielmuskulatur
- Sekundäre Zielmuskulatur

## BIZEPS-CURL MIT SZ-HANTEL

Eine SZ-Hantel besitzt ein wellenförmiges Stangenteil, das beim Bizeps-Curl den Druck auf die Handgelenke reduziert. Zur Intensivierung Endposition 1–2 Sekunden halten. Auch mit regulärer Langhantel möglich.

**VORBEREITUNG**
Hantel mit beiden Armen vor dem Körper halten. Ellbogen durchstrecken. SZ-Hantel im halbsupinierten Griff, Langhantel im Untergriff fassen.

**STUFE 1**
Mit dem Einatmen Coremuskeln anspannen. Beim Ausatmen Curl nach oben ausführen. Die Ellbogen bleiben bewegungslos und nah am Körper.

**STUFE 2**
Arme senken und Coremuskeln angespannt halten. Mit dem Ausatmen die Arme in die Ausgangsposition zurückbringen. Stufen 1 und 2 wiederholen.

## HAMMER-CURL

Diese Variante fordert auch die anderen Ellbogenbeuger, inklusive Oberarm- und Oberarmspeichenmuskel. Sie können die Übung beidseitig oder einseitig (Abb.) ausführen. Zur Intensivierung Endposition 1–2 Sekunden halten.

**VORBEREITUNG**
Mit einer Kurzhantel in jeder Hand aufrecht hinstellen. Die Arme hängen an den Seiten herunter. Die Handgelenksposition bleibt durchweg neutral.

**STUFE 1**
Beim Einatmen Core aktivieren. Mit dem Ausatmen durch Beugen der Ellbogen Curl nach oben ausführen (mit einem oder beiden Armen).

**STUFE 2**
Beim Einatmen den Arm/die Arme senken. Stufen 1 und 2 wiederholen. Bei einseitigen Curls beide Arme mit gleicher Wiederholungszahl trainieren.

# KURZHANTEL-STIRNDRÜCKEN

**Diese Übung baut Kraft und Muskelmasse im Trizeps auf,** und zwar mit einer Bewegung, die auch für andere Kraftübungen Nutzen bringt. Legen Sie sich auf eine Flachbank oder einfach auf den Boden. Sie brauchen nur ein Paar Kurzhanteln.

## IM ÜBERBLICK

Während Sie durch Ellbogenbeugung die Hanteln über dem Kopf heben und senken, bleiben Rumpf und Beine bewegungslos. Da sich die Gewichte direkt über dem Körper befinden, ist ein sicherer Obergriff angebracht. Bei Gelenkschmerzen bei der Ausführung sollten Sie eine Variante mit Bändern (s. S. 144–145) oder auch am Kabelzug vorziehen.

Einsteiger absolvieren 4 Sätze mit 8–10 Wh.; andere Trainingsumfänge finden Sie in den Programmen S. 201–214.

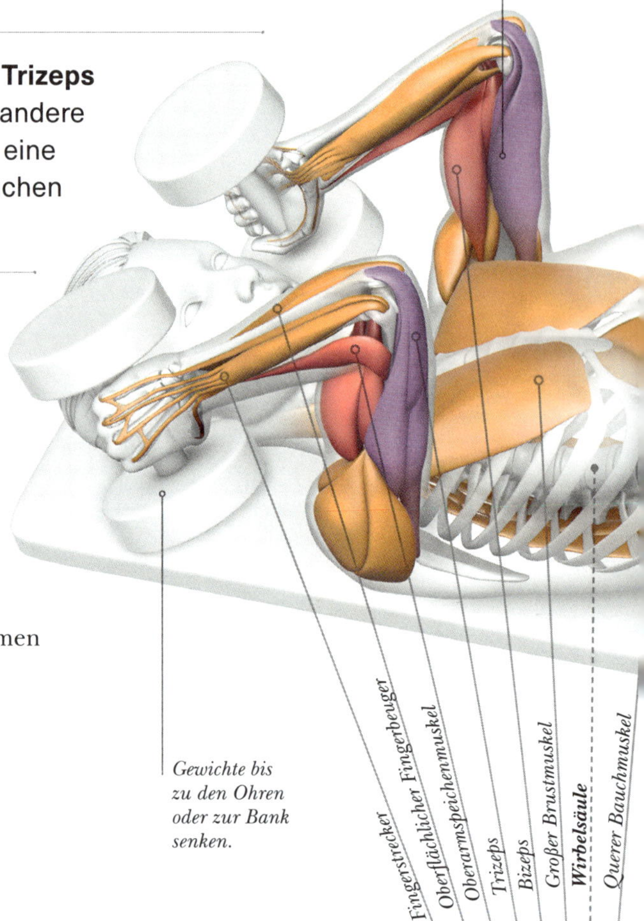


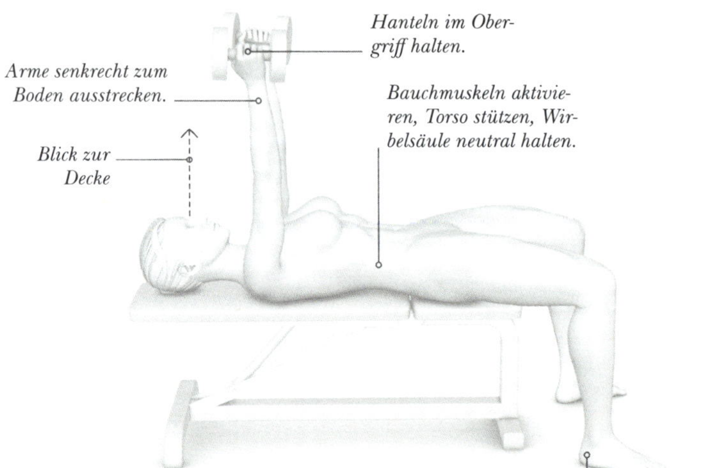


**VORBEREITUNG**
Flach auf die Bank legen. Kopf und Gesäß liegen komplett auf dem Polster, die Füße stehen mehr als hüftbreit auseinander. Führen Sie die Übung auf dem Boden aus, werden für mehr Stabilität die Knie angewinkelt. Hanteln über den Knien greifen, dann direkt über die Schultern heben.

**Oberkörper** und **Arme**
Diese Übung baut Spannung im **Trizeps** auf. **Schulter- und Rumpfmuskulatur** stabilisieren das Schultergelenk sowie den gesamten Oberkörper. Die **Unterarmmuskeln** helfen beim Halten der Hanteln. Konzentrieren Sie sich darauf, über die Ellbogen zu beugen und zu strecken. Die Schultern bleiben durchgängig fixiert.

## Häufige Fehler

Zwingen Sie die Arme nicht zu unnatürlichen Bewegungen. Sind Sie breiter gebaut, zeigen Ihre Ellbogen vielleicht nicht geradeaus. Haben Sie sich richtig in Position gebracht, werden Sie feststellen, dass die Arme einem natürlichen Bewegungspfad folgen. Bei Ellbogen- oder Schulterbeschwerden sollten Sie auf eine der Varianten umsteigen (einarmig, mit Band oder am Kabelzug). Schultern nicht runden oder hochziehen. Nur ein Gelenk darf sich bewegen: der Ellbogen.

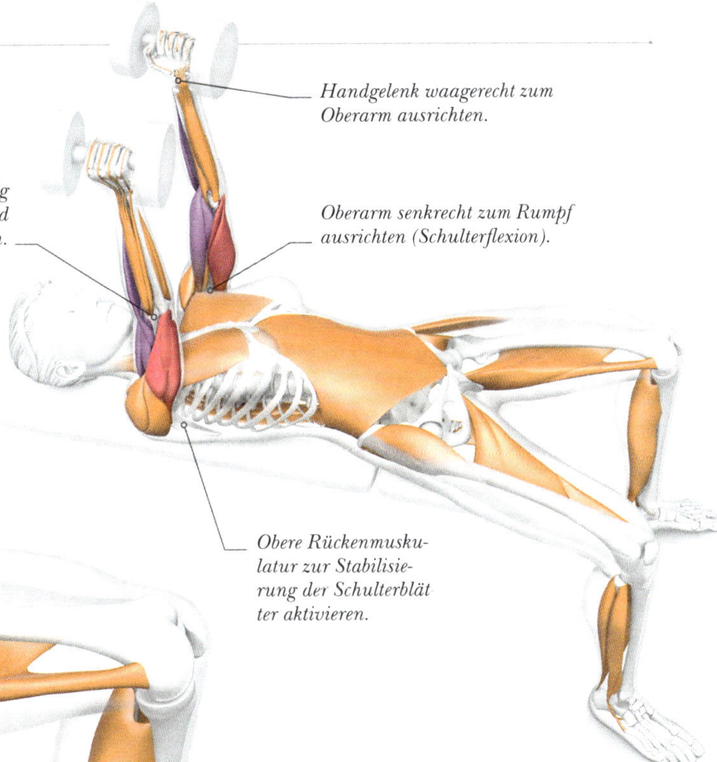


**STUFE 2**

Atmen Sie ein. Beim Ausatmen achten Sie darauf, Core, oberen Rücken und Schultern stabil zu halten. Arme über den Trizeps strecken und die Hanteln zurück in die Ausgangsposition bringen. Atem zur Ruhe kommen lassen. Stufen 1 und 2 wiederholen.

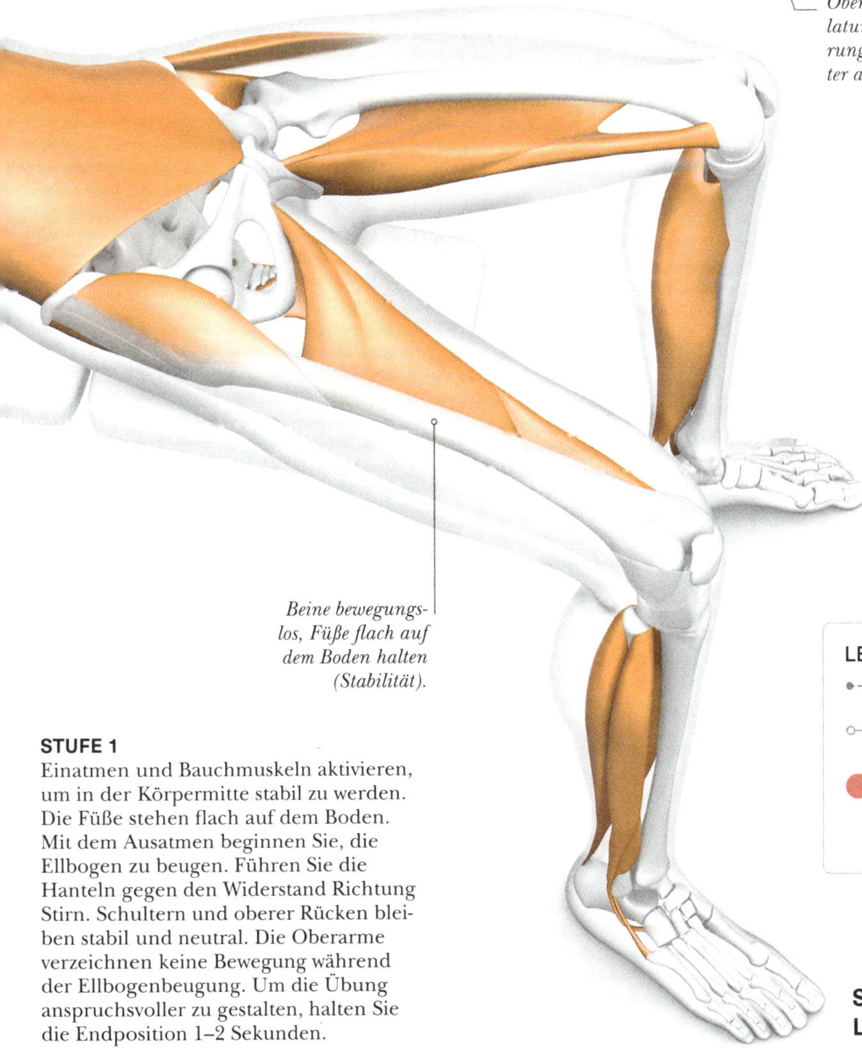


**STUFE 1**

Einatmen und Bauchmuskeln aktivieren, um in der Körpermitte stabil zu werden. Die Füße stehen flach auf dem Boden. Mit dem Ausatmen beginnen Sie, die Ellbogen zu beugen. Führen Sie die Hanteln gegen den Widerstand Richtung Stirn. Schultern und oberer Rücken bleiben stabil und neutral. Die Oberarme verzeichnen keine Bewegung während der Ellbogenbeugung. Um die Übung anspruchsvoller zu gestalten, halten Sie die Endposition 1–2 Sekunden.

**LEGENDE**

- *Gelenke*
- *Muskeln*
- Verkürzt sich unter Spannung
- Verlängert sich unter Spannung
- Verlängert sich ohne Spannung
- Haltend-statisch

**SUPERIOR-ANTERIOR-LATERALE ANSICHT**

# » VARIANTEN

Die folgenden Alternativen zum Stirndrücken sind für Einsteiger gut geeignet. Sie wirken zwar auf den ersten Blick sehr unterschiedlich, zielen aber alle auf den Trizeps ab. Wenn Sie sich für eine unilaterale (einarmige) Variante entscheiden, denken Sie daran, beide Arme mit gleicher Wiederholungszahl zu trainieren.

**LEGENDE**
- Primäre Zielmuskulatur
- Sekundäre Zielmuskulatur

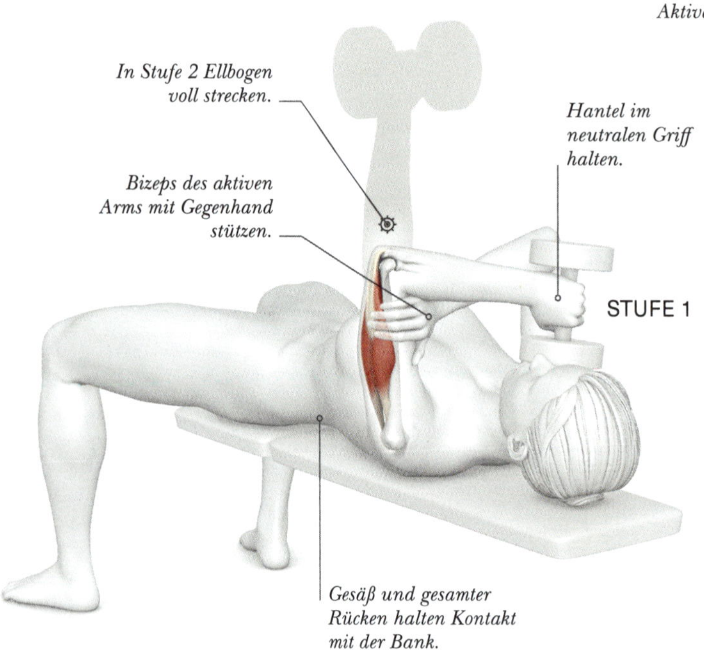


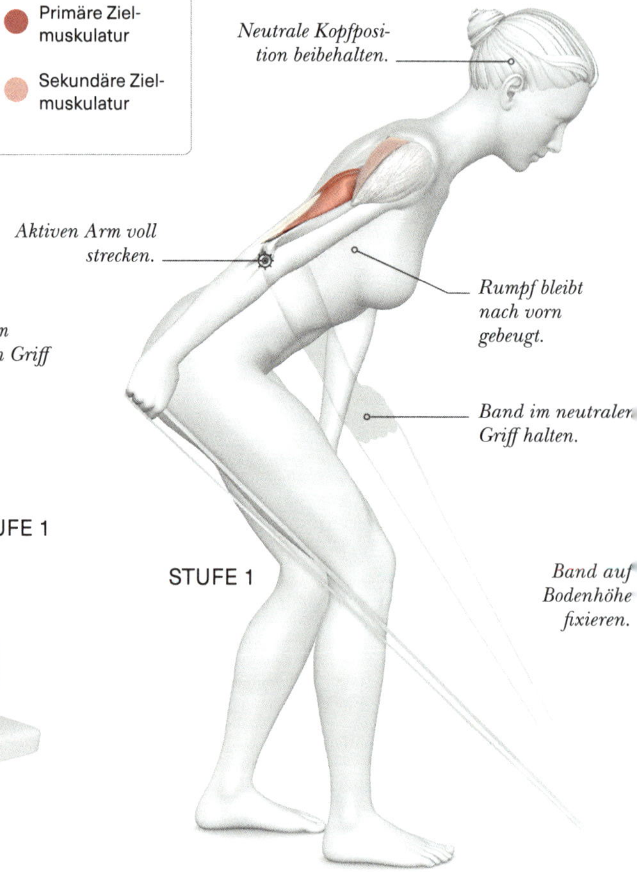


## CROSS-BODY-STIRNDRÜCKEN EINARMIG

Wenn Ihnen beim Stirndrücken der Ellbogen wehtut, fällt Ihnen die unilaterale Variante vielleicht leichter. Sie ist auch für Menschen mit breiterem Körperbau gut geeignet.

**VORBEREITUNG**
Mit geöffneten Beinen auf die Bank legen, Füße stehen flach auf dem Boden. Die aktive Hand hält bei gestrecktem Ellbogen die Hantel, die Gegenhand stützt den Arm.

**STUFE 1**
Einatmen, Core aktivieren. Den aktiven Arm beim Ausatmen über den Ellbogen beugen und die Hantel Richtung gegenüberliegende Wange führen.

**STUFE 2**
Mit dem Einatmen den Arm kontrolliert zurück in die Ausgangsposition bringen. Stufen 1 und 2 wiederholen. Armwechsel.

## TRIZEPS-KICKBACKS MIT BAND

Die Übung wird jeweils auf einer Seite (unilateral) ausgeführt. Fixieren Sie die Schulter, bevor Sie den aktiven Arm nach hinten ausstrecken.

**VORBEREITUNG**
Die Füße stehen hüftbreit auseinander und etwas versetzt. Sie gehen leicht in die Knie und winkeln die Hüfte etwa 135 ° an. Band mit gebeugten Ellbogen halten.

**STUFE 1**
Einatmen, Core aktivieren. Arm beim Ausatmen ganz ausstrecken. Obere Rückenmuskeln leicht unter Spannung halten, damit die Schultern sich nicht runden.

**STUFE 2**
Mit dem Einatmen den Arm kontrolliert zurück in die Ausgangsposition führen. Stufen 1 und 2 wiederholen, danach die Seite wechseln. (Fußstellung anpassen!)

# TRIZEPS-**LIEGESTÜTZ**

Bei Trizeps-Liegestützen sorgen die enge Handstellung und der Bewegungspfad der Arme dafür, dass Brustmuskeln, Trizeps und Schultern angesprochen werden. Die Übung fordert den Körper auf ähnliche Weise wie das Stirndrücken.

**VORBEREITUNG**
In Bauchlage die Füße hüftbreit aufstellen, die Hände etwas weniger als schulterbreit aufstützen. Ellbogen leicht beugen.

**STUFE 1**
Coremuskeln anspannen. Einatmen und den Körper Richtung Boden senken. Beugen Sie dabei die Ellbogen und halten Sie die Arme eng am Brustkorb.

**STUFE 2**
Beim Ausatmen drücken Sie sich nach oben. Die Ellbogen fast ganz durchstrecken, um in die Ausgangsposition zurückzukehren. Stufen 1 und 2 wiederholen.

» *Wenn Sie die* ***Anatomie des Trizeps*** *kennen, können Sie beurteilen, ob eine Übung* ***einen, zwei oder alle drei Trizepsköpfe*** *anspricht.* «

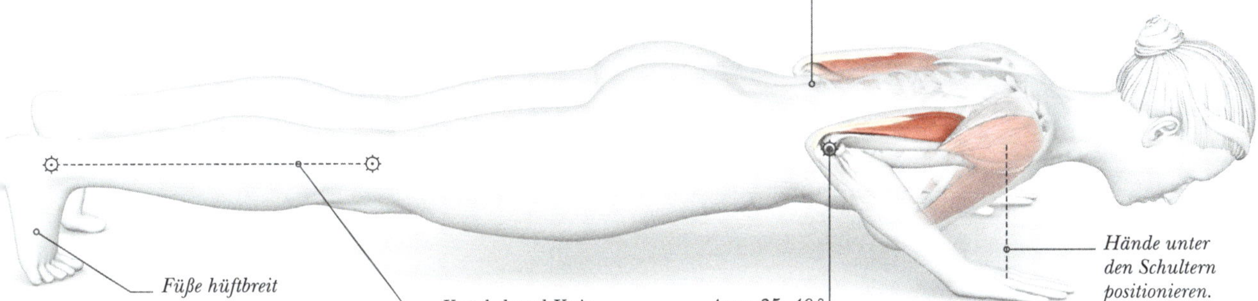


STUFE 1

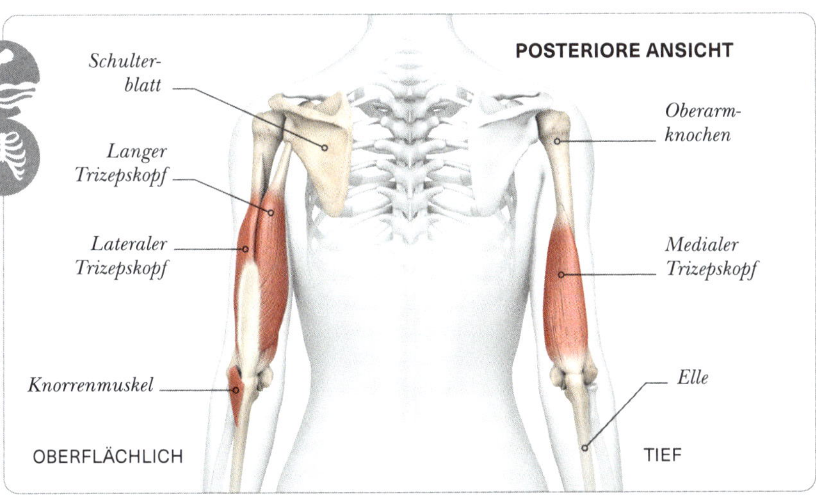


## Ein Blick auf **den Trizeps**

Mit seinen drei Muskelköpfen ist der Trizeps einmalig. Der laterale und der mediale Trizepskopf sind an Oberarm und Ellbogen befestigt. Der lange Trizepskopf entspringt am Schulterblatt. Manche Bewegungen fordern alle drei Köpfe, andere nur einen oder zwei. Passen Sie Ihre Schulterstellung an, können Sie u. U. den langen Trizepskopf stärker belasten, und zwar ohne Auswirkung auf die anderen zwei Köpfe. Wenn Sie die Anatomie des Trizeps kennen und wissen, wo die Muskelköpfe befestigt sind und wie sie sich zur Widerstandslinie verhalten, können Sie besser einschätzen, welche Übung für Ihre Zwecke geeignet ist. Das beste Beispiel für eine Übung, die alle drei Köpfe anspricht, ist die Trizepspresse überkreuz am Kabelzug (s. S. 153).

# TRIZEPS-DRÜCKEN AM SEIL

**Die Drückbewegung spricht den Trizeps an,** den großen Muskel auf der Rückseite des Oberarms. Wenn Sie bei dieser Übung wie hier gezeigt eine Kabelmaschine mit Zugseil nutzen anstatt Lang- oder Kurzhanteln, lässt sie sich besser an Ihren Körperbau und Ihre Beweglichkeit anpassen.

## IM ÜBERBLICK

Damit die senkrechte Drückbewegung nach unten richtig gelingt, ist eine korrekte Haltung unerlässlich. Außerdem dürfen Sie die Arme ausschließlich über die Ellbogen bewegen. Stellen Sie die Trainingslast ein, befestigen ein Zugseil (mit zwei Enden) am Kabel und fixieren Sie dieses auf der höchsten Stufe des Kabelzugturms. Bei Gelenkbeschwerden sollten Sie andere Varianten ausprobieren, etwa eine alternative Übung am Kabelzug oder die Übung mit Widerstandsbändern (s. S. 152).

Einsteiger absolvieren 4 Sätze mit 8–10 Wh.; andere Trainingsumfänge finden Sie in den Programmen S. 201–214.

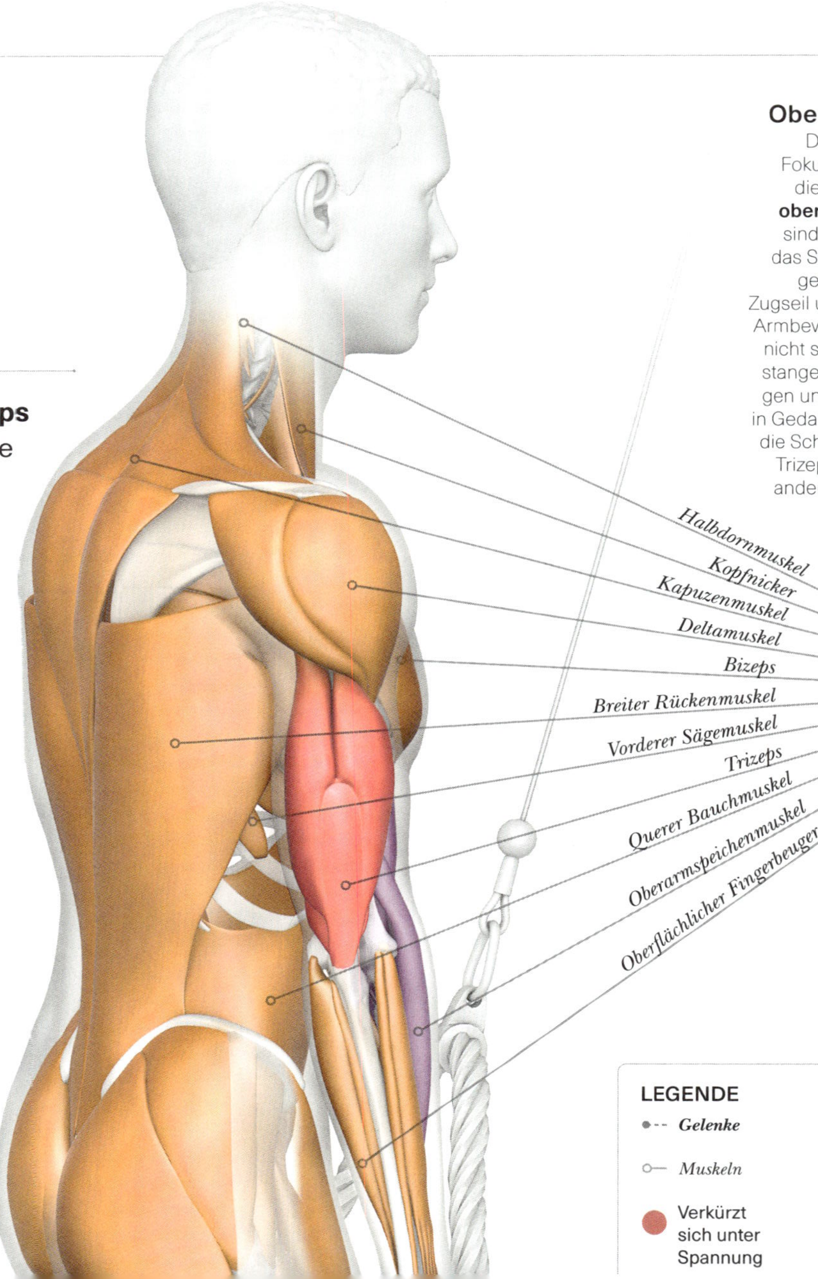


**Oberkörper** und **Arme**

Der **Trizeps** steht zwar im Fokus der Übung, doch auch die **Muskeln in Schultern, oberem Rücken** und **Rumpf** sind wichtig. Sie stabilisieren das Schultergelenk sowie den gesamten Oberkörper. Das Zugseil unterstützt die natürliche Armbewegung und schränkt sie nicht so ein wie etwa eine Zugstange. Vollziehen Sie das Beugen und Strecken der Ellbogen in Gedanken mit und fixieren Sie die Schultern. Größere, stärkere Trizepsmuskeln sind auch bei anderen Übungen von Vorteil.

**LEGENDE**

- *Gelenke*
- *Muskeln*
- Verkürzt sich unter Spannung
- Verlängert sich unter Spannung
- Verlängert sich ohne Spannung
- Haltend-statisch

## Häufige Fehler

Beugen Sie sich nicht zu weit nach vorn (nicht über die gedachte vertikale Linie über dem Seil hinaus), sonst trainieren Sie den Trizeps nicht isoliert. Aufrecht und nicht zu nah am Kabel stehen. Das Zugseil soll sich senkrecht auf und ab bewegen, nicht vor und zurück.

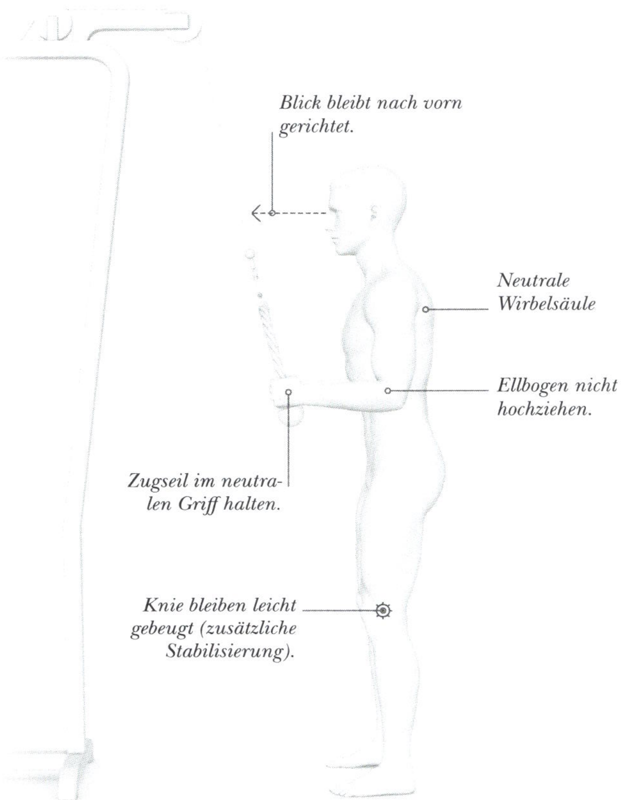


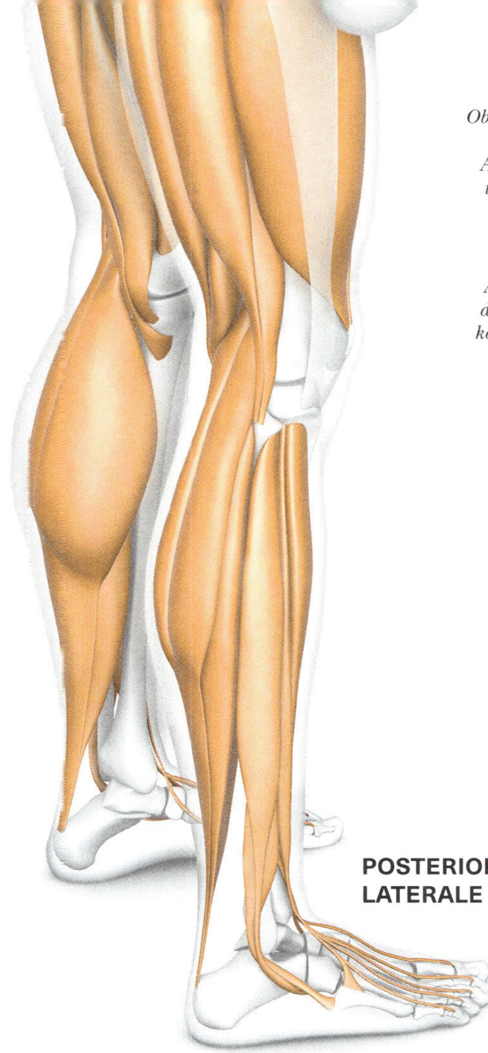

**POSTERIOR-LATERALE ANSICHT**

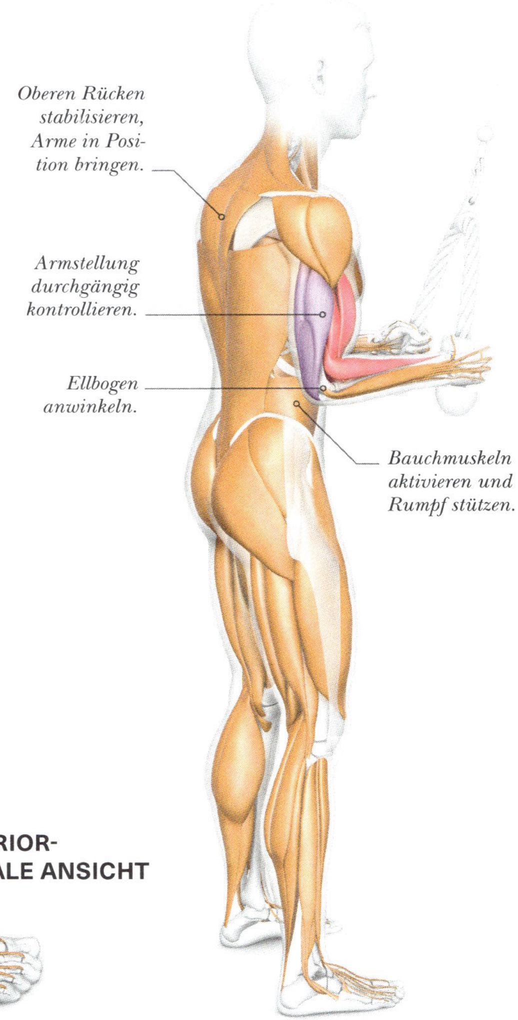


**VORBEREITUNG**
Gerät einrichten und die Enden des Zugseils greifen. Treten Sie 1–2 Schritte zurück und stellen Sie sich aufrecht hin, Füße schulterbreit geöffnet. Spannen Sie die oberen Rückenmuskeln an und winkeln Sie die Ellbogen etwa 60–75 ° an.

**STUFE 1**
Einatmen und Bauchmuskeln aktivieren. Mit dem Ausatmen Ellbogen strecken und das Seil mithilfe des Trizeps nach unten drücken. In der Endposition Schultern nicht runden. Position 1–2 Sekunden halten, um die Übung zu erschweren.

**STUFE 2**
Core, oberer Rücken und Schultern bleiben stabil. Seil in die Ausgangsposition bringen und dabei einatmen. Mit den Trizepsmuskeln gegen den Widerstand des Seils halten. Atem zur Ruhe kommen lassen. Stufen 1 und 2 wiederholen.

# VARIANTEN

Eine korrekte Schulterhaltung ist bei den gezeigten Bewegungsabläufen sehr wichtig. Runden Sie die Schultern nicht. Alle Varianten sind eine ausgezeichnete Alternative, wenn Sie beim Trizepsdrücken am Seil Beschwerden haben.

*Die **Widerstandslinie** von Kabel oder Band nach dem **Bewegungspfad der Arme** auszurichten, **verringert** das **Verletzungsrisiko.***

## TRIZEPSSTRECKEN MIT BÄNDERN

Auf die Variante mit Bändern können Sie zurückgreifen, wenn kein Gerät vorhanden ist. Wenn Sie die Bänder über die Schultern führen, ist gewährleistet, dass die Widerstandslinien am Bewegungspfad der Arme ausgerichtet sind.

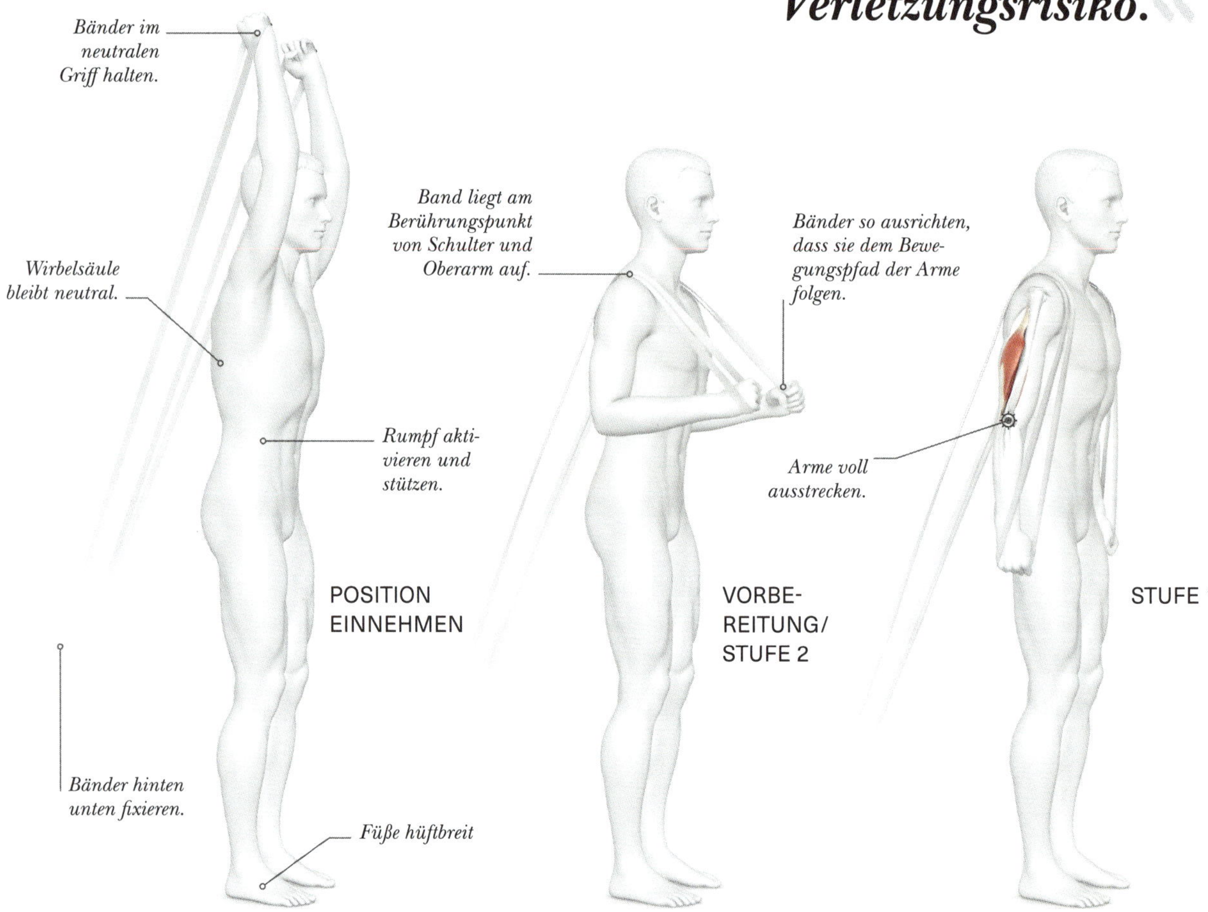


**POSITION EINNEHMEN**
Bänder relativ weit unten fixieren und sich mit dem Rücken zu den Bändern stellen. Knie leicht beugen. Ein Band in jeder Hand halten und Arme hochheben.

**VORBEREITUNG**
Arme nach vorn bringen und Bänder über die Schultern führen. Die Ellbogen anwinkeln und die Enden der Bänder mit beiden Händen vor dem Körper halten.

**STUFE 1**
Einatmen und Bauchmuskeln aktivieren. Beim Ausatmen Ellbogen durchstrecken. Die Schultern zurücknehmen. Die Oberarme parallel zum Rumpf halten.

**STUFE 2**
Einatmen, dabei Ellbogen beugen und Hände kontrolliert anheben, um die Arme zurück in die Ausgangsposition vor dem Körper zu bringen. Stufen 1 und 2 wiederholen.

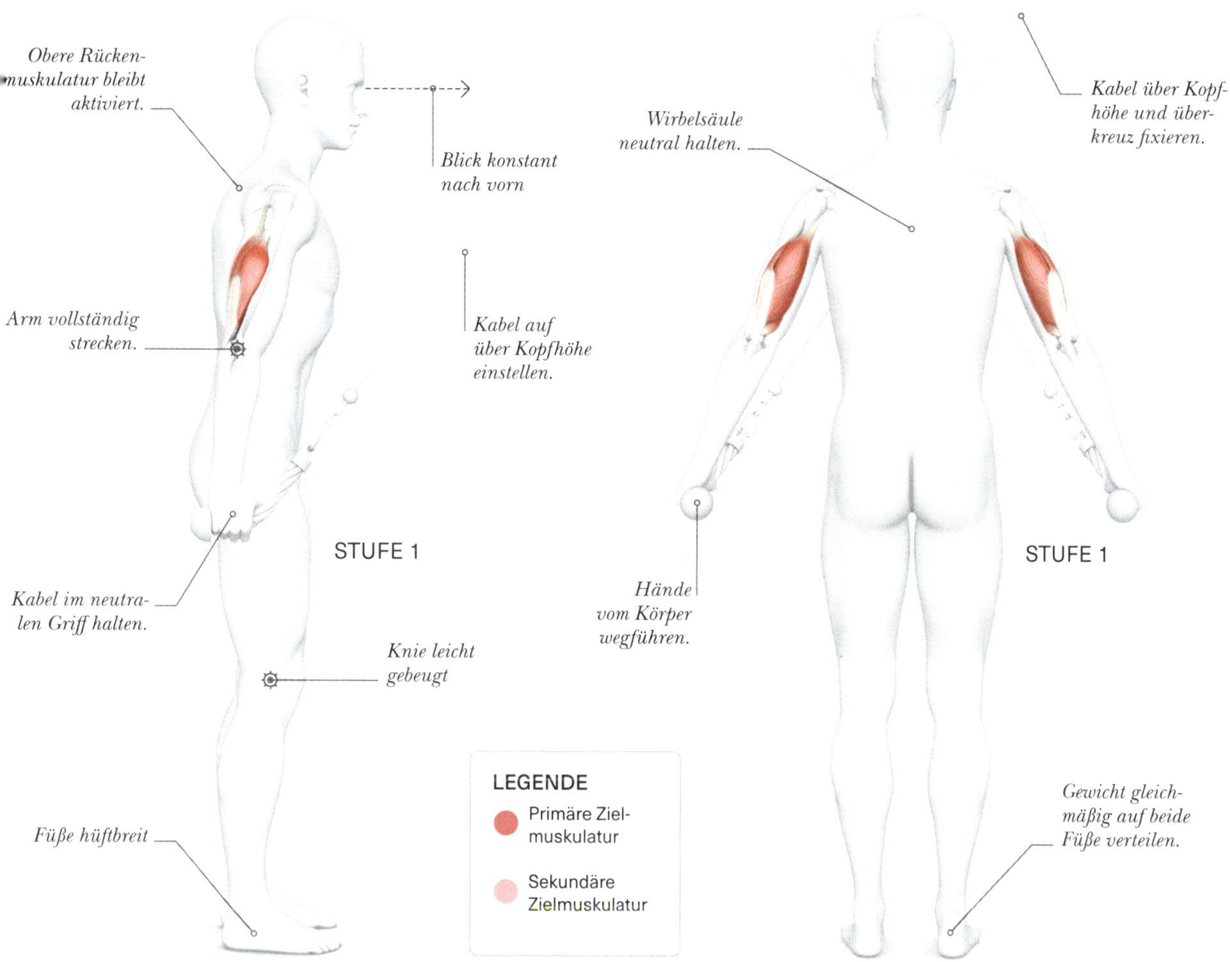


## TRIZEPSPRESSE EINARMIG AM KABELZUG

Hier brauchen Sie nur ein Kabel, weil Sie die Arme nacheinander trainieren. Achten Sie auf die korrekte Schulterhaltung, bevor Sie den Arm nach hinten durchstrecken.

**VORBEREITUNG**
Aufrecht stehen, Hüfte leicht beugen (Flexion) und Oberkörper der Widerstandslinie annähern. Kabel im neutralen Griff und mit gebeugtem Arm halten.

**STUFE 1**
Einatmen und Core aktivieren. Beim Ausatmen aktiven Arm vollständig durchstrecken. Der Bewegungspfad des Arms folgt der Widerstandslinie des Kabels.

**STUFE 2**
Beim Ausatmen den Arm kontrolliert in die Startposition zurückbringen. Stufen 1 und 2 wiederholen. Seitenwechsel.

## TRIZEPSPRESSE ÜBERKREUZ AM KABELZUG

Sie können auch zwei Kabel benutzen und so beide Arme gemeinsam trainieren. Spannung im oberen Rücken halten, damit sich die Schultern nicht runden.

**VORBEREITUNG**
Aufrecht stehen, Füße stehen schulterbreit, Hüfte leicht beugen (Flexion). In jeder Hand halten Sie ein Kabel im neutralen Griff. Ellbogen beugen.

**STUFE 1**
Einatmen und Core aktivieren. Beim Ausatmen strecken Sie die Arme nach unten aus und folgen dabei den Widerstandslinien der Kabel.

**STUFE 2**
Ausatmen und Ellbogen beugen, um die Arme in einer fließenden, gleichmäßigen Bewegung in die Startposition zu bringen. Stufen 1 und 2 wiederholen.

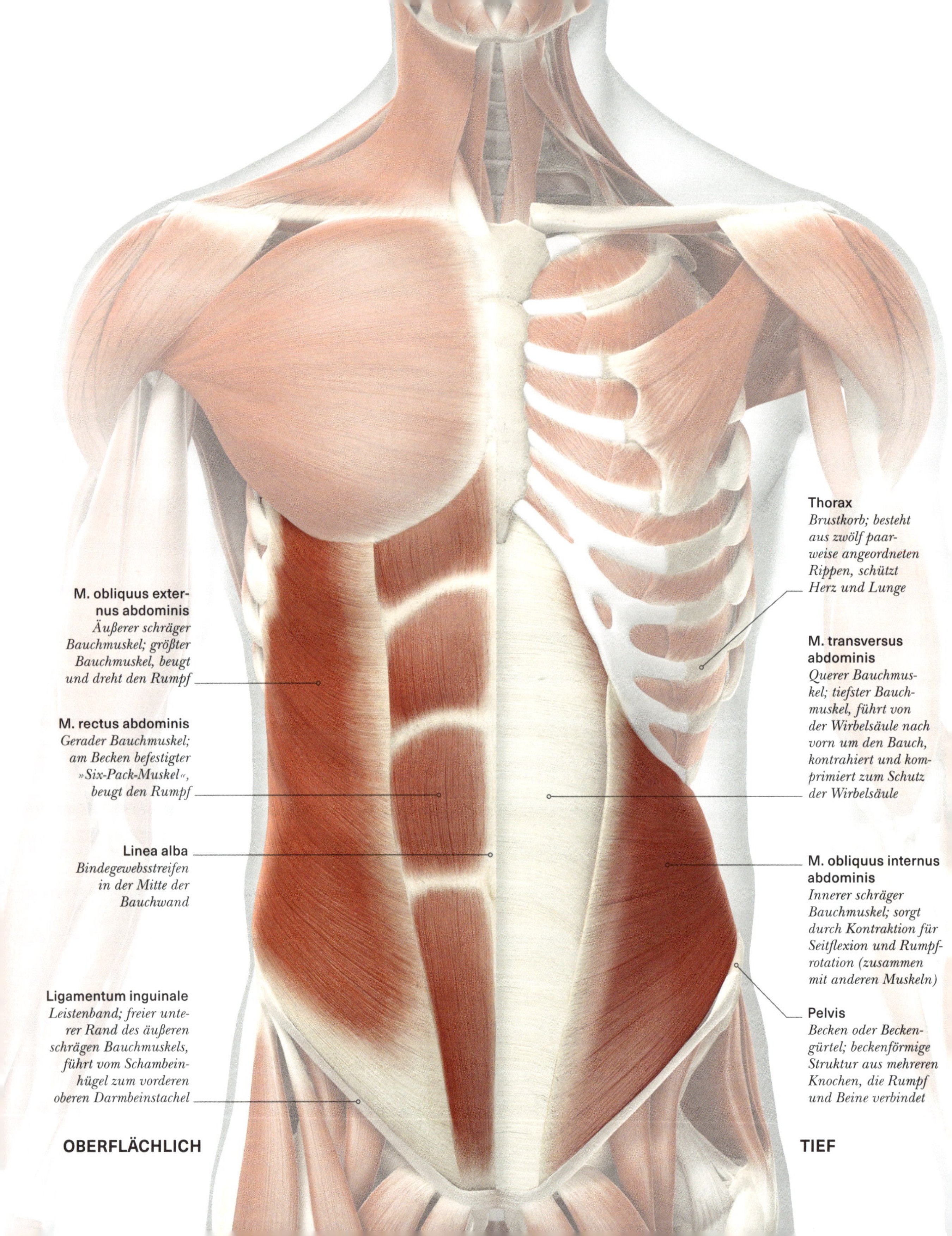

**M. obliquus externus abdominis**
*Äußerer schräger Bauchmuskel; größter Bauchmuskel, beugt und dreht den Rumpf*
**M. rectus abdominis**
*Gerader Bauchmuskel; am Becken befestigter »Six-Pack-Muskel«, beugt den Rumpf*
**Linea alba**
*Bindegewebsstreifen in der Mitte der Bauchwand*
**Ligamentum inguinale**
*Leistenband; freier unterer Rand des äußeren schrägen Bauchmuskels, führt vom Schambeinhügel zum vorderen oberen Darmbeinstachel*
**OBERFLÄCHLICH**
**Thorax**
*Brustkorb; besteht aus zwölf paarweise angeordneten Rippen, schützt Herz und Lunge*
**M. transversus abdominis**
*Querer Bauchmuskel; tiefster Bauchmuskel, führt von der Wirbelsäule nach vorn um den Bauch, kontrahiert und komprimiert zum Schutz der Wirbelsäule*
**M. obliquus internus abdominis**
*Innerer schräger Bauchmuskel; sorgt durch Kontraktion für Seitflexion und Rumpfrotation (zusammen mit anderen Muskeln)*
**Pelvis**
*Becken oder Beckengürtel; beckenförmige Struktur aus mehreren Knochen, die Rumpf und Beine verbindet*
**TIEF**

# BAUCH

**Der M. rectus abdominis (gerader Bauchmuskel, auch »Six-Pack-Muskel«), die Mm. obliquus abdominis seitlich am Rumpf (äußere und innere schräge Bauchmuskeln) und der M. transversus abdominis (querer Bauchmuskel), der tiefste Muskel der vorderen Bauchwand, ermöglichen Bewegungen des Rumpfs.**

Der gerade Bauchmuskel ist am Brustbein und am Bindegewebe von Rippen und Becken befestigt. Die schrägen Bauchmuskeln sind mit Rippen, Becken und der Linea alba verbunden, einem breiten Bindegewebsstreifen, der sich die Mittellinie der Bauchwand entlangzieht. Der quere Bauchmuskel ist mit Becken, Rippen, Linea alba und mit Bindegewebe im unteren Rücken verknüpft.

- **Der gerade Bauchmuskel beugt den Rumpf nach vorn** (Flexion) und stützt die Körpermitte. Sie können ihn mit dem eigenen Körpergewicht oder mit Gewichten trainieren, z. B. mit Crunches (Bauchpressen) und hängendem Knieheben.

- **Die schrägen Bauchmuskeln beugen den Rumpf zur Seite** (Seitflexion) und sind an der Flexion nach vorn beteiligt. Sie können die Rumpfrotation und -extension unterstützen oder unterbinden. Auf diese Weise tragen sie zum Schutz der Wirbelsäule und zur Stabilisierung des Torsos bei.

Der quere Bauchmuskel ist der körpereigene »Gewichthebegürtel«. Er sorgt für eine Art Kompression und schützt damit die Wirbelsäule und stabilisiert den Rumpf. Die Bauchmuskulatur unterstützt außerdem die Atmung. Dem Torso verleiht sie Kraft und Stabilität, was gleichbedeutend mit mehr Körperkontrolle ist.

**INHALT**


Plank mit Drehung **156**
Sideplank mit Drehung **158**
Crunches mit Ball **160**
*Varianten:* **162**
Katze–Kuh
Stir-the-Pot mit Ball
Käfer
Knieheben hängend **164**
*Varianten:* **166**
Crunches am Kabelzug mit Seil
Crunches stehend am Kabelzug
Negative Crunches
Rumpfrotation am Kabelzug **168**
*Varianten:* **170**
Rumpfrotation mit Gewicht
Radfahren mit Rotation
Diagonales Klappmesser


*»Starke Bauchmuskeln bedeuten einen **stabilen Core, Schutz für die Wirbelsäule** und weniger **Rückenverletzungen.**«*

# PLANK MIT DREHUNG

**Die auch »Unterarmstütz« genannte Übung** beansprucht in der Variante mit Drehung mehrere Muskeln in den Beinen, im Core und in den Armen gleichzeitig. Bei erhöhtem Tempo eignet sie sich auch als Cardiotraining. Die Drehbewegung stärkt den Core, besonders die schrägen Bauchmuskeln.

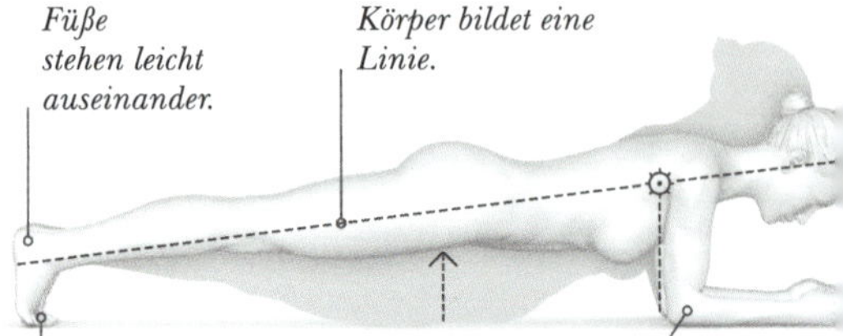


**VORBEREITUNG**
Legen Sie sich in Bauchlage auf den Boden und stützen Sie den Oberkörper auf die Unterarme. Um die Ausgangsposition einzunehmen, heben Sie die Hüften an, sodass der Körper vom Kopf bis zu den Fußgelenken eine Linie bildet.

## IM ÜBERBLICK

Heben Sie für diese Übung die Hüfte in die Plankposition und halten Sie den Körper auf einer geraden Linie, während Sie sich zu beiden Seiten drehen. Arme, oberer Rücken, Rumpf und Unterkörper bleiben angespannt. Das stabilisiert den unteren Rücken und verhindert Verletzungen. Ist die Übung noch zu schwer, halten Sie die Plankposition zunächst ohne Drehung.

Einsteiger absolvieren 4 Sätze mit 8–10 Wh.; andere Trainingsumfänge finden Sie in den Programmen S. 201–214.

**LEGENDE**
- •-- *Gelenke*
- o— *Muskeln*
- Verkürzt sich unter Spannung
- Verlängert sich unter Spannung
- Verlängert sich ohne Spannung (Dehnung)
- Haltend-statisch

**Bein**
Der **Quadrizeps** des Stützbeins bleibt angespannt. So wird der Körper stabilisiert und Sie können die Kniebewegung über die Hüfte einleiten. Die Aktivierung der **Hüftbeuger** sorgt für den nötigen Antrieb, um das Knie unter dem Körper auf die andere Seite zu führen.

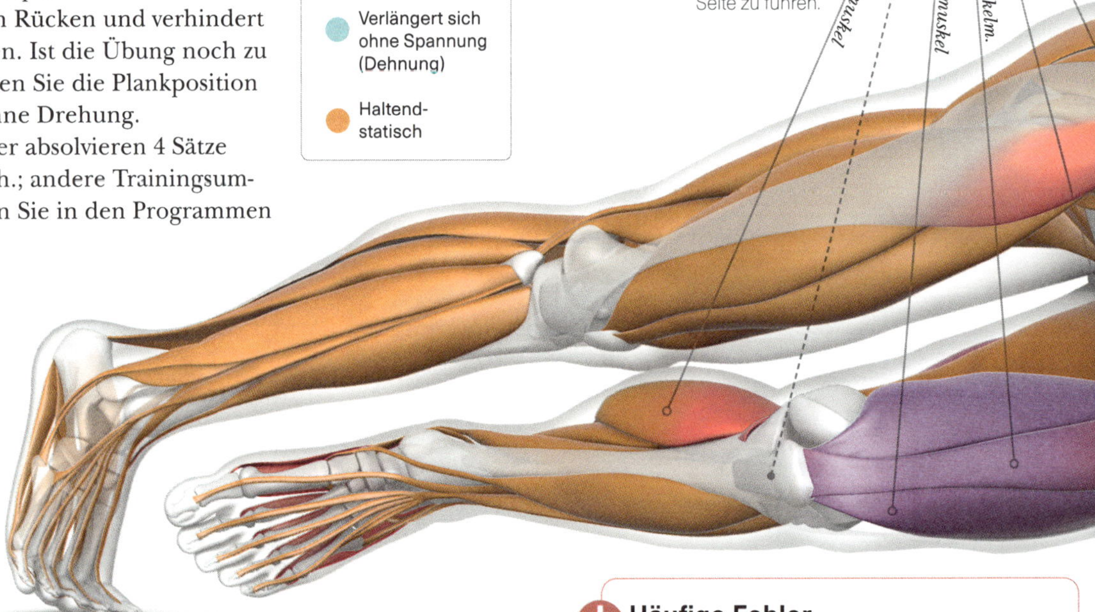


ANTERIOR-LATERALE ANSICHT

**Häufige Fehler**
Halten Sie den Nacken gerade. Der Blick bleibt auf den Boden gerichtet, der Kopf neutral, die Schultern über den Ellbogen.

## **Core** und **Arme**

Wenn das Knie unter den Körper gebracht wird, arbeitet der **äußere schräge Bauchmuskel** auf der Seite des Stützbeins konzentrisch, auf der anderen exzentrisch. **Arme** und **Schultern** stehen unter Spannung und stabilisieren den Oberkörper. Die **Rückenstrecker** halten die Wirbelsäule neutral und verhindern eine Wölbung des Rückens.

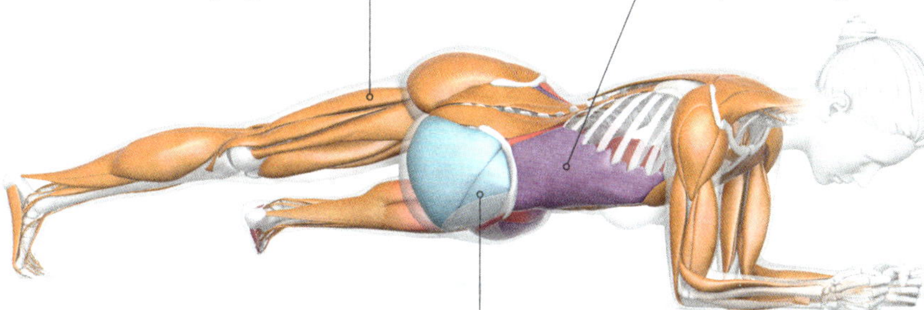


**STUFE 2**

Bei der Rückkehr in die Plankposition einatmen. Wiederholen Sie Stufen 1 und 2 so oft wie gewünscht und legen Sie danach die Hüfte auf den Boden ab. Führen Sie anschließend die gleiche Anzahl Wiederholungen mit dem anderen Bein durch, um einen gleichmäßigen Trainingseffekt zu erzielen.

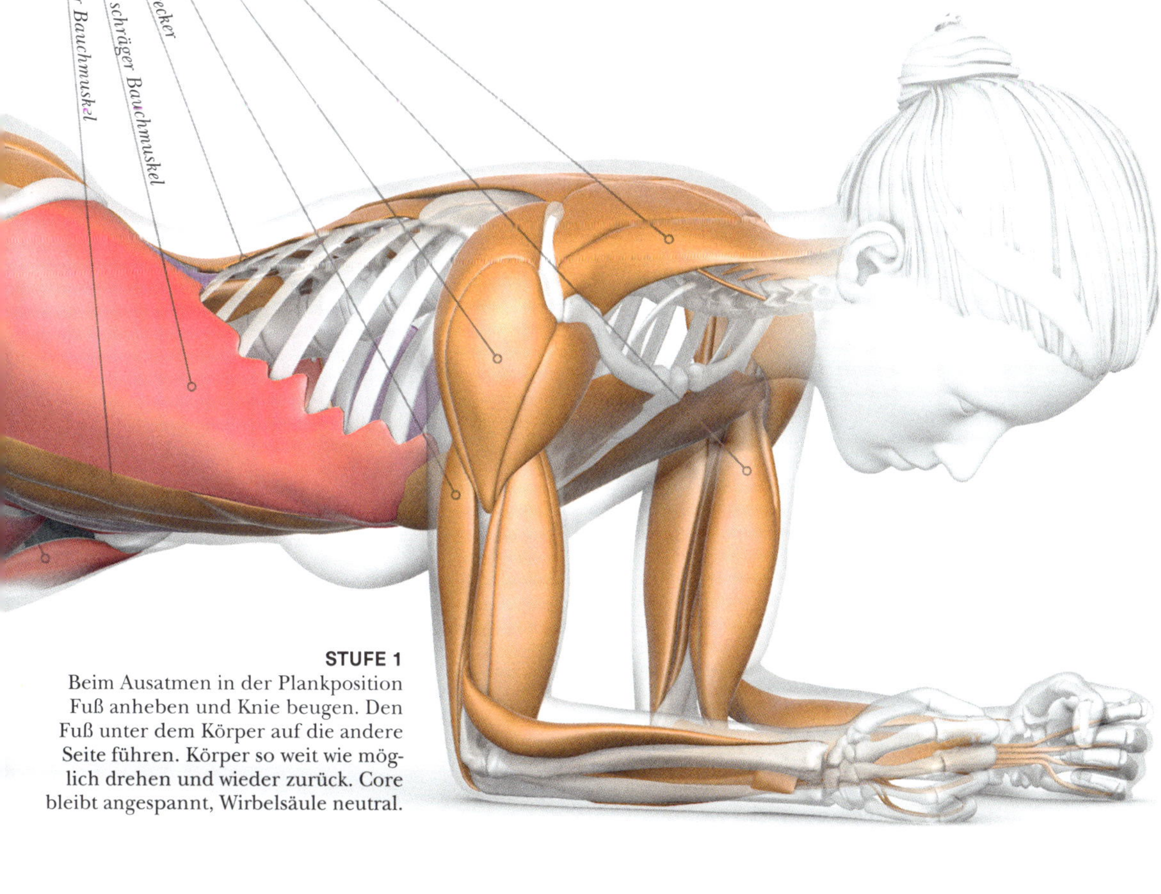


**STUFE 1**

Beim Ausatmen in der Plankposition Fuß anheben und Knie beugen. Den Fuß unter dem Körper auf die andere Seite führen. Körper so weit wie möglich drehen und wieder zurück. Core bleibt angespannt, Wirbelsäule neutral.

# SIDEPLANK MIT DREHUNG

**Diese Übung lässt sich leicht zu Hause durchführen,** stärkt den Core und formt die Taille durch Beanspruchung der schrägen Bauchmuskeln. Atmen Sie betont langsam und trainieren Sie eine Körperseite nach der anderen.

## IM ÜBERBLICK

Wie beim Unterarmstütz (s. S. 156–157) muss der Körper eine Linie bilden und die Bauchmuskeln müssen angespannt bleiben. In der Seitstellung müssen Brust und Knie stets nach vorne zeigen. Führen Sie die Drehung ausschließlich über die Hüfte aus.

Einsteiger absolvieren 4 Sätze mit 8–10 Wh.; andere Trainingsumfänge finden Sie in den Programmen S. 201–214.

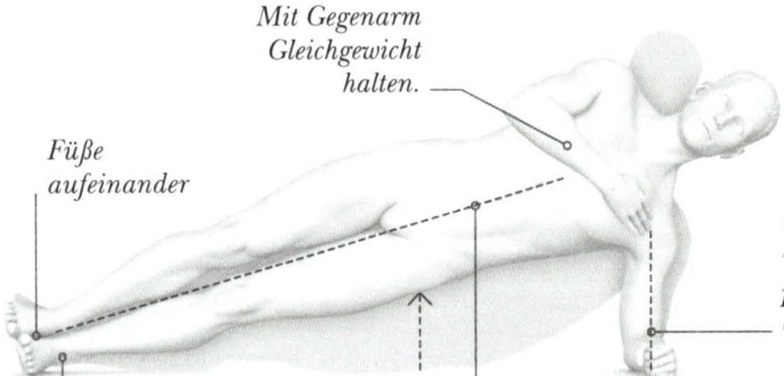


**VORBEREITUNG**
Legen Sie sich auf die Seite, die Füße aufeinander. Oberkörper auf dem Unterarm abstützen, den anderen Arm angewinkelt über die Brust legen. Hüfte anheben, bis der Körper vom Kopf bis zu den Knöcheln eine gerade Linie bildet.

### Häufige Fehler

Die Körperspannung muss von Kopf bis Fuß gehalten werden. Bei falscher Körperhaltung (keine gerade Linie) und durchhängender Hüfte geht das nicht. Weg mit der Hüfte vom Boden.

**Hüfte**
Während des gesamten Bewegungsablaufs muss die Position der Wirbelsäule und des oberen Rückens gehalten werden. Das bedeutet Arbeit für die **Hüftbeuger, -adduktoren** und **-abduktoren!**

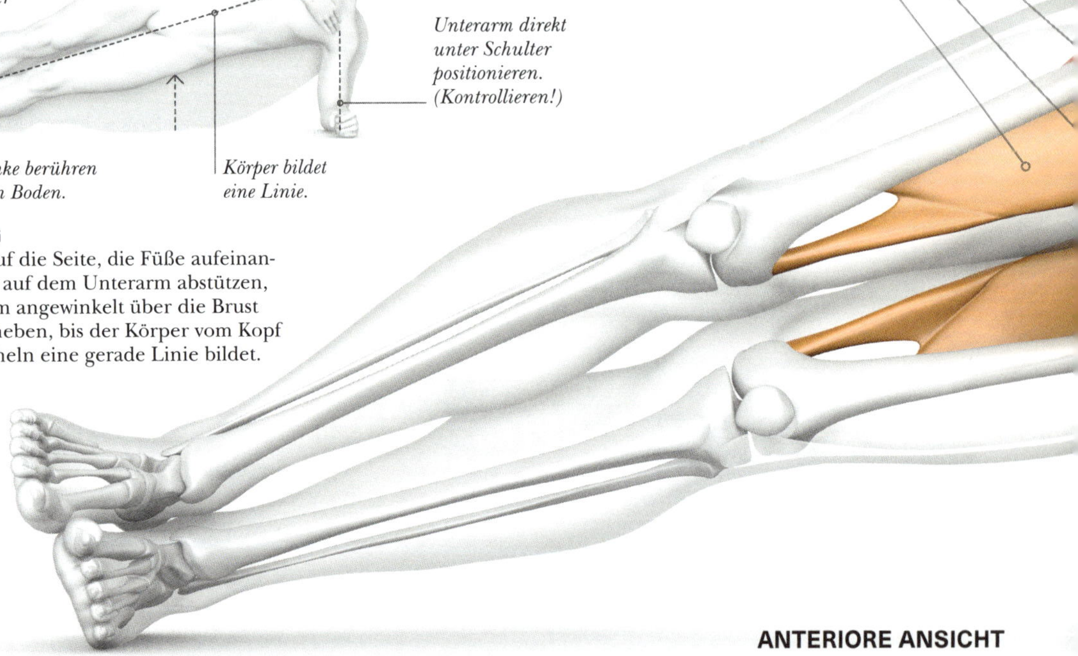


**ANTERIORE ANSICHT**

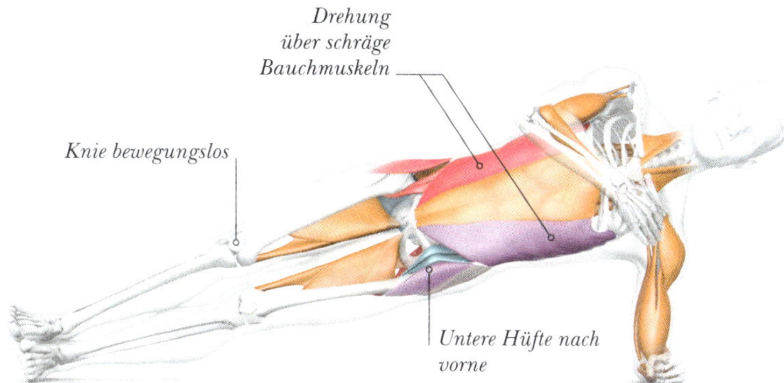


**STUFE 2**
Hüfte zurück in die Ausgangsposition führen. Die Brust zeigt weiter nach vorne. Drehen Sie dann die Hüfte Richtung Decke und wieder zurück. Wiederholen Sie Stufe 1 und 2 so oft wie gewünscht, dann die Seite wechseln.

## Oberkörper

Bei der Drehung des Rumpfs arbeiten die **äußeren** und **nneren schrägen Bauchmuskeln** synergetisch, und zwar beidseitig (oben und unten). Sie unterstützen die Rotation. Der Rumpf bleibt während des ganzen kurzen Bewegungsablaufs stabil. Im Alltag benutzen Sie diese Muskeln andauernd. Die Übung, die sie durch Rotation stärkt, sorgt so für eine gesunde Wirbelsäulenhaltung sowohl während des Krafttrainings als auch im Alltag.

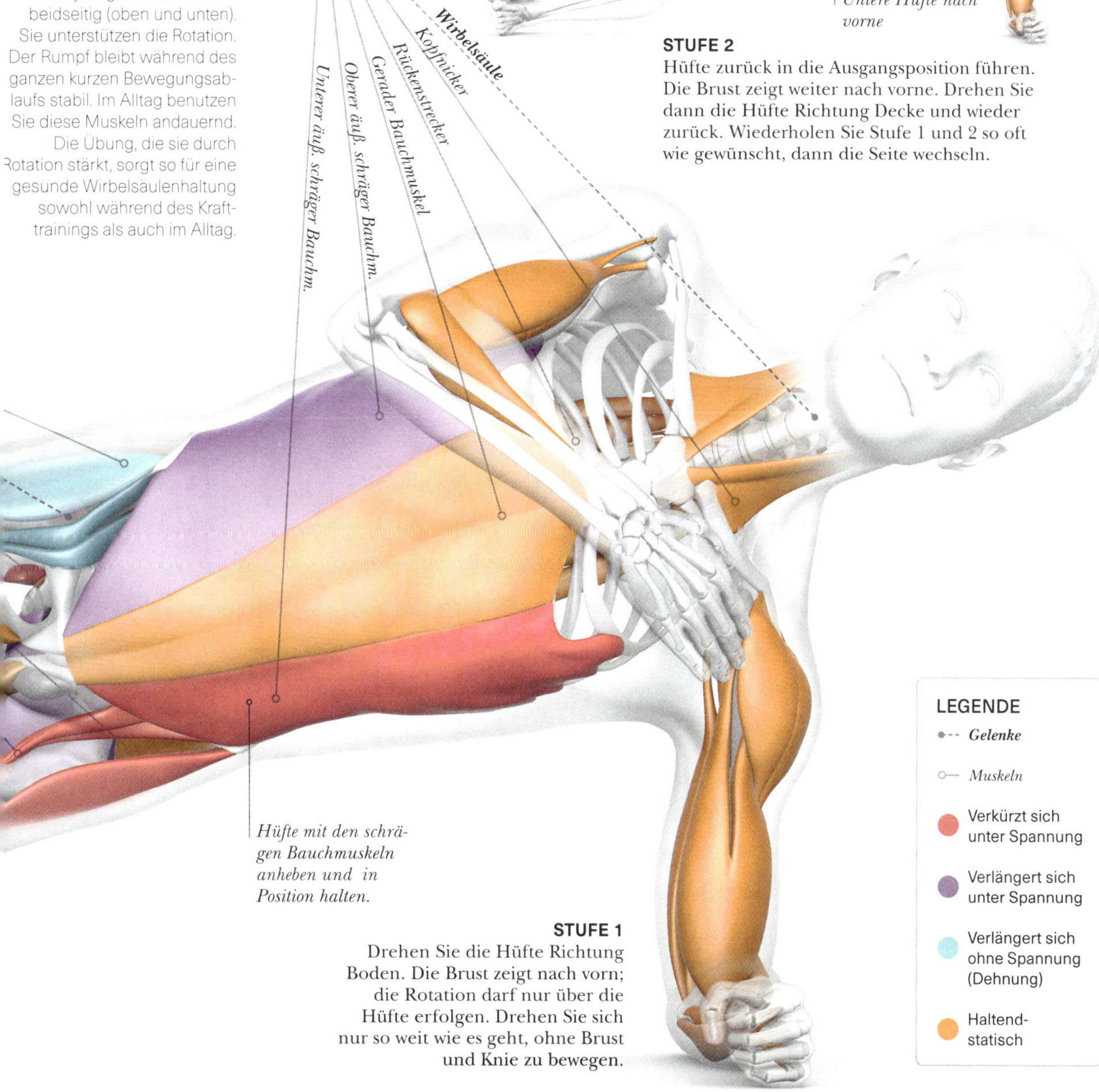


**STUFE 1**
Drehen Sie die Hüfte Richtung Boden. Die Brust zeigt nach vorn; die Rotation darf nur über die Hüfte erfolgen. Drehen Sie sich nur so weit wie es geht, ohne Brust und Knie zu bewegen.

# CRUNCHES MIT BALL

**Diese sehr sichere Übung trainiert die Coremuskulatur.** Sie fordert den queren und den geraden Bauchmuskel. Ersterer gehört zur Tiefenmuskulatur, Letzterer ist als oberflächlicher Muskel für das »Six-Pack« zuständig. Crunches heißen auch »Bauchpresse«.

## IM ÜBERBLICK

Sie benötigen einen Gymnastikball mit einem Durchmesser von mindestens 55–65 cm. Bei dieser Art der Bauchpresse müssen Sie den Oberkörper über die Coremuskeln aufrichten und senken. Während der Bewegung spüren Sie unter Ihren Händen, wie die Bauchmuskeln arbeiten und sich zusammenziehen.

Einsteiger absolvieren 4 Sätze mit 8–10 Wh.; Varianten finden Sie auf S. 162–163, andere Trainingsumfänge in den Programmen S. 201–214.

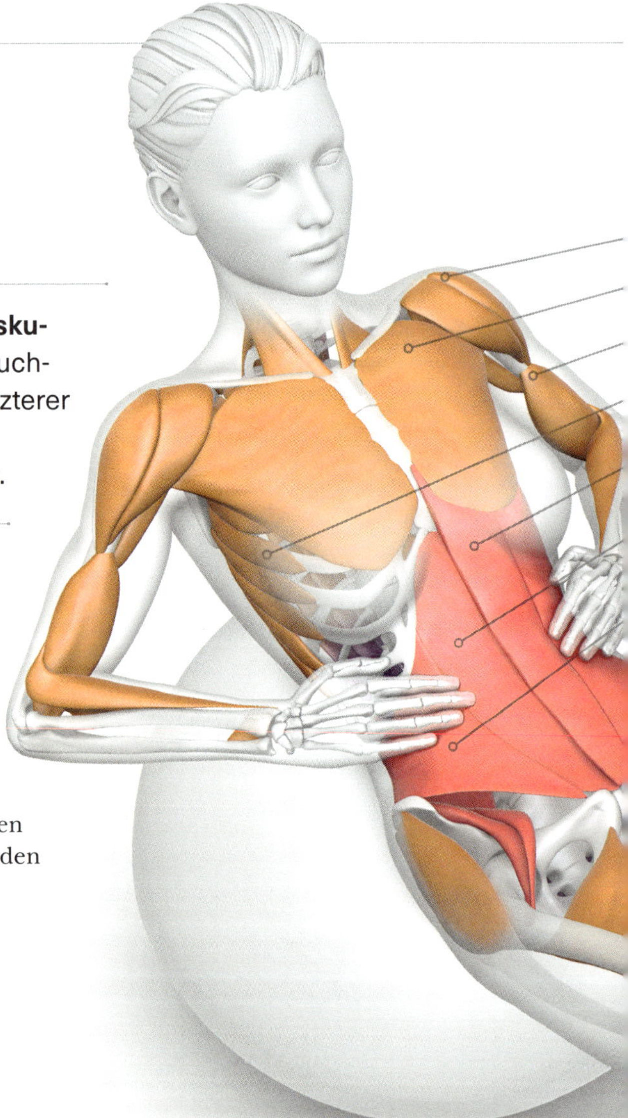

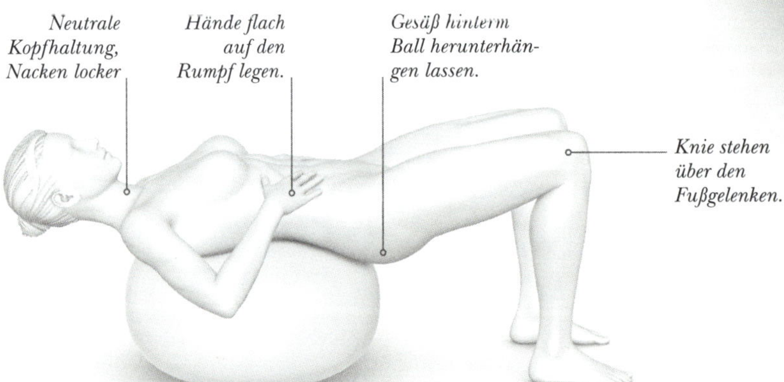


**VORBEREITUNG**
Setzen Sie sich auf den Ball, die Füße stehen schulterbreit flach auf dem Boden. Machen Sie kleine Schritte nach vorne, bis nur noch der untere Teil des Rückens Kontakt mit dem Ball hat. Dann lehnen Sie sich zurück und legen sich mit dem Rücken auf den Ball.

**STUFE 1**
Einatmen, Bauchmuskeln aktivieren und Core stützen. Beim Ausatmen beginnen Sie die Bauchpresse, indem Sie die Wirbelsäule mithilfe der Bauchmuskeln beugen (Flexion). Stellen Sie sich vor, Sie würden einen Gürtel enger schnallen. Wenn Sie den Oberkörper nach dem Ausatmen nicht weiter beugen können, haben Sie den Bewegungsumfang ausgeschöpft. Oberkörper nicht durch Hüftbeugung weiter nach oben bringen. Zur Intensivierung Position 1 Sekunde halten.

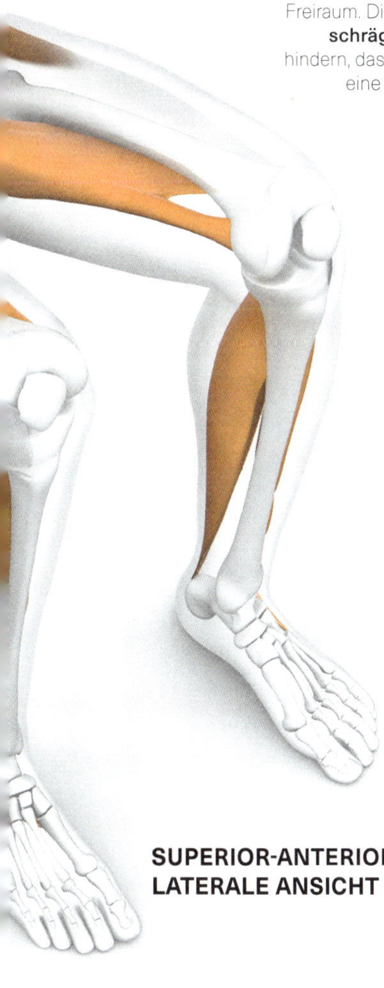


### Häufige Fehler

Die korrekte Atmung ist bei dieser Übung sehr wichtig. Andernfalls verringert sich die Wirkung auf die Coremuskulatur und die Körperspannung verlagert sich. Kontrollieren Sie Ihre Atmung, um das meiste aus der Übung herauszuholen und um Verletzungen zu vermeiden.

### Oberkörper und Arme

Die Übung baut Spannung im **queren und im geraden Bauchmuskel** auf. Ersterer wird beansprucht, wenn Sie die Coremuskulatur in Stufe 1 zusammenziehen. Die Rumpfflexion erzeugt Spannung im geraden Bauchmuskel. Der Ball unterstützt die Aufwärtsbewegung des Körpers und sorgt so innerhalb des Bewegungsumfangs für mehr Freiraum. Die **äußeren und inneren schrägen Bauchmuskeln** verhindern, dass sich der Körper auf die eine oder andere Seite dreht.

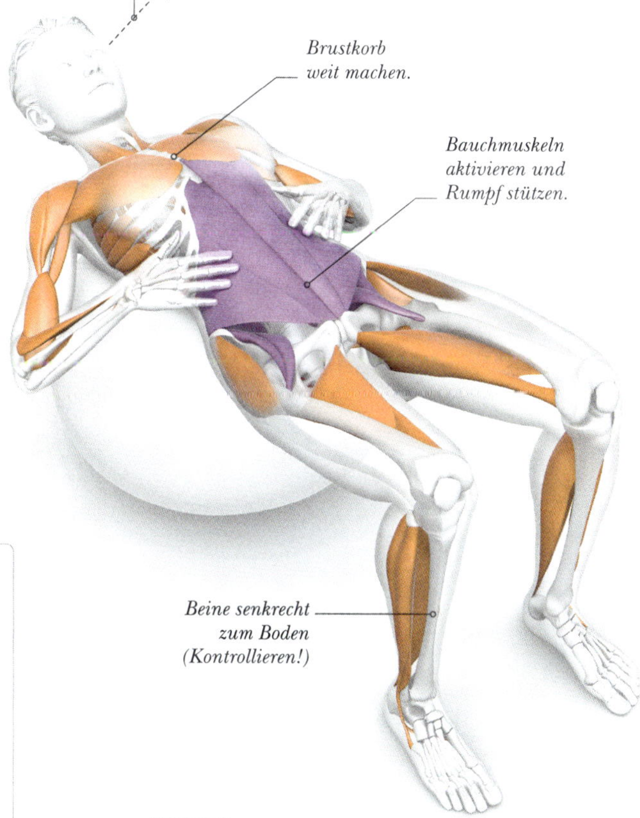


**LEGENDE**

- *Gelenke*
- *Muskeln*
- Verkürzt sich unter Spannung
- Verlängert sich unter Spannung
- Verlängert sich ohne Spannung
- Haltend-statisch

**SUPERIOR-ANTERIOR-LATERALE ANSICHT**

**STUFE 2**
Im Core stabil bleiben und ausatmen. Wirbelsäule strecken, Körpermitte weit machen und kontrolliert in die Ausgangsposition zurückkehren. Atem zur Ruhe kommen lassen. Stufen 1 und 2 wiederholen.

# VARIANTEN

Die folgenden Übungen trainieren die gesamte Bauchmuskulatur inklusive querem und geradem Bauchmuskel. Konzentrieren Sie sich auf die Aktivierung der Coremuskulatur und auf die Atmung.

## KATZE–KUH

Die Übung stammt aus dem Yoga. Sie spricht nicht nur die Bauchmuskeln, sondern auch die Oberkörpermuskulatur einschließlich Armen, Schultern und Rücken an.

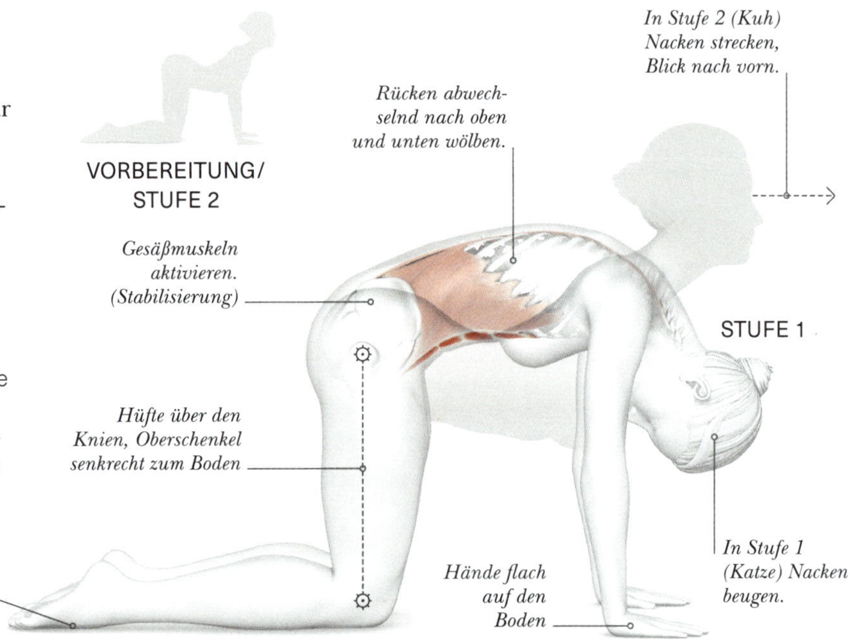


**VORBEREITUNG (KUH)**
Hüftbreit hinknien, Füße und Knie auf einer Linie. Die Fußgelenke haben Bodenkontakt. Hände unter den Schultern flach auf den Boden stellen.

**STUFE 1 (KATZE)**
Einatmen, Core stützen. Ausatmen, queren Bauchmuskel aktivieren, Wirbelsäule mithilfe des geraden Bauchmuskels krümmen, Taille anheben. Rücken wölbt sich.

**STUFE 2 (KUH)**
Einatmen, Rücken absenken. Rückenbeuger und obere Rückenmuskeln kontrahieren, um die Brust weit und die Bauchmuskeln lang zu machen. Wiederholen.

## STIR-THE-POT MIT BALL

Übersetzt heißt diese Übung »den Kessel umrühren«. Die Rührbewegung stärkt die Verbindung zwischen Körpermitte, Hüfte und Kreuz. Außerdem werden Core und unterer Rücken auf Ausdauer trainiert.

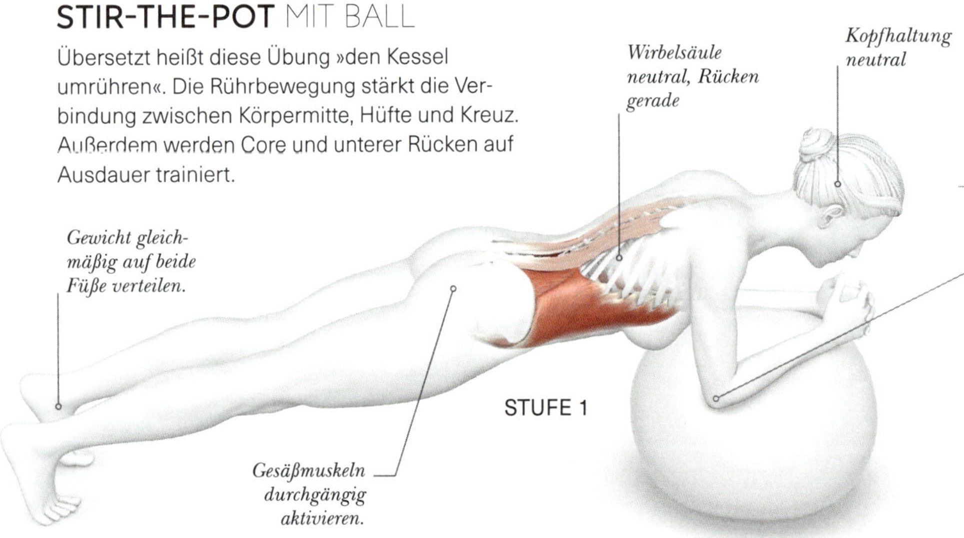


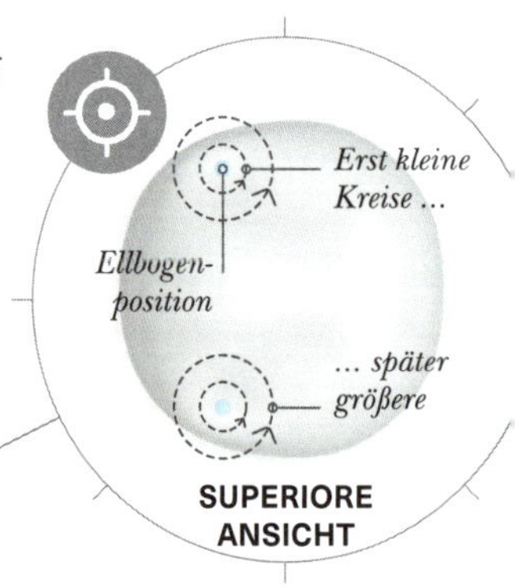


**Klein** anfangen!
Zum Einstieg in diese anspruchsvolle Übung mit gebeugten Ellboge **langsam kleine Kreise** beschreibe Mit wachsender Muskelkraft könne Sie den Plank auch bei größeren Kre bewegungen halten.

**VORBEREITUNG**
Gehen Sie in den Plank, die Füße hüftbreit auseinander, die Unterarme sind fest auf den Gymnastikball gestützt. Die Ellbogen liegen unterhalb der Schultern auf dem Ball auf. Bauch- und Gesäßmuskeln aktivieren und Knie gestreckt lassen.

**STUFE 1**
Kontrolliert atmen. Die Ellbogen beschreiben kleine Kreise (Ellbogen in den Ball pressen). Die Hüfte bewegt sich nicht. Wenn Sie die Übung beherrschen, können Sie den Bewegungsumfang vergrößern und so den Schwierigkeitsgrad erhöhen.

## KÄFER

Die Übung spricht queren und geraden Bauchmuskel an. Außerdem wird die Koordination von beidseitigen Bewegungen geübt, während Sie gleichzeitig die Spannung im Core und die Wirbelsäule in neutraler Position halten müssen. Davon hängt ab, wie weit Sie Arme und Beine nach außen bewegen können.

**LEGENDE**

- Primäre Zielmuskulatur
- Sekundäre Zielmuskulatur

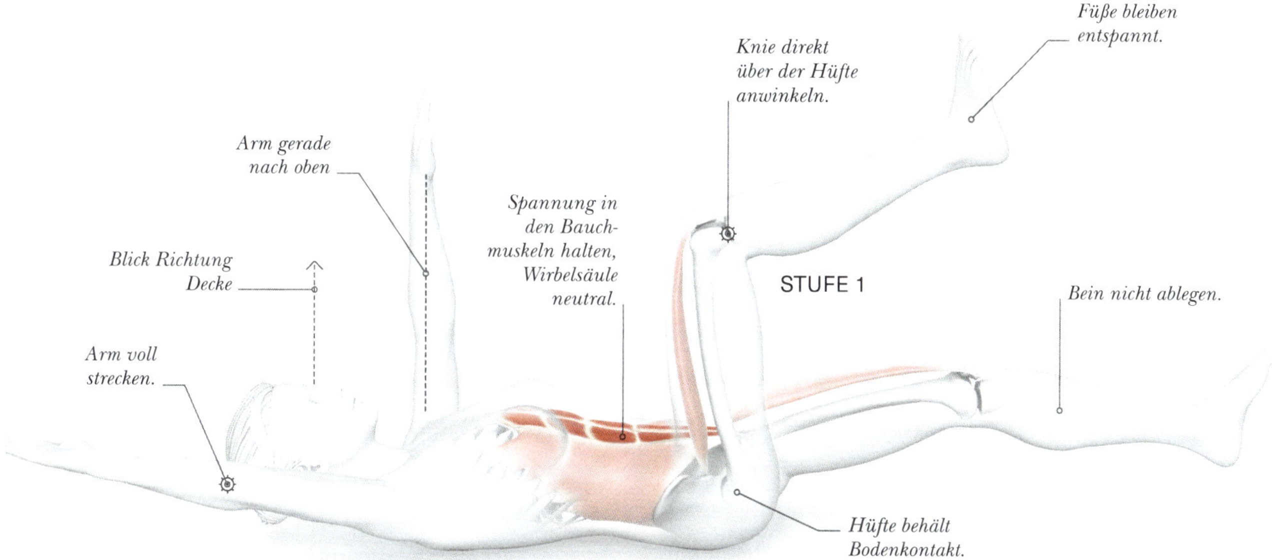


**VORBEREITUNG**
Legen Sie sich auf den Boden. Arme nach oben ausstrecken (Schulterflexion), Beine über Hüfte und Knie anwinkeln. Kopf in neutraler Position anheben.

**STUFE 1**
Einatmen und Bauchmuskeln aktivieren. Gleichzeitig rechten Arm nach hinten und linkes Bein nach vorne ausstrecken. Die Hüfte bleibt auf dem Boden.

**STUFE 2**
Ausatmen und Ausgangsposition einnehmen. Geraden Bauchmuskel durch Rumpfflexion aktivieren. Bewegung mit Gegenarm und Gegenbein wiederholen.

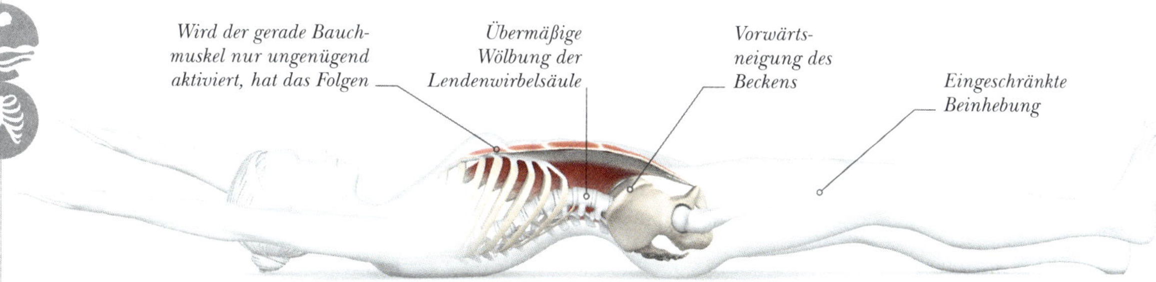


**LATERALE ANSICHT**

### **Ungenügend aktivierte Bauchmuskeln** und die Folgen

Spannung in den Bauchmuskeln aufzubauen, ist unabdingbar, um das Becken zu stabilisieren und die Wirbelsäule zu schützen. Die Trainierende in der Abb. hat Schwierigkeiten, ihr Bein zu heben, weil sie ihre Bauchmuskeln nicht aktiviert hat. Deshalb gelingt es ihr nicht, Stufe 1 der Käfer-Übung (siehe oben) korrekt einzuleiten. Das Becken kippt nach vorne und wird instabil. Die Verletzungsgefahr für den unteren Rücken steigt.

# KNIEHEBEN HÄNGEND

**Kontrolle und Koordination von Hüfte und Bauchmuskulatur** stehen im Fokus dieser Übung, die außerdem das Körpergefühl schult. Sie spricht den geraden Bauchmuskel und die Hüftbeuger an. Ihr eigenes Körpergewicht ist als Belastung vollkommend ausreichend.

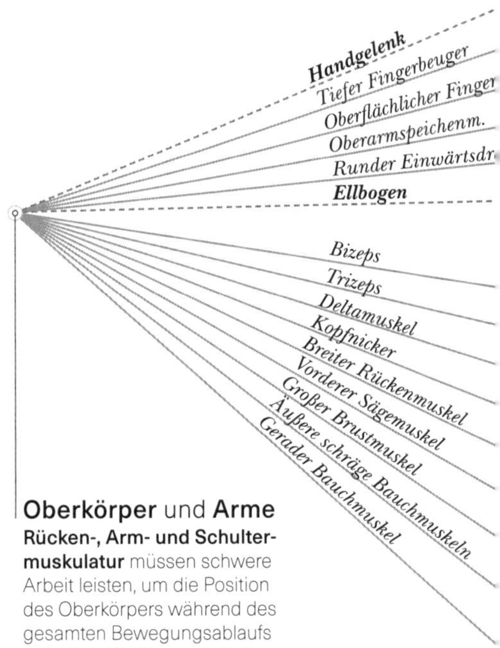


**Oberkörper** und **Arme**
**Rücken-, Arm- und Schultermuskulatur** müssen schwere Arbeit leisten, um die Position des Oberkörpers während des gesamten Bewegungsablaufs zu halten. Die **Coremuskeln** bleiben die gesamte Übung hindurch aktiviert. Konzentrieren Sie sich beim Heben der Beine auf die Bauchmuskeln. Bauen Sie Spannung im **geraden und im queren Bauchmuskel** auf.

## IM ÜBERBLICK

Knieheben sieht leicht aus, erfordert aber viel Übung. Sie hängen an einer Klimmzugstange und heben die Knie so hoch wie möglich. Bauch- und Beckenmuskulatur werden isoliert, um Hüfte und Wirbelsäule zu beugen (Flexion). Spannen Sie die Bauchmuskeln vor Beginn der Übung an. Das sorgt für eine neutrale, feste Wirbelsäule. Wenn nötig, nutzen Sie Armschlaufen für zusätzlichen Halt, sodass Sie sich auf die Bauchmuskeln konzentrieren können. Einsteiger absolvieren 4 Sätze mit 8–10 Wh.; Varianten finden Sie auf s. S. 166–167, andere Trainingsumfänge in den Programmen S. 201–214.

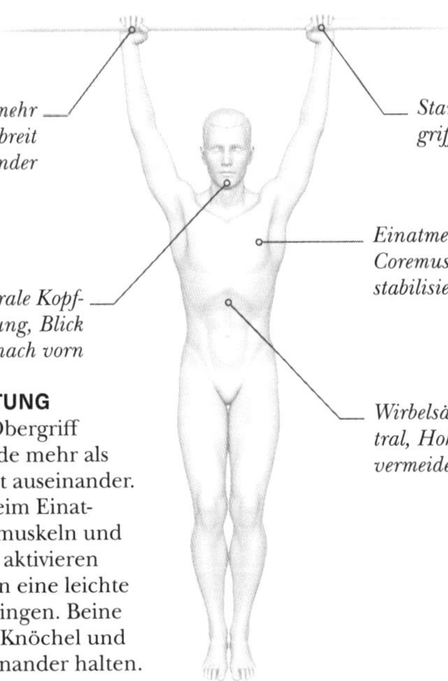


**VORBEREITUNG**
Stange im Obergriff fassen, Hände mehr als schulterbreit auseinander. Hängend beim Einatmen Bauchmuskeln und Hüftbeuger aktivieren und Hüfte in eine leichte Beugung bringen. Beine zusammen, Knöchel und Knie übereinander halten.

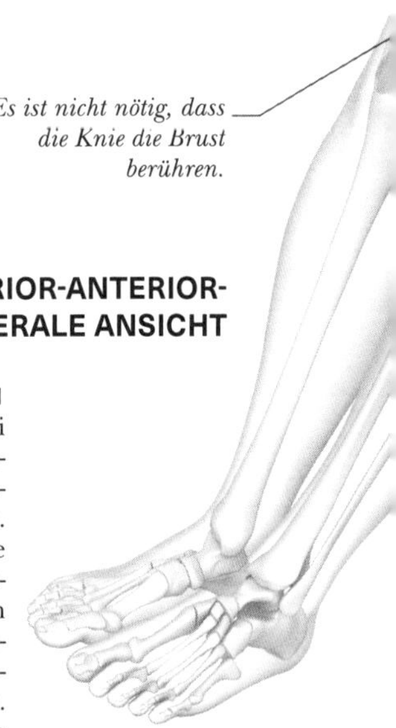


**SUPERIOR-ANTERIOR-LATERALE ANSICHT**

**STUFE 1**
Langsam ausatmen. Dabei Knie heben und Hüfte beugen. Bauchmuskeln kontrahieren und verkürzen sich. Becken nach vorn in eine Hocke bringen und die oberen Bauchmuskeln wie beim Crunch (s. S. 160) anspannen. Bewegung kontrollieren und nicht schwingen. Zur Erschwernis Position 1–2 Sekunden halten.

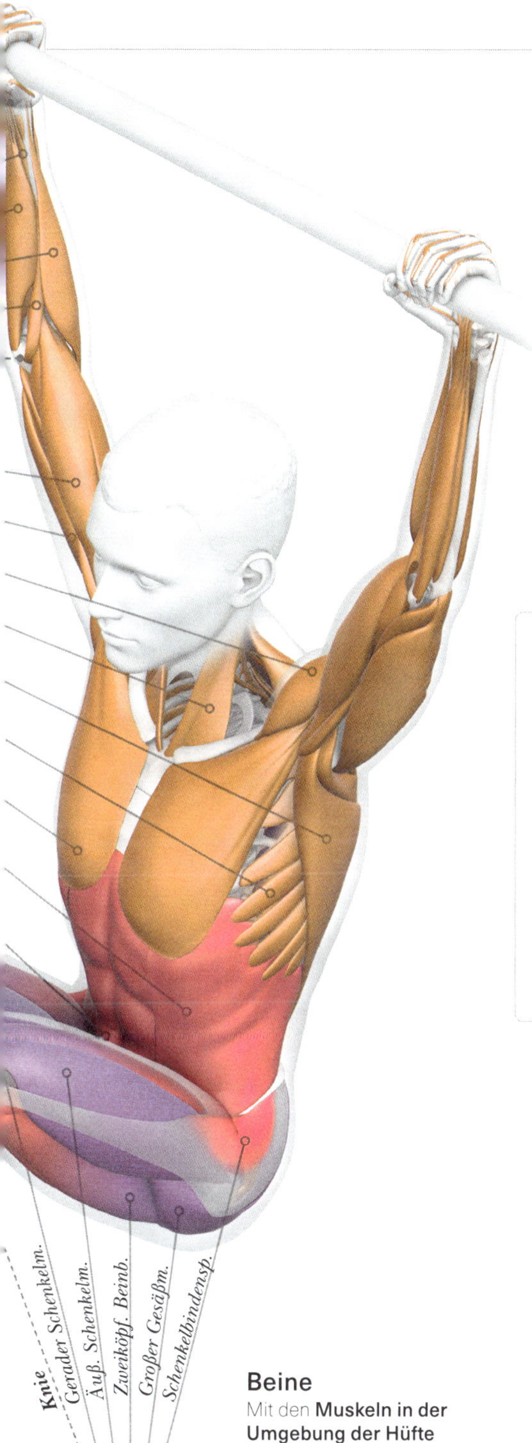


## Häufige Fehler

Achten Sie auf ein gleichmäßiges Tempo und arbeiten Sie mit und an Ihrer Atmung. Auf diese Weise geraten Sie nicht ins Schwingen. Beugen Sie nicht nur über die Hüfte, sondern auch über die Taille (Wirbelsäulenflexion), um das Becken nach vorn zu bringen und die Knie ganz anzuheben. Ziehen Sie sich dabei nicht mit den Armen nach oben.

**LEGENDE**

- *Gelenke*
- *Muskeln*
- Verkürzt sich unter Spannung
- Verlängert sich unter Spannung
- Verlängert sich ohne Spannung
- Haltend-statisch

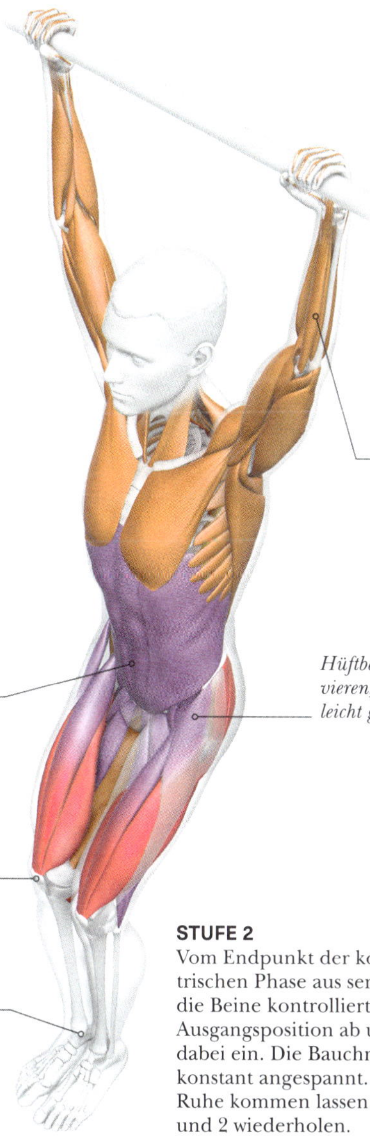


### Beine

Mit den **Muskeln in der Umgebung der Hüfte** stützen Sie den Unterkörper, damit er nicht ins Schwingen oder Schaukeln gerät. Die **Hüftbeuger** koordinieren die Wirbelsäulen- und Hüftflexion beim Heben der Beine.

**STUFE 2**

Vom Endpunkt der konzentrischen Phase aus senken Sie die Beine kontrolliert in die Ausgangsposition ab und atmen dabei ein. Die Bauchmuskeln sind konstant angespannt. Atem zur Ruhe kommen lassen. Stufen 1 und 2 wiederholen.

## » VARIANTEN

Diese Übungen trainieren effektiv die sichtbaren Bauchmuskeln. Machen Sie nicht den Fehler, es beim Übergang von der Vorbereitung in Stufe 1 zu übertreiben. Beugen Sie beim Ausatmen lediglich den Rumpf über die Taille nach vorne (Flexion). Damit ist der Bewegungsumfang ausgeschöpft.

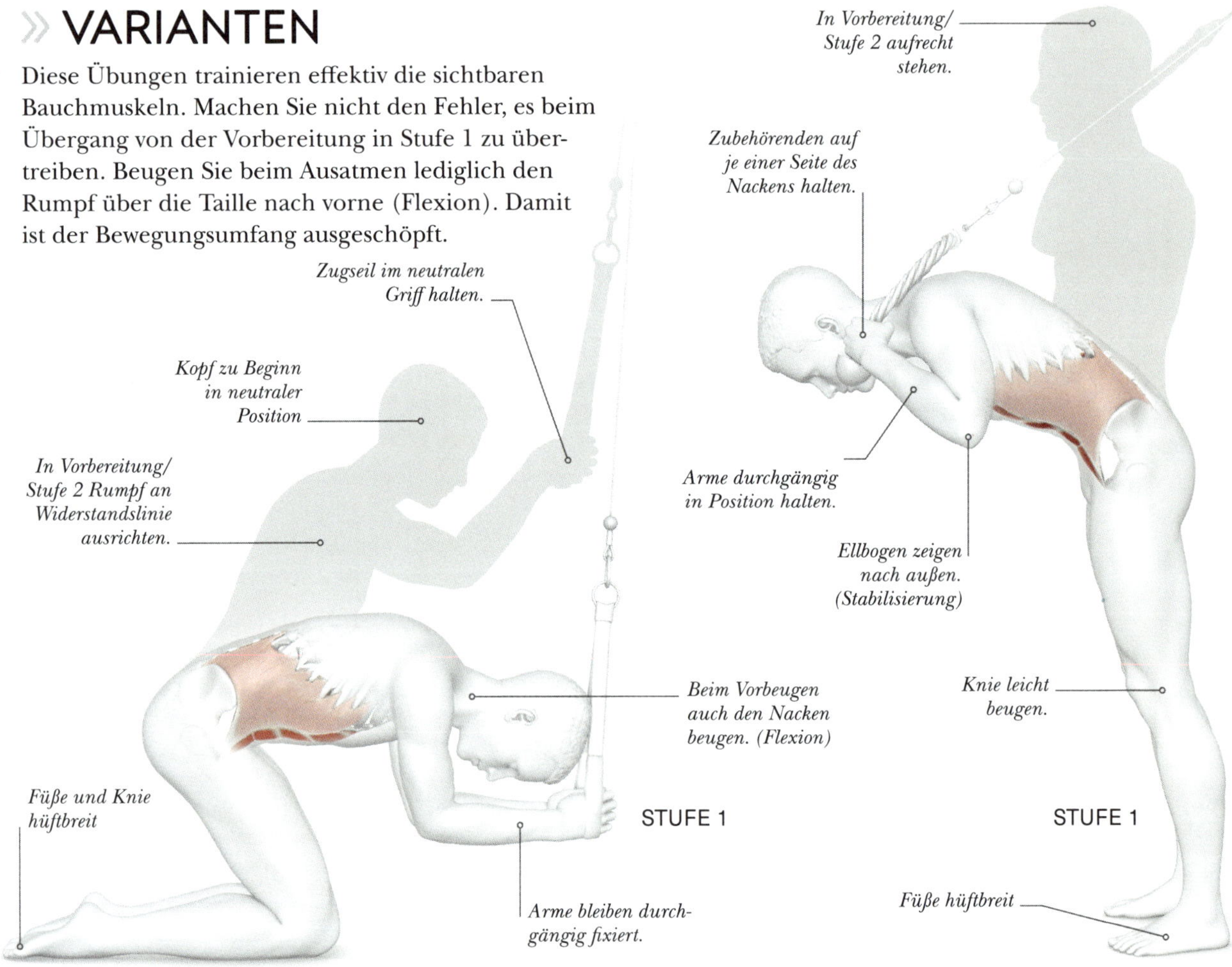


### CRUNCHES AM KABELZUG MIT SEIL

Die Übung fordert die Bauchmuskeln im verkürzten Zustand. Die Hüfte bleibt fixiert, während die Bauchmuskeln arbeiten. Brustbein und Becken gedanklich aufeinander zu bewegen. Ggf. Endposition von Stufe 1 1–2 Sekunden halten.

**VORBEREITUNG**
Knien Sie sich mit dem Gesicht zum Kabelzug (mit Seil, Trizepsgriffen in V-Form oder Griffschlaufen). Zubehör greifen und Rumpf nach vorn lehnen.

**STUFE 1**
Einatmen, Core stützen. Beim Ausatmen beugen Sie den Rumpf über die Taille vor und aktivieren den geraden Bauchmuskel. Arme in Position halten.

**STUFE 2**
Einatmen und wieder aufrichten. Rückenstrecker kontrahieren, um sich »hochzuziehen«, Bauchmuskeln dehnen. Stufen 1 und 2 wiederholen.

### CRUNCHES STEHEND AM KABELZUG

Die Variante spricht die Bauchmuskeln im gedehnten Zustand im mittleren Bereich des Bewegungsumfangs an. In Gedanken Brustbein und Becken zueinanderbringen. Ggf. Endposition von Stufe 1 1–2 Sekunden halten.

**VORBEREITUNG**
Stellen Sie sich mit dem Rücken zum Kabelzug (mit Seil, Trizepsgriffen in V-Form oder Griffschlaufen). Zubehörenden auf je einer Nackenseite greifen.

**STUFE 1**
Einatmen und Core aktivieren. Beim Ausatmen beugen Sie den Rumpf über die Taille vor und spannen den geraden und den queren Bauchmuskel an.

**STUFE 2**
Beim Einatmen in Ausgangsposition zurückkehren. Rückenstrecker kontrahieren, Bauchmuskeln dehnen und sich »hochziehen«. Stufen 1 und 2 wiederholen.

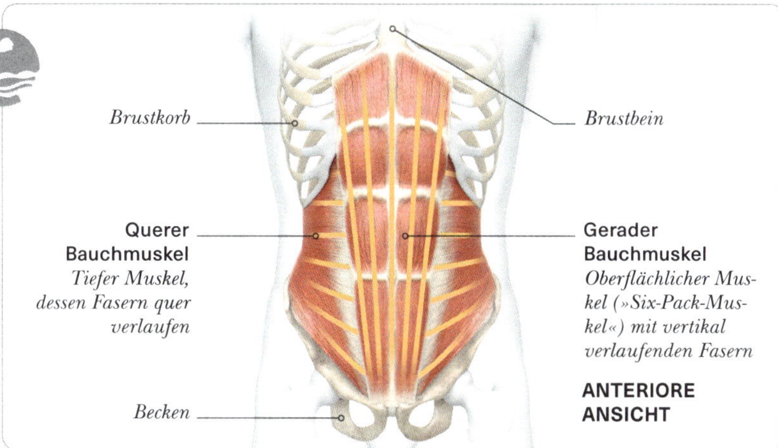


## Die **Coremuskulatur**

Die Bauchmuskeln bewegen den Rumpf und das Becken und stabilisieren die Wirbelsäule. Die Muskelfasern jeder Bauchmuskelschicht sind unterschiedlich ausgerichtet (s. S. 170). Deshalb kann die aktivierte Körpermitte allen Kräften widerstehen, die bei Bewegungen in den verschiedenen Ebenen im Spiel sind. Zusammengenommen sorgen die Coremuskeln für Beweglichkeit und Stabilität bei koordinationsintensiven Bewegungen im Krafttraining, im Sport und im Alltag.

# NEGATIVE CRUNCHES

Bei dieser Variante trainieren Sie die Coremuskeln mit dem eigenen Körpergewicht auf einer negativ geneigten Schrägbank. Wichtig ist, die konzentrische Phase ohne Schwung zu absolvieren, damit die Spannung in den Bauchmuskeln nicht verloren geht.

**LEGENDE**
- Primäre Zielmuskulatur
- Sekundäre Zielmuskulatur

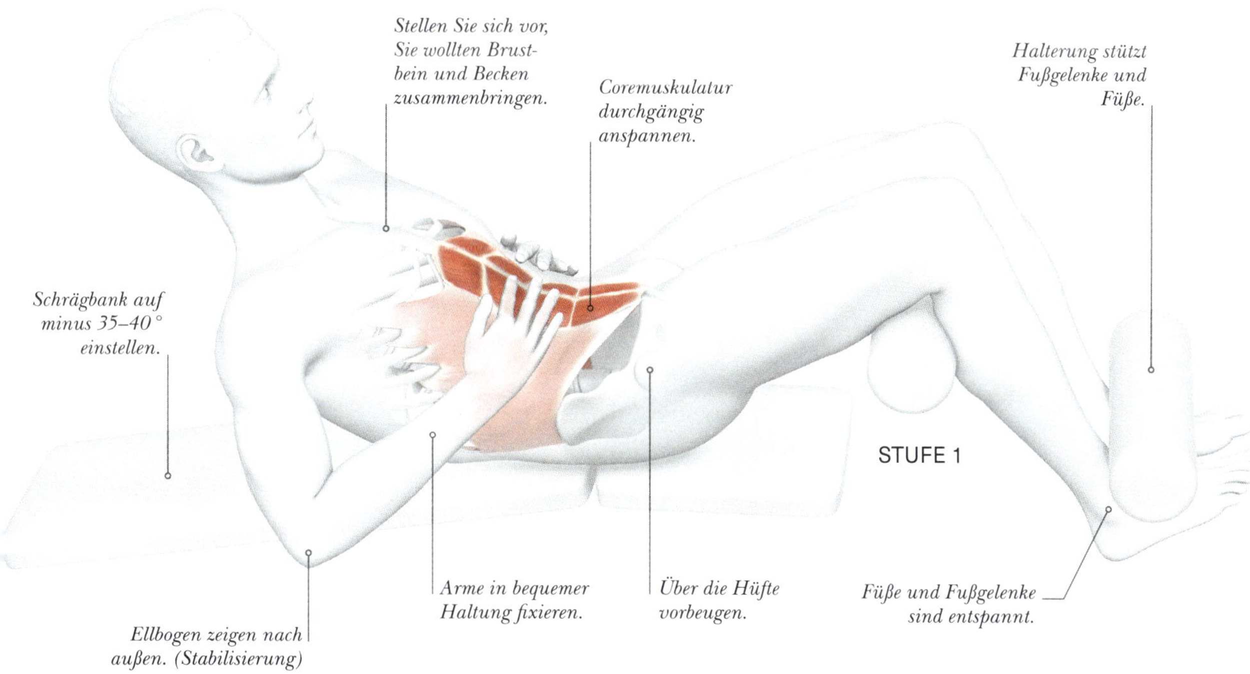


### VORBEREITUNG

Auf die Bank legen, Füße und Fußgelenke unter dem Polster fixieren. Die Hände auf den Bauch oder seitlich an den Kopf legen.

### STUFE 1

Einatmen, Core stützen. Mit dem Ausatmen den Rumpf zur Bauchpresse nach oben krümmen (Flexion). Kopf nicht mit den Händen nach oben schieben.

### STUFE 2

Einatmen und in Startposition zurückkehren. Bewegung auch in der exzentrischen Phase kontrollieren, Bauchmuskeln bleiben angespannt. Wiederholen.

# RUMPFROTATION AM KABELZUG

**Diese Übung, auch »Holzfäller diagonal« genannt, stärkt die schrägen Bauchmuskeln.** Kraft und Ausdauer in diesen Muskeln schützen die Wirbelsäule und sind bei Beugungen und Drehungen hilfreich. Sie können die Bewegung von unten nach oben durchführen (wie beschrieben), von oben nach unten oder mittig beenden.

## IM ÜBERBLICK

Die Rotation von unten nach oben stärkt die Coremuskeln mit positiver Auswirkung auch auf viele Alltagsbewegungen. Die vorgestellte Variante hat einen eher geringen Bewegungsumfang und ein entsprechend geringeres Verletzungsrisiko als ähnliche Übungen. Bringen Sie einen Einhandgriff an und stellen Sie die Trainingslast und die Höhe am Kabelzug ein. Wählen Sie anfangs das Gewicht nicht zu schwer, um die Koordination der Bewegung quer über den Körper zu üben.

Einsteiger absolvieren 4 Sätze mit 8–10 Wh.; Varianten finden Sie auf S. 170–171, andere Trainingsumfänge in den Programmen S. 201–214.

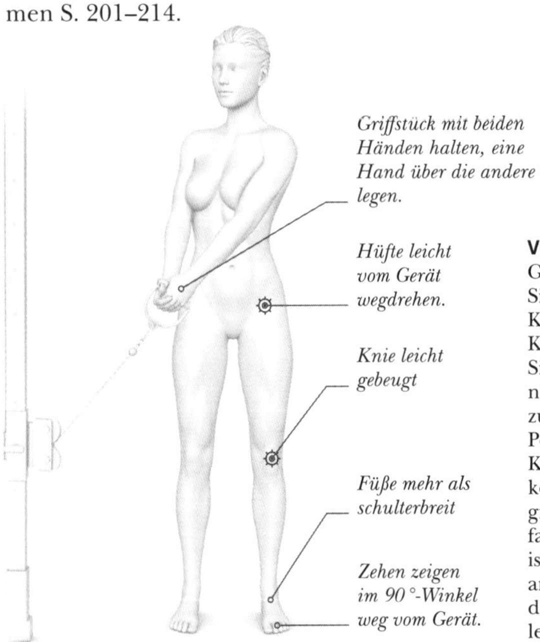


**VORBEREITUNG**
Gerät einrichten. Stellen Sie sich mit der rechten Körperseite neben dem Kabelzug auf und treten Sie einen weiten Schritt nach links und einen zurück. Finden Sie eine Position, in der Sie das Kabel frei bewegen können. Den Einhandgriff mit beiden Händen fassen. Der rechte Arm ist angewinkelt, mit dem anderen greifen Sie über den Körper, der dadurch leicht eindreht.

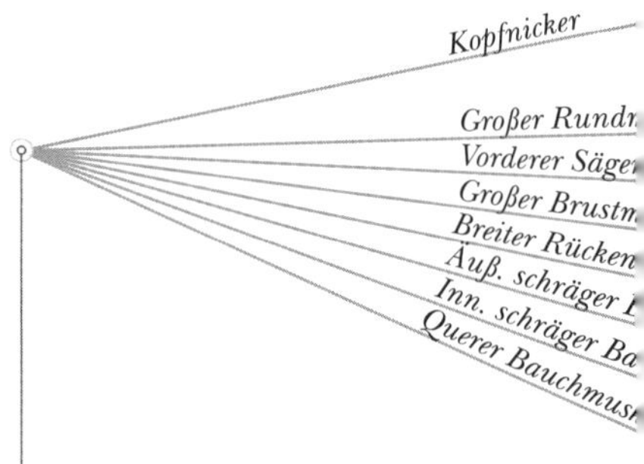


**Oberkörper**
Für eine fließende, kontrollierte Bewegung von unten nach oben sorgen u. a. **Rücken- und Rumpfmuskulatur**. Die **inneren und äußeren schrägen Bauchmuskeln** arbeiten synchron, um die Körperspannung von einer Seite des Torsos auf die andere weiterzugeben. Der **gerade Bauchmuskel** trägt die Trainingslast bei der Bewegung über den Körper mit.

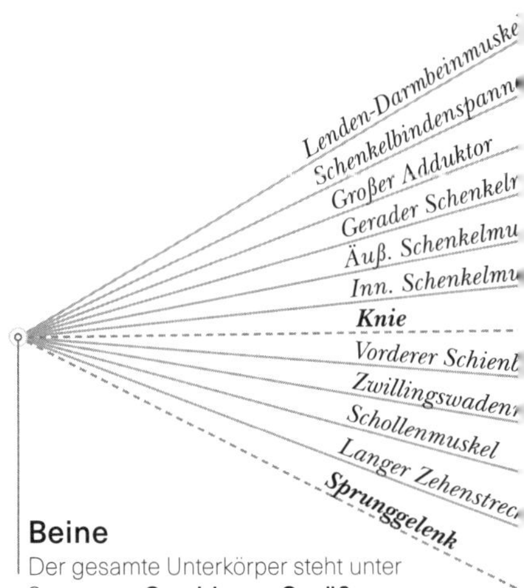


**Beine**
Der gesamte Unterkörper steht unter Spannung. **Quadrizeps, Gesäßmuskeln,** die **hintere Oberschenkelmuskulatur** und die **Wadenmuskeln** bilden gewissermaßen das stützende Fundament. Die Stabilisation erfolgt über einen geerdeten Stand, so kann mehr Spannung in der Zielmuskulatur aufgebaut werden.

**LEGENDE**

- *Gelenke*
- *Muskeln*
- Verkürzt sich unter Spannung
- Verlängert sich unter Spannung
- Verlängert sich ohne Spannung
- Haltend-statisch

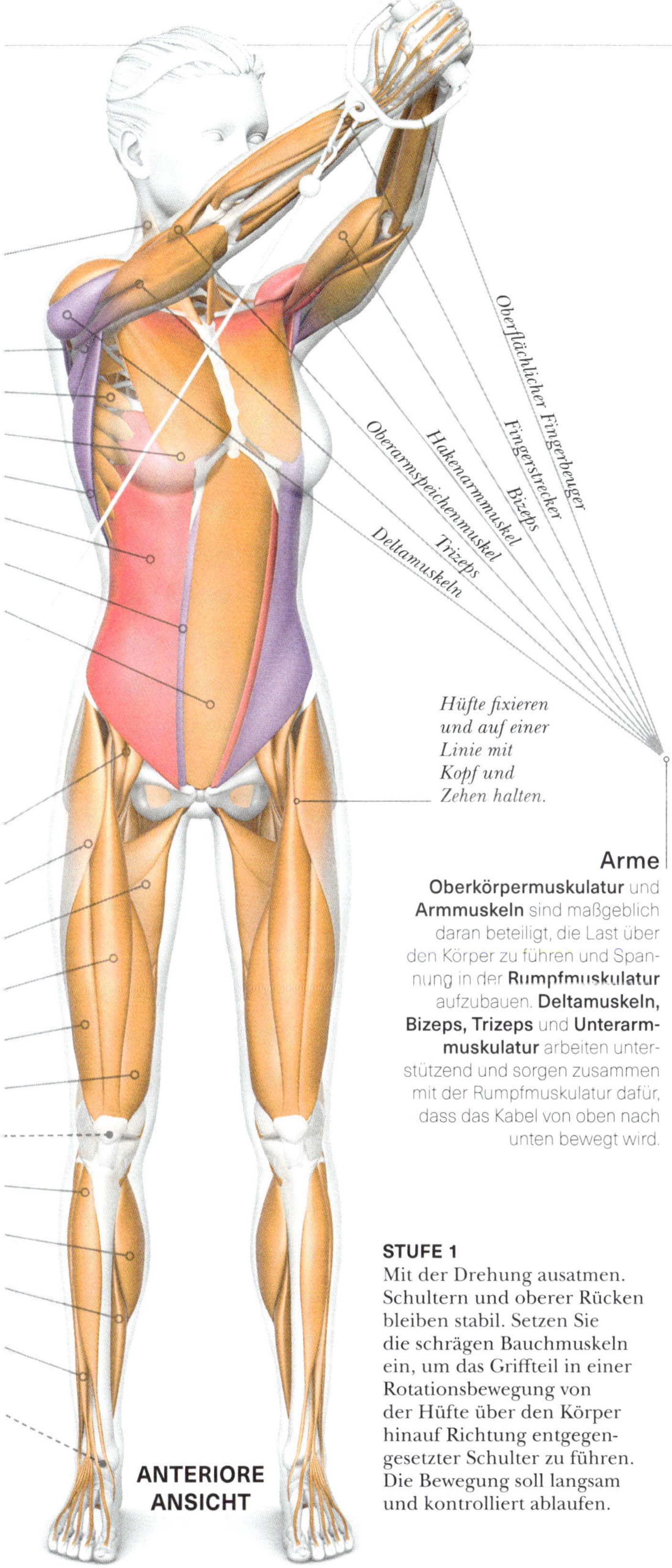


## Arme

**Oberkörpermuskulatur** und **Armmuskeln** sind maßgeblich daran beteiligt, die Last über den Körper zu führen und Spannung in der **Rumpfmuskulatur** aufzubauen. **Deltamuskeln, Bizeps, Trizeps** und **Unterarmmuskulatur** arbeiten unterstützend und sorgen zusammen mit der Rumpfmuskulatur dafür, dass das Kabel von oben nach unten bewegt wird.

**ANTERIORE ANSICHT**

**STUFE 1**

Mit der Drehung ausatmen. Schultern und oberer Rücken bleiben stabil. Setzen Sie die schrägen Bauchmuskeln ein, um das Griffteil in einer Rotationsbewegung von der Hüfte über den Körper hinauf Richtung entgegengesetzter Schulter zu führen. Die Bewegung soll langsam und kontrolliert ablaufen.

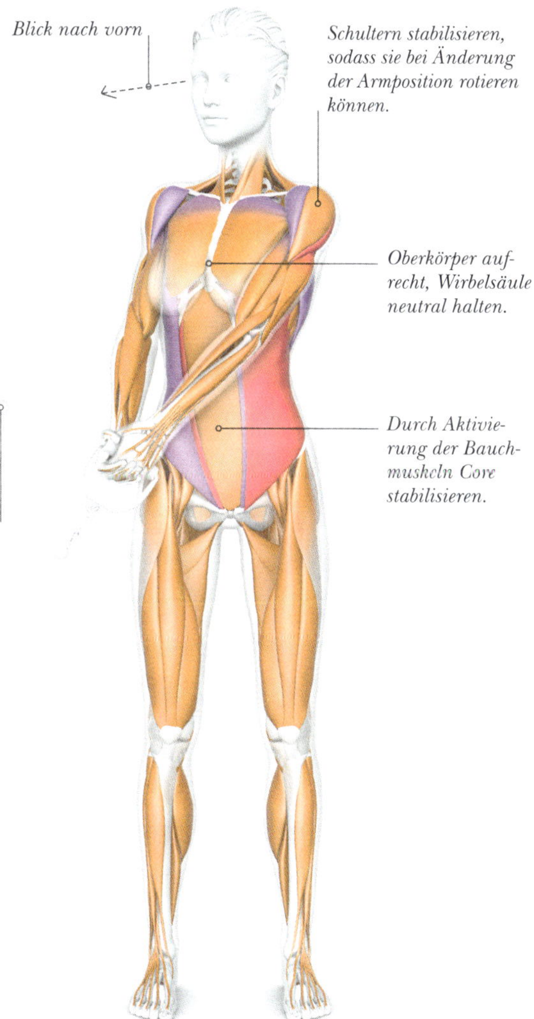


**STUFE 2**

Core, oberer Rücken und Schultern bleiben stabil. Bei Rückkehr in die Startposition einatmen und mit den Bauchmuskeln gegen das Gewicht halten. Atem zur Ruhe kommen lassen. Stufen 1 und 2 wiederholen. Seitenwechsel (um 180° drehen).

# VARIANTEN

Alle Übungen basieren auf Rumpfrotation und Bauchpresse (Crunches) und sprechen die gesamte Bauchmuskulatur an: die queren, geraden sowie äußeren und inneren schrägen Bauchmuskeln. Trainieren Sie immer beide Seiten gleichmäßig. Achten Sie auf die Atmung und auf fließende, kontrollierte Bewegungen während der Rotations- und Abwärtsphasen.

**Innere und äußere schräge Bauchmuskeln**
Bei Drehbewegungen des Oberkörpers arbeiten die inneren und äußeren schrägen Bauchmuskeln mit ihren lotrecht zueinander verlaufenden Fasern synergetisch über den gesamten Rumpf hinweg.

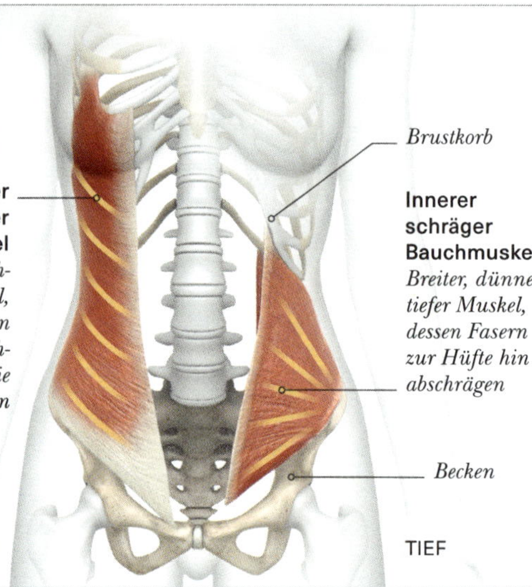


## RUMPFROTATION **MIT GEWICHT**

Die Bewegung erfolgt in erster Linie über die äußeren und inneren schrägen Bauchmuskeln, während die restliche Bauchmuskulatur stabilisiert. Zur Erschwernis können Sie die Füße den Satz über angehoben lassen.

**LEGENDE**
- Primäre Zielmuskulatur
- Sekundäre Zielmuskulatur

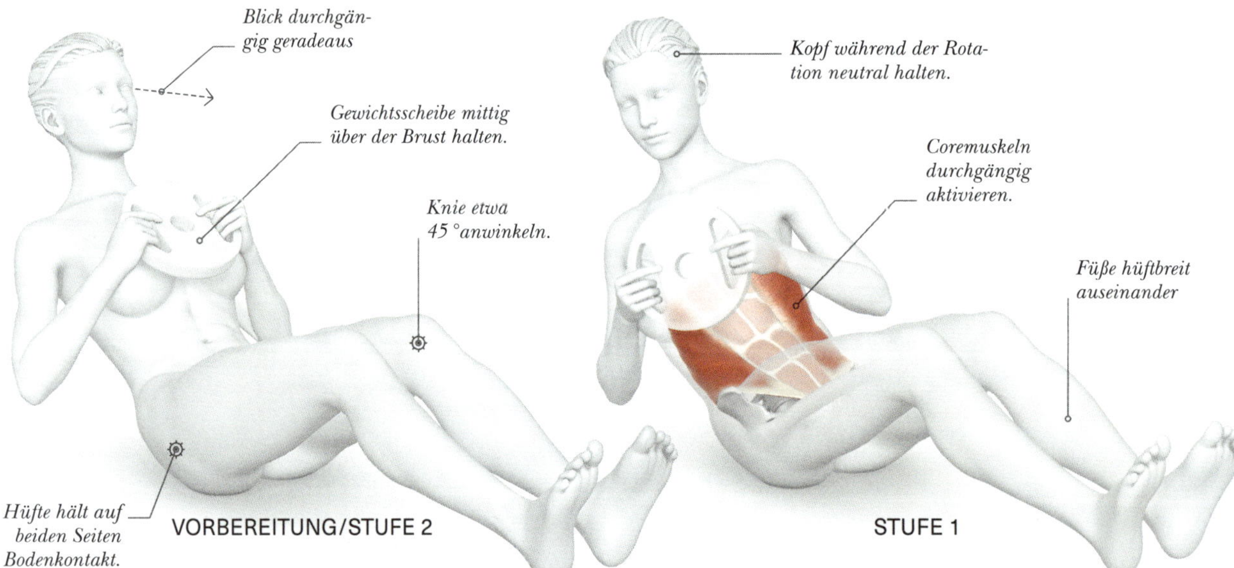


**VORBEREITUNG**
Auf den Boden setzen und zurücklehnen. Hüfte und Knie beugen, Rumpf und Oberschenkel bilden ein V. Gewichtsscheibe mittig über der Brust halten.

**STUFE 1**
Mit dem Einatmen Coremuskeln aktivieren. Beim Ausatmen den Oberkörper auf eine Seite drehen. Beine ruhig halten. Die Körpermitte bleibt angespannt.

**STUFE 2**
Einatmen und in Startposition zurückkehren. Stufen 1 und 2 auf der anderen Seite ausführen. Gewünschte Wiederholungszahl absolvieren (immer im Wechsel arbeiten).

## FAHRRADFAHREN MIT ROTATION

Diese Variante ist eine einfachere Alternative zum diagonalen Klappmesser (unten). Sie imitieren die Bewegungen beim Fahrradfahren. Zur Erschwernis die Beine den ganzen Satz über angehoben und die obere Position 1 Sekunde halten.

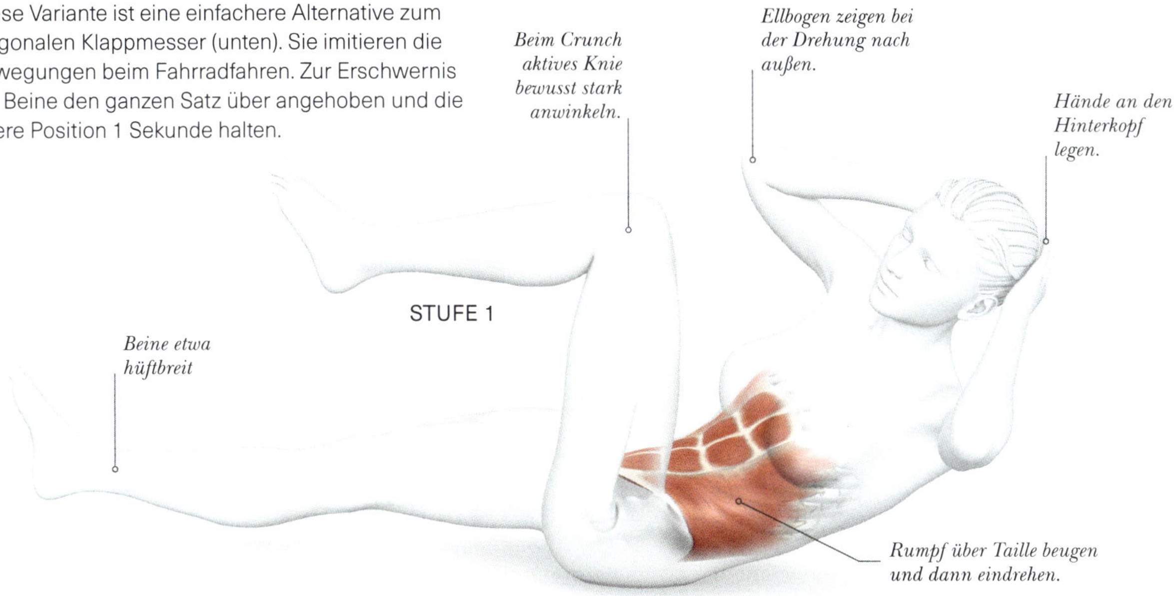


**VORBEREITUNG**
Flach auf den Rücken legen, die Hände an den Hinterkopf legen. Die Knie sind leicht angewinkelt, die Hüfte leicht gebeugt. Kopf leicht anheben.

**STUFE 1**
Einatmen, Core aktivieren. Ausatmen, linkes Knie heben und rechten Ellbogen zum Knie führen. Rumpf krümmen, Oberkörper zum aktiven Bein drehen.

**STUFE 2**
Einatmen, in Startposition zurückkehren. Bei der nächsten Wh. Seite wechseln. Gewünschte Wiederholungszahl absolvieren (immer im Wechsel arbeiten).

## DIAGONALES KLAPPMESSER

Trainiert wird die Koordination von Kreuzbewegungen bei neutraler Becken- und Wirbelsäulenposition. Zur Erschwernis die Beine den ganzen Satz über angehoben und die obere Position 1 Sekunde halten.

**VORBEREITUNG**
Flach auf den Rücken legen. Strecken Sie die Arme gerade hinter sich aus (Schulterflexion) und die Beine durch. Kopf leicht anheben.

**STUFE 1**
Einatmen und Core stützen. Beim Ausatmen linkes Bein anheben und rechten Arm zum Bein führen. Rumpf krümmen und Oberkörper zum aktiven Bein drehen.

**STUFE 2**
Mit dem Einatmen kontrolliert in Startposition zurückkehren. Bei der nächsten Wh. Seite wechseln. Gewünschte Wiederholungszahl absolvieren (immer im Wechsel arbeiten).

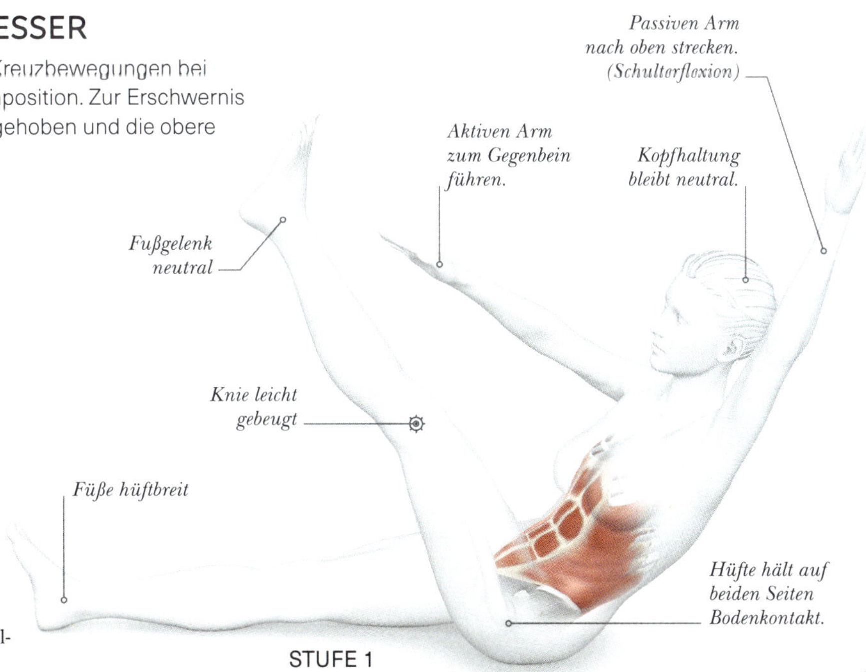

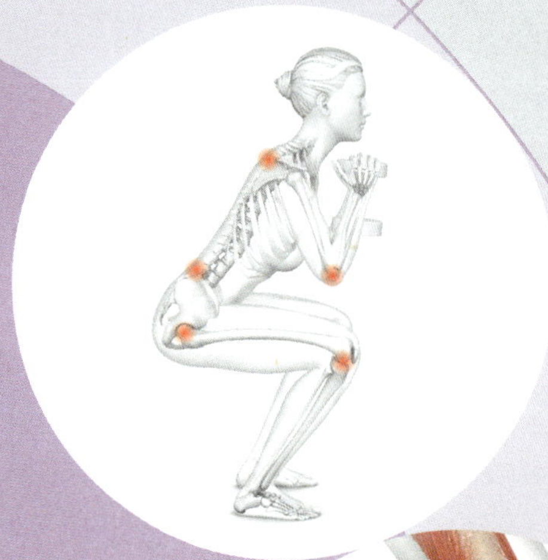

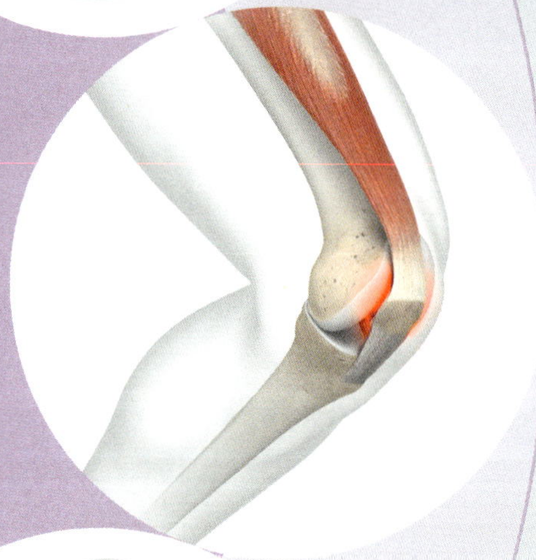

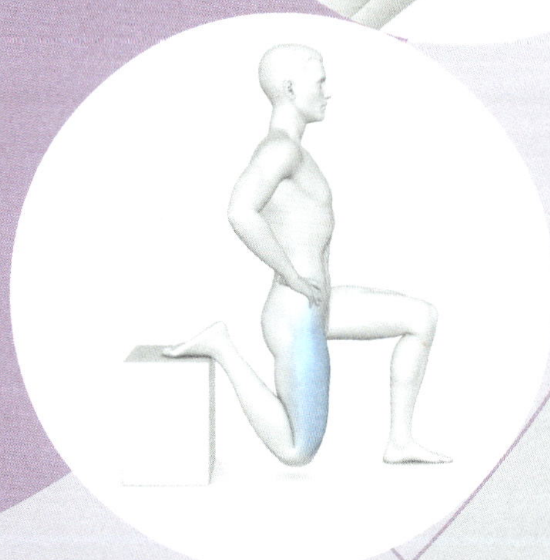

# VERLETZUNGS**PRÄVENTION**

**Krafttraining ist eine sichere Form von Körpertraining,** ein gewisses Verletzungsrisiko besteht trotzdem. Machen Sie sich mit besonders häufigen Beschwerden vertraut, damit Sie sich davor schützen können. Die beste Art der Vorbeugung ist eine korrekte Übungsausführung. Eine Schlüsselrolle bei der Vermeidung von Verletzung spielt aber auch die Vorbereitung vor jedem Work-out und die Regenerationszeit.

# VERLETZUNGSRISIKO

**Krafttraining ist ein sicherer, effektiver Weg** zu einer besseren Gesundheit und Körperzusammensetzung und stimuliert den Muskelaufbau. Aber es existiert auch ein gewisses Verletzungsrisiko. Durch regelmäßiges Training, anforderungsgerechte Work-outs und eine gute Technik können Sie dieses Risiko verringern.

**46 %** ALLER VERLETZUNGEN SIND **VERSTAUCHUNGEN** (BÄNDER), **ZERRUNGEN** ODER **RISSE** (SEHNEN, MUSKELFASERN).

## KONSEQUENT BLEIBEN

Durch progressives Training geben Sie dem Körper Gelegenheit, sich an die Belastung anzupassen und Muskelmasse aufzubauen. Aber nur wenn Sie konsequent dranbleiben, zeigt Krafttraining Wirkung. Reservieren Sie bestimmte Wochentage für das Training. Orientieren Sie sich dabei an den Splits des Trainingsprogramms, das Sie gewählt haben (s. S. 201). Mit längeren Unterbrechungen unterlaufen Sie die Erfolge, die Sie bis dahin errungen haben. Halten Sie sich an den Trainingsplan! So beugen Sie auch Verletzungen vor. Führen Sie Buch über Ihre Fortschritte; Sie werden sehen, wie Sie sich kontinuierlich steigern.

## DEN KÖRPER VORBEREITEN

Sich in ein Work-out zu stürzen, ohne sich vorher ausreichend aufzuwärmen oder die Gelenke zu mobilisieren, führt schnell zu Verletzungen. Vorbereitung ist der Schlüssel zur Vorbeugung. Zum Work-out gehört mehr als die blanke Erfüllung von Wiederholungs- und Satzzahlen und die stetige Arbeit an der Übungstechnik. Planen Sie jedes Work-out nach demselben Prinzip (s. unten) durch und halten Sie sich unbedingt daran, auch wenn Sie schon fortgeschritten sind. So halten Sie das Verletzungsrisiko gering und können sicher regelmäßig trainieren.

### Ein sicheres Work-out

Um maximale Sicherheit und minimales Verletzungsrisiko zu gewährleisten, ist es wichtig, dass Sie jede Trainingseinheit nach den folgenden Schritten aufbauen und diese einhalten.

### Warm-up

Beginnen Sie jede Trainingseinheit mit Aufwärmübungen (aerobe Aktivitäten oder dynamisches Dehnen). Das ist unverzichtbar, um den Körper für das Work-out bereit zu machen! (s. a. S. 186)

# ÜBUNGEN RICHTIG **AUSFÜHREN**

Krafttrainingsübungen zwingen den Körper unter Belastung in eine instabile Haltung, daher rührt das Verletzungsrisiko. Wenn Sie durch das Training an Beweglichkeit und Gesamtkraft gewinnen, stabilisiert sich im Laufe der Zeit auch Ihre Haltung. Zum Training gehört es, ein Verständnis dafür zu entwickeln, was die Übung erfordert – außerdem Konzentration, eine gute Atem- und Stütztechnik und ein kontrolliertes Wiederholungstempo.

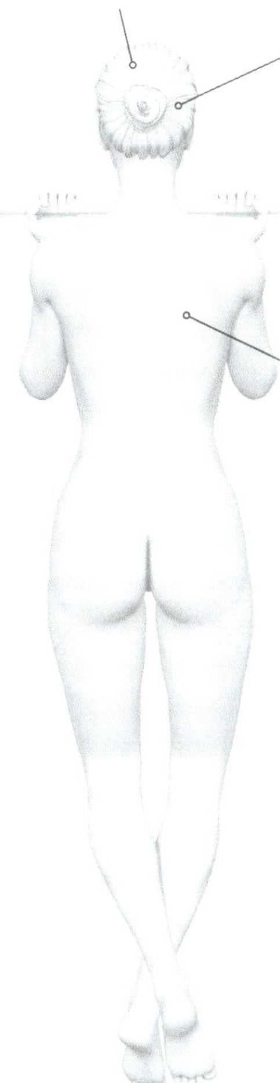

### WISSEN

Machen Sie sich vorab schlau, welche Muskeln an einer Übung beteiligt sind. Die Übungsillustrationen (s. S. 54–171) veranschaulichen beide Bewegungsphasen sowie den Spannungsaufbau in der Zielmuskulatur.

### KONZENTRATION

Fehlende Konzentration auf eine korrekte Übungsausführung erhöht das Verletzungsrisiko grundsätzlich. Fokussieren Sie bewusst auf die Muskeln, die Sie bewegen wollen (Mind-Muscle-Connection, s. S. 39).

### ATMEN & STÜTZEN

Ein- und Ausatmen erfolgt parallel zu den Bewegungsphasen und gibt so den Wiederholungsrhythmus vor. Coreaktivierung stabilisiert den Rumpf, damit Sie sich ganz auf die Zielmuskeln konzentrieren können.

### FORTSCHRITT DURCH ÜBUNG

Krafttraining heißt: Üben, Üben, Üben. So wird das Training immer effektiver und das Verletzungsrisiko reduziert sich. Bei sauberer Übungsausführung steht die Zielmuskulatur unter größtmöglicher mechanischer Spannung, die Bewegungsmuster sind jedoch unter Kontrolle und die Belastung stellt kein Risiko dar.

### KONTROLLE

Bei jeder Wiederholung soll Spannung vom Gewicht auf die Zielmuskeln übertragen werden. Das erfordert Konzentration, schützt aber vor Verletzungen. Es geht um Kontrolle von der ersten bis zur letzten Wiederholung!

**Mobilitätsübungen**

Prüfen Sie nach dem Aufwärmen, wie Ihr Körper auf Mobilitätsübungen reagiert. Welche Stellen sind steif oder unbeweglich? Mobilisieren Sie vor dem Work-out die Körperpartien, die Sie trainieren wollen (s. a. S. 186).

**Kraftübungen**

Halten Sie sich an Ihr Trainingsprogramm und achten Sie auf die korrekte Durchführung jeder Übung (s. oben). Behalten Sie Ihre Trainingsfortschritte im Blick. (s. a. S. 49)

**Dehnen und Cool-down**

Dehnen Sie mindestens 5–10 Minuten (s. S. 187). Statische Dehnübungen (5–30 Sekunden halten) fördern die Gelenkigkeit, entspannen strapazierte Muskeln und lassen Sie nach dem Work-out »runterkommen«.

# DELAYED ONSET MUSCLE SORENESS (DOMS)

**Delayed Onset Muscle Soreness (DOMS)** oder »Muskelkater« sind Muskelschmerzen und -steifheit in den Tagen nach einem Work-out: Die trainierten Muskeln erzeugen weniger Kraft und Ihre Trainingsleistung fällt ab. Ungeachtet der damit verbundenen Einschränkungen, ist DOMS eine natürliche Reaktion auf erhöhte Belastung.

## IST DAS **NORMAL**?

Ja, Muskelkater ist normal. DOMS resultiert aus erhöhter Trainingsintensität, -häufigkeit, -dauer oder erhöhtem Widerstand (s. S. 198–199), etwa in einem neuen Trainingsprogramm. Ein Work-out ist mit mechanischer Spannung, metabolischem Stress und Muskelschäden verbunden (s. S. 18–21). Der Körper wird gezwungen, sich anzupassen, Muskeln aufzubauen und stärker zu werden. Hat er sich auf das Trainingsniveau eingestellt, tritt bis zur nächsten Belastungssteigerung kein DOMS mehr auf.

### Das richtige Maß an Muskelschmerz

Hören Sie nach dem Work-out in sich hinein. DOMS ist ein Hinweis darauf, dass die Zielmuskulatur ausreichend trainiert wurde. Aber Sie sollten einschätzen können, wann Schmerzen und/oder eingeschränkte Beweglichkeit auf eine Verletzung hindeuten könnten. Die Tabelle rechts soll Ihnen helfen zu beurteilen, ob Sie Muskelkater haben oder vielleicht doch mehr dahintersteckt.

**DOMS VERSUS MÖGLICHE VERLETZUNG**

| DOMS | Verletzung |
|---|---|
| Muskel ist druckempfindlich | Heftiger stechender Schmerz in Muskel oder Gelenknähe |
| Muskelermüdung (Fatigue) tritt früher ein als gewöhnlich | Anhaltende Beschwerden im Alltag, Einschränkungen bei einfachen Tätigkeiten |
| Verlust an Muskelkraft und Leistungsfähigkeit | Abnahme von Bewegungsumfang, Kraft und Leistung von Muskel oder Gelenk |
| Beschwerden bessern sich mit der Zeit und vergehen nach 24–96 Stunden | Beschwerden halten auch nach 48–96 Stunden noch an, keine Besserung in Sicht |
| **DOMS:** Muskelschmerzen, die Bewegungsumfang oder Leistungsfähigkeit von Muskeln einschränken, keine langfristigen Folgen, mit Muskelerholung klingen die Beschwerden allmählich ab | **VERLETZUNG:** Anhaltende Beschwerden oder Schmerzen, die Sie beim Training oder alltäglichen Bewegungen beeinträchtigen. Wenden Sie sich an einen Arzt oder Physiotherapeuten. |

### Muskelkater-Attacke

Zu wissen, was einen erwartet, hilft beim Umgang mit DOMS zu Beginn eines neuen Trainingsprogramms oder nach einem besonders anstrengenden Work-out. Das einzige Mittel gegen DOMS ist Zeit. Planen Sie Ruhetage in Ihr Programm ein!

**TRAININGSTAG**

Ein hartes Work-out führt zum erwünschten Muskelschaden und -abbau und stimuliert letztendlich das Muskelwachstum. Mit einer Belastung über Normalniveau zwingen Sie den Körper zur Anpassung. Ihre Leistungsfähigkeit steigt.

TAG 0

**LEICHTER MUSKELKATER**

Wenn Sie am Morgen nach der Trainingseinheit aufwachen, schmerzen die Muskeln ein wenig. Sie merken den beginnenden Muskelkater.

TAG 1

## DOMS gering halten

Da Muskelgruppen, die von DOMS betroffen sind, geschont werden sollten, brauchen Sie ein passendes progressives Trainingsprogramm und Gespür für den Zustand der Muskulatur vor dem jeweiligen Work-out. Zu viel Muskelschädigung ist kontraproduktiv und schränkt die Fähigkeit Ihres Körpers zur Leistungssteigerung ein. Wollen Sie mehrere Tage in der Woche trainieren, müssen Sie Ihr Training splitten, sodass bei jedem Work-out eine andere Muskelgruppe angesprochen wird (zum Split-Training und zur Aufteilung einer Trainingswoche in 3, 4 oder 5 Work-outs s. S. 201).

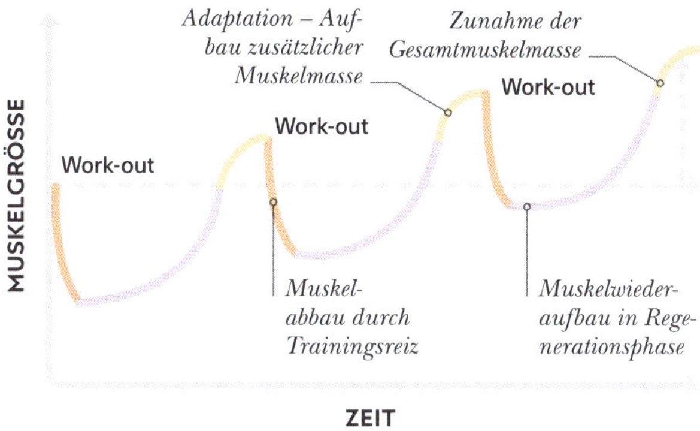


**OPTIMALER WECHSEL VON TRAINING UND RUHEPHASE**
Nach dem Work-out kommt es zu einer kurzen Muskelabbauphase, dann folgen Regeneration und Reparatur der geschädigten Muskelfasern. In der anschließenden Adaptationsphase bauen die Muskeln als Reaktion auf die stärkere Belastung neue Fasern auf. Durch diesen Zyklus nimmt die Gesamtmuskelmasse zu.

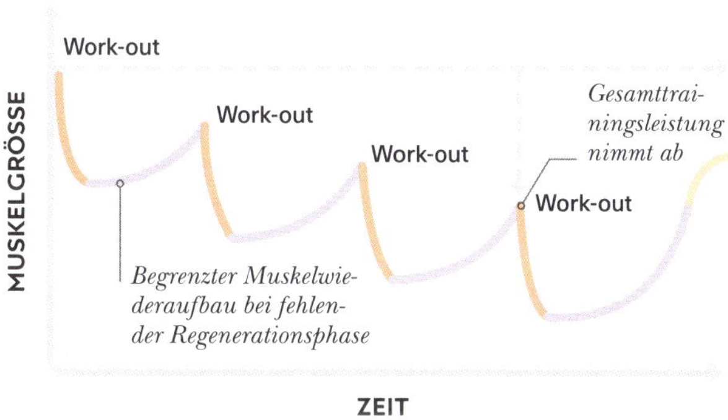


**SIE TRAINIEREN ZU OFT**
Ist im Trainingsplan zu wenig oder sogar keine Regenerationszeit vorgesehen, hat der Körper keine Möglichkeit, die beschädigten Muskeln zu reparieren, ganz zu schweigen davon, neue Fasern aufzubauen. Ein solcher Trainingszyklus führt zu Muskelabnahme und Leistungsverschlechterung trotz Work-outs.

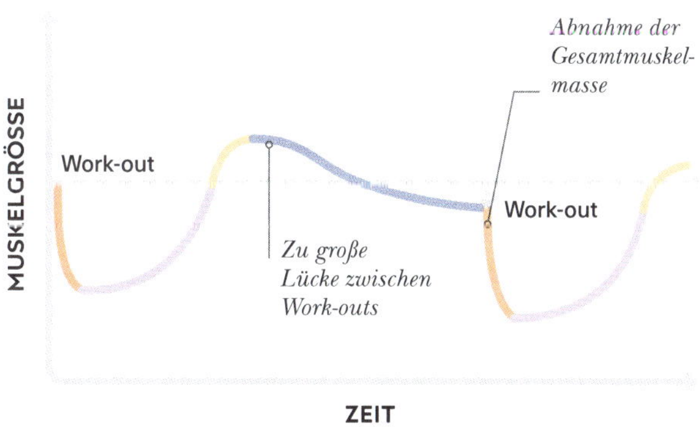


**SIE TRAINIEREN ZU SELTEN**
Wenn Sie über einen gewissen Zeitraum nicht genug Trainingseinheiten einlegen, kann der Adaptationseffekt nicht greifen. Bei diesem Trainingszyklus werden keine neuen Muskelfasern aufgebaut. Die Gesamtmuskelmasse nimmt ab und die Trainingsleistung fällt ab.

**LEGENDE**
- Muskelabbau
- Wiederaufbau von Muskeln
- Aufbau zusätzlicher Muskelmasse

### MAXIMALER MUSKELKATER

Um Tag 2 ist bei Einsteigern wie Fortgeschrittenen der Höhepunkt erreicht. Lockere sportliche Betätigung wie Laufen oder Schwimmen ist jetzt das Richtige. Aktive Erholung fördert die Muskelregeneration.

### MUSKELKATER KLINGT AB

Ab Tag 3 gehen die Beschwerden zurück. Aktivität kann unterstützend wirken, aber übertreiben Sie es nicht. Aktive Erholung schließt Regenerationszeit für den Muskelwiederaufbau mit ein.

### BESCHWERDEFREI

An Tag 4 sollte der Muskelkater in den trainierten Muskelgruppen fast oder komplett abgeklungen sein.

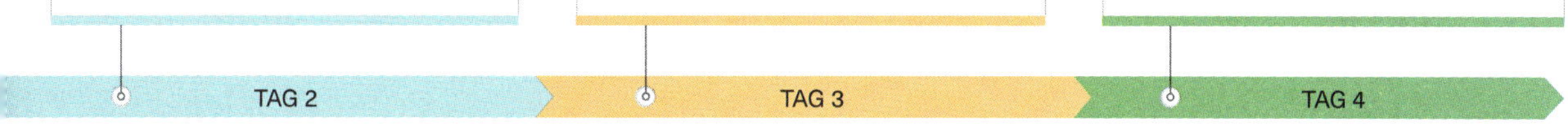

# HÄUFIGE VERLETZUNGEN

**Verletzungen beim Krafttraining** wie Muskel- oder Überlastungsverletzungen können jeden treffen, egal, wie fit oder erfahren er oder sie ist. Sie können jedoch das Risiko verringern, indem Sie Anzeichen und Symptome häufiger Verletzungen erkennen lernen und Tipps zur Vorbeugung und Genesung beherzigen.

## SICH SELBST HELFEN

Auch wenn Krafttraining relativ sicher ist, besteht Verletzungsgefahr. Im Falle einer Verletzung sind folgende einfache Maßnahmen angeraten: die betroffene Körperstelle schonen, sie optimal belasten (weiterhin bewegen, aber nicht überlasten), mit Eis kühlen (zur Schmerzlinderung), mit Kompressionsbandagen stützen und hochlegen (um die Schwellung zu reduzieren).

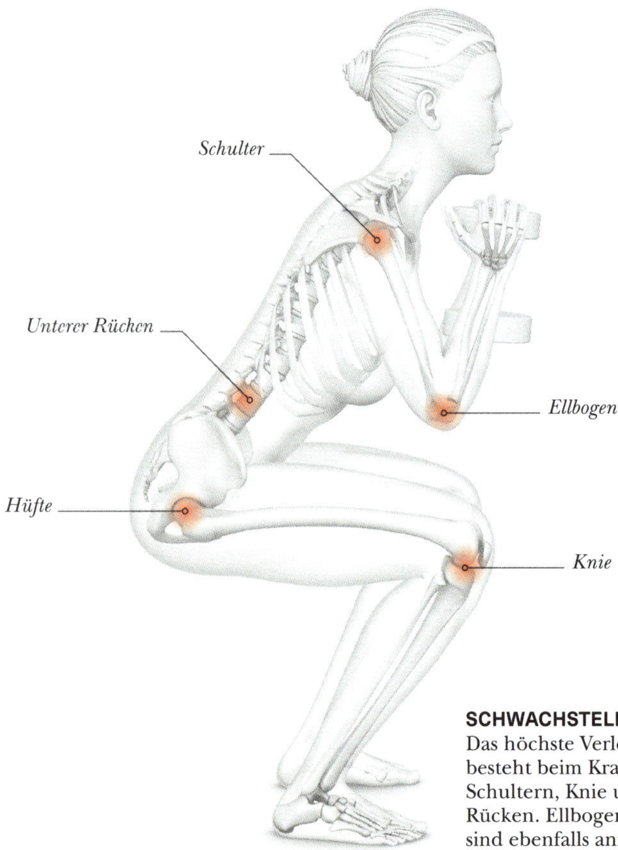


**SCHWACHSTELLEN**
Das höchste Verletzungsrisiko besteht beim Krafttraining für Schultern, Knie und unteren Rücken. Ellbogen und Hüfte sind ebenfalls anfällig.

## VERLETZUNGEN

Überlastungsverletzungen und Muskelzerrungen sind die häufigsten Verletzungen beim Krafttraining. Sie können durch ungenügendes Aufwärmen, Überdehnung eines Muskels über seinen Bewegungsumfang hinaus oder Überbeanspruchung des Muskels (Überanstrengung) verursacht werden.

### Überlastung

Bei Überlastung einer Muskel-Sehnen-Gruppe durch ein zu großes Gewicht oder eine ruckartige Bewegung können Mikrorisse entstehen und die Sehne entzündet sich (Tendinitis). Bei der Tendinosis handelt es sich um eine degenerative Veränderung als Reaktion auf chronische Überbeanspruchung bei ungenügender Regenerationszeit.

### Muskelzerrung

Wird durch Spannung Kraft auf den Muskel ausgeübt, werden die Muskelfasern unter Umständen zu stark gedehnt. Ein Riss an der myotendinösen Verbindung (s. S. 12–13 und S. 21) kann die Folge sein.

# SCHULTER

**Die Schulter ist ein komplexes Bewegungssystem aus Kugelgelenk, Muskeln und Sehnen. Da beim Krafttraining sehr viele Übungen den Einsatz der Schultern erfordern, treten Verletzungen entsprechend häufig auf.**

## URSACHEN UND SYMPTOME

Die Beweglichkeit des Schultergelenks ist eine Herausforderung für seine Stabilität, die nur eine intakte Rotatorenmanschette gewährleisten kann. Andauernde Beanspruchung, explosive Bewegungen und mangelhafte Technik verursachen Verletzungen wie:

- Risse in der Muskel-Sehnen-Gruppe, Mikrorisse
- Tendinitis am Gelenk
- Tendinosis (Degeneration der Sehne)
- Impingement-Syndrom (in der Rotatorenmanschette eingeklemmte Sehnen)

Symptome sind unter anderem:

- Schmerzen am und in der Umgebung des Gelenks
- Entzündungen

## VORBEUGUNG

Gut geplante Trainingseinheiten und eine korrekte Technik beugen Verletzungen der Rotatorenmanschette vor. Übertrainieren ist eine häufige Verletzungsursache. Senken Sie die Trainingsfrequenz (S. 200) und legen Sie Ruhephasen ein, damit Muskeln und Sehnen regenerieren können.

## RÜCKKEHR INS TRAINING

Erhöhen Sie Trainingsvolumen und -frequenz (S. 198) über die ersten 4–8 Wochen in einem angemessenen Maß, um einen Rückfall zu vermeiden. Absolvieren Sie Mobilitätsübungen zur Stärkung der Schulter und der Rotatorenmanschette (s. S. 189–191).

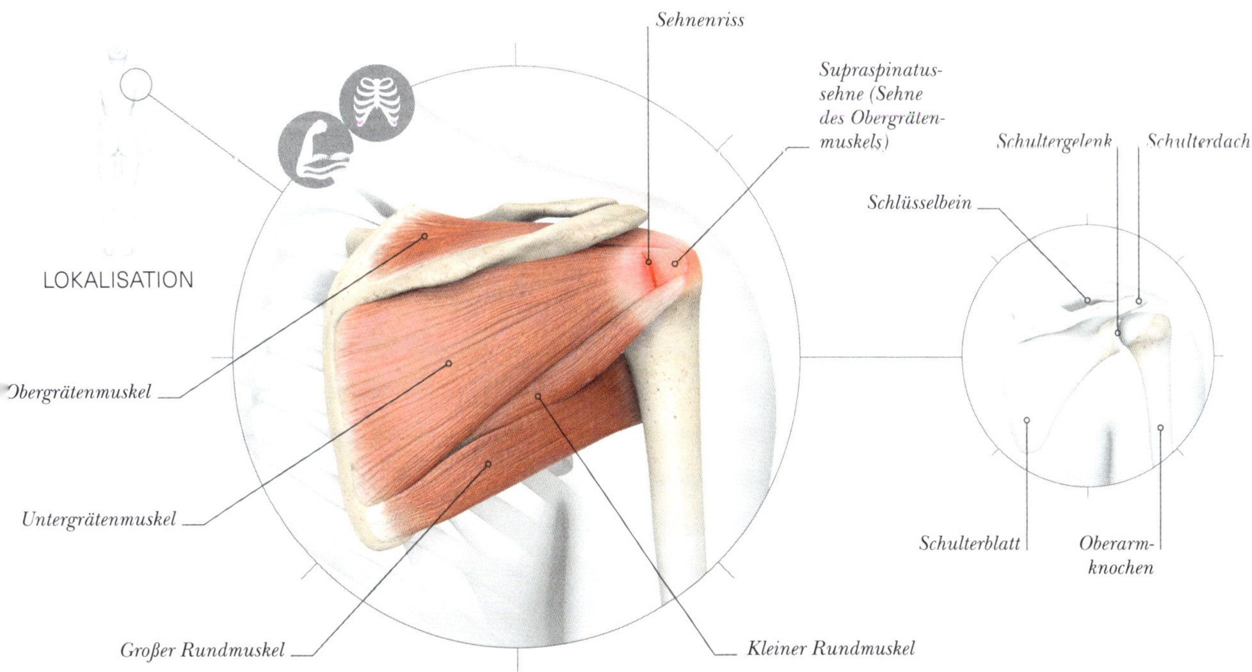


**POSTERIORE ANSICHT**

# ELLBOGEN

**Der Ellbogen ist ein Dreh- oder Scharniergelenk (vergleichbar mit den Angeln einer Tür). Bewegung findet hier nur in einer Ebene statt. Verletzungen sind relativ häufig, da das Gelenk an den meisten Bewegungen des Oberkörpers beteiligt ist.**

## URSACHEN UND SYMPTOME

Der »Tennisellbogen« (Epicondylitis radialis humeri) ist die häufigste Ellbogenverletzung beim Krafttraining. Typische Ursachen sind:

- Wiederholte (Über)Beanspruchung der Unterarmstrecker
- Mangelhafte Technik
- Wiederholter Einsatz von Kurzhanteln (starke Belastung des Ellbogens)

Symptome sind unter anderem:

- Schmerzen im seitlichen Gelenkknorren (knöcherner Teil des Ellbogens)
- Schmerzen bei Belastungs- oder Widerstandsübungen mit Beteiligung von Handgelenk/Ellbogen

## VORBEUGUNG

Angepasste Übungsauswahl, korrekte Ausführung der Übungen mit Beteiligung der Ellbogen sowie Kräftigung der Unterarmstrecker mindern das Verletzungsrisiko. Überbeanspruchung ist eine häufige Verletzungsursache. Senken Sie die Trainingsfrequenz. Ausreichende Pausen geben dem Gelenk Zeit zu regenerieren.

## RÜCKKEHR INS TRAINING

Eine angemessene Erhöhung von Trainingsvolumen und -frequenz (S. 198 u. S. 200) in den ersten 4–8 Wochen beugt einem Rückfall vor. Mobilitätsübungen kräftigen und stabilisieren Unterarm- und Ellbogenstrecker. Dehnen Sie die Streckmuskeln, um die Regenerationszeit zu verkürzen!

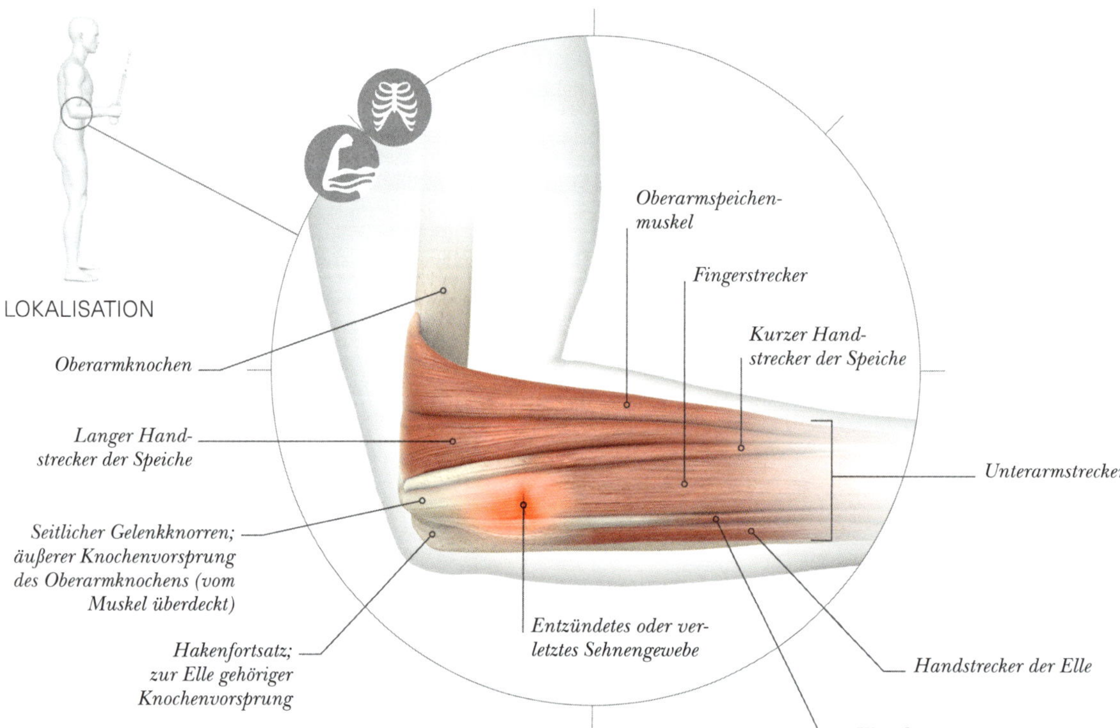


LATERALE ANSICHT

# UNTERER RÜCKEN

Neben Schulterverletzungen sind Verletzungen im unteren Rücken beim Krafttraining am häufigsten. Grund dafür ist die Komplexität der Hüft- und Rumpfmuskulatur, die die Bewegungen des Unterkörpers generiert und stabilisiert.

## URSACHEN UND SYMPTOME

Zerrungen in der unteren Rückenmuskulatur kommen relativ häufig vor und sind meist auf fehlende Kontrolle über das Becken oder mangelnde Koordination bei der Zusammenarbeit mit den Bauchmuskeln zurückzuführen. Weitere Ursachen sind:

- Wiederholte Beanspruchung
- Fehlhaltung der Wirbelsäule während einer Übung
- Zu große Last bei ungenügender Stabilisierung oder Kontrolle

Symptome sind unter anderem:

- Stechender Schmerz
- Unbeweglichkeit
- Entzündung
- Allgemeine Gelenkbeschwerden

## VORBEUGUNG

Zerrungen der unteren Rückenmuskeln lassen sich durch gute Technik und Kraftaufbau in Core- und Bauchmuskulatur vermeiden. Vorsicht bei übermäßiger Beanspruchung des unteren Rückens sowie Bewegungen, die Rückenschmerzen verschlimmern!

## RÜCKKEHR INS TRAINING

Eine angemessene Erhöhung von Trainingsvolumen und -frequenz (S. 198 u. S. 200) in den ersten 4–8 Wochen beugt einem Rückfall vor. Mobilitätsübungen (s. S. 191) kräftigen und stabilisieren den unteren Rücken und können Schmerzen lindern. Passen Sie Ihr Trainingsprogramm an, um den unteren Rücken weniger zu belasten!

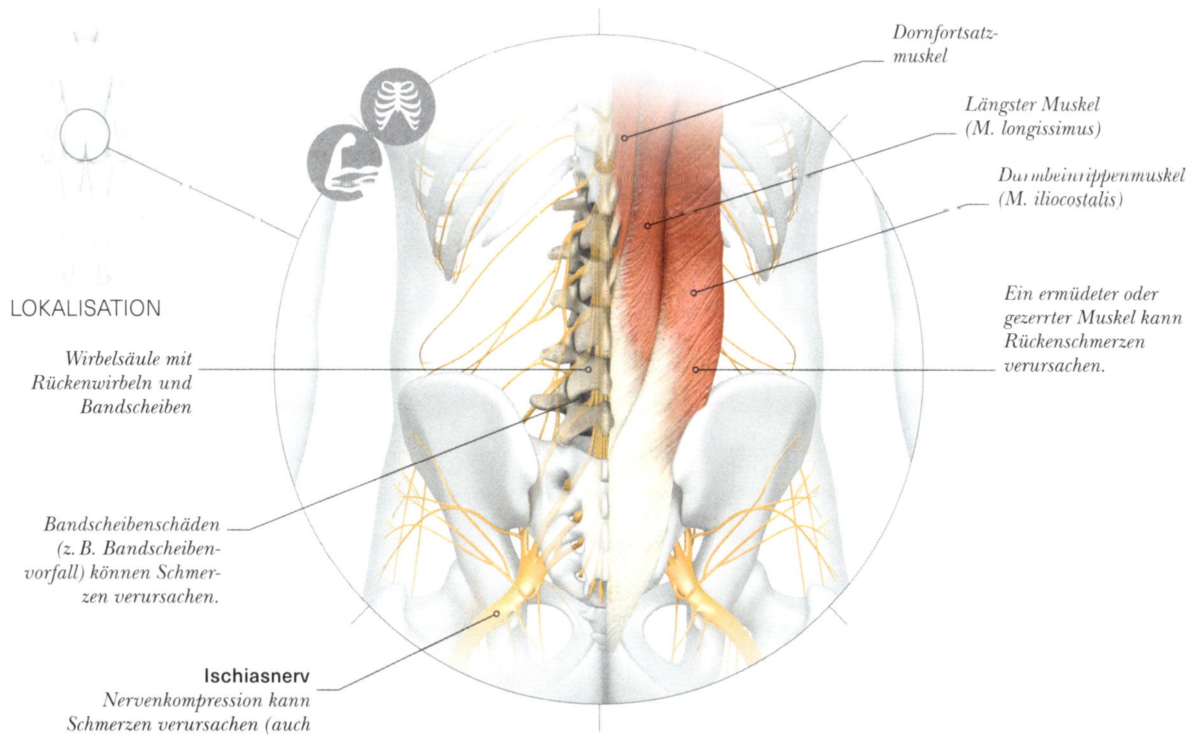


**POSTERIORE ANSICHT**

# HÜFTE

Die Hüfte mit ihrem großen Bewegungsumfang in mehreren Ebenen (s. S. 50) bildet ein komplexes System aus stützenden Strukturen sowie an Hüfte, Knien und Rumpf befestigten Muskeln. Verletzungen können durch eine ganze Reihe von Bewegungen verursacht werden.

## URSACHEN UND SYMPTOME

Eine häufige Krafttrainingsverletzung im Hüftbereich ist die Bursitis trochanterica (gluteale Tendinopathie). Häufige Ursachen sind:

- Wiederholte Belastung der Glutealsehnenansätze des mittleren und kleinen Gesäßmuskels
- Schleimbeutelentzündungen (Schleimbeutel sind mit Flüssigkeit gefüllte Säckchen, die Druck und Reibung zwischen Muskeln, Knochen und Sehnen nahe des Gelenks abfedern.)

Symptome sind unter anderem:

- Hüftschmerzen
- Beschwerden beim Gehen, Trainieren, Sitzen oder Liegen auf der betroffenen Seite

## VORBEUGUNG

Angepasste Übungsauswahl und korrekte Technik bauen einer Bursitis trochanterica vor. Vorsicht bei exzessiver Belastung und Bewegungen wie Hüftabduktionen oder Gehen mit Fitnessbändern (»band walks«)! Zu viele Mobilitätsübungen können die Hüfte überlasten und erhöhen das Risiko von Reizungen und Verletzungen.

## RÜCKKEHR INS TRAINING

Eine angemessene Erhöhung von Trainingsvolumen und -frequenz (S. 198 u. S. 200) in den ersten 4–8 Wochen beugt einem Rückfall vor. Mobilitätsübungen kräftigen und stabilisieren die Gesäß- und Hüftmuskeln.

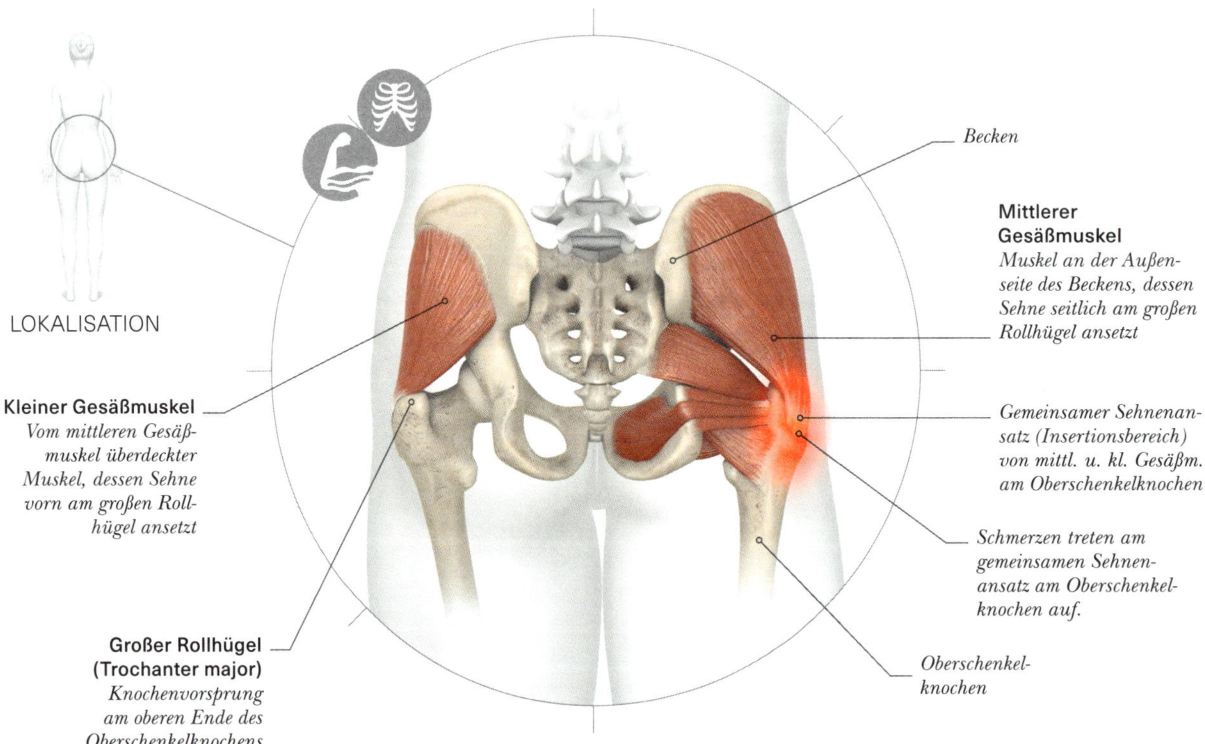


**POSTERIORE ANSICHT**

# KNIE

**Knieverletzungen sind beim Krafttraining relativ häufig, da das gestreckte oder gebeugte Knie bei vielen Übungen belastet wird, z. B. bei Hack Squats, Ausfallschritten und Beinstrecken.**

## URSACHEN UND SYMPTOME

Eine häufige Beschwerde im vorderen Kniebereich ist das patellofemorale Schmerzsyndrom (Schmerzen hinter oder unter der Kniescheibe). Es kann ausgelöst werden durch:

- Überbeanspruchung (häufigste Ursache)
- Fehlstellung der unteren Extremität und/oder der Kniescheibe
- Muskuläre Dysbalancen der unteren Extremität
- Falsche Belastung (Trainingslast)

Symptome sind unter anderem:

- Schmerzen um den, hinter oder unter dem vorderen Kniebereich
- Erhöhtes Schmerzempfinden bei Übungen mit gebeugten Knien unter Belastung

## VORBEUGUNG

Korrekte Technik und Kraftaufbau in den für die Stabilisierung des Knies wichtigen Muskeln (Quadrizeps, hintere Oberschenkel, Waden) wirken vorbeugend. Lassen Sie eine Fehlstellung (Malalignment-Syndrom) oder einen gestörten Lauf der Kniescheibe (Maltracking-Syndrom) ausschließen. Wiederholungen mit Belastung oder für das Knie schädliche Bewegungen unterlassen!

## RÜCKKEHR INS TRAINING

Eine angemessene Erhöhung von Trainingsvolumen und -frequenz (S. 198 u. S. 200) in den ersten 4–8 Wochen beugt einem Rückfall vor. Passen Sie Wiederholungstempo und Übungsauswahl an, um das Kniegelenk zu entlasten.

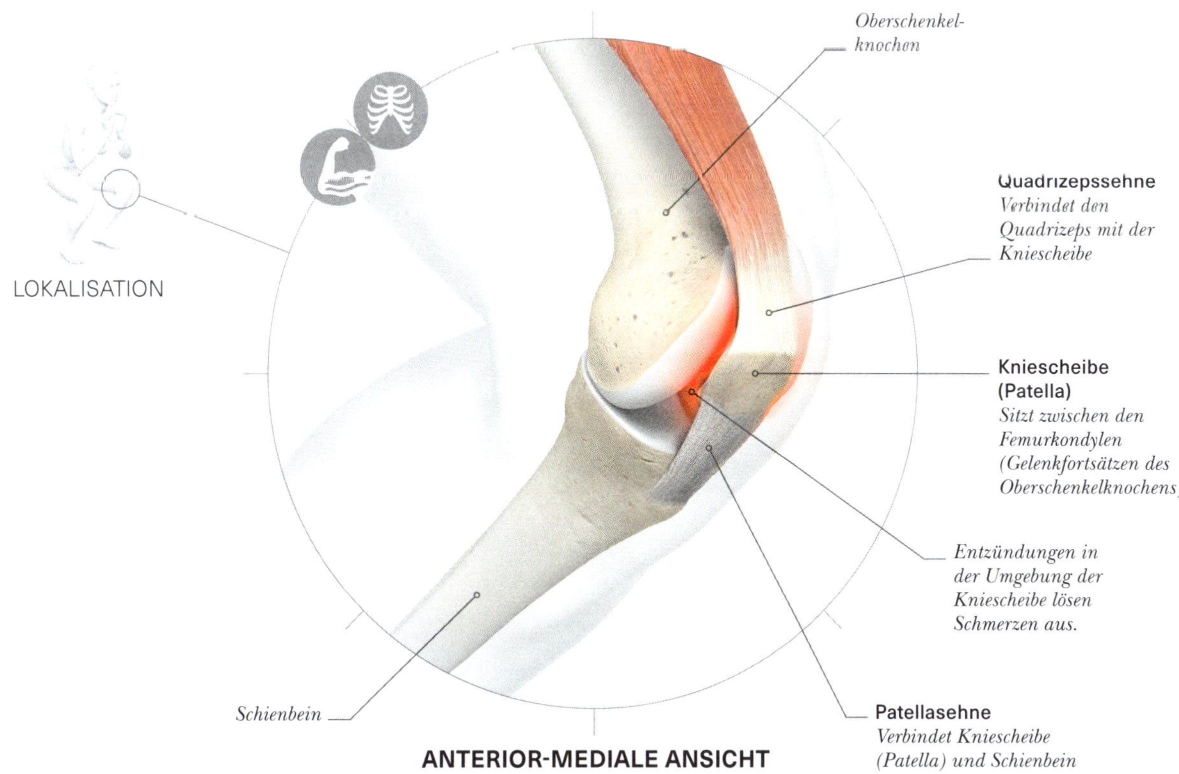


**ANTERIOR-MEDIALE ANSICHT**

# RÜCKKEHR INS TRAINING NACH VERLETZUNGEN

**Nach einer Verletzung zur gewohnten Trainingsroutine zurückzukehren,** ist nicht leicht. Sie sind hoch motiviert und wollen wieder voll einsteigen, aber Ihr Körper setzt der Leistung am Anfang noch Grenzen. Das frustriert. Wir stellen Ihnen einige Strategien vor, mit dieser Situation umzugehen. Probieren Sie aus, welche für Sie am besten funktioniert.

*» Bei der **Rückkehr ins Training** können eine Reihe von **Strategien** die **Regenerationszeit verkürzen** und Ihnen helfen, bald wieder **an Ihr vorheriges Leistungsniveau anzuknüpfen**. «*

## WIEDEREINSTIEGSSTRATEGIEN

Um in Sachen Bewegungsumfang, Funktionalität und allgemeiner Kraft und Leistungsfähigkeit wieder den Stand von vor der Verletzung zu erreichen, brauchen Sie Geduld und strategisches Denken. Hören Sie auf Ihren Körper. Nicht selten verletzen sich Trainierende erneut oder verschlimmern ihren Zustand, indem sie sich zu früh zu viel zumuten.

Eine Reihe von Strategien können nach einer Verletzung beim sicheren Wiedereinstieg ins Training und der Wiederherstellung von Kraft und Leistungsfähigkeit helfen.

### TRAININGSPLAN UMSTELLEN

Passen Sie Ihr Trainingsprogramm an. Sie können z. B. Volumen oder Intensität für die verletzte oder schmerzende Körperpartie (Muskelgruppe oder Gelenk) zurückfahren. Denken Sie auch an alle anderen relevanten Variablen – z. B. Last und Frequenz – und vermeiden Sie, es zu überlasten oder überzutrainieren und damit eine Verschlimmerung herbeizuführen.

Während Sie Volumen und Intensität beim Training der verletzten Körperpartie reduzieren, können Sie andere Muskeln und Gelenke unverändert weitertrainieren. Mit einer Bizepsverletzung können Sie den unteren Körper in gewohnter Weise trainieren, solange das keine unmittelbaren Auswirkungen auf den Genesungsprozess hat.

### POSITION ANPASSEN

Mit Übungsvarianten oder einer Änderung der Haltung oder Bewegung können Sie um eine Verletzung »herumtrainieren«. Wenn möglich, sollten Sie dafür einen Kabelzug oder andere Maschinen nutzen. So schaffen Sie ein sicheres Trainingsumfeld und können den Bewegungsumfang einer Übung einschränken. Mehr Anpassung braucht es oft nicht, um eine Körperpartie, eine verletzte oder schmerzende Stelle zu schonen.

Können Sie etwa wegen anhaltender Kniebeschwerden das Beinstrecken nicht über den vollständigen Bewegungsumfang ausführen, verringern Sie diesen, bis die Übung beschwerdefrei gelingt,

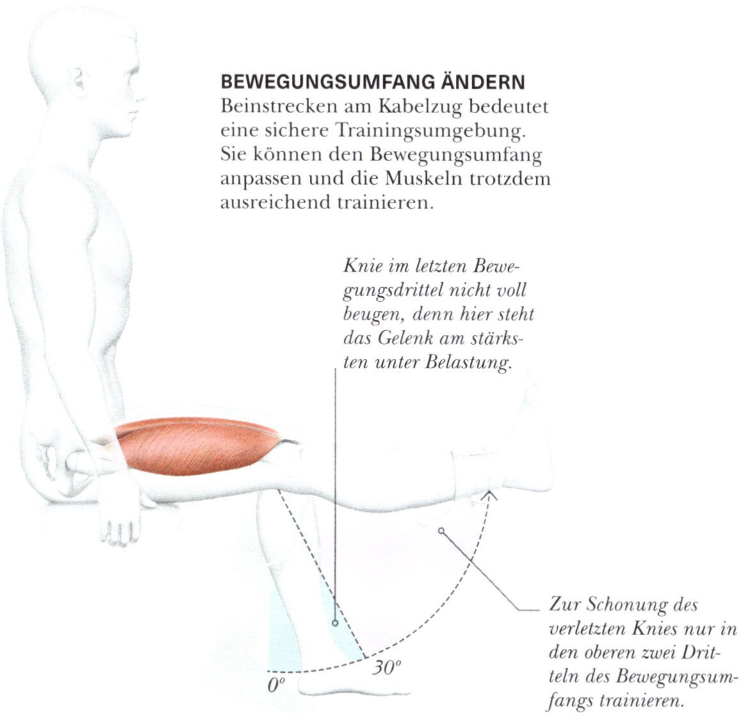


LATERALE ANSICHT

z. B. auf die oberen zwei Drittel der Bewegung (siehe oben).

## TEMPO VARIIEREN

Umgehen Sie Muskelverletzungen oder Sehnenschmerzen durch Anpassung des Tempos (Dauer der exzentrischen und konzentrischen Phase; s. S. 204).

Können Sie beim Beinstrecken schmerzlos nur eine leichte Last verwenden, ändern Sie das Tempo so, dass der Quadrizeps länger unter Spannung steht, wodurch ebenfalls ein Trainingsreiz gesetzt wird. Machen Sie z. B. am Ende der konzentrischen Phase 2–4 Sekunden Pause; der Quadrizeps bleibt dabei kontrahiert und unter Spannung. In der exzentrischen Phase können Sie die Muskeln länger kontrahieren, indem Sie das Bein langsamer senken.

## PUNKTGENAU TRAINIEREN

Wählen Sie eine Übung, die nur eine Muskelgruppe bzw. ein Gelenk anspricht. Bei Knieschmerzen können Sie z. B. die Quadrizepsmuskeln mit Beinstrecken statt mit Langhantel-Kniebeugen trainieren.

### Nichts überstürzen!

Die Rückkehr ins Training ist auch eine Sache der Psyche. Abhängig von der Schwere der Verletzung sollten Sie sich erst einmal wieder mit den Übungen vertraut machen und Sicherheit zurückgewinnen, bevor Sie an alte Trainingslasten und Leistungslevels anknüpfen. Haben Sie Geduld mit sich selbst. Sie können Ihre Genesung nicht erzwingen. Bei Beschwerden sollten Sie Ihr Training entsprechend anpassen, ggf. auch auf Medikation zurückgreifen oder professionelle Unterstützung in Anspruch nehmen.

## BFR-Training

BFR-Training (»Blood flow restriction«, »Minderung der Blutzufuhr«, auch als Okklusionstraining bekannt) ist eine Variante des KAATSU-Trainings, das in den 1970ern von Dr. Yoshiaki Satō in Japan patentiert wurde. Mithilfe spezieller Manschetten wird der Blutfluss in zu trainierende Gliedmaßen eingeschränkt, um trotz einer Verletzung effektiv trainieren zu können. Während der Übung wird die Manschette so nahe wie möglich an der Verbindung zwischen Körperteil und Torso (s. Abb. unten) angebracht. Die Manschette beschränkt die arterielle Blutzufuhr (in den aktiven Muskel hinein) und unterbindet den venösen Abfluss (aus dem Muskel hinaus) teilweise oder komplett.

Es ist erwiesen, dass diese Methode

- eine Möglichkeit ist, um Verletzungen »herumzutrainieren«,
- den Genesungsprozess unterstützt,
- Schmerzen bei der Übungsausführung minimiert,
- Muskeln mit geringerer Last effektiver trainiert (bis zu 20–30 % 1RM weniger).

Während beim High-Load-Training (mit schweren Gewichten) 70–85 % 1RM empfohlen werden (auch mit einem niedrigeren Prozentsatz möglich), können Sie bei der BFR-Methode auch mit leichteren Gewichten effektiv trainieren. BFR kann zudem das Muskelwachstum (Hypertrophie) stimulieren, Muskelschwund (Atrophie) entgegenwirken und Muskelstärke und -funktion allgemein verbessern.

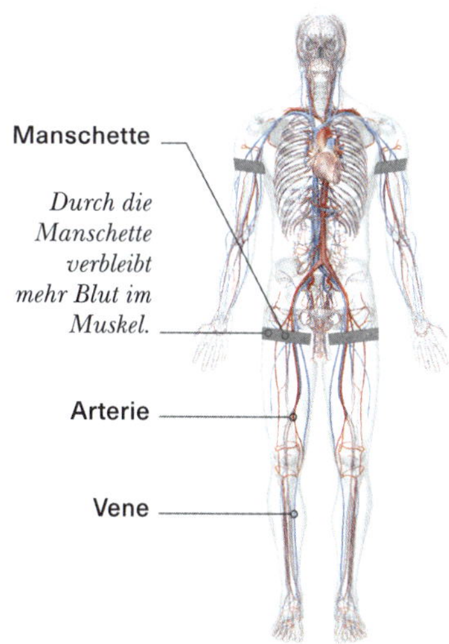


PLATZIERUNG DER MANSCHETTEN

# DAS TRAINING **PLANEN**

**Effektives, sicheres Training ist die beste Verletzungsprävention.** Gewöhnen Sie es sich an, Ihren Körper vor jedem Training aufzuwärmen und zu mobilisieren. So bereiten Sie sich optimal auf Ihr Work-out vor. Beschließen Sie die Trainingseinheit mit einem Cool-down. Dabei können Sie sich physisch erholen und mental vom Training auf Alltag umschalten.

**5–30 SEK.** **STATISCHES DEHNEN** BEUGT VERLETZUNGEN AN DER MYOTENDINÖSEN VERBINDUNG VOR (S. S. 178).

## AKTIVES **WARM-UP**

Eine Aufwärmphase mindert das Verletzungsrisiko und bereitet den Körper auf das Work-out vor, ohne ihn zu ermüden.

### BEIM AUFWÄRMEN WIRD

- die **Herzfrequenz** gesteigert,
- die **Blutzufuhr** angeregt,
- die **Körpertemperatur** erhöht,
- das **Nervensystem** aktiviert,
- der Körper auf **Belastung** vorbereitet,
- der Geist auf **mentale Herausforderungen** eingestellt (Technik, Aneignung neuer Fertigkeiten, Koordination).

### STRETCHINGMETHODEN

Gehaltene Dehnungen gehören nicht zum Aufwärmen, wenngleich kurzes (kürzer als 45 Sekunden) statisches Dehnen Kraft und Leistung nicht beeinträchtigt. Vor dem Krafttraining wird dynamisch gedehnt. Dabei bringen Sie eine Extremität in einer Bewegungsebene aktiv aus der neutralen Position zum Endpunkt ihres Bewegungsumfangs. Führen Sie fließende, kontrollierte, rhythmische Bewegungen über eine angemessene Zeit oder eine gewisse Anzahl an Wiederholungen durch.

**BAUSTEINE EINER VOLLSTÄNDIGEN TRAININGSEINHEIT**

Entwickeln Sie gute Trainingsgewohnheiten. Das heißt, planen Sie von Anfang an jede Trainingseinheit durch und folgen Sie diesem Programm konsequent. So schützen Sie sich vor Verletzungen. Wichtig ist, Ihren Körper »aufzuwecken« (aufzuwärmen) und auf das anstehende Work-out vorzubereiten. Bei den Mobilitätsübungen sollten Sie in Ihren Körper hineinhören. Wie beweglich ist er heute? Die Dauer des Krafttrainings hängt von der Übungszusammenstellung und den Prioritäten, die sie setzen wollen, ab. Beenden Sie die Trainingseinheit grundsätzlich mit einem Cool-down, egal, ob Sie aktiv oder passiv Abwärmen oder beides kombinieren.

**Warm-up**

Nur fünf Minuten intensive körperliche Betätigung, und Ihr Körper ist wach. Bei der Übungsauswahl sind Sie frei, solange Sie das Herz-Kreislauf-System ankurbeln und einige dynamische Dehnungen integrieren.

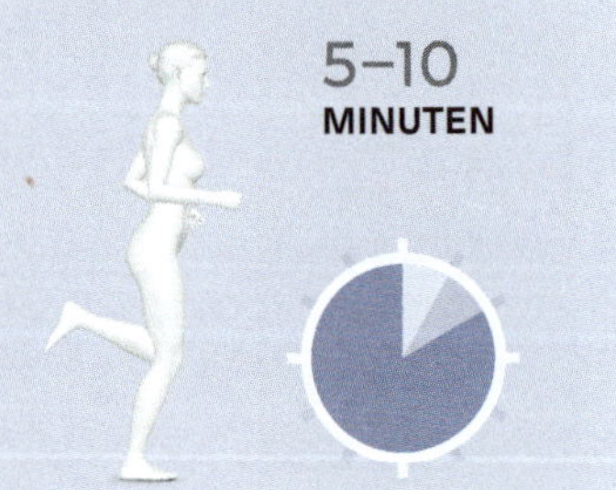


**Mobilitätsübungen**

Nun ist Ihr Körper aufgewärmt und beweglich. Starten Sie z. B. mit der Nackenbeuge (s. S. 188) und wenden Sie sich dann den Partien zu, die Sie beim Work-out ansprechen wollen. Auf unbewegliche Stellen achten!

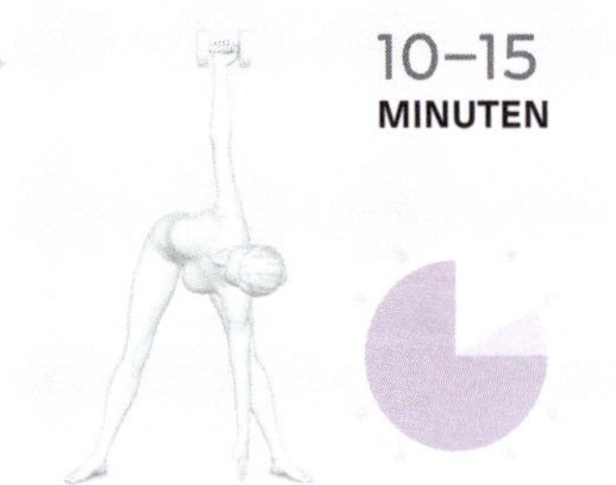

# MOBILITÄTSÜBUNGEN

Mobilität beschreibt, wie weit Sie eine gewisse Bewegung innerhalb des Bewegungsumfangs aktiv ausführen können.

### ÜBUNGSAUSWAHL

Mobilitätsübungen sollten beim Aufwärmen vor einem Work-out nicht fehlen. Sie sind ein Indikator für Ihre Beweglichkeit und Ihre Tagesform. Wie weit Sie einen bestimmten Bewegungsumfang ausschöpfen können, ändert sich von Tag zu Tag, abhängig von vorangegangenen Work-outs oder anderen Stressfaktoren. Die gewählten Mobilitätsübungen sollten Ihren Körper optimal auf das Training vorbereiten. Stehen z. B. Oberkörperübungen auf dem Programm, mobilisieren Sie Schultern und Oberkörper. Bei einem Trainingsschwerpunkt auf dem Unterkörper die unteren Gliedmaßen.

### Faszientraining

Ein Faszientraining können Sie vor oder nach dem Work-out durchführen. Unter Einsatz des eigenen Körpergewichts rollen Sie langsam auf der Faszienrolle, bis Sie eine druckempfindliche Körperstelle erreichen. Bewegen Sie die Rolle vor und zurück, bis die Verhärtung weicher wird oder sich löst. Vor dem Work-out kann auch eine myofasziale Selbstmassage (oder eine Massage durch eine andere Person) Ihre Beweglichkeit kurzfristig verbessern, ohne die Muskelleistung einzuschränken. Faszientraining nach dem Work-out kann der Regeneration zuträglich sein und den wahrgenommenen Muskelschmerz lindern – auch wenn vermutlich vor allem ein Placebo-Effekt dahintersteckt.

# COOL-DOWN

Grundsätzlich gibt es zwei Abwärmmethoden: passiv, etwa durch eine Sitzpause, einen Saunabesuch, Faszientraining, statisches Dehnen, Massagen, kontrolliert-rhythmisches Atmen, und aktiv durch lockere sportliche Betätigung wie Schwimmen oder Gehen. Wärmen Sie sich mit Ihrer bevorzugten Methode ab, aber nicht länger als 30 Minuten.

### ABWÄRMEN UNTERSTÜTZT

- den Abbau von **angestautem Laktat** in Muskeln und Blut,
- die Verhinderung des Absinkens der **Immunzellenanzahl,**
- die schnelle **Erholung** von Atem- und Herz-Kreislauf-System,
- reduziertes **Verletzungsrisiko,**
- **Stimmungsaufhellung,**
- **Herunterfahren** nach einem intensiven Work-out.

### Kraftübungen

Unabhängig davon, ob Sie 3-, 4- oder 5-mal die Woche trainieren – ein guter Trainingsplan ist unerlässlich, um den größten Nutzen aus Ihrem Work-out zu ziehen. Bei Bedarf können Sie sich an unseren Muster-Trainingsprogrammen auf S. 201–214 orientieren. Sie sind in Programme für Einsteiger und Fortgeschrittene unterteilt.

**BEINE** *(s. S. 52–53)*

**BRUST** *(s. S. 90–91)*

**RÜCKEN** *(s. S. 108–109)*

**SCHULTERN** *(s. S. 122–123)*

**ARME** *(s. S. 140–141)*

**BAUCH** *(s. S. 154–155)*

### Cool-down und Dehnen

Gönnen Sie sich genug Zeit, um Ihre Herzfrequenz wieder auf normal zu bringen und auch mental von dem Work-out Abstand zu nehmen. Genießen Sie die Dehnung!

**5–10 MINUTEN**

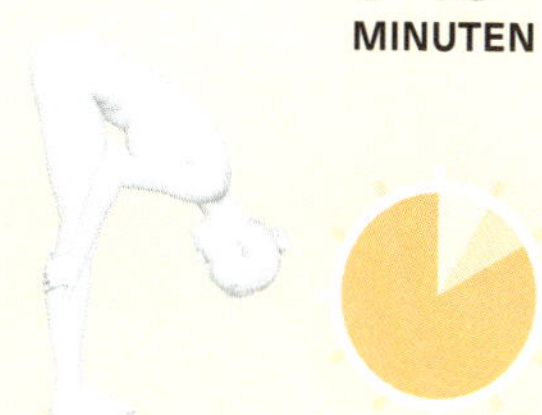

# MOBILITÄTSÜBUNGEN

Mobilitätsübungen geben Ihnen ein Gespür dafür, wie beweglich Ihr Körper an diesem Tag ist (s. S. 187). Wir beginnen mit dem Nacken, fahren mit Schultern und Hüfte fort und enden mit den Beinen. Die Reihenfolge spielt aber keine Rolle.

**LEGENDE**

Zielmuskulatur

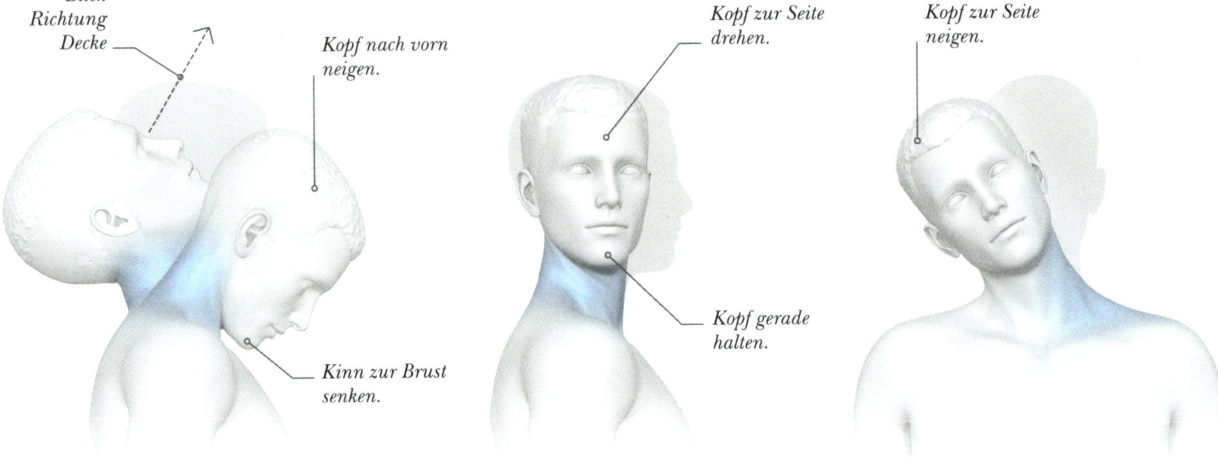


## NACKENBEUGE/ NACKENSTRECKEN

Viele von uns schauen einen Gutteil des Tages auf einen Bildschirm. Den Nacken durch den ganzen Bewegungsumfang zu führen, stellt Nacken- und obere Rückenmuskeln auf das Work-out ein.

**VORBEREITUNG**
Stellen Sie sich in neutraler Position auf, die Füße schulterbreit auseinander. Coremuskeln aktivieren.

**STUFE 1**
Nacken nach vorn beugen. Kinn zur Brust senken und so die Rücken- und hinteren Nackenmuskeln dehnen. Zu neutraler Kopfhaltung zurückkehren.

**STUFE 2**
Kopf in den Nacken legen und die vorderen Muskeln dehnen. Der Blick geht an die Decke (Nacken nicht weiter als angenehm strecken). Zu neutraler Kopfhaltung zurückkehren. 5–10 Wh.

## NACKENROTATION

Heutzutage haben wir im Alltag kaum Anlass, unseren Kopf zu drehen, nicht zuletzt weil wir am Computer arbeiten. Diese Übung bereitet die Nacken- und obere Rückenmuskulatur auf mehr Bewegung vor.

**VORBEREITUNG**
Stellen Sie sich in neutraler Position auf, die Füße schulterbreit auseinander. Coremuskeln aktivieren.

**STUFE 1**
Drehen Sie den Kopf nach rechts, bis Sie eine leichte Dehnung im Nacken spüren. So lassen sich Verspannungen und Steifheit vor dem Training lösen.

**STUFE 2**
Zu neutraler Kopfhaltung zurückkehren (Blick nach vorn). Drehen Sie dann den Kopf nach links, bis Sie wieder die leichte Dehnung im Nacken spüren. Führen Sie auf beiden Seiten je 5–10 Wh. durch.

## SEITLICHE NACKENBEUGE

Eine letzte, einfache Übung vervollständigt die Nackenmobilisation. Sie kann Verletzungen der Nacken- und oberen Rückenmuskeln, wie sie gerade zu Trainingsbeginn nicht selten vorkommen, vorbeugen.

**VORBEREITUNG**
Stellen Sie sich in neutraler Position auf, die Füße schulterbreit auseinander. Coremuskeln aktivieren.

**STUFE 1**
Nacken zur Seite beugen, als wollten Sie das Ohr auf die Schulter legen. Sie spüren eine Dehnung im oberen Kapuzenmuskel und in der Nackenmuskulatur. Nacken nur so weit wie angenehm beugen.

**STUFE 2**
Zu neutraler Kopfhaltung zurückkehren. Dann beugen Sie den Kopf zur anderen Seite. Führen Sie auf beiden Seiten je 5–10 Wh. durch.

# KURZHANTEL-**WINDMÜHLE**

Die Übung mobilisiert und stabilisiert die Schulter. Außerdem streckt sie die Brustmuskeln und beansprucht die Rotationsfähigkeit des Brustkorbs. Mobilitätsübungen für die Schulter stellen den Oberkörper auf den Widerstand ein, gegen den er während des Trainings arbeiten muss.

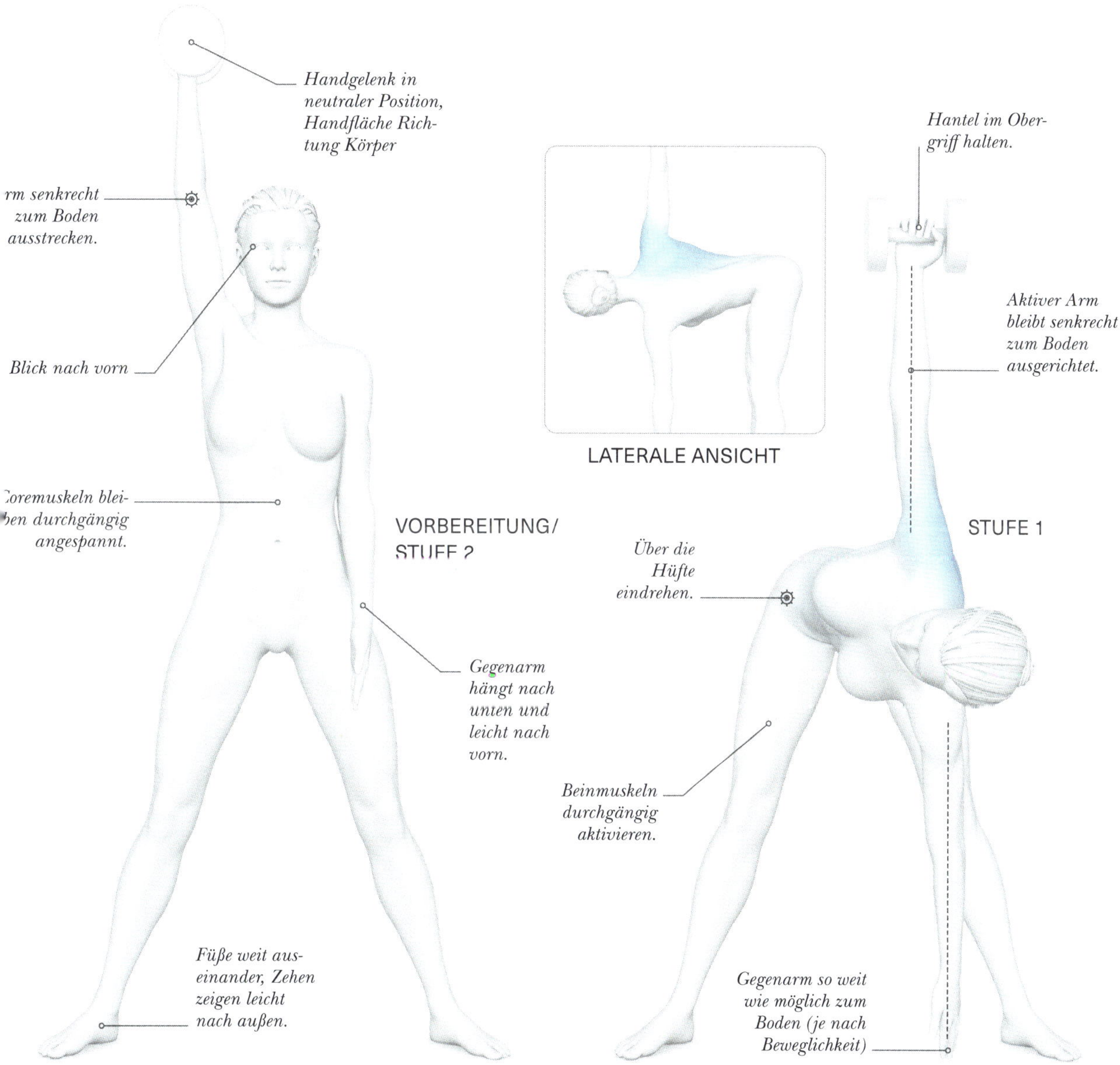


**VORBEREITUNG**
Heben Sie die Kurzhantel (oder eine Kugelhantel) auf Schulterhöhe und dann gerade nach oben über die Schulter. Den Gegenarm vor dem Körper gerade nach unten hängen lassen.

**STUFE 1**
Drehen Sie die Hand mit der Hantel so, dass die Handfläche nach vorne zeigt. Gleichzeitig drehen Sie den Körper und berühren mit der freien Hand den Boden (wenn möglich).

**STUFE 2**
Drehen Sie sich zurück in die Ausgangsposition. Der aktive Arm bleibt gerade nach oben gestreckt. Führen Sie erst mit der einen, dann mit der anderen Seite 5–10 Wh. durch.

## BOTTOM-UP-PRESSE (BUP) MIT KURZHANTEL

Mit der BUP schulen Sie Ihre Überkopf-Mobilität und üben die Bewegung, mit der Sie Gewicht von unten nach oben (»bottom-up«) drücken. Die Muskeln der Rotatorenmanschette werden gekräftigt und in ihrer Funktion gefordert, die Schulter gegen äußere Widerstandskräfte zu stabilisieren. Das trainiert die Schulter für das Überkopfdrücken schwerer Gewichte. Am anspruchsvollsten ist die Übung mit Kugelhantel, da dabei andere Widerstandskräfte wirken als mit Kurzhantel.

**LEGENDE**

Zielmuskulatur

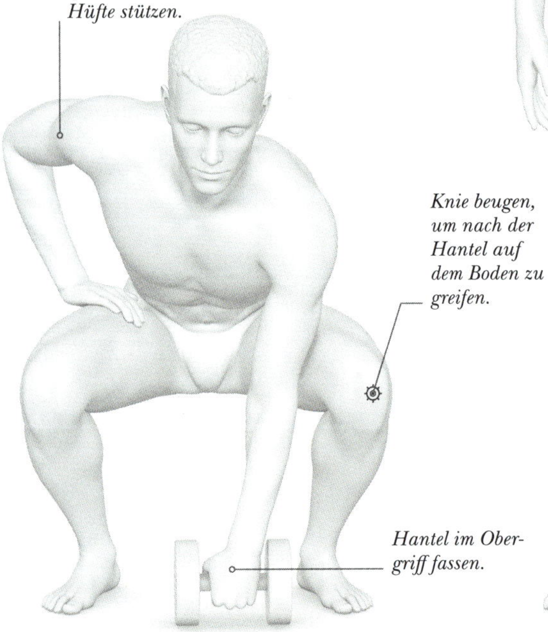


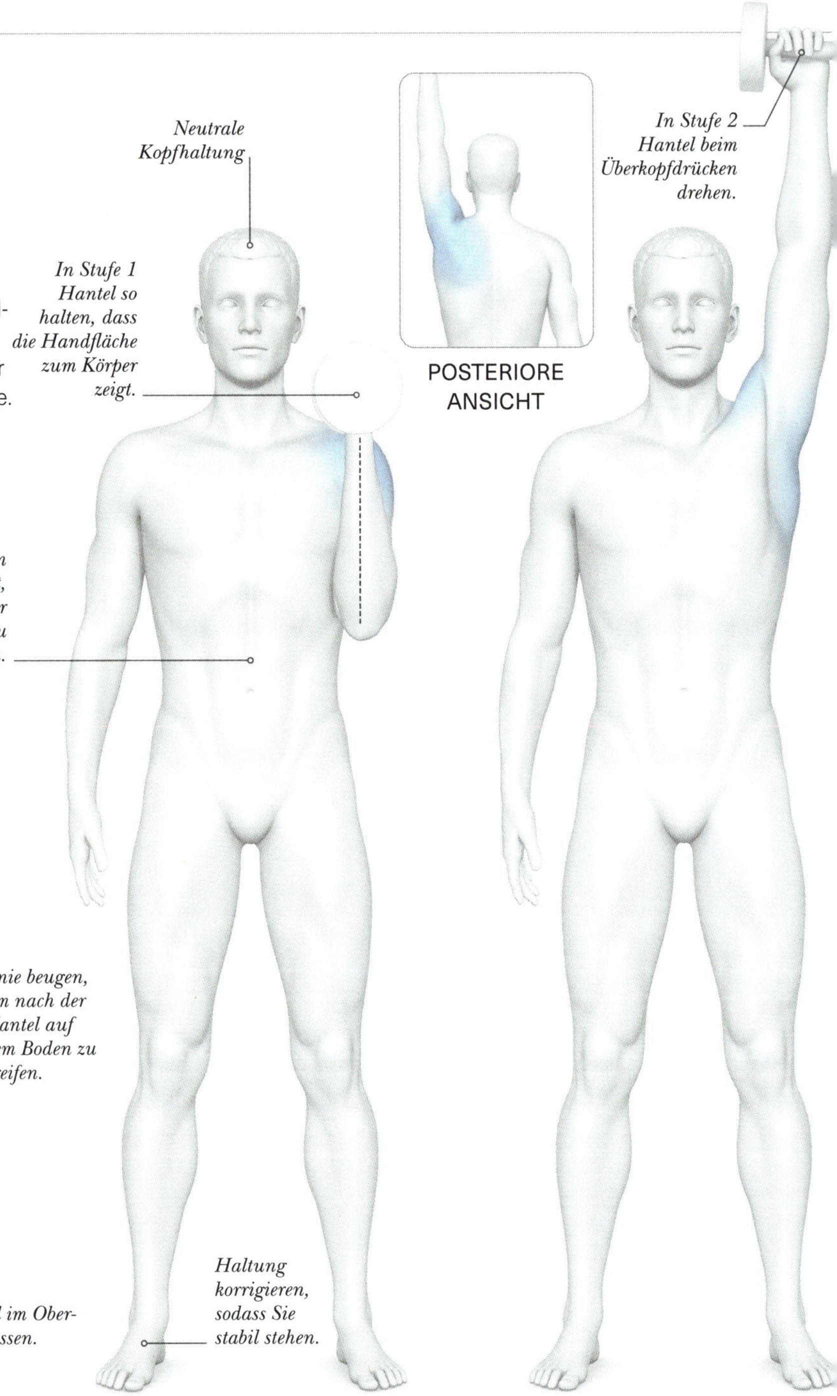


**VORBEREITUNG**
Die Hantel liegt vor Ihnen auf dem Boden. Die Füße stehen hüftbreit oder weiter auseinander. Hantel mit einer Hand aufheben. In Stufe 1 können Sie Ihren Stand korrigieren.

**STUFE 1**
Richten Sie sich über die Beine auf und bringen Sie die Hantel auf Schulterhöhe. Hantel und Handgelenk auf eine Linie bringen. Der Unterarm steht senkrecht zum Boden.

**STUFE 2**
Beim Überkopfdrücken drehen Sie das Handgelenk so, dass die Handfläche nach vorn zeigt. Zu Stufe 1 zurückkehren. 5–10 Wh. der Stufen 1 und 2 durchführen. Seitenwechsel.

## AUSSENROTATION MIT BAND

Die Rotatorenmanschette stabilisiert und bewegt das Schultergelenk. Die Außenrotation bereitet vielen Trainierenden beim Überkopfdrücken Probleme. Diese Mobilisationsübung fordert die Außenrotatoren der Schulter im Hinblick auf Kraft und Stabilität.

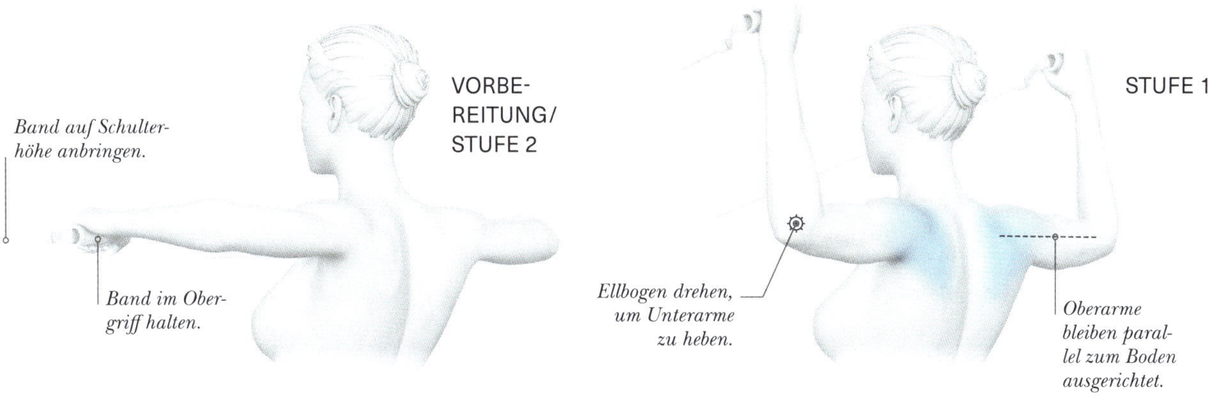


**VORBEREITUNG**
Band mit geringer Spannkraft auf Schulterhöhe anbringen. Sie stehen neutral mit dem Gesicht zum Band. Füße schulterbreit, Ellbogen angewinkelt, Oberarme parallel zum Boden.

**STUFE 1**
Ellbogen nach außen drehen, sodass die Unterarme senkrecht zum Boden stehen. Position der Oberarme beibehalten. Ellbogen bleiben konstant auf einer Linie mit den Schultern.

**STUFE 2**
Gegen den Widerstand des Bandes halten und die Arme kontrolliert in die Ausgangsposition zurückrotieren lassen. 5–10 Wh. der Stufen 1 und 2 durchführen.

## RAUPE

Mit dieser Übung wärmen Sie den ganzen Körper auf. Während Sie erst die Füße und dann die Hände nach vorn bewegen, wird das Muskelgewebe aller wichtigen Gelenke angesprochen und der Körper auf das Training vorbereitet.

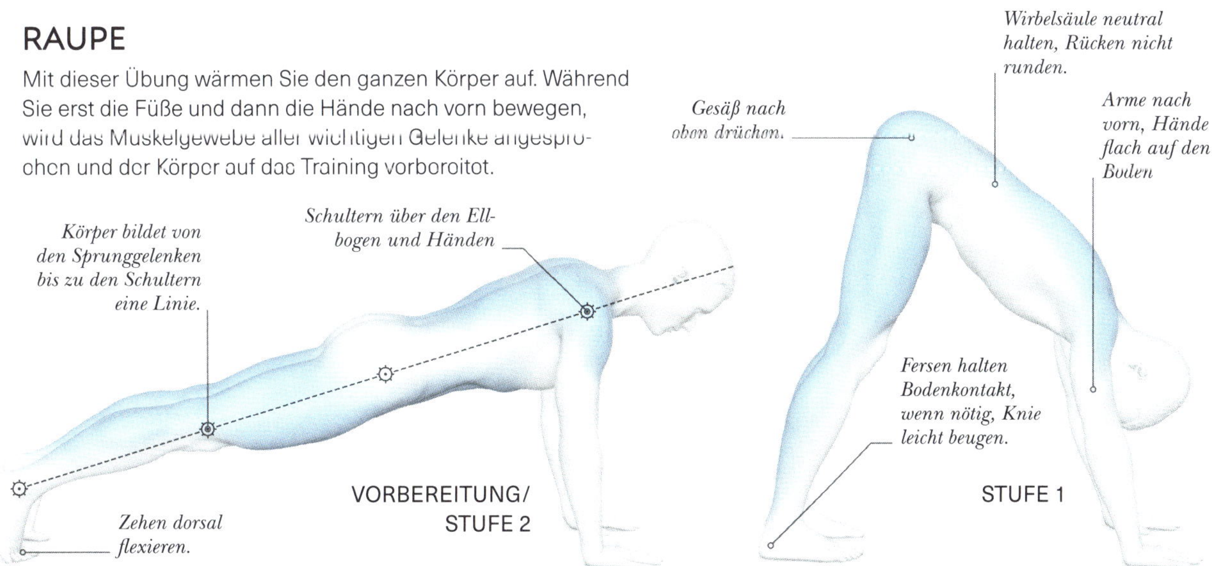


**VORBEREITUNG**
Beginnen Sie in der Liegestützposition (s. S. 95). Core aktivieren. Der Körper bildet eine Linie. Der Kopf bleibt neutral.

**STUFE 1**
Bewegen Sie nun die Füße in ganz kleinen Schritten auf Ihre Hände zu. Die Wirbelsäule bleibt neutral, der Core angespannt. Rücken nicht runden.

**STUFE 2**
Nach Erreichen der Endposition »spazieren« Sie mit den Händen in kleinen Bewegungen nach vorne und kehren so in den Liegestütz zurück. 5–10 Wh.

## **HÜFTBEUGE** IN RÜCKENLAGE MIT BAND

Die Hüftbeuger, v.a. der große Lendenmuskel (Psoasmuskel) und der gerade Schenkelmuskel, unterstützen die Koordination der Beckenstabilität bei der Hüftflexion. Die Übung spricht beide Muskeln unter stärkerer Kontraktion an. Sie werden aktiviert und auf die Belastung bei einem Unterkörper-Work-out vorbereitet.

**LEGENDE**

Zielmuskulatur

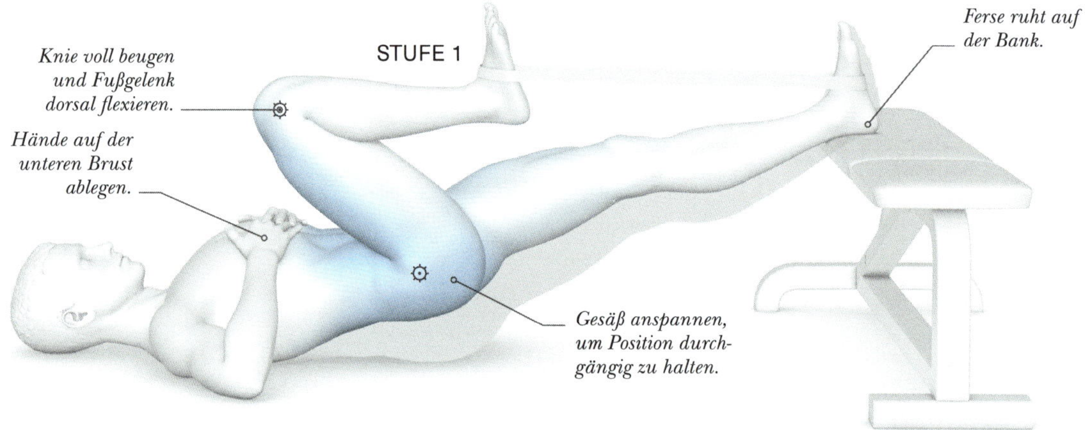


**VORBEREITUNG**
Sie liegen auf dem Rücken, die Füße auf einer Bank. Das Band um die Füße führen. Hüfte im Beckenlift (s. S. 78), Ellbogen am Boden halten.

**STUFE 1**
Sie halten den Beckenlift und beugen die Hüfte und das aktive Knie, um Letzteres so weit wie angenehm möglich Richtung Rumpf zu bringen.

**STUFE 2**
Das Bein kontrolliert strecken und den Fuß zurück auf die Bank legen. Übung mit dem anderen Bein wiederholen. Pro Seite 5–10 Wh. der Stufen 1 und 2.

## 90/90 **SITZ**

Diese Übung fordert die Gesamtbeweglichkeit der Hüfte (innere wie äußere). Die Hüfte wird »geöffnet«; Verspannungen und Steifheit können sich so lösen. Gute Innen- und Außenrotation der Hüfte kann häufig auftretenden Schmerzen in Hüfte oder unterem Rücken entgegenwirken.

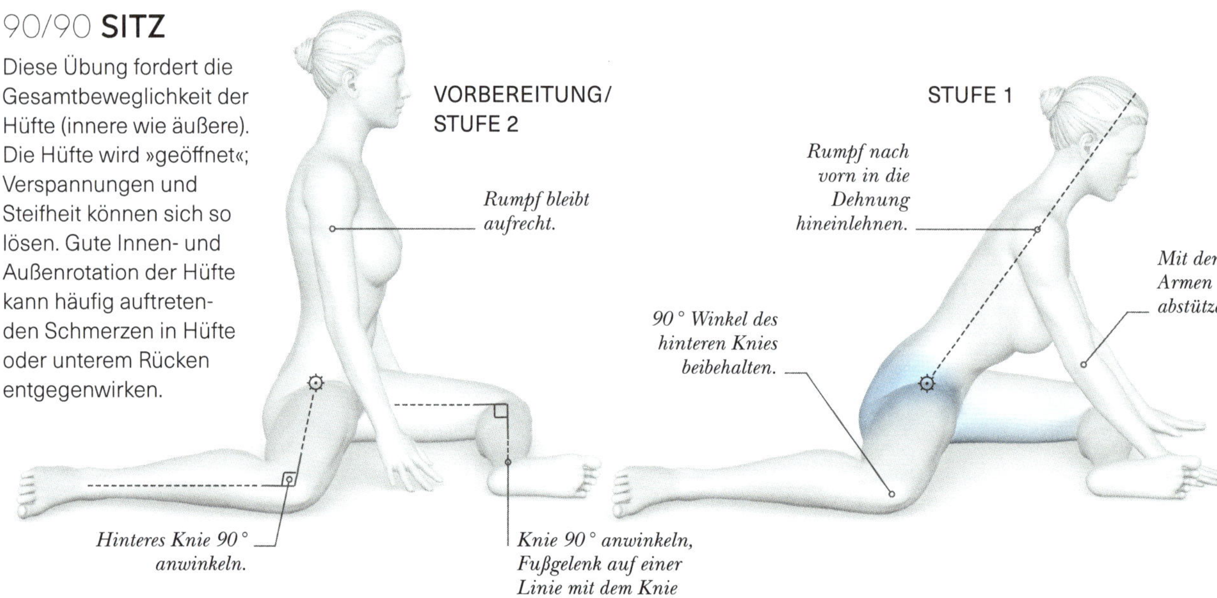


**VORBEREITUNG**
Auf den Boden setzen. Beide Knie sind im 90° Winkel gebeugt – eines ist vor dem Körper nach innen gedreht, das andere hinter dem Körper nach außen.

**STUFE 1**
Rumpf vorbeugen und Nabel Richtung vorderes Knie bringen. Brustbein hoch. 3–5 Sekunden halten, um die Dehnung der Gesäßmuskeln des aktiven Beins zu spüren.

**STUFE 2**
Langsam in die Ausgangsposition zurückkehren. 3–5 Wh. der Stufen 1 und 2 durchführen. Seitenwechsel.

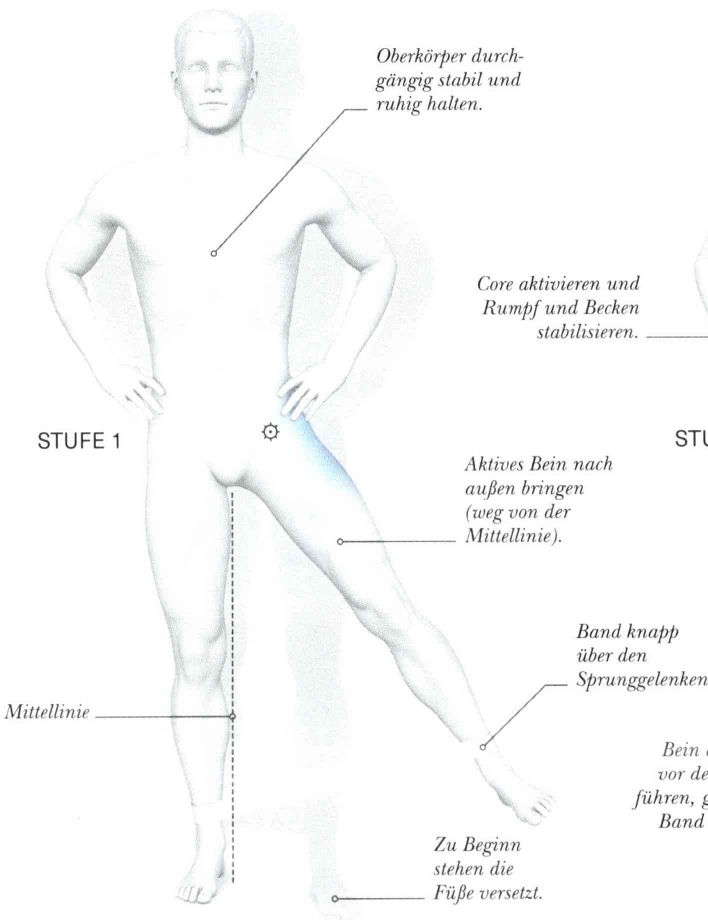


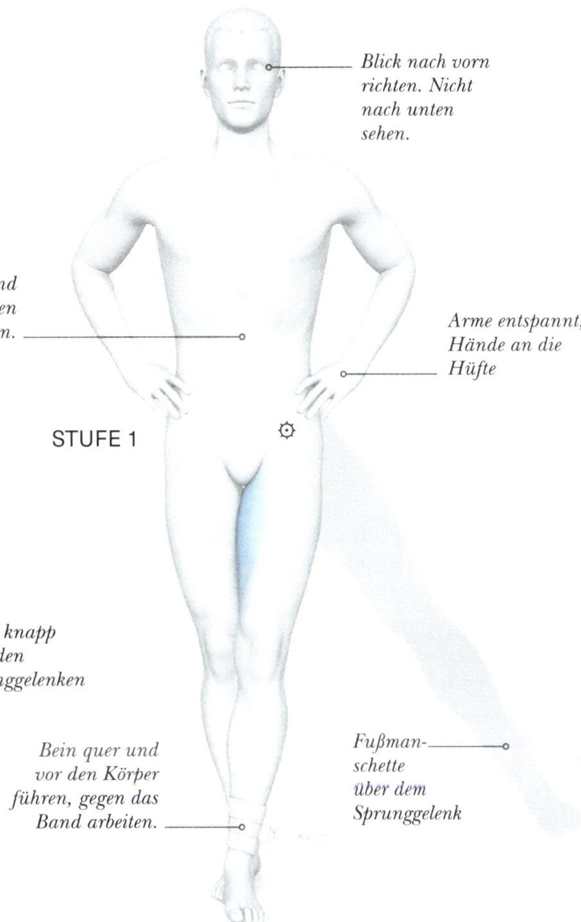


## BEINABDUKTION MIT BAND

Mit dieser Übung werden die Außenrotatoren und Abduktoren der Hüfte aufgewärmt. Da wir in der heutigen Zeit den ganzen Tag über viel und lange sitzen, sind Kraft und Stabilität in den Hüftabduktoren besonders wichtig.

**VORBEREITUNG**
Aufrecht stehen, das Band um beide Beine gelegt. Das aktive Bein steht leicht versetzt vor dem passiven. Die Hände ruhen auf der Hüfte.

**STUFE 1**
Coremuskeln aktivieren. Die Wirbelsäule bleibt neutral. Führen Sie das aktive Bein nach außen und weg von der Mittellinie. Das Becken bleibt stabil.

**STUFE 2**
Aktives Bein kontrolliert zurück in die Startposition bringen. 5–10 Wh. der Stufen 1 und 2 durchführen. Bei Gleichgewichtsverlust das Bein zwischen den Wh. absetzen.

## BEINADDUKTION MIT BAND

Wenn wir viel sitzen, werden die Hüftadduktoren wenig benutzt. Diese Übung wärmt die Adduktoren und die Innenrotatoren der Hüfte auf und sorgt zusammen mit der Beinabduktion (s. links) für ausgewogene Hüftstabilität.

**VORBEREITUNG**
Aufrecht stehen. Das aktive Bein mit Fußmanschette steht leicht versetzt vor dem passiven. Aktives Bein so positionieren, dass das Band Widerstand bietet.

**STUFE 1**
Coremuskeln aktivieren. Die Wirbelsäule bleibt neutral. Aktives Bein Richtung Mittellinie führen. Das Becken bleibt stabil.

**STUFE 2**
Aktives Bein kontrolliert zurück in die Startposition bringen. 5–10 Wh. der Stufen 1 und 2 durchführen. Bei Gleichgewichtsverlust das Bein zwischen den Wh. absetzen.

# DEHNEN & **COOL-DOWN**

Dehnen ist eine eher passive Abwärmmethode und lässt sich gut in eine längere Cool-down-Routine mit lockeren Abwärmaktivitäten wie entspanntem Schwimmen, Radfahren oder Gehen integrieren. Das Stretching versetzt den Körper in einen Zustand der Ruhe und Regeneration und befördert damit Entspannung, Erholung und Wohlbefinden.

### Regeneration durch Atmen

Langsames, kontrolliertes und rhythmisches Atmen stimuliert den Vagusnerv und führt einen Zustand der Ruhe, Entspannung und Regeneration herbei. Ein kontrollierter Atemrhythmus im Zusammenspiel mit kurzem statischem Dehnen steigert den Erholungseffekt und Ihr Wohlbefinden und kann sogar die Stimmung aufhellen. Achten Sie darauf, während des Stretchings langsam und rhythmisch zu atmen (um die 6–10 Atemzüge pro Minute). Das hilft Ihnen, einen gelösten Zustand zu erreichen und tiefer in die Dehnung zu gehen.

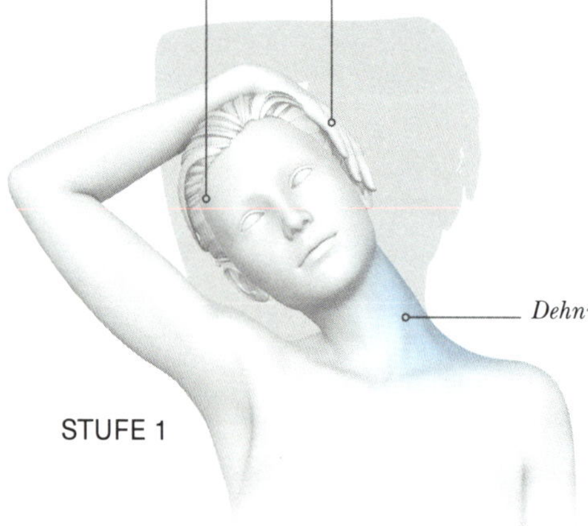


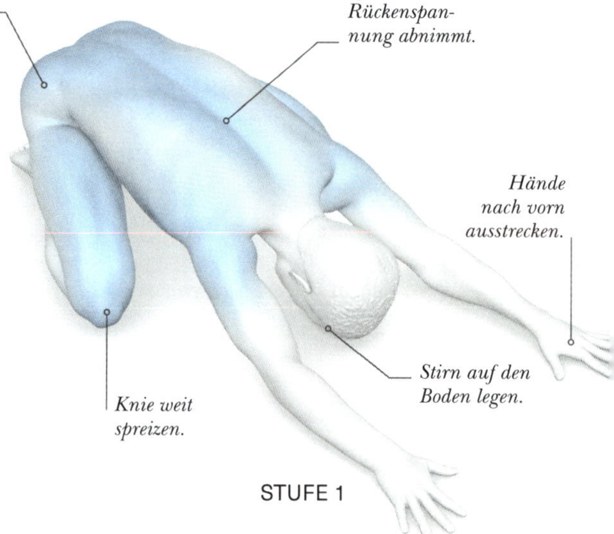


## SEITLICHE **NACKENDEHNUNG**

Der obere Rücken (Kapuzenmuskel) und der Nacken (Treppenmuskeln) werden beim Krafttraining oft stark belastet – entweder direkt oder indirekt bei der Stabilisierung. Diese Dehnübung entspannt und streckt diese Muskeln.

**VORBEREITUNG**
Sie stehen aufrecht mit neutraler Kopfhaltung. Führen Sie einen Arm über den Kopf und legen Sie die Hand direkt über das Ohr.

**STUFE 1**
Mit sanfter Kraft ziehen Sie den Kopf mit der Hand zur anderen Seite. So dehnen Sie den Nacken. Position 5 Sekunden halten.

**STUFE 2**
Kehren Sie in die neutrale Stellung zurück. Stufen 1 und 2 auf der anderen Seite wiederholen. 3–5 Wh. auf jeder Seite.

## KINDHALTUNG

Diese Dehnübung hat ihren Ursprung im Yoga und geht auf eine Asana im Sitzen zurück. Über den Atem wird Spannung abgebaut. Rückenmuskulatur, Hüfte, Knie und Sprunggelenke werden gedehnt.

**VORBEREITUNG**
Sie beginnen im Vierfüßlerstand (auf allen vieren).

**STUFE 1**
Sie spreizen die Knie und senken die Hüften nach hinten ab. Dabei strecken Sie die Hände nach vorn und dehnen Rücken und Schultern. Fokussieren Sie darauf, Ihre Atmung so weit wie möglich zu kontrollieren, während Sie sich auf Ihre Füße setzen.

**STUFE 2**
Durch Anheben der Hüfte kehren Sie in den Vierfüßlerstand (Ausgangsposition) zurück. Führen Sie 3–5 kontrollierte Wh. durch.

**LEGENDE**
Zielmuskulatur

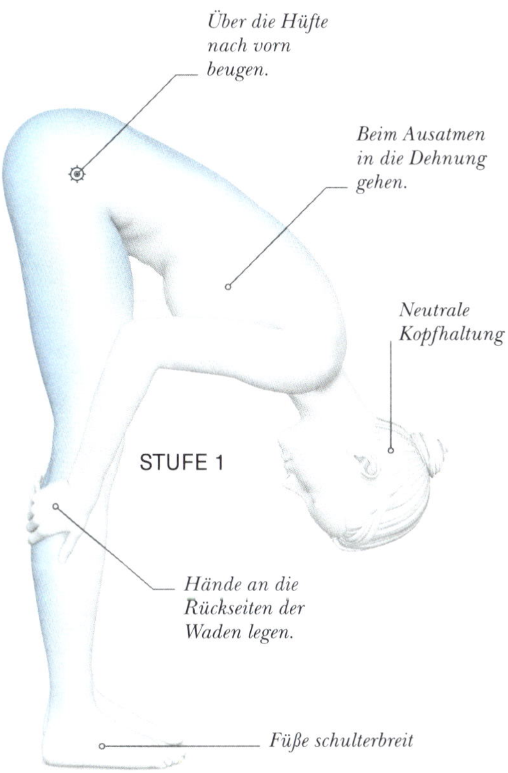


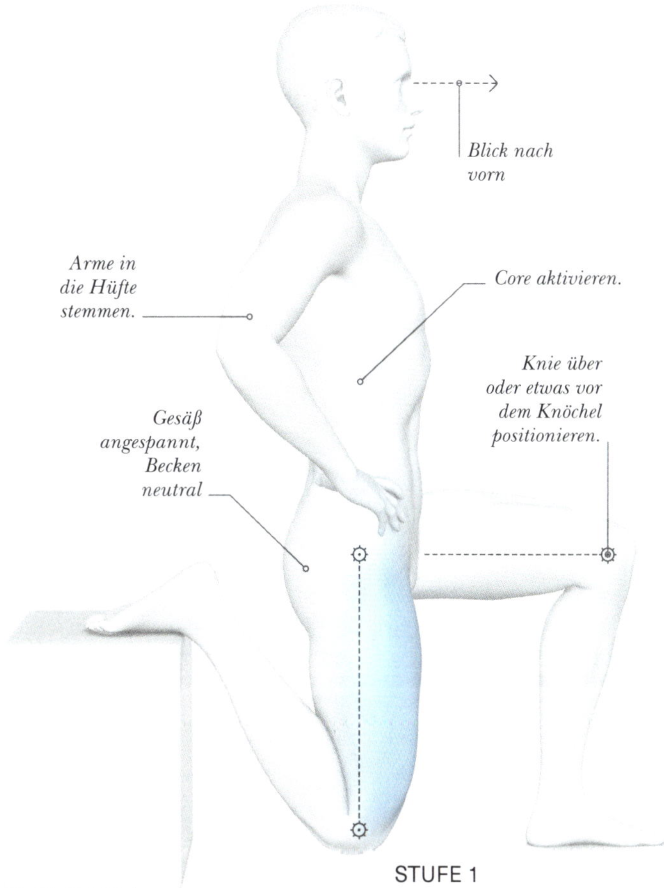


## VORWÄRTSBEUGE

Diese Dehnung geht auf eine Asana (Yogaübung) im Stehen zurück und lässt sich leicht an Ihre individuellen Bedürfnisse und Limits anpassen. Sie eignet sich hervorragend zur Entspannung von Kreuz und Hüfte.

**VORBEREITUNG**
Stehen Sie aufrecht, Füße schulterbreit auseinander.

**STUFE 1**
Beugen Sie den Rumpf über die Hüfte um etwa 45°. Der Core bleibt angespannt, die Wirbelsäule neutral. Der obere Rücken darf sich leicht runden. Sie spüren eine leichte bis mittelstarke Dehnung im unteren Rücken, in den Kniesehnen und im Gesäß.

**STUFE 2**
In der Abwärtsbewegung atmen Sie kontrolliert aus, bei der Aufwärtsbewegung ein. Führen Sie 3–5 Wh. durch und halten Sie die Dehnung 5–10 Sekunden.

## QUADRIZEPSDEHNUNG

Diese Cool-down-Übung nennt man auch den »Couch Stretch«. Sie kann Verspannungen lösen und verbessert die Beweglichkeit der Hüftbeuger. Zudem wird die Muskulatur im Beckenbereich mobilisiert und stabilisiert.

**VORBEREITUNG**
Platzieren Sie einen etwa 60 cm hohen Block hinter sich und stellen Sie sich aufrecht hin. Legen Sie einen Fuß auf den Block.

**STUFE 1**
Nun senken Sie das Knie des aktiven Beins Richtung Boden. Der Oberschenkel bleibt dabei senkrecht zum Boden ausgerichtet. Bei der Abwärtsbewegung spüren Sie die Dehnung im Quadrizeps.

**STUFE 2**
Kehren Sie in die aufrechte Position zurück. Führen Sie pro Bein 3–5 kontrollierte Wh. durch.

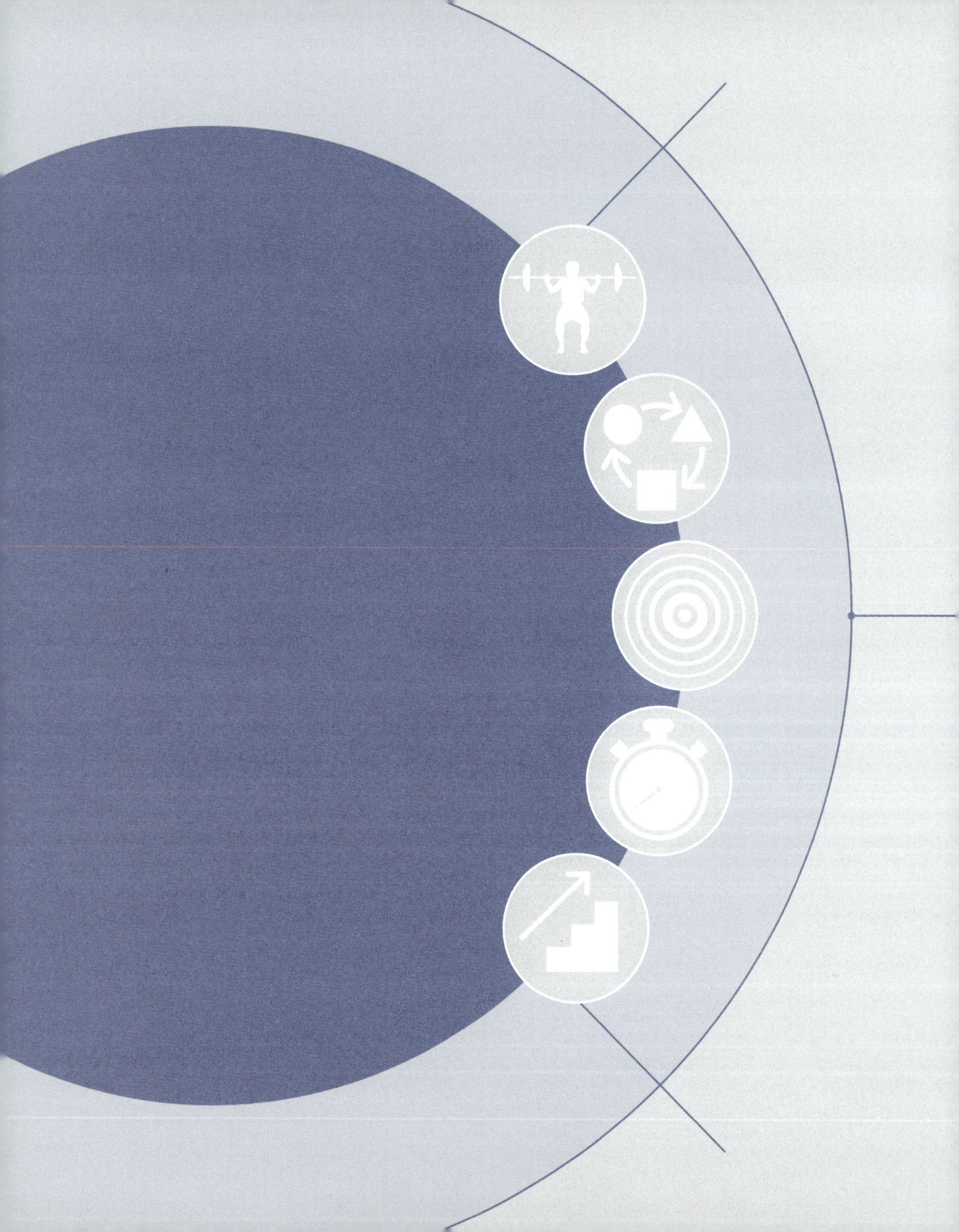

# GEZIELTES TRAINING

**Mit das Schwierigste am Krafttraining** ist die Zusammenstellung des Trainingsplans. Wie wird aus ein paar Übungen ein fundiertes Trainingsprogramm? Im Folgenden stellen wir Ihnen wichtige Grundlagen der Trainingslehre vor und erklären, wie Sie darauf aufbauend zielgerichtete Trainingspläne für den Muskelaufbau, den Kraftaufbau oder zur Steigerung der Kraftausdauer gestalten. Außerdem haben wir Muster-Trainingsprogramme für Sie zusammengestellt.

# TRAININGSVARIABLEN IM KRAFTTRAINING

**Die Trainingsprogramme in diesem Buch** bauen auf folgenden Variablen auf: Trainingsvolumen, Trainingsintensität, Übungsauswahl und Fatigue-Management. Zudem variieren Schwierigkeitsgrad und Trainingsfrequenz. Sie können sich je nach Erfahrungsstand und verfügbarer wöchentlicher Trainingszeit das passende Programm aussuchen.

## TRAININGS**VOLUMEN**

Das Volumen besagt, wie viel Sie in einer gewissen Zeitspanne trainieren, in der Regel in einer Trainingseinheit oder -woche. Meist ist damit die Wiederholungszahl in einer bestimmten Anzahl von Sätzen und mit einer bestimmten Trainingslast (Gewichte) gemeint.

Durch Anpassung von Übungsauswahl, Bewegungsumfang, Widerstandsprofil (an welchem Punkt ist die Bewegung am schwersten), Tempo oder Pausen gleichen Sie das Volumen Ihrer wachsenden Trainingserfahrung an.

### Wochenvolumen

Gemeint ist das Trainingsvolumen pro Muskelgruppe pro Trainingswoche.

**BEISPIEL**

Bei 4 Brustübungssätzen pro Work-out und 3 Trainingstagen die Woche, kommen Sie auf insgesamt 12 Sätze Brustmuskeltraining. Das ist Ihr Wochenvolumen für die Brust.

**4-mal Satz ×** à **3-mal** pro Woche
= **12-mal Satz ×** (betreffende Körperpartie) pro Woche

### Trainingsvolumen und Trainingsprogramm

Ihr Training kann auf Muskelaufbau, Kraftausdauer oder Kraftaufbau (Maximalkraft) ausgerichtet sein. Stimmen Sie das Volumen auf das Trainingsziel ab. Sie können es durch Erhöhung der Trainingslast, Wiederholungszahl oder Satzzahl progressiv anpassen.

**Muskelaufbau**
Erhöhen Sie das Gesamtwochenvolumen allmählich über die Trainingslast, Wiederholungs- oder Satzzahl (s. oben). Steigern Sie das Gesamtvolumen für die Zielmuskelgruppe Woche für Woche.

**Kraftaufbau**
Der Fokus liegt auf Intensität pro Trainingseinheit oder -woche. Ziel ist eine allmähliche Erhöhung der relativen Intensität (in % des 1 RM; s. rechts) zur Konditionierung des Nervensystems.

**Kraftausdauer**
Konzentrieren Sie sich auf die Trainingsdichte, d. h. die Arbeit, die in einem bestimmten Zeitraum geleistet wird. Ziel ist, die Gesamttrainingsdichte pro Trainingseinheit zu steigern, also in derselben Zeit mehr Arbeit zu verrichten.

## TRAININGS-**INTENSITÄT**

Die Trainingsintensität wird als Prozentsatz des Gewichts ausgedrückt, das Sie bei einer Wiederholung maximal bewältigen können – dieser Wert wird auch Wiederholungsmaximum (»repetition maximum«, 1 RM) genannt.

Trainingslast und Wiederholungszahl (Whz.) pro Satz hängen zusammen. Wählen Sie für Kraftaufbau eine hohe Intensität, d. h. höhere Last und niedrige Whz., für Muskelaufbau eine moderate Intensität, d. h. moderate Last und moderate Whz., und für Kraftausdauer eine geringe Intensität, d. h. eine geringere Last und eine hohe Whz.

| Niedrige Whz. | Moderate Whz. | Hohe Whz. |
|---|---|---|
| 1–6 | 6–12 | 12+ |
| Ideal für Kraftaufbau | Ideal für Muskelaufbau | Ideal für Kraftausdauer |

KRAFT-AUSDAUER KONTINUUM

# ÜBUNGSAUSWAHL

**Jede Übung trainiert den Muskel an einem spezifischen Punkt seines Bewegungsumfangs. Außerdem fordern bestimmte Übungen den Muskel eher exzentrisch, andere konzentrisch (s. S. 14–15).**

Eine Kniebeuge spricht die Quadrizepsmuskeln im gedehnten Zustand an, Beinstrecken in einem Bereich mittlerer Verkürzung, selbst bei identischer Last und Wiederholungszahl. Auch Maschinen fordern Muskeln unterschiedlich.

Wählen Sie Übungen aus, die Ihrem Können und Ihrem Körperbau und Bewegungsapparat entsprechen.

### BEWEGUNGSUMFANG

Je nach Übung und Winkelstellung der Gelenke müssen die Muskeln andere Aufgaben erfüllen. An jedem Punkt des Bewegungsumfangs sind andere Muskelteile gefordert. Darum sollten Sie bei jeder Übung den vollen Bewegungsumfang nutzen. – Gleichzeitig aber Ihre Grenzen kennen!

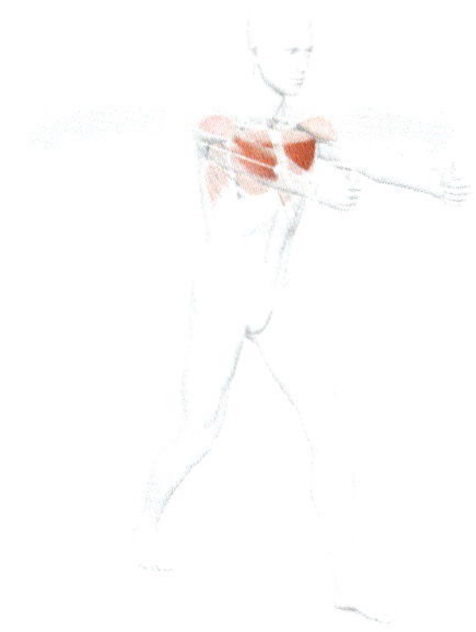

**ZIELMUSKULATUR TRAINIEREN**
Wählen Sie die Übungen nach Ihrem Können aus und stellen Sie Geräte – z. B. bei Einschränkungen der Schulterbeweglichkeit – passend ein.

# FATIGUE-MANAGEMENT

**Die Muskelermüdung oder »Fatigue« ist ein wichtiger Gradmesser beim effektiven Muskel- und Kraftaufbau.**

### RIR UND RPE-SKALA

Eine Methode, nahe am Muskelversagen zu trainieren und das Training diesbezüglich progressiv zu steigern, ist, die Intensität einer Belastung über RIR (»reps in reserve«, Wiederholungen in Reserve) einzuschätzen. RIR und RPE (»rate of perceived exertion«, Grad an empfundener Anstrengung) stehen miteinander in Beziehung (s. Skala rechts).

### SELBSTREGULATION

Passen Sie das Training auch an Ihre Tagesform an. Absolvieren Sie ein leichteres Work-out, wenn Sie sich an einem Tag müde fühlen. Dieser individueller Ansatz steigert die Motivation und verringert die Verletzungsgefahr.

### DELOAD

Ein Deload (»Entlastung«) – idealerweise jede fünfte Woche – dient der Muskelregeneration. Trainieren Sie während des Deloads nur so viel wie nötig, um Muskelmasse oder -kraft aufrechtzuerhalten. Je härter das Training, desto länger der Deload vor der Rückkehr zum gewohnten oder nächsten Level. Einsteiger verringern die Trainingslast um etwa 10–20 %, Fortgeschrittene die Satzzahl um 30–50 % des Maximums der vorherigen Trainingswochen. Senken Sie den RIR-Wert um 2 Punkte.

### RPE-Skala auf RIR-Basis

| WERT | BESCHREIBUNG |
|---|---|
| 10 | Maximale Anstrengung |
| 9,5 | Keine RIR, aber Erhöhung der Trainingslast evtl. möglich |
| 9 | 1 RIR |
| 8,5 | Mit Sicherheit 1, evtl. 2 RIR |
| 8 | 2 RIR |
| 7,5 | Mit Sicherheit 2, evtl. 3 RIR |
| 7 | 3 RIR |
| 5–6 | 4–6 RIR |
| 3–4 | Leichte Anstrengung |
| 1–2 | Wenig/keine Anstrengung |

### Pausen sind wichtig!

Die Pausen zwischen den Sätzen einer Übung sind ein wesentlicher Regenerationsfaktor. Bei den Trainingsprogrammen für Fortgeschrittene raten wir zu Pausenlängen zwischen 15 Sekunden und 5 Minuten, abhängig von Trainingsziel (s. rechts), Trainingsintensität, Satzlänge und Trainingserfahrung. Einsteiger sollten die Pausendauer am oberen Ende des Spektrums ansetzen.

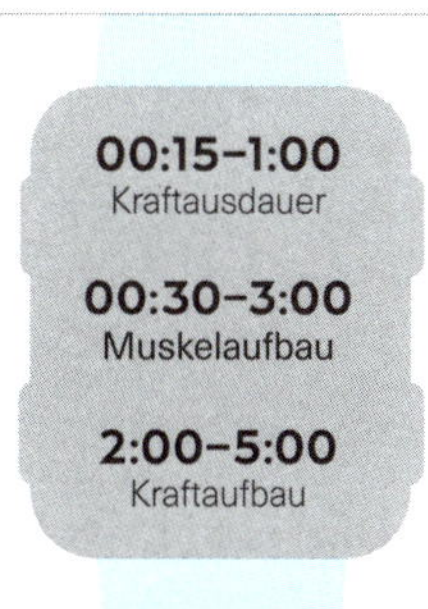
00:15–1:00
Kraftausdauer
00:30–3:00
Muskelaufbau
2:00–5:00
Kraftaufbau

# » TRAININGS**FREQUENZ**

**Die Frequenz sagt aus, wie oft eine Muskelgruppe in einer Woche trainiert wird (s. Beispiel auf S. 198).**

Um Muskeln oder Kraft aufzubauen, müssen Sie ein Wochenvolumen pro Muskelgruppe absolvieren. Bei mehr Trainingstagen pro Woche können Sie das Training abwechslungsreicher gestalten.

### ÖFTER TRAINIEREN

Sie können eine Muskelgruppe häufiger, dafür mit weniger Sätzen pro Tag trainieren.

### SELTENER TRAINIEREN

Wenn Sie seltener trainieren, kommt eine Muskelgruppe auf mehr Regenerationstage zwischen Trainingseinheiten. Dazu müssen Sie pro Work-out mehr Sätze einplanen. Neben der Trainingsfrequenz können Sie auch das Volumen pro Work-out verändern, indem Sie Trainingslast, Wiederholungs- oder Satzzahl in Ihrem Trainingsprogramm (s. unten) aufstocken. Achtung: Jede Ergänzung erhöht die Gesamtbelastung für den Körper pro Work-out!

# TRAININGS**PROGRESSION**

**Beim »Progressive Overload« (wörtlich »progressive Überbelastung«) wird Trainingsfortschritt durch die fortlaufende schrittweise Steigerung von Trainingsreizen (s. Grafiken links) erzielt.**

Erfolgte Überbelastung erkennen Sie daran, dass Sie mit dem gegebenen Gewicht mehr Wiederholungen schaffen oder schwerer heben können. Sie können verschiedene Faktoren anpassen, um allmähliche Trainingsfortschritte zu garantieren.

### WIEDERHOLUNGEN UND LAST

Eine Wiederholung umfasst den kompletten Bewegungsablauf einer Übung (exzentrische und konzentrische Phase). Bei Erhöhung der Wiederholungszahl oder der Last wird das Training auf die Weise gesteigert, dass mehr Spannung in der Zielmuskulatur erzeugt wird. Je größer die Spannung, desto aktiver ist das Muskelgewebe in kontraktiler wie metabolischer Hinsicht.

### SATZZAHL

Die Satzzahl anzuheben, ist eine beliebte Methode zur progressiven Steigerung von Volumen oder Intensität. Erhöhtes Volumen regt das Muskelwachstum verstärkt an. Aber Vorsicht: Ab einem gewissen Maximalvolumen kann sich der Körper nicht mehr regenerieren und das Muskelwachstum nimmt ab.

### PROGRESSIVE RIR

Hier liegt der Schwerpunkt auf einer Steigerung der Muskelermüdung durch erhöhte Trainingsintensität. Wiederholungen »in Reserve« zu behalten (RIR), ist eine wichtige Komponente des Fatigue-Managements (s. S. 199) und gewährleistet Leistungskonstanz.

### REGENERATION

Regeneration ist eine der wichtigsten Trainingsvariablen überhaupt. Krafttraining baut zunächst einmal Muskelfasern ab (s. S. 18–21). Der Körper braucht daher möglichst viel Zeit, um sich zu regenerieren und Muskeln sowie Kraftausdauer aufzubauen. Unzureichende Regeneration senkt die Trainingsleistung. Ihr Körper kann sich nur ungenügend anpassen. Ruhetage, guter Schlaf, gute Ernährung und Stressmanagement sind ausschlaggebend.

**Progressive Overload (Progressive Belastungssteigerung)**

| WH. UND LAST | SATZZAHL | PROGRESSIVE RIR | REGENERATION |
|---|---|---|---|
| Haben Sie die maximal mögliche Wiederholungszahl und Trainingslast erreicht, erhöhen Sie das Volumen, indem Sie Sätze hinzufügen. | Das produktive Volumen liegt für die meisten Trainierenden zwischen 10 und 18 Sätzen pro Woche. | Einsteiger sollten 2–4 Wiederholungen in Reserve behalten (vor dem Muskelversagen); im weiteren Verlauf können Sie den RIR-Wert pro Woche um einen Punkt reduzieren. | Zum Training gehören Ruhetage. Planen Sie diese unbedingt ein. Sonst fällt Ihre Leistung ab. |

# DIE TRAININGSPROGRAMME

**Unsere Programme sind gesplittet,** das heißt, das Training aller Muskelgruppen wird innerhalb der Trainingswoche auf die einzelnen Work-outs verteilt. Wir haben je drei Programme für Einsteiger und Fortgeschrittene erstellt, inklusive Alternativen im Hinblick auf die Trainingsfrequenz.

## SPLIT TRAINING

Sie können zwischen Einsteiger- und Fortgeschrittenenprogrammen mit 3, 4 oder 5 Work-outs pro Woche wählen. Suchen Sie sich das Programm aus, das zu Ihrem Erfahrungsstand, verfügbarer Trainingszeit und Trainingsziel passt: Muskelaufbau, Kraftaufbau oder Kraftausdauer.

- **3-mal pro Woche – Ganzkörper-Split.** Bei diesem Split wird das Wochenvolumen optimal auf die Trainingstage verteilt. Der Schwerpunkt liegt auf den Hauptmuskelgruppen und Übungen, an denen mehrere Gelenke beteiligt sind, um auch die kleineren Muskelgruppen, etwa die der Schultern, unter Spannung zu setzen.
- **4-mal pro Woche – Halber-Körper-Split.** Dank des zusätzlichen Trainingstags können Sie das Wochenvolumen pro Muskelgruppe aufteilen und mehr Volumen pro Muskelgruppe und Trainingseinheit ansetzen.
- **5-mal pro Woche – Drittel-Split.** Jeden Tag wird etwa ein Drittel des Körpers trainiert. Pro Work-out und Muskelgruppe wird mehr Volumen angesetzt, und zwar bei geringerer Trainingsfrequenz pro Muskelgruppe.

### DAS VOLUMEN DER TRAININGSPROGRAMME ANPASSEN

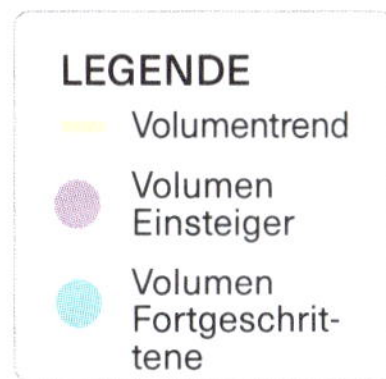


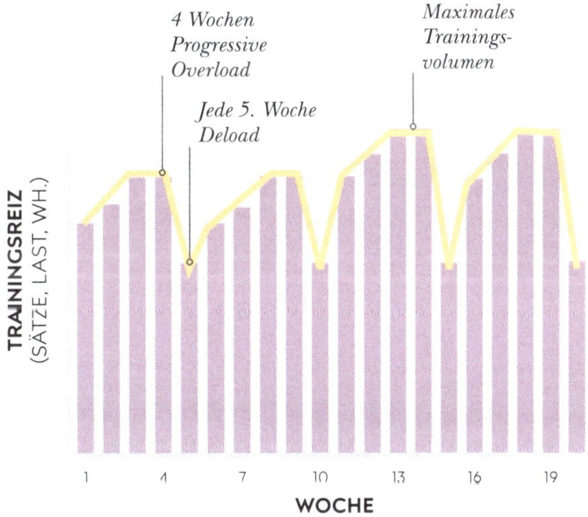


**EINSTEIGER-PROGRAMME**
Die Belastung wird über 4 Wochen hinweg gesteigert (Progressive Overload). In Woche 5 erfolgt ein Deload zur Regeneration (s. S. 199). Das Prinzip setzt sich fort. Bei schrittweiser Steigerung ist in Woche 14 das Maximum erreicht.

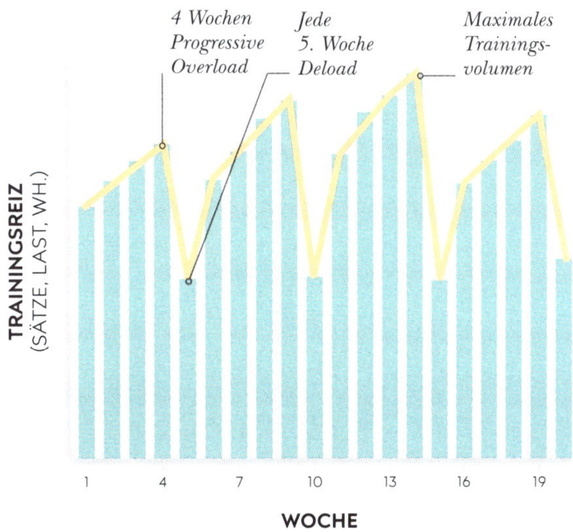


**FORTGESCHRITTENENPROGRAMME**
Das Training funktioniert nach demselben Prinzip, aber bei höherem Trainingsvolumen und erhöhter Volumenssteigerung von Woche zu Woche (mehr Progressive Overload). In den Wochen 16–19 wird das Belastungsniveau zu Regenerationszwecken gesenkt.

# MUSKELAUFBAU EINSTEIGER

**Muskelaufbautraining durch Hypertrophie (s. S. 18) basiert auf der technisch sauberen Durchführung einer gewissen Anzahl von Wiederholungen bei einem gewissen Trainingsvolumen und mit einer gewissen Intensität bzw. bis knapp ans Muskelversagen (s. S. 199).**

Trainieren Sie nicht bei jedem Satz bis zum Muskelversagen. Das ist auf lange Sicht keine Erfolg versprechende Methode. Die RPE-Skala auf RIR-Basis (S. 199) hilft bei der Einschätzung der Belastung. Ein Training mit 4–5 RIR sollte ausreichend Reize für die Stimulation von Muskelwachstum setzen.

Wärmen Sie sich vor jedem Work-out auf (s. S. 186). Wo Varianten angegeben sind, wählen Sie die, die Sie bevorzugen.

**HAUPTMUSKELGRUPPEN**

- Beine
- Brust
- Rücken
- Schultern
- Arme
- Bauch

## Für alle Work-outs

Für alle Muskelaufbau-Work-outs für Einsteiger gilt, unabhängig davon, wie oft Sie trainieren:

**8–10** WIEDERHOLUNGEN
**4** SÄTZE
**60–90** SEKUNDEN PAUSE
**3–4** RIR
**KONTROLLIERTES** TEMPO

## Tempo

Das Tempo bezeichnet den Rhythmus, in dem Sie eine Wiederholung durchführen. »Kontrolliertes« Tempo bedeutet: Am Ende der exzentrischen Phase halten Sie die Position für 2–3 Sekunden, am Ende der konzentrischen für 1 Sekunde. So bleibt der Muskel unter Spannung und die Technik unter Kontrolle.

**MUSKELAUFBAU** – 3-MAL PRO WOCHE

| | Übung |
|---|---|
| WORK-OUT 1 | Langhantel-Kniebeuge oder Varianten (S. 54–57) |
| | Beinbeugen (liegend oder sitzend) (S. 68–70) |
| | Kurzhantel-Bankdrücken (S. 96) oder Liegestütz (S. 95) |
| | Latzug vertikal (S. 110) oder Klimmzug im Obergriff (S. 113) |
| | Kurzhantel-Schulterdrücken (S. 127) |
| | Plank mit Drehung (S. 156) |
| WORK-OUT 2 | Langhantel-Bankdrücken oder Varianten (S. 92–95) |
| | Rumänisches Kreuzheben (S. 89) |
| | Rudern am Kabelzug im neutralen Griff (S. 114) |
| | Schulterdrücken am Gerät oder mit Kurzhanteln (S. 126–127) |
| | Beinstrecken oder Varianten (S. 74–77) |
| | Crunches mit Ball (S. 160) oder Katze-Kuh (S. 162) |
| WORK-OUT 3 | Kreuzheben (S. 86) oder Step-up mit Kurzhanteln (S. 66) |
| | Latzug vert., neutr. Griff (S. 112) o. Klimmzug, Untergriff (S. 113) |
| | Flys horizontal (S. 103) oder am Gerät (S. 104) |
| | Beinbeugen (liegend oder sitzend) (S. 68–70) |
| | Schulterdrücken am Gerät oder mit Kurzhanteln (S. 126–127) |
| | Rumpfrotation am Kabelzug (S. 168) |

## MUSKELAUFBAU – 4-MAL PRO WOCHE

| | Übung |
|---|---|
| WORK-OUT 1 | Langhantel-Bankdrücken oder Varianten (S. 92–95) |
| | Beinpresse (S. 58) |
| | Trizepsdrücken am Seil oder Varianten (S. 150–153) |
| | Kurzhantel-Seitheben oder Varianten (S. 128–131) |
| | Crunches am Kabelzug mit Seil (S. 166) |
| WORK-OUT 2 | Latzug vertikal, neutraler Griff oder Klimmzug, Untergriff (S. 112–113) |
| | Beinbeugen (S. 68–70) |
| | Kurzhantel-Beckenlift oder Varianten (S. 80–81) |
| | Kurzhantel-Bizeps-Curl oder Varianten (S. 142–145) |
| | Beinstrecken oder Varianten (S. 74–77) |
| WORK-OUT 3 | Wadenheben (S. 82) |
| | Flys von oben am Kabelzug o. Varianten (S. 100–103) |
| | Kurzhantel-Stirndrücken oder Varianten (S. 146–149) |
| | Kurzhantel-Schulterdrücken o. Varianten (S. 126–127) |
| | Rumpfrotation am Kabelzug (S. 168) |
| WORK-OUT 4 | Rudern am Kabelzug im neutralen Griff (S. 114) |
| | Rumänisches Kreuzheben (S. 89) |
| | Kurzhantel-Beckenlift oder Varianten (S. 80–81) |
| | Bizeps-Curl mit Band (S. 144) |
| | Wadenheben sitzend (S. 84) |

## MUSKELAUFBAU – 5-MAL PRO WOCHE

| | Übung |
|---|---|
| WORK-OUT 1 | Langhantel-Schrägbankdrücken o. Varianten (S. 94–95) |
| | Latzug vertikal im neutralen Griff (S. 112) |
| | Schrägbank-Kurzhantel-Rudern (S. 138) |
| | Kurzhantel-Bizeps-Curl (S. 142) |
| | Trizepsdrücken am Seil (S. 150) oder Langhantel-Bankdrücken im engen Griff (S. 94) |
| | Crunches am Kabelzug mit Seil (S. 166) |
| WORK-OUT 2 | Rumänisches Kreuzheben (S. 89) |
| | Hack Squat (Hackenschmidt-Kniebeuge) (S. 60) |
| | Kurzhantel-Beckenlift oder Varianten (S. 80–81) |
| | Beinstrecken (S. 74) |
| | Wadenheben (S. 82) |
| WORK-OUT 3 | Kurzhantel-Schulterdrücken o. Varianten (S. 126–127) |
| | Kurzhantel-Seitheben oder Varianten (S. 128–131) |
| | Bizeps-Curl mit Band (S. 144) |
| | Überkreuzte Trizepspresse am Kabelzug (S. 153) |
| | Rumpfrotation am Kabelzug (S. 168) |
| | Negative Crunches (S. 167) |
| WORK-OUT 4 | Rudern am Kabelzug im neutralen Griff (S. 114) |
| | Latzug vertikal (S. 110) |
| | Kurzhantel-Bankdrücken (S. 96) o. Liegestütz (S. 95) |
| | Kurzhantel-Rudern einarmig (S. 116) |
| | Brust- oder Rückenübung nach Wahl |
| WORK-OUT 5 | Beinpresse (S. 58) oder Kurzhantel-Kniebeuge (S. 56) |
| | Beinstrecken oder Varianten (S. 74–77) |
| | Beinbeugen (liegend oder sitzend) (S. 68–70) |
| | Kurzhantel-Beckenlift oder Varianten (S. 80–81) |
| | Schrägbank-Kurzhantel-Rudern (S. 138) |
| | Kurzhantel-Seitheben oder Varianten (S. 128–131) |

# MUSKELAUFBAU FORTGESCHRITTENE

**Unsere Muskelaufbauprogramme für Fortgeschrittene arbeiten in erster Linie mit Trainingsprogression durch Erhöhung des Trainingsvolumens und eine größere Bandbreite an Übungen.**

Durch Anheben des Volumens stehen die Muskeln mehr unter Spannung und metabolischem Stress. Genau wie Einsteiger sollten jedoch auch Fortgeschrittene nur bis nahe ans, aber nicht bis zum Muskelversagen trainieren. Die RPE-Skala auf RIR-Basis (s. S. 199) hilft bei der Einschätzung der Belastung.

Achten Sie auf das Tempo bzw. den Rhythmus, den die jeweilige Übung erfordert (s. unten links).

**HAUPTMUSKELGRUPPEN**

- Beine
- Brust
- Rücken
- Schultern
- Arme
- Bauch

## Für alle Work-outs

Für alle Muskelaufbau-Work-outs für Fortgeschrittene gilt, unabhängig davon, wie oft Sie trainieren:

**60–90** SEKUNDEN PAUSE
**2–3** RIR

## Tempo und Rhythmus

In den Programmen für Fortgeschrittene wird das Tempo teilweise als Folge aus vier Ziffern ausgedrückt, die in Sekunden die Dauer jeder Phase einer Wiederholung angeben. Diese Phasen sind: exzentrische Kontraktion, Pause in der gedehnten Position, konzentrische Kontraktion, Pause in der verkürzten Position. Tempo 3011 heißt: 3 Sek. in der exzentrischen Kontraktion (z. B. in die Kniebeuge gehen), 0 Sek. Pause in der gedehnten Position (in der tiefen Hocke), 1 Sek. (kontrolliert) in der konzentrische Kontraktion (mit Explosivkraft aus der Kniebeuge herauskommen) und 1 Sek. Pause in der verkürzten Position (hier kontrahieren Sie den Zielmuskel). Weitere häufige Rhythmen sind: 3010 und 3110.

**ANLEITUNG ZU SUPERSÄTZEN**
**S. S. 212**

*Supersätze: zwischen gefetteten Linien blau markiert*

**MUSKELAUFBAU** – 3-MAL PRO WOCHE

| | ÜBUNG | SÄTZE | WH. | TEMPO |
|---|---|---|---|---|
| WORK-OUT 1 | Langhantel-Kniebeuge (S. 54) oder Beinpresse (S. 58) | 4 | 6–8 | 3010 |
| | Beinbeugen (liegend oder sitzend) (S. 68–70) | 4 | 6–8 | 3010 |
| | KH-Bankdrücken (S. 96) oder LH-Bankdrücken (S. 92) | 4 | 6–8 | 3010 |
| | Latzug vertikal (S. 110) oder Klimmzug im Obergriff (S. 113) | 4 | 6–8 | 3010 |
| | KH-Schulterdrücken (S. 127) | 4 | 6–8 | 3010 |
| | Plank mit Drehung (S. 156) | 4 | 6–8 | Kontrolliert |
| WORK-OUT 2 | LH-Bankdrücken (S. 92) oder KH-Bankdrücken (S. 96) | 4 | 6–8 | 3010 |
| | Rumänisches Kreuzheben (S. 89) | 4 | 6–8 | 3010 |
| | Rudern am Kabelzug (S. 114) | 4 | 6–8 | 3010 |
| | Schulterdrücken am Gerät oder mit Kurzhanteln (S. 126–127) | 4 | 6–8 | 3010 |
| | Beinstrecken (S. 74) | 4 | 6–8 | 3010 |
| | Crunches mit Ball oder Varianten (S. 160–163) | 4 | 6–8 | Kontrolliert |
| WORK-OUT 3 | Kreuzheben klassisch oder Varianten (S. 86–89) | 4 | 8–10 | 2010 |
| | Latzug vert. im n. Griff oder Klimmzug im Untergriff (S. 112–113) | 4 | 8–10 | 3010 |
| | Flys horizontal (S. 103) oder Flys am Gerät (S. 104) | 4 | 8–10 | 3010 |
| | Beinbeugen (liegend oder sitzend) (S. 68–70) | 4 | 8–10 | 3010 |
| | Schulterdrücken am Gerät (S. 126) o. KH-Schulterdrücken sitz. (S. 135) | 4 | 8–10 | 3010 |
| | Rumpfrotation am Kabelzug (S. 168) | 4 | 8–10 | Kontrolliert |

## MUSKELAUFBAU – 4-MAL PRO WOCHE

| | ÜBUNG | SÄTZE | WH. | TEMPO |
|---|---|---|---|---|
| WORK-OUT 1 | Kurzhantel-Bankdrücken oder Varianten (S. 96–99) | 4 | 6–8 | 3110 |
| | Langhantel-Kniebeuge (S. 54) oder Beinpresse (S. 58) | 5 | 6–8 | 3010 |
| | Trizepspresse überkreuz am Kabelzug (S. 153) | 4 | 8–10 | 3011 |
| | Flys von oben am Kabelzug (S. 100) | 4 | 8–10 | 3011 |
| | KH-Seitheben o. Var. (S. 128–131) | 4 | 8–10 | 3010 |
| | Kurzhantel-Stirndrücken oder Varianten (S. 146–149) | 4 | 8–10 | 3010 |
| | Crunches, Kabelzug mit Seil (S. 166) | 5 | 8–10 | Kontrolliert |
| WORK-OUT 2 | Latzug vert. im neutralen Griff o. Klimmzug im Untergriff (S. 112–113) | 4 | 6–8 | 3010 |
| | Beinbeugen o. Varianten (S. 68–71) | 5 | 6–8 | 3011 |
| | Beckenlift mit Langhantel oder Varianten (S. 78–81) | 4 | 6–8 | 3011 |
| | Bizeps-Curl am Gerät (S. 144) | 4 | 6–8 | 3011 |
| | KH-Bizeps-Curl o. Var. (S. 142–145) | 4 | 8–10 | 3011 |
| | KH-Rudern einarmig (S. 116) | 4 | 8–10 | 3010 |
| | Wadenheben o. Varianten (S. 82–85) | 5 | 8–10 | Kontrolliert |
| WORK-OUT 3 | Beinstrecken o. Varianten (S. 74–77) | 5 | 8–10 | 3011 |
| | Flys horizontal am Kabelzug (S. 103) | 4 | 8–10 | 3010 |
| | Kurzhantel-Stirndrücken oder Varianten (S. 146–149) | 4 | 8–10 | 3110 |
| | Langhantel-Schulterdrücken oder Varianten (S. 124–127) | 4 | 8–10 | 3010 |
| | KH-Seitheben o. Var. (S. 128–131) | 4 | 8–10 | 3010 |
| | Rumpfrotation am Kabelzug (S. 168) | 5 | 6–8 | Kontrolliert |
| WORK-OUT 4 | Rudern am Kabelzug (S. 114) | 4 | 6–8 | 3010 |
| | Rumänisches Kreuzheben (S. 89) | 5 | 6–8 | 3010 |
| | Beckenlift mit Langhantel o. Varianten (S. 78–81) | 4 | 6–8 | 3011 |
| | Bizeps-Curl mit Band (S. 144) | 4 | 8–10 | 3011 |
| | Wadenheben sitzend (S. 84) | 5 | 8–10 | 3011 |

## MUSKELAUFBAU – 5-MAL PRO WOCHE

| | ÜBUNG | SÄTZE | WH. | TEMPO |
|---|---|---|---|---|
| WORK-OUT 1 | Schrägbankdrücken o. Var. (S. 98) | 4 | 6–8 | 3110 |
| | Latzug vertikal im neutralen Griff (S. 112) | 4 | 6–8 | 3010 |
| | Reverse Flys mit Kurzhanteln (S. 136) | 4 | 8–10 | 3011 |
| | Kurzhantel-Flys (S. 106) | 4 | 8–10 | 3010 |
| | Kurzhantel-Bizeps-Curl (S. 142) | 4 | 8–10 | 3011 |
| | Trizepsdrücken am Seil (S. 150) | 4 | 8–10 | 3011 |
| | Crunches stehend am Kabelzug (S. 166) | 4 | 8–10 | Kontrolliert |
| WORK-OUT 2 | Rumänisches Kreuzheben (S. 89) | 4 | 6–8 | 3010 |
| | Hack Squat (S. 60) | 3 | 8–10 | 3110 |
| | Beckenlift mit Langhantel oder Varianten (S. 78–81) | 4 | 8–10 | 3011 |
| | Beinbeugen (S. 68) | 4 | 8–10 | 3011 |
| | Beinstrecken (S. 74) | 3 | 8–10 | 3011 |
| | Wadenheben (S. 82) oder Wadenheben an Beinpresse (S. 85) | 4 | 8–10 | 3011 |
| WORK-OUT 3 | Schulterdrücken am Gerät oder mit Kurzhantel (S. 126–127) | 4 | 6–8 | 3110 |
| | KH-Seitheben o. Var. (S. 128–129) | 4 | 8–10 | 3010 |
| | KH-Frontheben o. Var. (S. 132–135) | 4 | 8–10 | 3010 |
| | Bizeps-Curl mit Band (S. 144) | 4 | 8–10 | 3011 |
| | Rev. Flys mit KH o. Var. (S. 136–139) | 4 | 8–10 | 3011 |
| | Trizepspresse überkreuz am Kabelzug (S. 153) | 4 | 8–10 | 3011 |
| | Sideplank mit Drehung (S. 158) | 4 | 8–10 | Kontrolliert |
| | Stir-the-Pot mit Ball (S. 162) | 4 | 8–10 | Kontrolliert |
| WORK-OUT 4 | Rudern am Kabelzug (S. 114) | 4 | 6–8 | 3010 |
| | Latzug vertikal (S. 110) | 4 | 8–10 | 3011 |
| | KH-Bankdrücken (S. 96) oder Klimmzug im Obergriff (S. 95) | 3 | 8–10 | 3110 |
| | Flys von unten (S. 103) | 3 | 8–10 | 3011 |
| | Kurzhantel-Schulterheben (S. 118) | 4 | 8–10 | 3010 |
| | Brust-/Rückenübung nach Wahl | 4 | 8–10 | Kontrolliert |
| WORK-OUT 5 | Langhantel-Kniebeuge (S. 54) oder Hack Squat (S. 60) | 4 | 8–10 | 3110 |
| | Beinstrecken o. Varianten (S. 74–77) | 4 | 8–10 | 3011 |
| | Beinbeugen (liegend oder sitzend) (S. 68–70) | 4 | 8–10 | 3010 |
| | KH-Beckenlift o. Variante (S. 80–81) | 4 | 8–10 | 3011 |
| | Schrägbank-Rudern mit KH (S. 138) | 4 | 8–10 | 3011 |
| | KH-Seitheben o. Var. (S. 128–131) | 4 | 10–12 | 3010 |
| | Crunches, Kabelzug m. Seil (S. 166) oder Knieheben hängend (S. 164) | 4 | 8–10 | Kontrolliert |

# KRAFTAUFBAU EINSTEIGER

**Für den Aufbau von Muskelkraft braucht es Work-outs mit einer hohen Trainingsintensität, d. h. höheren Lasten, einer relativ niedrigen Wiederholungszahl und längeren Pausen.**

Ziel ist es, mit der bereits vorhandenen Muskelmasse mehr Kontraktionskraft zu erzeugen. Dazu muss das Nervensystem konditioniert werden. Über die Nerven spricht das Gehirn die Muskeln an und aktiviert sie, sodass sie Kraft generieren (s. S. 38). Um Maximalkraft aufzubauen, wird das Nervensystem auf effektiveren, intensiveren Einsatz trainiert. Diese Art des Trainings erfordert Können und Koordination.

Erhöhen Sie die Trainingslast mit jedem Satz. Aufwärmsätze vor der eigentlichen Übung stellen den Körper auf die höhere Belastung ein. Wo Varianten angegeben sind, wählen Sie die, die Sie bevorzugen.

**HAUPTMUSKELGRUPPEN**

- Beine
- Brust
- Rücken
- Schultern
- Arme
- Bauch

## Für alle Work-outs

Für alle Kraftaufbau-Work-outs für Einsteiger gilt, unabhängig davon, wie oft Sie trainieren:

**KONTROLLIERTES** TEMPO
**1** MINUTE PAUSE bei Übungen mit **2** SÄTZEN und **2–3** MINUTEN PAUSE bei den restlichen, ausgenommenen Übungen, die mit * markiert sind. Dort **2–5** MINUTEN PAUSE.

**KRAFTAUFBAU** – 3-MAL PRO WOCHE

| | ÜBUNG | SÄTZE | WH. | RIR |
|---|---|---|---|---|
| WORK-OUT 1 | Rudern am Gerät (S. 116) | 2 | 6–8 | 3–4 |
| | Schulterdrücken am Gerät (S. 126) | 2 | 6–8 | 3–4 |
| | Langhantel-Bankdrücken (S. 92) oder Kurzhantel-Bankdrücken (S. 96)* | 5 | 5 | 2–3 |
| | Langhantel-Schulterdrücken (S. 124) oder Kurzhantel-Schulterdrücken (S. 127) | 3 | 6 | 2–3 |
| | Trizepspresse überkreuz am Kabelzug oder Varianten (S. 152–153) | 3 | 6 | 2–3 |
| WORK-OUT 2 | Wadenheben (S. 82) | 2 | 6–8 | 3–4 |
| | Kurzhantel-Beckenlift (S. 80) | 2 | 6–8 | 3–4 |
| | LH-Kniebeuge (S. 54) o. Hack Squat (S. 60)* | 5 | 5 | 2–3 |
| | Beinpresse (S. 58) | 3 | 6 | 2–3 |
| | Wadenheben sitzend (S. 84) | 3 | 6 | 2–3 |
| WORK-OUT 3 | Wadenheben (S. 82) | 2 | 6–8 | 3–4 |
| | Kurzhantel-Beckenlift (S. 80) | 2 | 6–8 | 3–4 |
| | Langhantel-Rudern (S. 117) oder Rudern am Gerät (S. 116)* | 5 | 5 | 2–3 |
| | Latzug vertikal im neutralen Griff (S. 112) | 3 | 6 | 2–3 |
| | Kurzhantel-Bizeps-Curl (S. 142) oder Bizeps-Curl am Gerät (S. 144) | 3 | 6 | 2–3 |

## KRAFTAUFBAU – 4-MAL PRO WOCHE

| | ÜBUNG | SÄTZE | WH. | RIR |
|---|---|---|---|---|
| WORK-OUT 1 | Wadenheben (S. 82) | 2 | 6–8 | 3–4 |
| | Kurzhantel-Beckenlift (S. 80) | 2 | 6–8 | 3–4 |
| | Langhantel-Kniebeuge (S. 54) oder Hack Squat (S. 60)* | 5 | 5 | 2–3 |
| | Beinpresse (S. 58) | 3 | 6 | 2–3 |
| | Beinstrecken (S. 74) | 3 | 6 | 2–3 |
| | Wadenheben sitzend (S. 84) | 3 | 6 | 2–3 |
| WORK-OUT 2 | Rudern am Gerät (S. 116) | 2 | 6–8 | 3–4 |
| | Schulterdrücken am Gerät (S. 126) | 2 | 6–8 | 3–4 |
| | LH-Bankdrücken (S. 92) oder KH-Bankdrücken (S. 96)* | 5 | 5 | 2–3 |
| | LH-Schulterdrücken (S. 124) oder KH-Schulterdrücken (S. 127) | 3 | 6 | 2–3 |
| | Flys horizontal (S. 103) oder Kurzhantel-Seitheben (S. 128) | 3 | 6 | 2–3 |
| | Trizepspresse überkreuz am Kabelzug oder Varianten (S. 152–153) | 3 | 6 | 2–3 |
| WORK-OUT 3 | Wadenheben (S. 82) | 2 | 6–8 | 3–4 |
| | Ausfallschritt im Gehen mit KH (S. 65) | 2 | 6–8 | 3–4 |
| | Rumänisches Kreuzheben (S. 89)* | 5 | 5 | 2–3 |
| | Beinbeugen (liegend oder sitzend) (S. 68–70) | 3 | 6 | 2–3 |
| | Beckenlift mit Langhantel o. Varianten (S. 78–81) | 3 | 6 | 2–3 |
| | Wadenheben (S. 82) | 3 | 6 | 2–3 |
| WORK-OUT 4 | Bizeps-Curl mit Band (S. 144) | 2 | 6–8 | 3–4 |
| | Latzug vertikal (S. 110) | 2 | 6–8 | 3–4 |
| | Langhantel-Rudern (S. 117) oder Rudern am Gerät (S. 116)* | 5 | 5 | 2–3 |
| | Latzug vertikal im neutr. Griff (S. 112) | 3 | 6 | 2–3 |
| | Schrägbank-Rudern mit KH (S. 138) | 3 | 6 | 2–3 |
| | Kurzhantel-Bizeps-Curl (S. 142) oder Bizeps-Curl am Gerät (S. 144) | 3 | 6 | 2–3 |

## KRAFTAUFBAU – 5-MAL PRO WOCHE

| | ÜBUNGEN | SÄTZE | WH- | RIR |
|---|---|---|---|---|
| WORK-OUT 1 | Wadenheben (S. 82) | 2 | 6–8 | 3–4 |
| | Kurzhantel-Beckenlift (S. 80) | 2 | 6–8 | 3–4 |
| | Langhantel-Kniebeuge (S. 54) oder Hack Squat (S. 60)* | 5 | 5 | 2–3 |
| | Beinpresse (S. 58) | 3 | 6 | 2–3 |
| | Beinstrecken (S. 74) | 3 | 6 | 2–3 |
| | Wadenheben sitzend (S. 84) | 3 | 6 | 2–3 |
| WORK-OUT 2 | Rudern am Gerät (S. 116) | 2 | 6–8 | 3–4 |
| | Schulterdrücken am Gerät (S. 126) | 2 | 6–8 | 3–4 |
| | LH-Bankdrücken (S. 92) oder KH-Bankdrücken (S. 96)* | 5 | 5 | 2–3 |
| | LH-Schulterdrücken (S. 124) oder KH-Schulterdrücken (S. 127) | 3 | 6 | 2–3 |
| | Flys horizontal (S. 103) oder Kurzhantel-Seitheben (S. 128) | 3 | 6 | 2–3 |
| | Trizepspresse am Kabelzug überkreuz oder Varianten (S. 152–153) | 3 | 6 | 2–3 |
| WORK-OUT 3 | Wadenheben (S. 82) | 2 | 6–8 | 3–4 |
| | Ausfallschritt im Gehen mit KH (S. 65) | 2 | 6–8 | 3–4 |
| | Rumänisches Kreuzheben (S. 89)* | 5 | 5 | 2–3 |
| | Beinbeugen (liegend o. sitzend) (S. 68–70) | 3 | 6 | 2–3 |
| | Beckenlift mit LH o. Var. (S. 78–81) | 3 | 6 | 2–3 |
| | Wadenheben (S. 82) | 3 | 6 | 2–3 |
| WORK-OUT 4 | Bizeps-Curl mit Band (S. 144) | 2 | 6–8 | 3–4 |
| | Latzug vertikal (S. 110) | 2 | 6–8 | 3–4 |
| | Langhantel-Rudern (S. 117) oder Rudern am Gerät (S. 116)* | 5 | 5 | 2–3 |
| | Latzug vertikal im neutr. Griff (S. 112) | 3 | 6 | 2–3 |
| | Schrägbank-Rudern mit KH (S. 138) | 3 | 6 | 2–3 |
| | Kurzhantel-Bizeps-Curl (S. 142) oder Bizeps-Curl am Gerät (S. 144) | 3 | 6 | 2–3 |
| WORK-OUT 5 | Rudern am Gerät (S. 116) | 2 | 6–8 | 3–4 |
| | Schulterdrücken am Gerät (S. 126) | 2 | 6–8 | 3–4 |
| | Schrägbankdrücken mit KH (S. 98) o. Flys horizontal (S. 103)* | 3 | 6–8 | 2–5 |
| | Schulterdrücken am Gerät oder mit KH (S. 126–127) | 3 | 6–8 | 2–3 |
| | Kurzhantel-Seitheben (S. 128) | 3 | 6–8 | 2–3 |
| | Trizepsdrücken am Seil oder Varianten (S. 150–153) | 3 | 6–8 | 2–3 |

# KRAFTAUFBAU FORTGESCHRITTENE

**Bei unseren Kraftaufbauprogrammen für Fortgeschrittene wird die Trainingsprogression durch Erhöhung des Trainingsvolumens und eine größere Bandbreite an Übungen erreicht.**

Beim Training für Fortgeschrittene erfolgt der Kraftaufbau vor allem durch Erhöhung der Trainingslast.

Wie beim Einsteigerprogramm geht es darum, mit jedem Satz mehr Gewicht zu bewältigen. Steigern Sie die Last so, dass Sie im letzten Satz jeder Übung die höchste Intensität erreichen. Absolvieren Sie nach Bedarf Aufwärmsätze vor der eigentlichen Übung, um den Körper auf die schwereren Gewichte vorzubereiten.

**HAUPTMUSKELGRUPPEN**

- Beine
- Brust
- Rücken
- Schultern
- Arme
- Bauch

## Für alle Work-outs

Für alle Kraftaufbau-Work-outs für Fortgeschrittene gilt, unabhängig davon, wie oft Sie trainieren:

**60 SEKUNDEN** Pause bei Übungen mit 2 Sätzen, **2–3 MINUTEN PAUSE** bei Übungen mit 4 Sätzen und **2–5 MINUTEN** bei **5 SÄTZEN**

**ANLEITUNGEN ZUM TEMPO S. S. 202 UND 204**

## Muskelgruppen gezielt belasten

Viele Trainierende möchten Kraft in bestimmten Muskelgruppen aufbauen. Haben Sie erst einmal eine solide Grundlage geschaffen, können Sie die gewünschte Muskelgruppe gesondert belasten und das Volumen gezielt aufstocken. Erhöhen Sie jede Woche die Satzzahl für diese Muskelgruppe. Aber behalten Sie Ihr persönliches Limit im Auge. Reduzieren Sie zum Ausgleich das Volumen für eine andere Körperpartie.

**KRAFTAUFBAU** – 3-MAL PRO WOCHE

| | ÜBUNG | SÄTZE | WH. | RIR | TEMPO |
|---|---|---|---|---|---|
| WORK-OUT 1 | Rudern am Gerät (S. 116) | 2 | 6–8 | 3–4 | Kontrolliert |
| | Schulterdrücken am Gerät (S. 126) | 2 | 6–8 | 3–4 | Kontrolliert |
| | Langhantel-Bankdrücken (S. 92) o. Kurzhantel-Bankdrücken (S. 96) | 5 | 5 | 2 | 3110 |
| | LH-Schulterdrücken (S. 124) oder KH-Schulterdrücken (S. 127) | 4 | 6 | 2 | 3110 |
| | Trizepspresse überkreuz am Kabelzug oder Varianten (S. 152–153) | 4 | 6 | 2 | 3110 |
| WORK-OUT 2 | Wadenheben (S. 82) | 2 | 6–8 | 3–4 | Kontrolliert |
| | Kurzhantel-Beckenlift (S. 80) | 2 | 6–8 | 3–4 | Kontrolliert |
| | Langhantel-Kniebeuge (S. 54) oder Hack Squat (S. 60) | 5 | 5 | 2 | 3110 |
| | Beinpresse (S. 58) | 4 | 6 | 2 | 3110 |
| | Wadenheben sitzend (S. 84) | 4 | 6 | 2 | 3110 |
| WORK-OUT 3 | Bizeps-Curl mit Band (S. 144) | 2 | 6–8 | 3–4 | Kontrolliert |
| | Latzug vertikal (S. 110) | 2 | 6–8 | 3–4 | Kontrolliert |
| | Langhantel-Rudern (S. 117) oder Rudern am Gerät (S. 116) | 5 | 5 | 2 | 3110 |
| | Latzug vertikal im neutr. Griff (S. 112) | 4 | 6 | 2 | 3110 |
| | Kurzhantel-Bizeps-Curl (S. 142) oder Bizeps-Curl am Gerät (S. 144) | 4 | 6 | 2 | 3010 |

## KRAFTAUFBAU – 4-MAL PRO WOCHE

| | ÜBUNG | SÄTZE | WH. | RIR | TEMPO |
|---|---|---|---|---|---|
| WORK-OUT 1 | Wadenheben (S. 82) | 2 | 6–8 | 3–4 | Kontrolliert |
| | Kurzhantel-Beckenlift (S. 80) | 2 | 6–8 | 3–4 | Kontrolliert |
| | LH-Kniebeuge (S. 54) oder Hack Squat (S. 60) | 5 | 5 | 2 | 3110 |
| | Beinpresse (S. 58) o. Kreuzheben mit Rahmenhantel (S. 88) | 4 | 6 | 2 | 3110 |
| | Beinstrecken (S. 74) | 4 | 6 | 2 | 3010 |
| | Wadenheben sitzend (S. 84) | 4 | 6 | 2 | 3110 |
| WORK-OUT 2 | Rudern am Gerät (S. 116) | 2 | 6–8 | 3–4 | Kontrolliert |
| | Schulterdrücken am Gerät (S. 126) | 2 | 6–8 | 3–4 | Kontrolliert |
| | LH-Bankdrücken (S. 92) o. KH-Bankdrücken (S. 96) | 5 | 5 | 2 | 3110 |
| | Schulterdrücken mit LH oder KH (S. 124–127) | 4 | 6 | 2 | 3110 |
| | Flys horizontal (S. 103) oder KH-Seitheben (S. 128) | 4 | 6 | 2 | 3010 |
| | Trizepspresse überkreuz am Kabelzug (S. 153) | 4 | 6 | 2 | 3110 |
| WORK-OUT 3 | Wadenheben (S. 82) | 2 | 6–8 | 3–4 | Kontrolliert |
| | Ausfallschritt im Gehen mit Kurzhanteln (S. 65) | 2 | 6–8 | 3–4 | Kontrolliert |
| | Rumän. Kreuzheben (S. 89) | 5 | 5 | 2 | 3110 |
| | Beinbeugen (liegend oder sitzend) (S. 68–70) | 4 | 6 | 2 | 3110 |
| | LH-Beckenlift o. Varianten (S. 78–81) | 4 | 6 | 2 | 3010 |
| | Wadenheben (S. 82) | 4 | 6 | 2 | 3110 |
| WORK-OUT 4 | Bizeps-Curl mit Band (S. 144) | 2 | 6–8 | 3–4 | Kontrolliert |
| | Latzug vertikal (S. 110) | 2 | 6–8 | 3–4 | Kontrolliert |
| | LH-Rudern (S. 117) oder Rudern am Gerät (S. 116) | 5 | 5 | 2 | 3110 |
| | Latzug vertikal im neutr. Griff (S. 112) | 4 | 6 | 2 | 3110 |
| | Schrägbank-Rudern mit KH (S. 138) | 4 | 6 | 2 | 3010 |
| | Bizeps-Curl mit KH oder am Gerät (S. 142–144) | 4 | 6 | 2 | 3110 |

## KRAFTAUFBAU – 5-MAL PRO WOCHE

| | ÜBUNG | SÄTZE | WH. | RIR | TEMPO |
|---|---|---|---|---|---|
| WORK-OUT 1 | Wadenheben (S. 82) | 2 | 6–8 | 3–4 | Kontrolliert |
| | Kurzhantel-Beckenlift (S. 80) | 2 | 6–8 | 3–4 | Kontrolliert |
| | LH-Kniebeuge (S. 54) oder Hack Squat (S. 60) | 5 | 5 | 2 | 3110 |
| | Beinpresse (S. 58) o. Kreuzheben mit Rahmenhantel (S. 88) | 4 | 6 | 2 | 3110 |
| | Beinstrecken (S. 74) | 4 | 6 | 2 | 3010 |
| | Wadenheben sitzend (S. 84) | 4 | 6 | 2 | 3110 |
| WORK-OUT 2 | Rudern am Gerät (S. 116) | 2 | 6–8 | 3–4 | Kontrolliert |
| | Schulterdrücken am Gerät (S. 126) | 2 | 6–8 | 3–4 | Kontrolliert |
| | LH-Bankdrücken (S. 92) o. KH-Bankdrücken (S. 96) | 5 | 5 | 2 | 3110 |
| | Schulterdrücken mit LH oder KH (S. 124–127) | 4 | 6 | 2 | 3110 |
| | Flys horizontal (S. 103) oder KH-Seitheben (S. 128) | 4 | 6 | 2 | 3010 |
| | Trizepspresse überkreuz am Kabelzug o. Var. (S. 152–153) | 4 | 6 | 2 | 3110 |
| WORK-OUT 3 | Wadenheben (S. 82) | 2 | 6–8 | 3–4 | Kontrolliert |
| | Ausfallschritt im Gehen mit Kurzhanteln (S. 65) | 2 | 6–8 | 3–4 | Kontrolliert |
| | Rumän. Kreuzheben (S. 89) | 5 | 5 | 2 | 3110 |
| | Beinbeugen (liegend oder sitzend) (S. 68–70) | 4 | 6 | 2 | 3110 |
| | Beckenlift mit LH o. Var. (S. 78–81) | 4 | 6 | 2 | 3010 |
| | Wadenheben (S. 82) | 4 | 6 | 2 | 3110 |
| WORK-OUT 4 | Bizeps-Curl mit Band (S. 144) | 2 | 6–8 | 3–4 | Kontrolliert |
| | Latzug vertikal (S. 110) | 2 | 6–8 | 3–4 | Kontrolliert |
| | LH-Rudern oder Varianten (S. 116–117) | 5 | 5 | 2 | 3110 |
| | Latzug vertikal im neutr. Griff (S. 112) | 4 | 6 | 2 | 3110 |
| | Schrägbank-Rudern mit KH (S. 138) | 4 | 6 | 2 | 3010 |
| | Bizeps-Curl mit KH oder am Gerät (S. 142–144) | 4 | 6 | 2 | 3110 |
| WORK-OUT 5 | Rudern am Gerät (S. 116) | 2 | 6–8 | 3–4 | Kontrolliert |
| | Schulterdrücken am Gerät (S. 126) | 2 | 6–8 | 3–4 | Kontrolliert |
| | Schrägbankdrücken mit KH (S. 98) o. Fly v. oben (S. 100) | 4 | 6–8 | 2–3 | 3010 |
| | Schulterdrücken mit KH o. am Gerät (S. 126–127) | 4 | 6–8 | 2–3 | 3010 |
| | KH-Seitheben (S. 128) | 4 | 6–8 | 2–3 | 3010 |
| | Trizepsdrücken am Seil oder Varianten (S. 150–153) | 4 | 6–8 | 2–3 | 3010 |

# KRAFTAUSDAUER EINSTEIGER

**Durch Einsatz relativ leichter oder mittelschwerer Gewichte in Kombination mit kürzeren Pausen wird die Ausdauer der Muskulatur gefördert.**

Bei diesen Programmen erhöht sich mit jedem Work-out die Trainingsdichte, um Ihre Trainingskapazität (die Menge an Arbeit, die Sie bei positiver Adaption leisten können) zu steigern. Diese Trainingsform leistet auch dem Muskel- und Kraftaufbau Vorschub und lässt sich mit anderen Trainings- oder Sportarten kombinieren. Durch Supersätze wird der Körper darauf trainiert, seine Arbeitsleistung bei Muskelermüdung länger aufrechtzuerhalten. Wärmen Sie sich vor dem Work-out auf. Wo Varianten angegeben sind, wählen Sie die, die Sie bevorzugen.

**HAUPTMUSKELGRUPPEN**

- Beine
- Brust
- Rücken
- Schultern
- Arme
- Bauch

### Für alle Work-outs

Für alle Kraftausdauer-Work-outs für Einsteiger gilt, unabhängig davon, wie oft Sie trainieren:

**12–15** WIEDERHOLUNGEN
**3** SÄTZE
(**4** SÄTZE wenn Sie **4**-MAL oder **5**-MAL pro Woche trainieren)
**45–60** SEKUNDEN PAUSE
**3–4** RIR
**KONTROLLIERTES** TEMPO

**KRAFTAUSDAUER** – 3-MAL PRO WOCHE

| | ÜBUNG |
|---|---|
| WORK-OUT 1 | Beinpresse (S. 58) oder Kurzhantel-Kniebeuge (S. 56) |
| | Beinbeuge (liegend oder sitzend) (S. 68–70) |
| | Kurzhantel-Bankdrücken (S. 96) oder Liegestütz (S. 95) |
| | Latzug vertikal (S. 110) oder Klimmzug im Obergriff (S. 113) |
| | KH-Schulterdrücken (S. 127) oder KH-Seitheben (S. 128) |
| | Diagonales Klappmesser (S. 171) |
| WORK-OUT 2 | Flys horizontal (S. 103) oder Liegestütz (S. 95) |
| | Beinbeugen sitzend oder Varianten (S. 70–71) |
| | Rudern am Kabelzug (S. 114) |
| | Schulterdrücken am Gerät (S. 126) oder KH-Seitheben (S. 128) |
| | Beinstrecken oder Varianten (S. 74–77) |
| | Crunches mit Ball (S. 160) |
| WORK-OUT 3 | Beinstrecken oder Varianten (S. 74–77) |
| | Latzug vert. im neutr. Griff o. Klimmzug im Untergriff (S. 112–113) |
| | Kurzhantel-Bankdrücken (S. 96) oder Flys am Gerät (S. 104) |
| | Hüftheben mit Ball (S. 72) |
| | Schulterdrücken a. Gerät (S. 126) o. KH-Schulterdrücken sitz. (S. 135) |
| | Fahrradfahren mit Rotation (S. 171) |

**KRAFTAUSDAUER** – 4-MAL PRO WOCHE

| | ÜBUNG |
|---|---|
| WORK-OUT 1 | Flys horizontal (S. 103) oder Liegestütz (S. 95) |
| | Beinpresse (S. 58) oder Kurzhantel-Kniebeuge (S. 56) |
| | Trizepsdrücken am Seil oder Varianten (S. 150–153) |
| | KH-Schulterdrücken (S. 127) o. KH-Seitheben (S. 128) |
| | Crunches am Kabelzug mit Seil (S. 166) |
| WORK-OUT 2 | Latz. vt. im n. Griff o. Klimmz. im Untergriff (S. 112–113) |
| | Beinbeugen sitzend oder Varianten (S. 70–71) |
| | Kurzhantel-Beckenlift oder Varianten (S. 80–81) |
| | Kurzhantel-Bizeps-Curl oder Varianten (S. 142–145) |
| | Wadenheben (S. 82) |
| WORK-OUT 3 | Beinstrecken oder Varianten (S. 74–77) |
| | Kurzhantel-Bankdrücken (S. 96) oder Liegestütz (S. 95) |
| | Kurzhantel-Stirndrücken oder Varianten (S. 146–149) |
| | Schulterdrücken am Gerät oder mit KH (S. 126–127) |
| | Rumpfrotation am Kabelzug (S. 168) |
| WORK-OUT 4 | Rudern am Kabelzug (S. 114) |
| | Beinbeugen sitzend oder Varianten (S. 70–71) |
| | Kurzhantel-Beckenlift oder Varianten (S. 80–81) |
| | Bizeps-Curl mit Band (S. 144) |
| | Wadenheben sitzend (S. 84) |

**KRAFTAUSDAUER** – 5-MAL PRO WOCHE

| | ÜBUNG |
|---|---|
| WORK-OUT 1 | Flys horizontal oder Varianten (S. 102–103) |
| | Latzug vertikal (S. 110) |
| | Reverse Flys mit KH oder Varianten (S. 136–139) |
| | Kurzhantel-Bizeps-Curl oder Varianten (S. 142–145) |
| | Trizepspresse überkreuz, Kabelzug, o. Var. (S. 152–153) |
| | Crunches am Kabelzug mit Seil o. Var. (S. 166–167) |
| WORK-OUT 2 | Rumänisches Kreuzheben oder Varianten (S. 88–89) |
| | Beinpresse (S. 58) |
| | Kurzhantel-Beckenlift oder Varianten (S. 80–81) |
| | Beinstrecken (S. 74) |
| | Wadenheben (S. 82) |
| WORK-OUT 3 | Kurzhantel-Schulterdrücken (S. 127) |
| | Kurzhantel-Seitheben (S. 128) |
| | Hammer-Curl (S. 145) |
| | Trizepspresse überkreuz am Kabelzug (S. 153) |
| | Rumpfrotation am Kabelzug (S. 168) |
| | Negative Crunches (S. 167) oder Käfer (S. 163) |
| WORK-OUT 4 | Rudern am Kabelzug (S. 114) oder LH-Rudern (S. 117) |
| | Latzug vertikal o. Latzug vertikal am Gerät (S. 110–112) |
| | KH-Bankdrücken (S. 96) oder Liegestütz (S. 95) |
| | Kurzhantel-Rudern einarmig (S. 116) |
| | Brust- oder Rückenübung nach Wahl |
| WORK-OUT 5 | Beinpresse (S. 58) oder Kurzhantel-Kniebeuge (S. 56) |
| | Beinstrecken oder Varianten (S. 74–77) |
| | Beinbeugen (liegend oder sitzend) (S. 68–70) |
| | Kurzhantel-Beckenlift oder Varianten (S. 80–81) |
| | Reverse Flys am Gerät (S. 138) |
| | Kurzhantel-Seitheben oder Varianten (S. 128–131) |

# KRAFTAUSDAUER FORTGESCHRITTENE

Die Trainingsprogression in den Kraftausdauerprogrammen für Fortgeschrittene basiert auf Aufstockung des Trainingsvolumens und auf einer größeren Vielfalt an Übungen.

Die Programme bauen auf dem Kraftausdauertraining für Einsteiger auf, enthalten aber mehr und verschiedenartigere Übungen pro Work-out. Wie bei den Einsteigern werden relativ leichte bis mittelschwere Gewichte eingesetzt, kombiniert mit noch kürzeren Satzpausen. So wird die Trainingsdichte weiter gesteigert. Die Muskeln werden darauf trainiert, unter Belastung (Stress) länger zu arbeiten und später zu ermüden.

**HAUPTMUSKELGRUPPEN**

- Beine
- Brust
- Rücken
- Schultern
- Arme
- Bauch

### Für alle Work-outs

Für alle Kraftausdauer-Work-outs für Fortgeschrittene gilt, unabhängig davon, wie oft Sie trainieren:

**12–15** WIEDERHOLUNGEN

**2–3** RIR

**FÜR ANLEITUNGEN ZUM TEMPO S. S. 202 UND 204**

### Supersätze

Ein Supersatz besteht aus zwei Übungen, die unmittelbar nacheinander ausgeführt werden. Bei einem Brustdrücken-Latzug-Supersatz beginnen Sie mit den Wh. Brustdrücken, pausieren die angesetzte Zeit, dann folgen die Latzug-Wh. Dieses Beispiel ist ein Agonist-Antagonist-Supersatz: es werden entgegenwirkende Muskelgruppen trainiert. Supersätze können auch Übungen für dieselbe Muskelgruppe kombinieren, eine Unterkörper- mit einer Oberkörperübung oder Agonist und Synergist. Sie sparen Zeit, ohne das Ergebnis zu beeinträchtigen.

*Supersätze: zwischen gefetteten Linien blau markiert*

**KRAFTAUSDAUER** – 3-MAL PRO WOCHE

| | ÜBUNG | SÄTZE | PAUSE | TEMPO |
|---|---|---|---|---|
| WORK-OUT 1 | Hack Squat (S. 60) oder Beinpresse (S. 58) | 4 | 45 s | Kontrolliert |
| | Beinbeugen (liegend oder sitzend) (S. 68–70) | 4 | 45 s | Kontrolliert |
| | Kurzhantel-Bankdrücken (S. 96) oder Flys horizontal (S. 103) | 4 | 45 s | Kontrolliert |
| | Latzug vertikal (S. 110) oder Klimmzug im Obergriff (S. 113) | 4 | 45 s | Kontrolliert |
| | KH-Schulterdrücken (S. 127) oder KH-Seitheben (S. 128) | 4 | 45 s | Kontrolliert |
| | Crunches am Kabelzug mit Seil (S. 166) | 4 | 45 s | Kontrolliert |
| WORK-OUT 2 | Flys horizontal (S. 103) oder Liegestütze (S. 95) | 4 | 45 s | Kontrolliert |
| | Beinbeugen o. Varianten (S. 68–71) | 4 | 45 s | Kontrolliert |
| | Rudern am Kabelzug (S. 114) | 4 | 45 s | Kontrolliert |
| | Schulterdrücken am Gerät (S. 126) oder KH-Seitheben (S. 128) | 4 | 45 s | Kontrolliert |
| | Beinstrecken o. Varianten (S. 74–77) | 4 | 45 s | Kontrolliert |
| | Crunches mit Ball (S. 160) | 4 | 45 s | Kontrolliert |
| WORK-OUT 3 | Beinstrecken o. Varianten (S. 74–77) | 4 | 45 s | Kontrolliert |
| | Latzug vertikal am Gerät (S. 112) o. Klimmzug im Untergriff (S. 113) | 4 | 45 s | Kontrolliert |
| | Kurzhantel-Bankdrücken (S. 96) oder Flys am Gerät (S. 104) | 4 | 45 s | Kontrolliert |
| | Beinbeugen sitzend (S. 70) | 4 | 45 s | Kontrolliert |
| | Schulterdrücken a. Gerät (S. 126) o. KH-Schulterdrücken sitz. (S. 135) | 4 | 45 s | Kontrolliert |
| | Rumpfrotation am Kabelzug (S. 168) | 4 | 45 s | Kontrolliert |

## KRAFTAUSDAUER – 4-MAL PRO WOCHE

| | ÜBUNG | SÄTZE | PAUSE | TEMPO |
|---|---|---|---|---|
| WORK-OUT 1 | Flys horizontal oder am Gerät (S. 103–104) | 3 | 30 s | 3010 |
| | Beinpresse (S. 58) oder Kurzhantel-Kniebeuge (S. 56) | 3 | 45–60 s | 3010 |
| | Kurzhantel-Bankdrücken (S. 96) oder Liegestütz (S. 95) | 3 | 30 s | 3010 |
| | Beinstrecken (S. 74) | 3 | 45–60 s | 3010 |
| | Trizepsdrücken am Seil oder Varianten (S. 150–153) | 3 | 30 s | 3010 |
| | KH-Schulterdrücken (S. 127) | 3 | 45–60 s | 3010 |
| | Kurzhantel-Stirndrücken (S. 146) | 3 | 30 s | 3010 |
| | Kurzhantel-Seitheben (S. 128) | 3 | 45–60 s | 3010 |
| | Crunches am Kabelzug mit Seil (S. 166) | 4 | 30–45 s | Kontrolliert |
| WORK-OUT 2 | Latzug vt. im n. Griff (S. 112) o. Klimmzug im Untergriff (S. 113) | 3 | 30 s | 3010 |
| | Beinbeugen sitzend o. Varianten (S. 70–71) | 3 | 45–60 s | 3010 |
| | Rudern am Kabelzug (S. 114) | 3 | 30 s | 3010 |
| | Rumänisches Kreuzheben (S. 89) | 3 | 45–60 s | 3010 |
| | Kurzhantel-Beckenlift o. Varianten (S. 80–81) | 3 | 30 s | 3010 |
| | Kurzhantel-Bizeps-Curl (S. 142) o. Bizeps-Curl mit Band (S. 144) | 3 | 45–60 s | 3010 |
| | Kabel-Kickbacks (S. 80) | 3 | 30 s | 3010 |
| | Hammer-Curl (S. 145) | 3 | 45–60 s | 3010 |
| | Wadenheben (S. 82) | 4 | 30–45 s | Kontrolliert |

| | ÜBUNG | SÄTZE | PAUSE | TEMPO |
|---|---|---|---|---|
| WORK-OUT 3 | Beinstrecken oder Varianten (S. 74–77) | 3 | 30 s | 3010 |
| | Kurzhantel-Bankdrücken (S. 96) oder Liegestütz (S. 95) | 3 | 45–60 s | 3010 |
| | Breite KH-Kniebeuge (S. 56) o. Ausfallschritt mit KH (S. 62) | 3 | 30 s | 3010 |
| | Flys horizontal oder Varianten (S. 102–103) | 3 | 45–60 s | 3010 |
| | Kurzhantel-Stirndrücken oder Varianten (S. 146–149) | 3 | 30 s | 3010 |
| | Schulterdrücken am Gerät oder KH-Schulterdrücken (S. 126–127) | 3 | 45–60 s | 3010 |
| | Trizepsdrücken am Seil (S. 150) | 3 | 30 s | 3010 |
| | Kurzhantel-Seitheben oder Varianten (S. 128–131) | 3 | 45–60 s | 3010 |
| | Sideplank mit Drehung (S. 158) | 4 | 30–45 s | Kontrolliert |
| WORK-OUT 4 | Rudern am Kabelzug (S. 114) | 3 | 30 s | 3010 |
| | Rumänisches Kreuzheben (S. 89) | 3 | 45–60 s | 3010 |
| | Latzug vt. im neutr. Griff (S. 112) o. Klimmzug im Obergriff (S. 113) | 3 | 30 s | 3010 |
| | Beinbeugen sitzend o. Varianten (S. 70–71) | 3 | 45–60 s | 3010 |
| | Kabel-Kickbacks (S. 80) | 3 | 30 s | 3010 |
| | Hammer-Curl (S. 145) | 3 | 45–60 s | 3010 |
| | Kurzhantel-Beckenlift oder Variante (S. 80–81) | 3 | 30 s | 3010 |
| | Kurzhantel-Bizeps-Curl (S. 142) o. Bizeps-Curl mit Band (S. 144) | 3 | 45–60 s | 3010 |
| | Wadenheben sitzend (S. 84) | 4 | 30–45 s | Kontrolliert |

# KRAFTAUSDAUER FORTGESCHRITTENE

## KRAFTAUSDAUER – 5-MAL PRO WOCHE

| | ÜBUNGEN | SÄTZE | PAUSE | TEMPO |
|---|---|---|---|---|
| WORK-OUT 1 | Flys horizontal oder Varianten (S. 102–103) | 3 | 30 s | 3010 |
| | Latzug vertikal (S. 110) | 3 | 45–60 s | 3010 |
| | Kurzhantel-Bankdrücken oder Varianten (S. 96–99) | 3 | 30 s | 3010 |
| | Kurzhantel-Rudern einarmig oder Varianten (S. 116–117) | 3 | 45–60 s | 3010 |
| | Reverse Flys am Gerät oder Varianten (S. 138–139) | 4 | 30 s | 3010 |
| | Kurzhantel-Bizeps-Curl oder Varianten (S. 142–145) | 4 | 45–60 s | 3010 |
| | Trizepspresse überkreuz am Kabelzug (S. 153) | 4 | 30 s | 3010 |
| | Crunches am Kabelzug mit Seil oder Varianten (S. 166–167) | 4 | 45–60 s | 3010 |
| WORK-OUT 2 | Rumänisches Kreuzheben (S. 89) | 3 | 30 s | 3010 |
| | Beinpresse (S. 58) | 3 | 45–60 s | 3010 |
| | Beinbeugen oder Varianten (S. 68–71) | 3 | 30 s | 3010 |
| | Beinstrecken oder Varianten (S. 74–77) | 3 | 45–60 s | 3010 |
| | Kurzhantel-Beckenlift oder Varianten (S. 80–81) | 3 | 30 s | 3010 |
| | Einbeinbeuge, Fuß vorn/hinten erhöht (S. 64) | 3 | 45–60 s | 3010 |
| | Wadenheben (S. 82) | 4 | 30–45 s | Kontrolliert |
| WORK-OUT 3 | Kurzhantel-Schulterdrücken oder Varianten (S. 126–127) | 3 | 30 s | 3010 |
| | Kurzhantel-Seitheben (S. 128) | 3 | 45–60 s | 3010 |
| | Hammer-Curl (S. 145) | 3 | 30 s | 3010 |
| | Trizepspresse überkreuz am Kabelzug (S. 153) | 3 | 45–60 s | 3010 |
| | Rudern aufrecht am Kabelzug (S. 121) | 3 | 30 s | 3010 |
| | Negative Crunches (S. 167) | 3 | 45–60 s | 3010 |
| | Frontheben am Kabelzug oder mit Band (S. 134–135) | 3 | 30 s | 3010 |
| | Rumpfrotation am Kabelzug oder Varianten (S. 168–171) | 3 | 45–60 s | 3010 |

**HAUPTMUSKELGRUPPEN**

- Beine
- Brust
- Rücken
- Schulter
- Arme
- Bauch

| | ÜBUNG | SÄTZE | PAUSE | TEMPO |
|---|---|---|---|---|
| WORK-OUT 4 | Langhantel-Rudern (S. 117) | 3 | 30 s | 3010 |
| | Latzug vertikal am Gerät (S. 112) | 3 | 45–60 s | 3010 |
| | Kurzhantel-Bankdrücken (S. 96) oder Liegestütz (S. 95) | 3 | 30 s | 3010 |
| | Rudern am Kabelzug (S. 114) | 3 | 45–60 s | 3010 |
| | Flys von oben am Kabelzug oder Varianten (S. 100–103) | 3 | 30 s | 3010 |
| | Kurzhantel-Rudern (S. 116) | 3 | 45–60 s | 3010 |
| | Brust-/Rückenvariante nach Wahl | 4 | 30–45 s | Kontrolliert |
| WORK-OUT 5 | Beinpresse (S. 58) | 3 | 30 s | 3010 |
| | Ausfallschritt im Gehen (S. 65) | 3 | 45–60 s | 3010 |
| | Beinbeugen (S. 68) | 3 | 30 s | 3010 |
| | Kurzhantel-Beckenlift oder Varianten (S. 80–81) | 3 | 45–60 s | 3010 |
| | Schrägbank-Kurzhantel-Rudern (S. 138) | 3 | 30 s | 3010 |
| | Kurzhantel-Seitheben oder Varianten (S. 128–131) | 3 | 45–60 s | 3010 |
| | Crunches mit Ball (S. 160) | 3 | 30 s | 3010 |
| | Crunches am Kabelzug mit Seil (S. 166) | 3 | 45–60 s | 3010 |

# GLOSSAR

**Abduktion** Körperteil wird von der Mittellinie des Körpers weggeführt.

**Aktin** Protein, das in Interaktion mit Myosin Muskelkontraktion hervorruft.

**Adduktion** Körperteil wird an die Mittellinie des Körpers herangeführt.

**Adduktoren** Muskelgruppe, die den Oberschenkel Richtung Mittellinie des Körpers zieht, bestehend aus langem, kurzem und großem Adduktor, Kammmuskel und »schlankem Muskel«.

**Agonist** Muskel, der eine Bewegung auslöst, indem er seinem Gegenspieler entgegenwirkt.

**Aminosäuren** Für eine Reihe von körperlichen Funktionen erforderliche organische Verbindungen; Bausteine von Proteinen.

**Antagonist** Muskel, der bei einer Bewegung als Gegenspieler fungiert.

**Anterior** Vorderseitig.

**ATP (Adenosin-Triphosphat)** Molekül, das als Energiespeicher der Zellen fungiert.

**Bauchmuskeln** Muskelgruppe, Teil der Rumpfmuskulatur, bestehend aus dem geraden, dem queren sowie den äußeren und inneren schrägen Bauchmuskeln.

**Bewegungsumfang** Ausmaß der vollen Beweglichkeit eines Gelenks.

**Bilateral** Zweiseitig.

**Brustmuskeln** Muskelgruppe, bestehend aus großem und kleinem Brustmuskel.

**Deltamuskel** Ein Schultermuskel.

**Ellbogenbeuger** Muskelgruppe, die den Arm über den Ellbogen beugt, bestehend aus Bizeps, Oberarmmuskel und Oberarmspeichenmuskel.

**Extension (Streckung)** Bewegung, die den Winkel eines Gelenks vergrößert.

**Exzentrische Kontraktion** Muskel verlängert sich als Reaktion auf eine Last, z. B. Senken eines Gewichts beim Bizeps-Curl.

**Faszikel** Muskelfaserbündel.

**Fatigue-Management** Beobachtung des Grads der Muskelermüdung (»Fatigue«) und deren Berücksichtigung im Training.

**Fett** Nährstoff mit mehreren wichtigen Funktionen für den Körper, z. B. Schutz der inneren Organe und Nerven oder Ermöglichung der Vitaminaufnahme.

**Flexion (Beugung)** Bewegung, die den Winkel eines Gelenks verringert.

**Gesäßmuskeln** Muskelgruppe, bestehend aus großem, mittlerem und kleinem Gesäßmuskel.

**Glukose** Einfachzucker, wichtigster Energielieferant für den Körper.

**Glykogen** Kohlenhydratverbindung aus Glukosemolekülen, dient zur Speicherung von Glukose im Körper, vor allem in Skelettmuskeln und Leber.

**Halbsupinierter Griff** Griffart zwischen Neutral- und Untergriff. Die Handgelenke sind halb eingedreht, die Handflächen zeigen diagonal nach oben und innen.

**Hüftstrecker** Muskelgruppe, die die Hüfte aufrichtet und die Oberschenkel nach hinten streckt, bestehend aus Gesäßmuskeln, großem Adduktor und hinterer Oberschenkelmuskulatur.

**Hypertrophie** Muskelwachstum durch Vergrößerung der Muskelzellen.

**Isometrische Kontraktion** Muskel wird aktiviert und auf konstanter Länge gehalten (statt Verkürzung/Verlängerung).

**Isotonische Kontraktion** Muskel wird aktiviert und die Länge verändert sich (exzentrisch oder konzentrisch).

**Kabelzug** Trainingsmaschine, bestehend aus einem verstellbaren Seilzugsystem mit Kabel und Griffstück.

**Kapuzenmuskel** Muskel des oberen Rückens.

**Koaktivierung** Gleichzeitige Aktivierung mehrerer Muskeln.

**Konzentrische Kontraktion** Muskel verkürzt sich als Reaktion auf eine Last, z. B. Heben eines Gewichts beim Bizeps-Curl.

**Kohlenhydrate** Natürliche chemische Verbindung aus Kohlen-, Wasser- und Sauerstoff; werden im Körper gespeichert und als primäre Energiequelle genutzt.

**Kraftausdauer** Die Fähigkeit von Muskeln, eine Last über einen gewissen Zeitraum ohne Unterbrechung zu heben.

**Kreuzheben** Übung, bei der durch Streckung des Knies und/oder der Hüfte ein Gewicht gehoben wird.

**Kurzhantel** Trainingsgerät, bestehend aus einer kurzen Stange mit Gewichten an beiden Enden, meist paarweise im Einsatz.

**Langhantel** Trainingsgerät, bestehend aus einer langen Stange, an deren beiden Enden Gewichtsscheiben befestigt werden.

**Lateral** Seitlich.

**Maximalkraft** Die Menge an Kraft, die ein Muskel/Muskelgruppe erzeugen kann.

**Metabolischer Stress** Ansammlung von Metaboliten (z. B. Laktat) bei körperlicher Anstrengung.

**Muskelaufbau** Training zur Stimulation von Muskelwachstum.

**Myosin** Protein, das in Interaktion mit Aktin Muskelkontraktion hervorruft.

**Neutraler Griff** Griffart. Die Handgelenke sind nicht gedreht, die Handflächen zeigen zueinander.

**Neutrale Wirbelsäulenposition** Für die Wirbelsäule optimale Gewichtsverteilung, natürliche Krümmung wird beibehalten.

**Oberflächlich (Muskeln)** Muskulatur direkt unter der Haut, über der Tiefenmuskulatur.

**Obergriff** Griffart. Die Handgelenke sind so gedreht, dass die Handflächen nach unten oder vom Körper weg zeigen.

**Posterior** Rückseitig.

**Protein (Eiweiß)** Aus Aminosäuren bestehendes Molekül, als Nährstoff essenziell für die Aufrechterhaltung von Leben und Körperfunktionen.

**Quadrizeps** Muskelgruppe, bestehend aus geradem, innerem, äußerem und mittlerem breiten Oberschenkelmuskel.

**Rautenmuskel** Muskelgruppe im oberen Rücken, bestehend aus kleinem und großem Rautenmuskel.

**RIR (Wiederholungen in Reserve)** Maß für den Schwierigkeitsgrad eines Satzes; bezieht sich auf die Anzahl an Wiederholungen, die bis zum Muskelversagen noch ausgeführt werden könnten.

**Sarkomer** Kleinste funktionelle Einheit der Muskelfaser.

**Satz** Folge an Wiederholungen einer Übung in gewünschter/empfohlener Zahl.

**Sehne** Bindegewebiger Teil des Muskels aus kollagenen Fasern, verknüpft den Muskel mit dem Knochen.

**Skelettmuskel** Quergestreifte Muskulatur, die am Skelett befestigt ist und Bewegung ermöglicht.

**Stress** Mechanische, metabolische oder psychologische Belastung des Körpers.

**Supersatz** Kombination mehrerer Sätze verschiedener Übungen, die direkt nacheinander durchgeführt werden.

**Synergist** Muskel, der auf ein Gelenk wirkt und die Bewegung des Agonisten unterstützt.

**SZ-Hantel** Langhantel mit gewellter Stange.

**Technik (Ausführung)** Übungsausführung. Eine saubere Technik maximiert Sicherheit und Nutzen einer Übung.

**Tempo** Rhythmus, in dem die verschiedenen Phasen einer Wiederholung ausgeführt werden.

**Tief (Muskeln)** Muskulatur, die unter der der Oberflächenmuskulatur liegt.

**Trainingsintensität** Umfang an Trainingslast einer Übung, gewöhnlich als Prozentsatz von 1 RM ausgedrückt.

**Trainingslast** Menge an Gewicht, das bei einer Übung eingesetzt wird.

**Trainingsvolumen** Menge an Anstrengung/Arbeit über eine gegebene Dauer.

**Widerstand** Äußere Krafteinwirkung, etwa durch Gewicht. Die Muskeln kontrahieren, um dagegenzuhalten.

**Wiederholung (Wh.)** Einzelner kompletter Bewegungsablauf einer Übung.

**Wiederholungsmaximum (»repetition maximum«, 1 RM)** Gewicht, das eine Person im Zuge einer Wiederholung maximal heben kann. Die Trainingsintensität wird als Prozentsatz dieser Größe ausgedrückt.

**Unilateral** Einseitig.

**Untergriff** Griffart. Die Handgelenke sind so gedreht, dass die Handflächen nach oben oder zum Körper zeigen.

# REGISTER


## A

Abduktion 50, 51, 215
Achillessehne 52, 82, 83, 84
Adduktion 50, 51, 215
Adduktoren 12, 13, 52, 78, 215
  *s. a.* Beine (Übungen)
Aerobe Aktivität 28, 40, 174
Aerobe Energiebereitstellung 28
Agonist 14, 15, 38, 215
Aktin 16, 17, 20, 23, 215
Alter, Krafttraining im 8
Aminosäuren 30, 31, 36, 37, 215
»Anaboles Fenster« 35
Anaerobe Energiebereitstellung 28–29, 31
Angst- u. Stresslinderung 40
Antagonist 14, 15, 38, 215
Arme (Übungen) 140–153
  Bizeps-Curl am Gerät 144
  Bizeps-Curl mit Band 144
  Bizeps-Curl mit SZ-Stange 145
  Cross-Body-Stirndrücken einarmig 148
  Hammer-Curl 145
  Kurzhantel-Bizeps-Curl 142–143
  Kurzhantel-Rudern einarmig 116
  Kurzhantel-Stirndrücken 146–147
  Trizepsstrecken mit Bändern 152
  Trizepsdrücken am Seil 150–151
  Trizeps-Kickbacks mit Band 148
  Trizeps-Liegestütz 149
  Trizepspresse einarmig am Kabelzug 153
  Trizepspresse überkreuz am Kabelzug 153
Atmen, richtig 45, 175, 194
Atmungssystem 45
ATP (Adenosin-Triphosphat) 17, 23, 28, 29, 30, 31, 215
Äußerer breiter Oberschenkelmuskel 12, 52
Äußerer schräger Bauchmuskel 12, 86, 154, 155, 170
  *s. a.* Bauch (Übungen)
Aufrichter der Wirbelsäule 54, 88, 157
Aufwärmen 174, 186
Ausfallschritt
  Ausfallschritt im Gehen mit KH 65
  Einbeinbeuge mit KH, Fuß hinten erhöht 64
  Einbeinbeuge mit KH, Fuß vorn erhöht 64
  Kurzhantel-Ausfallschritt 62–63

## B

Bankdrücken
  mit Kurzhanteln 96-97
  mit Kurzhanteln einarmig 98
  mit Langhantel mit engem Griff 94
  mit Langhantel 92–93
  Schrägbankdrücken mit Kurzhanteln 94
  Schrägbankdrücken mit Langhantel 94
Bauch (Übungen) 154–171
  Crunches am Kabelzug mit Seil 166
  Crunches mit Ball 160–161
  Crunches stehend am Kabelzug 166
  Diagonales Klappmesser 171
  Fahrradfahren mit Rotation 171
  Käfer 163
  Katze–Kuh 162
  Knieheben hängend 164–165
  Negative Crunches 167
  Plank mit Drehung 156–157
  Rumpfrotation am Kabelzug 168–169
  Rumpfrotation mit Gewicht 170
  Sideplank mit Drehung 158–159
  Stir-the-Pot mit Ball 162
Bauchmuskeln 12, 15, 25, 59, 78, 82, 215
BDNF (brain-derived neurotrophic factor ) 39, 40
Becken 154
Beckenlift
  Beckenlift einbeinig 81
  Kurzhantel-Beckenlift 80
  Langhantel-Beckenlift 78–79
Beine (Übungen) 52–89
  Ausfallschritt im Gehen mit Kurzhanteln 65
  Beckenlift einbeinig 81
  Beinabduktion mit Band 103
  Beinadduktion mit Band 193
  Beinbeugen 27, 68–69
  Beinbeugen sitzend 70
  Beinbeugen sitzend mit Band 70
  Beinbeugen stehend, unilateral (am Gerät) 71
  Beinpresse 58–59
  Beinstrecken 74–75, 185
  Beinstrecken liegend mit Band 77
  Beinstrecken unilateral 76
  Beinstrecken unilateral mit Band 76
  Breite Kurzhantel-Kniebeuge 56
  Einbeinbeuge mit KH, Fuß hinten erhöht 64
  Einbeinbeuge mit KH, Fuß vorn erhöht 64
  Hack Squat 60–61
  Hüftheben mit Ball 22–23, 72–73
  Kabel-Kickbacks stehend 80
  Kreuzheben am Kabelzug 89
  Kreuzheben klassisch 86-87
  Kreuzheben mit Band 88
  Kreuzheben mit Rahmenhantel 88
  Kurzhantel-Ausfallschritt 62–63
  Kurzhantel-Beckenlift 80
  Kurzhantel-Kniebeuge 56
  Langhantel-Beckenlift 78–79
  Langhantel-Frontkniebeuge 57
  Langhantel-Kniebeuge 54–55
  Rumänisches Kreuzheben 89
  Step-up mit KH 66-67
  Wadenheben 82–83
  Wadenheben an der Beinpresse 85
  Wadenheben einbeinig 84
  Wadenheben sitzend 84
Bewegungsmechanik 26–27
Bewegungsumfang 199, 215
BFR-Training 185
Bindegewebe 16, 18, 19, 24, 31, 155
Bindegewebshypertrophie 19
Bioenergetik 28–29, 30
Birnenförmiger Muskel 13
Bizeps (Armbeuger) 12, 14, 15, 140, 141
  *s. a.* Arme (Übungen)
Bizeps (Beinbeuger) 13, 52
Bizeps-Curl 144
Blutkapillaren 16
Breiter Rückenmuskel 13, 68, 71, 86, 108, 109, 215
  *s. a.* Rücken (Übungen)
Brust (Übungen) 90–107
  Brustdrücken mit Band 99
  Flys am Gerät 104–105
  Flys horizontal am Kabelzug 103
  Flys von oben am Kabelzug 100–101

Flys von oben mit Band 102
Flys von unten am Kabelzug 103
KH-Bankdrücken 96-97
KH-Bankdrücken einarmig 98
Kurzhantel-Flys 102
KH-Schrägbankdrücken 98
LH-Bankdrücken 92–93
LH-Bankdrücken im engen Griff 94
LH-Schrägbankdrücken 94
Liegestütz 26–27, 95
Brustbein 90
Brustkorb 90, 92, 155
Brustmuskeln 91, 215
Butterfly *s.* Flys am Gerät

## C

Cool-down 175, 187, 194–195
Kindhaltung 194
Quadrizepsdehnung 195
Seitl. Nackendehnung 194
Vorwärtsbeuge 195
Costamer 21

## D

Darmbeinmuskel 12
Dehnen
Atmung 194
Cool-down 175, 187, 194–195
Dynamisches Dehnen 186
Statisches Dehnen 186
Dehydration 35
Delayed Onset Muscle Soreness 176–177
Deload 199
Deltamuskel 13, 91, 118, 122, 123, 131, 215
*s. a.* Brust (Übungen), Schultern (Übungen)
Demenz 40
Depressionen 40
Dopamin 39
Dorsaflexion 51
Dynapenie 19

## E

Ellbogen
Bewegungsumfang 50
Ellbogenbeuger 12, 215
Ellbogenverletzung 180
Elle 140
Endomysium 16, 21
Endorphine 39, 40
Energiebedarf 32–33
Energiebilanz 32
Energieerzeugung 28–29, 30
Energieumwandlung 28
Epimysium 16
Erbsenprotein 37
Ernährung 30–37
Ausgewogene Mahlzeiten 34
Ernährung vor und nach dem Training 34, 35
Gewichtsabnahme/ -zunahme 33
Kalorien 30, 32–33
Nahrungsergänzungsmittel 36
*s. a.* Kohlenhydrate, Fett, Eiweiß
Vegane und vegetarische Ernährung 36–37
Vitamine und Mineralien 30, 31, 36
Exzentrische Kontraktion 14, 23, 215

## F

Fahrradfahren mit Rotation 171
Fast-Twitch-Fasern 17, 22
Faszientraining 187
Faszikel 16, 215
Fatigue (Muskelermüdung) 17, 18, 22
Fatigue-Management 199, 215
Fette 28, 30, 31, 215
Tagesbedarf 31, 33
Flexion 15, 50, 51, 71, 155, 215
Flüssigkeitshaushalt 35
Flys am Gerät 104–105
Freie Gewichte 48

## G

Gedächtnis stärken 40
Gehirn 38–41, 45
Gehirn-Körper-Koordination 38
Gelenke 50–51
Gerader Bauchmuskel 12, 86, 154, 155, 167
*s. a.* Bauch (Übungen)
Gerader Oberschenkelmuskel 12, 52, 53, 62, 75, 77, 192
Gerätetraining 48
Gesäßmuskeln 13, 23, 52, 53, 81, 215
Großer Gesäßmuskel 13, 52, 81
Kleiner Gesäßmuskel 13, 52, 81
Mittlerer Gesäßmuskel 13, 52, 81
*s. a.* Beine (Übungen)
Gewichte
Freie Gewichte 48
Geräte 48
Gewichtarten 49
Sicherheit beim Gewichtstraining 49
Wahl d. Trainingsgewichts 48
Gewichtsabnahme/ -zunahme 33
Gewohnheiten 41
Glukose 29, 30, 31, 35, 215
Gluteale Tendinopathie 182
Glykogen 19, 28, 30, 31, 35
Glykolyse 28, 29
Großer Adduktor 12, 13, 52
Großer Brustmuskel 12, 90, 91, 102
Großer Lendenmuskel 12, 59, 60, 192
Großer Rundmuskel 122, 123
Grundumsatz 32
Gymnastikbälle 47

## H

Hack Squat 60–61
Halbsehnenmuskel 13, 52
Halbsupinierter Griff 49, 113, 215
Halsstreckermuskeln 13
Handbeuger der Elle 140
Handbeuger der Speiche 140
Handgelenk 50
Handstrecker der Elle 140
Hebelsysteme im Körper 26–27, 45
Herz-Kreislauf-System 45
Hinterer Sägemuskel 13, 108
Hip-Thrust *s.* LH-Beckenlift
Hüfte
Abduktoren 193
Adduktoren 193
Bewegungsumfang 50
Hüftbeuger 12, 72, 192, 195
Hüftstrecker 13, 215
Hüftverletzung 182
Mobilitätsübungen 192–193
Hüftheben mit Ball 22–23, 72-73
Hyperhydration 35
Hypertrophie 18–21, 22, 23, 202-205, 215
Hypoxie 22

## I

IGF-1 (insulin-like growth factor 1) 39
Innerer Oberschenkelmuskel 12, 52
Innerer schräger Bauchmuskel 12, 154, 155, 170
*s. a.* Bauch (Übungen)
Ischiasnerv 181
Ischiocrurale Muskulatur 13, 53
*s. a.* Beine (Übungen)
Isolationsübungen 53
Isometrische Kontraktion 14, 15, 23, 215
Isotonische Kontraktion 14, 215

## J

Jugend, Krafttraining in der 8

## K

Kabelzug 134, 215

  Crunches mit Seil 166
  Crunches stehend 166
  Flys horizontal 103
  Flys von oben 100–101
  Flys von unten 103
  Frontheben 135
  Kabel-Kickbacks stehend 80
  Kreuzheben 89
  Rudern aufrecht 121
  Rumpfrotation 168–169
  Schulterheben 121
  Seitheben einarmig 131
  Trizepspresse einarmig 153
  Trizepspresse überkreuz 153
Käfer 163
Kalorien 30
  Kalorienbedarf 32–33
Kammmuskel 12, 52
Kapuzenmuskel 13, 86, 108, 109, 120, 123, 128, 194, 215
  *s. a.* Rücken (Übungen)
Katze–Kuh 162
Kindhaltung 194
Kleiner Brustmuskel 12, 90, 91
Kleiner Rundmuskel 122, 123
  *s. a.* Brust (Übungen)
Klimmzug
  im Untergriff 113
  Klimmzugstange 47
Knie
  Ausrichtung 65
  Beugung 51, 71
  Bewegungsumfang 51
  Knieverletzungen 183
Kniebeuge
  Breite KH-Kniebeuge 56
  Einbeinbeuge mit KH, Fuß erhöht 64
  Hack Squat 60–61
  Kurzhantel-Kniebeuge 56
  LH-Frontkniebeuge 57
  LH-Kniebeuge 54–55
Knieheben hängend 164–165
Kniescheibe 52
Knochenmark 24
Knochenstärke 24–25
Koaktivierung 15, 38, 215
Kognitive Funktionen 40
Kohlenhydrate 28, 30, 31, 35, 215
  Tagesbedarf 31, 33
Kollagen 13, 21
Konzentration 40
Konzentrische Kontraktion 14, 15, 23, 215
Kortikalis 24
Kraftaufbau, Work-outs
  Einsteiger 206–207
  Fortgeschrittene 208–209
Kraftausdauer 198, 216
Kraftausdauer, Work-outs
  Einsteiger 210–211
  Fortgeschrittene 212–214
Krafttraining
  Mythen und Fakten 8–9
  Vorteile 6, 11, 25, 38–41
  Ziele 41
Kreatinphosphat (PCr) 29
Kreativität 40
Kreuzheben
  Kreuzheben klassisch 86–87
  Kreuzheben mit Band 88
  Kreuzheben mit Rahmenhantel 88
Kurzer Adduktor 12
Kurzhanteln 47, 48, 134, 216
  Ausfallschritt im Gehen 65
  Bottom-Up-Presse (BUP) 190
  Breite Kniebeuge 56
  Cross-Body-Stirndrücken einarmig 148
  Einbeinbeuge, Fuß hinten erhöht 64
  Einbeinbeuge, Fuß vorn erhöht 64
  Hammer-Curl 145
  Ausfallschritt 62–63
  Bankdrücken 96-97
  Bankdrücken einarmig 98
  Beckenlift 80
  Bizeps-Curl 142–143
  Flys 106–107
  Frontheben 132–133
  Kniebeuge 56
  Rudern einarmig 116
  Schrägbankdrücken 98
  Schulterdrücken 127
  Schulterdrücken sitzend 135
  Schulterheben 118–119
  Seitheben 128–129
  Stirndrücken 26, 146–147
  Windmühle 189
  Reverse Flys 136–137
  Schrägbank Rudern 138
  Step-up 66–67


## L


Laktat 22, 29, 187
Laktatazidose 29
Langer Adduktor 12, 52
Langer Großzehenstrecker 52
Langhantel 48, 216
  Bizeps-Curl mit SZ-Hantel 145
  Frontkniebeuge 57
  Kreuzheben klassisch 86–87
  Bankdrücken mit engem Griff 94
  Bankdrücken 92–93
  Beckenlift 78–79
  Kniebeuge 54–55
  Rudern 117
  Schulterdrücken 124–125
  Rumänisches Kreuzheben 89
  Schrägbankdrücken 94
Langer Wadenbeinmuskel 52
Langer Zehenbeuger 52
Langer Zehenstrecker 52
Latzug vertikal
  am Gerät 112
  im breiten Obergriff 110–111
  im Neutralgriff 112
Lenden-Darmbeinmuskel 12, 52
Leucin 36
Liegestütz 26–27, 95
  Negativ-Liegestütz 95
  Trizeps-Liegestütz 149
Linea alba 154, 155
Lipide *s.* Fett


## M


M-Linie 16, 17, 21
Makronährstoffe 30–31
  *s. a.* Kohlenhydrate, Fett, Eiweiß
Mechanische Spannung 18, 20, 22
Mehrgelenksübungen 53, 54
Metabolischer Stress 18, 20, 22, 176, 216
Metaboliten 22
Mikronährstoffe *s.* Vitamine und Mineralien
Mind–Muscle-Connection 39, 175
Mittlerer breiter Oberschenkelmuskel 12
Mobilitätsübungen 175, 186, 187, 188–193
  90/90 Sitz 192
  Außenrotation mit Band 191
  Beinabduktion mit Band 193
  Beinadduktion mit Band 193
  Bottom-Up-Presse (BUP) mit KH 190
  Hüftbeuge in Rückenlage mit Band 192
  Kurzhantel-Windmühle 189
  Nackenbeuge/Nackenstrecken 188
  Nackenrotation 188
  Raupe 191
  Seitl. Nackenbeuge 188
Molkenprotein (Whey) 36, 37
Motivation 41, 46
Motoneuronen 18
Motorische Nerven 38
Muskelatrophie 19
Muskelaufbau, Work-outs
  Einsteiger 202–203
  Fortgeschrittene 204–205
Muskeln
  Antagonistische Muskelpaare14, 15
  Arbeitsweise 14–15
  Atrophie 19
  Aufbau 16–17
  Bewegungsgedächtnis 40
  Bewegungsmechanik 26–27
  Delayed Onset Muscle Soreness 176–177

Kontraktion 14, 15, 16, 17, 20, 21, 22
Muskelanatomie 12–13
Muskelfasern 12, 15, 16, 17, 19, 22, 109, 177, 200
Muskelkater 176–177
Muskelspindeln 21
Muskelzellenwachstum (Hypertrophie) 18–21, 22, 23, 202–205, 215
Muskelversagen, Training nahe am 199
Muskuläre Spannung *s.* mechanische Spannung
Myofibrilläre Hypertrophie 19
Myofibrille 12, 16, 17, 18, 19
Myosin 16, 17, 20, 23, 216
Myosinköpfchen 16, 17
Myotendinöse Verbindungen 13, 21, 178

# N

Nacken
Beugung/Streckung 188
Rotation 188
Seitflexion 188
Nackendehnung, seitl. 194
Nahrungsergänzungsmittel 36
Nervensystem 15, 17, 38, 44, 45
Nervenzellen 18, 39, 40
Neurochemie 39
Neurogenese 39, 40
Neuronale Anpassungen 38
Neuroplastizität 39, 40
Neurotransmitter 39
Neurotrophin 39, 40
Neutrale Wirbelsäulenposition 89, 216
Neutraler Griff 49, 113, 216

# O

Oberarmknochen 90, 122, 140
Oberarmmuskel 12, 14, 15, 140, 141
Oberarmspeichenmuskel 12, 14, 15, 140, 141
Oberfl. Rückenstrecker (M. erector spinae) 13, 117
Obergrätenmuskel 122, 123, 128
Obergriff 49, 113, 216
Oberschenkelknochen 24, 52
Osteoblasten 24, 25
Osteoklasten 24, 25
Osteon 24
Osteoporose 25

# P

Patellofemorales Schmerzsyndrom 183
Perimysium (Muskelhaut) 16
Periost (Knochenhaut) 24
Personal Trainer 46
Phosphagensystem 28, 29
Plank
Plank mit Drehung 156–157
Seitplanke mit Drehung 158–159
Plantarflexion 13, 51, 82, 83, 84
Plattensehnenmuskel 13, 52
Pronation 50
Propriozeptoren 21
Protein 28, 30, 31, 35, 216
Muskelprotein 16, 17,18, 19
Pflanzliches Eiweiß 37
Proteinsynthese 18, 22, 34, 35, 36
Tagesbedarf 31, 33, 34
»Vollständige« Proteine 37
Proteinpulver 34, 36, 37
Psychologische Vorteile des Krafttrainings 41
»Pump« 22

# Q

Quadrizepsmuskeln 12, 23, 53, 216
Kraftlinien 57
Quadrizepsdehnung 195
*s. a.* Beine (Übungen)
Querer Bauchmuskel 12, 154, 155, 167
*s. a.* Bauch (Übungen)
Quergestreifte Muskulatur 12

# R

Raupe 191
Rautenmuskeln 13, 108, 109, 216
Großer Rautenmuskel 13
Kleiner Rautenmuskel 13
*s. a.* Rücken (Übungen)
Reverse Flys am Gerät 138
Riemenmuskeln d. Halses 13
Riemenmuskeln d. Kopfes 13
RIR (Wiederholungen in Reserve) 199
Rotation 50, 51
Rotatorenmanschette 179, 190, 191
RPE-Skala 199
Rücken (Übungen) 108–121
Klimmzug im Untergriff 113
Kurzhantel-Rudern einarmig 117
Kurzhantel-Schulterheben 118–119
Latzug vertikal am Gerät 112
Latzug vertikal im breiten Obergriff 112
Latzug vertikal im Neutralgriff 112
Rudern am Gerät 116
Rudern am Kabelzug 114–115
Rudern aufrecht am Kabelzug 121
Rudern aufrecht mit Band 120
Schulterheben am Kabelzug 121
Rückenmark 38
Rückenstrecker 13, 86, 108, 109, 117
*s. a.* Rücken (Übungen)
Rückenverletzung 181
Rudern
Kurzhantel-Rudern einarmig 116
Langhantel-Rudern 117
Rudern am Gerät 116
Rudern am Kabelzug 114–115
Rudern aufrecht am Kabelzug 121
Rudern aufrecht mit Band 120
Rudern mit Band 139
Rumänisches Kreuzheben 89

# S

Sätze 45, 216
Satzzahl, Erhöhung 200
Supersätze 204, 210, 212, 216
Sarkolemm 16, 21
Sarkomer 16, 17, 19, 20, 21, 23, 216
Sarkopenie 19, 25
Sarkoplasma 16, 18
Sarkoplasmatische Hypertrophie 19
Sarkoplasmatisches Reticulum 16, 19
Satellitenzellen 16, 19
Schenkelbindenspanner 52
Schienbein 52
Hinterer Schienbeinmuskel 13, 52
Vorderer Schienbeinmuskel 12, 38, 52
Schlanker Muskel 12, 52
Schleimbeutelentzündung (Bursitis) 182
Schlüsselbein 90, 122
Schneidermuskel 12, 52
Schollenmuskel 13, 38, 52, 62, 82, 83, 84
Schräge Bauchmuskeln *s.* äußerer u. innerer schräger Bauchmuskel
Schulter
Bewegungsumfang 51
Mobilitätsübungen 189–191
Schulterverletzung 179
Schulterblatt 91, 108, 122
Schulterblattheber 13
Schultern (Übungen) 122–139
Außenrotation mit Band 191
Bottom-Up-Presse (BUP) mit KH 190
Frontheben am Kabelzug 135
Frontheben mit Band 134
KH-Frontheben 132–133
KH-Schulterdrücken 127
KH-Schulterdrücken sitzend 135
KH-Seitheben 128–129
KH-Windmühle 189

Langhantel-Schulterdrücken 124–125
Reverse Flys am Gerät 138
Reverse Flys mit KH 136–137
Rudern mit Band 139
Schrägbank-Kurzhantel-Rudern 138
Schulterdrücken am Gerät 126
Schulterdrücken mit Band 126
Seitheben einarmig am Kabelzug 131
Seitheben mit Band 130
Sehnen 13, 14, 21, 216
Seitl. Gelenkknorren 140
Selbstregulation 199
Sensorische Nerven 38
»Six-Pack-Muskel« *s.* gerader Bauchmuskel
Skelettmuskel 12–13, 216
*s. a.* Muskeln
Slow-Twitch-Fasern 17
SMART-Prinzip 41
Sojaprotein 37
Somatotypen 9
Speiche 140
Spongiosa 24
Sprunggelenk
Bewegungsumfang 51
Dorsalflexoren 12
Plantarflexoren 13, 83
Step-up mit Kurzhanteln 66–67
Stimmungsaufhellung 40
Stir-the-Pot mit Ball 162
Streckung 14, 50, 51, 215
Supination 50
Synapsen 39
Synergist 14, 15, 216
SZ-Hantel 145, 216

# T

Tendinitis 178, 179
Tendinosis 178, 179
Tennisellbogen 180
Terminologie 45, 50–51
*s. a.* Glossar
Testosteron 31
Thermogenese 32
Training
Warm-up 174, 186
Cool-down 175, 187, 194–195
Fatigue-Management 199
Fehler 44
Kraftaufbau, Work-outs 206–209
Kraftausdauer, Work-outs 210–214
Mobilitätsübungen 186, 187, 188–193
Muskelaufbau, Work-outs 202–205
Muskelgruppen gezielt belasten 208
Pausen 199
Progressive Overload 200, 201
Regeneration 200
Split-Training 174, 201
Training im Studio 46–47
Hygiene 47
Verhaltensregeln 47
Training zu Hause 46–47
Ausrüstung 47
Trainingsfrequenz 200
Trainingsintensität 198, 216
Trainingsprogramme
Einsteiger 201, 202–203, 206–207, 210–211
Fortgeschrittene 201, 204–205, 208–209, 212–214
Trainingsprogression 200
Trainingsprotokolle 49
Trainingsvolumen 23, 45, 198, 216
Übertrainieren 177
Übungsauswahl 199
Übungsdurchführung 45, 175
*s. a.* Wiederholungen, Sätze
Transversospinales System 13
Trizeps 13, 14, 15, 26, 123, 124, 127, 140, 141, 149
*s. a.* Arme (Übungen), Brust (Übungen)
Trizeps-Liegestütz 149
Trizepsdrücken 150–151
Trizepsdrücken am Seil 150–151
Bursitis trochanterica 182
Tropomyosin 16

# U

Unterarmstütz *s.* Plank
Untergrätenmuskel 122
Untergriff 49, 113, 216
Unterschulterblattmuskel 122, 123

# V

Vagusnerv 194
Vegane und vegetarische Ernährung 36–37
Verletzungen 18, 22–23, 172–185
Delayed Onset Muscle Soreness 176–177
Muskelreparatur 19, 22, 23
Rückkehr ins Training
Psychische Aspekte 185
Strategien 23, 184–185
Selbsthilfe 178
Sicherheit beim Training 186–195
Überlastungsverletzungen 178, 179
Verletzungsrisiko 174–175
Verstauchungen und Zerrungen 174, 178
Vitamine und Mineralien 30, 31, 36
Vorderer Deltamuskel (Schlüsselbeinteil) 123, 131
Vorderer Sägemuskel 90, 91, 96, 99
*s. a.* Brust (Übungen)
Vorwärtsbeuge 195

# W

Wadenbein 52
Wadenheben stehend an der Maschine 27, 82–83
Wadenheben an der Beinpresse 85
Wadenheben einbeinig 84
Wadenheben sitzend 84
Wadenmuskeln 13, 53
*s. a.* Beine (Übungen)
Wasserbedarf 35
Wasserstoff 22
Widerstandsband 47, 134
Außenrotation 191
Beinabduktion 193
Beinadduktion 193
Beinbeugen sitzend 70
Beinstrecken liegend 77
Bizeps-Curl 144
Brustdrücken 99
Flys von oben 102
Frontheben 134
Hüftbeuge in Rückenlage 192
Kreuzheben 88
Rudern aufrecht 120
Rudern 139
Schulterdrücken 126
Seitheben 130
Trizeps-Kickbacks 148
Trizepsstrecken 152
Wiederholungen 45, 200, 216
RIR (Wiederholungen in Reserve) 199
Rhythmus 204
Tempo 45, 185, 202, 204
Wiederholungsmaximum (1RM) 198, 216
Wiederholungszahl, Erhöhung 200
Wirbelsäule 50, 108, 109
Ausrichtung 89
Bewegungsumfang 50

# Z

Z-Scheibe 16, 17
Ziele
SMART-Prinzip 41
Trainingsprogramme, gezielte 201–214
Ziele setzen 41
Zirbeldrüse 24
Zwillingswadenmuskel 13, 38, 52, 62, 68, 70, 71, 72, 82, 83, 84
Zwischenmahlzeiten 35
Zwischenrippenmuskeln 12, 90
Zytokine 22

# QUELLENVERZEICHNIS

**6–7** G. Ashdown-Franks et al.: The evidence for physical activity in the management of major mental illnesses. In: *Curr Opin Psychiatry* 32, 5 (2019), S. 375–380. K. I. Erickson et al.: Exercise training increases size of hippocampus and improves memory. In: *Proc Natl Acad Sci USA* 108, 7 (2011), S. 3017–3022. F. Herold et al.: Functional and/or structural brain changes in response to resistance exercises and resistance training lead to cognitive improvements. In: *Eur Rev Aging Phys Act* 16, 10 (2019). J. Mcleod et al.: Resistance Exercise Training as a Primary Countermeasure to Age-Related Chronic Disease. In: *Front Physiol* 10 (2019), S. 645. D. Tavoian et al.: Perspective: Pragmatic Exercise Recommendations for Older Adults. In: *Front Physiol* 11 (2020), S. 799. J. M. Northey et al.: Exercise interventions for cognitive function in adults older than 50. In: *Br J Sports Med* 52, 3 (2018), S. 154–160. F. J. Penedo und J. R. Dahn: Exercise and well-being: a review of mental and physical health benefits associated with physical activity. In: *Curr Opin Psychiatry* 18, 2 (2005), S. 189–193. S. Walker: Neural Adaptations to Strength Training. In: M. Schumann und B. Rønnestad (Hg.): *Concurrent Aerobic and Strength Training*. Cham, Springer, 2019. J. Xiao (Hg.): *Physical Exercise for Human Health*. Springer Singapore, 2020. **8–9** A. D. Faigenbaum et al.: Youth resistance training: updated position statement paper from the national strength and conditioning association. In: *J Strength Cond Res* 23, 5 (2009), S. 60–79. J. Mcleod et al.: Resistance Exercise Training as a Primary Countermeasure to Age-Related Chronic Disease (2019). G. Nuckols: The Effects of Biological Sex on Fatigue During and Recovery from Resistance Exercise (2019). J. M. Northey et al.: Exercise interventions for cognitive function in adults older than 50 (2018). F. J. Penedo und J. R. Dahn: Exercise and well-being (2005). B. Schoenfeld: *Science and Development of Muscle Hypertrophy*. 2. Aufl., Champaign, IL, Human Kinetics, 2020. D. Tavoian et al.: Perspective: Pragmatic Exercise Recommendations for Older Adults: The Case for Emphasizing Resistance Training (2020). J. Xiao (Hg.): *Physical Exercise for Human Health*, Springer Singapore, 2020. **12–13** T. W. Nesser (Hg.): *The Professional's Guide to Strength & Conditioning: Safe and Effective Principles for Maximizing Athletic Performance*. Provo, UT, BYU Academic Publishing, 2019. **14–15** G. Haff und N. T. Triplett (Hg.): *Essentials of Strength Training and Conditioning*. 4. Aufl., Champaign, IL, Human Kinetics, 2016. M. L. Latash: Muscle coactivation: definitions, mechanisms, and functions. In: *J Neurophysiol* 120,1 (2018), S. 88–104. J. G. Betts et al.: *Anatomy and Physiology*. Houston, TX, OpenStax, 2013. B. Schoenfeld, *Science and Development of Muscle Hypertrophy*, 2020. **16–17** B. R. MacIntosh et al.: *Skeletal Muscle: Form and Function*. Champaign, IL, Human Kinetics, 2006. T. W. Nesser (Hg.): *The Professional's Guide to Strength & Conditioning*, 2019. **18–19** R. Csapo et al.: Skeletal Muscle Extracellular Matrix – What Do We Know About Its Composition, Regulation, and Physiological Roles?. In: *Front Physiol* 11 (2020). C. T. Haun et al.: A Critical Evaluation of the Biological Construct Skeletal Muscle Hypertrophy. In: *Front Physiol* 10 (2019). E. Helms: A Progression Framework for Hypertrophy: MASS Research Review, Juli 2020. S. K. Powers et al.: Disease-Induced Skeletal Muscle Atrophy and Fatigue. In: *Med Sci Sport Exer* 48, 11 (2016), S. 2307–2319. R. A. Saxton und D. M. Sabatini: mTOR Signaling in Growth, Metabolism, and Disease. In: *Cell* 169, 2 (2017), S. 361–371. B. Schoenfeld: *Science and Development of Muscle Hypertrophy*, 2020. T. Snijders et al.: Satellite cells in human skeletal muscle plasticity. In: *Front Physiol* 6 (2015). J. Xiao (Hg.): *Physical Exercise for Human Health*. Springer Singapore, 2020. **20–23** R. J. Bloch und H. Gonzalez-Serratos: Lateral force transmission across costameres in skeletal muscle. In: *Exerc Sport Sci Rev* 31, 2 (2003), S. 73–78. C. A. Goodman: The Role of mTORC1 in Regulating Protein Synthesis and Skeletal Muscle Mass in Response to Various Mechanical Stimuli. In: *Rev Physiol Bioch P* 166 (2013), S. 43–95. T. A. Hornberger: Mechanotransduction and the regulation of mTORC1 signaling in skeletal muscle. In: *Int J Biochem Cell B* 43, 9 (2011), S. 1267–1276. T. W. Nesser (Hg.): *The Professional's Guide to Strength & Conditioning*, 2019. B. Schoenfeld: *Science and Development of Muscle Hypertrophy*, 2020. **24–25** N. H. Hart et al.: Mechanical basis of bone strength. In: *J Musculoskeletal Neuronal Interactions* 17, 3 (2017), S. 114–139. H. P. Hirschfeld et al.: Osteosarcopenia: where bone, muscle, and fat collide. In: *Osteoporosis Int* 28, 10 (2017), S. 2781–2790. S. K. Powers und E. T. Howley: *Exercise Physiology: Theory and Application to Fitness and Performance*, 10. Aufl., New York, NY, McGraw Hill Education, 2018. R. Nikander et al.: Targeted exercise against osteoporosis. In: *BMC Medicine* 8, 1 (2010). **26–27** R. S. Behnke: Kinetic Anatomy. 3, Aufl., Champaign, IL, Human Kinetics, 2016. T. W. Nesser (Hg.): *The Professional's Guide to Strength & Conditioning*, 2019. D. A. Neumann et al.: *Kinesiology of the Musculoskeletal System: Foundations for Rehabilitation*. 3. Aufl., Amsterdam, Elsevier, 2016. **28–29** O. K. Berg et al.: Maximal strength training increases muscle force generating capacity and the anaerobic ATP synthesis flux without altering the cost of contraction in elderly. In: *Exp Gerontol* 111 (2018), S. 154–161. G. Haff und N. T. Triplett (Hg.): *Essentials of Strength Training and Conditioning*, 2016. T. W. Nesser (Hg.): *The Professional's Guide to Strength & Conditioning*, 2019. **30–31** B. M. Roberts et al.: Nutritional Recommendations for Physique Athletes. In: *J Hum Kinet* 7, 1 (2020), S. 79–108. B. Pramuková et al.: Current knowledge about sports nutrition. In: *Australas Med J* 4, 3 (2011), S. 107–110. T. W. Nesser (Hg.): *The Professional's Guide to Strength & Conditioning*, 2019. B. Schoenfeld: *Science and Development of Muscle Hypertrophy*, 2020. **32–33** E. Derbyshire: Micronutrient Intakes of British Adults Across Mid-Life. In: *Front Nutrition* 5 (2018). B. Misner: Food Alone May Not Provide Sufficient Micronutrients for Preventing Deficiency. In: *J Int Soc Sport Nutr* 3,1 (2006), S. 51–55. B. M. Roberts et al.: Nutritional Recommendations for Physique Athletes (2020). R. Jäger et al.: International Society of Sports Nutrition Position Stand: protein and exercise. In: *J Int Soc Sport Nutr* 14, 20 (2017). J. Iraki et al.: Nutrition Recommendations for Bodybuilders in the Off-Season. In: *Sports (Basel)* 7, 7 (2019), S. 154. T. W. Nesser (Hg.): *The Professional's Guide to Strength & Conditioning*, 2019. B. Schoenfeld: *Science and Development of Muscle Hypertrophy*, 2020. E. T. Trexler et al.,: Metabolic adaptation to weight loss. In: *J Int Soc Sport Nutr* 11, 1 (2014), S. 7. **34–35** M. J. Arnaud und T. D. Noakes: Should humans be encouraged to drink water to excess? In: *Eur J Clin Nutr* 65, 7 (2011), S. 875–876. S. M. Arent et al.: Nutrient Timing: A Garage Door of Opportunity? In: *Nutrients* 12, 7 (2020), S. 1948. J. Berardi et al.: *The Essentials of Sport and Exercise Nutrition: Certification Manual*. 3. Aufl., Toronto, Precision Nutrition Inc., 2017. Calcium: Fact Sheet for Health Professionals. NIH Office of Dietary Supplements. URL: ods.od.nih.gov/factsheets/Calcium-HealthProfessional/ (Stand: 26.03.2020). D. Liska et al.: Narrative Review of Hydration and Selected Health Outcomes in the General Population. In: *Nutrients* 11, 1 (2019), S. 70. E. Jéquier und F. Constant: Water as an essential nutrient: the physiological basis of hydration. In: *Eur J Clin Nutr* 64, 2 (2010), S. 115–123. P. R. Harris et al.: Fluid type influences acute hydration and muscle performance recovery in human subjects. In: *J Int Soc Sport Nutr* 16, 15

(2019). J. McKendry et al.: Nutritional Supplements to Support Resistance Exercise in Countering the Sarcopenia of Aging. In: *Nutrients* 12, 7 (2020), S. 2057. B. J. Schoenfeld und A. A. Aragon: How much protein can the body use in a single meal for muscle-building? In: *J Int Soc Sport Nutr* 15, 10 (2018). T. Snijders et al.: The Impact of Pre-sleep Protein Ingestion on the Skeletal Muscle Adaptive Response to Exercise in Humans. In: *Front Nutrition* 6, 17 (2019). J. Trommelen und L.J. van Loon: Pre-Sleep Protein Ingestion to Improve the Skeletal Muscle Adaptive Response to Exercise Training. In: *Nutrients* 8, 12 (2016), S. 763. B. Schoenfeld: *Science and Development of Muscle Hypertrophy*, 2020. **36–37** A. Banaszek et al.: The Effects of Whey vs. Pea Protein on Physical Adaptations Following 8 Weeks of High-Intensity Functional Training (HIFT). In: *Sports (Basel)* 7, 1 (2019), S. 12. I. Berrazaga et al.: The Role of the Anabolic Properties of Plant- versus Animal-Based Protein Sources in Supporting Muscle Mass Maintenance. In: *Nutrients* 11, 8 (2019), S. 1825. D. Rogerson: Vegan diets: practical advice for athletes and exercisers. In: *J Int Soc Sport Nutr* 14, 36 (2017). F. Mariotti und C.D. Gardner: Dietary Protein and Amino Acids in Vegetarian Diets. In: *Nutrients* 11, 11 (2019), S. 2661. B. Schoenfeld: *Science and Development of Muscle Hypertrophy*, 2020. S. H. M. Gorissen et al.: Protein content and amino acid composition of commercially available plant-based protein isolates. In: *Amino Acids* 50,12 (2018), S. 1685–1695. **38–39** B. K. Barry und R. G. Carson: The consequences of resistance training for movement control in older adults. In: *J Gerontol A Biol Sci Med Sci* 59, 7 (2004), S. 730–754. K. I. Erickson et al.: Exercise training increases size of hippocampus and improves memory (2011). J. M. Northey et al.: Exercise interventions for cognitive function in adults older than 50 (2018). F. Herold et al.: Functional and/or structural brain changes in response to resistance exercises and resistance training (2019). Y. Netz: Is There a Preferred Mode of Exercise for Cognition Enhancement in Older Age? In: *Front Med (Lausanne)* 6, 57 (2019). N. J. Gates et al.: Study of Mental Activity and Regular Training (SMART) in at-risk individuals. In: *BMC Geriatrics* 11, 1 (2011). A. Törpel et al.: Strengthening the Brain – Is Resistance Training with Blood Flow Restriction an Effective Strategy for Cognitive Improvement? In: *J Clin Med* 7, 10 (2018), S. 337. S. Walker: Neural Adaptations to Strength Training. In: *Concurrent Aerobic and Strength Training*, 2019. **40–41** G. Ashdown-Franks et al.: The evidence for physical activity in the management of major mental illnesses (2019). U. Arnautovska et al.: Applying the Integrated Behavior Change Model to Understanding Physical Activity Among Older Adults. In: *J Sport Exer Psychol* 39, 1 (2017), S. 43–55. R. Brand und B. Cheval: Theories to Explain Exercise Motivation and Physical Inactivity. In: *Front Psychol* 10 (2019), S. 1147. T. J. H. Bovend'Eerdt et al.: Writing SMART rehabilitation goals and achieving goal attainment scaling. In: *Clin Rehabil* 23, 4 (2009), S. 352–361. J. Clear: *Atomic Habits: an Easy & Proven Way to Build Good Habits & Break Bad Ones*. New York, NY, Penguin Random House LLC, 2018. K. I. Erickson et al.: Exercise training increases size of hippocampus and improves memory (2011). K. Geller et al.: Intrinsic and Extrinsic Motives Support Adults' Regular Physical Activity Maintenance. In: *Sports Med Int Open* 2, 3 (2018), S. E62–E66. A. W. Kruglanski und E. Szumowska: Habitual Behavior Is Goal-Driven. In: *Perspect Psychol Sci* 15, 5 (2020), S. 1256–1271. H. H. Lee et al.: The Exercise–affect–adherence pathway: An evolutionary perspective. In: *Front Psychol* 7, 1285 (2016). E. K. Olander et al.: What are the most effective techniques in changing obese individuals' physical activity self-efficacy and behaviour. In: *Int J Behav Nutr Phys Act* 10, 29 (2013). F. J. Penedo und J. R. Dahn: Exercise and well-being (2005). B.S. McEwen: Physiology and neurobiology of stress and adaptation. In: *Physiol Rev* 87, 3 (2007), S. 873–904. J. M. Northey et al.: Exercise interventions for cognitive function in adults older than 50 (2018). N. Ntoumanis et al.: A meta-analysis of self-determination theory-informed intervention studies in the health domain. In: *Health Psychol Rev* (2020), S. 1–31. H. Raison et al.: A systematic review of interventions using cue-automaticity to improve the uptake of preventive healthcare in adults. In: *Community Dent Health* 35, 1 (2018), S. 37–46. **68–69** D. Landin et al.: Actions of Two Bi-Articular Muscles of the Lower Extremity. In: *J Clin Med Res* 8, 7 (2016), S. 489–494. **80–81** D.A. Neumann et al.: *Kinesiology of the Musculoskeletal System*, 2017. **98–99** R. Paine und M. L. Voight: The role of the scapula. In: *Int J Sports Phys Ther* 8, 5 (2013), S. 617–629. **112–113** J. A. Dickie et al.: Electromyographic analysis of muscle activation during pull-up variations. In: *J Electromyogr Kinesiol* 32 (2017), S. 30–36. **172–173** R. Aicale et al.: Overuse injuries in sport. In: *J Orthop Surg Res* 13, no. 1 (2018). J. W. Keogh und P. W. Winwood: The Epidemiology of Injuries Across the Weight-Training Sports. In: *Sports Med* 47, 3 (2017), S. 479–501. **176–177** P. M. Clarkson et al.: Muscle function after exercise-induced muscle damage and rapid adaptation. In: *Med Sci Sports Exerc* 24, 5 (1992), S. 512–520. K. Cheung et al.: Delayed onset muscle soreness: treatment strategies and performance factors. In: *Sports Med* 33, 2 (2003), S. 145–164. D. Chapman et al.: Greater muscle damage induced by fast versus slow velocity eccentric exercise. In: *Int J Sports Med* 27, 8 (2006), S. 591–598. D. A. Connolly et al.: Treatment and prevention of delayed onset muscle soreness. In: *J Strength Cond Res* 17, 1 (2003), S. 197–208. T. Mori et al.: Stretch speed-dependent myofiber damage and functional deficits in rat skeletal muscle induced by lengthening contraction. In: *Physiol Rep* 2, 11 (2014), S. E12213. **178–183** E. Bass: Tendinopathy: Why the Difference Between Tendinitis and Tendinosis Matters. In: *Int J Ther Massage Bodywork* 5, 1 (2012), S. 14–17. C. M. Bleakley et al.: PRICE needs updating, should we call the POLICE?. In: *Br J Sports Med* 46, 4 (2011), S. 220–221. J. M. Bump und L. Lewis: Patellofemoral Syndrome. In: *StatPearls*, Treasure Island, FL, StatPearls Publishing, 2020. J. Charnoff und U. Naqvi: Tendinosis (Tendinitis). In: *StatPearls*, Treasure Island, FL, StatPearls Publishing, 2020. T. L. Fernandes et al.: Muscle Injury – Physiopathology, Diagnosis, Treatment and Clinical Presentation. In: *Rev Bras Ortop* 46, 3 (2015), S. 247–255. M. Gupton et al.: Anatomy, Hinge Joints. In: *StatPearls*, Treasure Island, FL, StatPearls Publishing, 2020. InformedHealth.org/Institute for Quality and Efficiency in Health Care (IQWiG): Tennis elbow: Strengthening and stretching exercises URL: https://www.ncbi.nlm.nih.gov/books/NBK506995/ (Stand: 30.05.2018). D. A. Neumann et al.: *Kinesiology of the Musculoskeletal System*, 2017. **184–185** B. S. Baker et al.: Does Blood Flow Restriction Therapy in Patients Older Than Age 50 Result in Muscle Hypertrophy, Increased Strength, or Greater Physical Function?. In: *Clin Orthop Relat Res* 478, 3 (2010), S. 593–606. Q. Henoch: *ClinicalAthlete*, www.clinicalathlete.com, 2020. L. Hughes et al.: Blood flow restriction training in clinical musculoskeletal rehabilitation. In: *Br J Sports Med* 51, 13 (2017), S. 1003–1011. W. Kraemer et al.: Recovery from injury in sport. In: *Sports Health* 1, 5 (2009), S. 392–395. S. D. Patterson et al.: Blood Flow Restriction Exercise. In: *Front Physiol* 10 (2019), S. 533. **186–187** H. Chaabene et al.: Acute Effects of Static Stretching on Muscle Strength and Power. In: *Front Physiol* 10 (2019), S. 1468. T. W. Nesser (Hg.): *The Professional's Guide to Strength & Conditioning*, 2019. J. L. Nuzzo: The Case for Retiring Flexibility as a Major Component of Physical Fitness. In: *Sports Med* 50, 5 (2020), S. 853–870. B. Van Hooren und J. M. Peake: Do We Need a Cool-Down After Exercise? In: *Sports Med* 48, 7 (2018), S. 1575–1595. T. Wiewelhove et al.: A Meta-Analysis of the Effects of Foam Rolling on Performance and Recovery. In: *Front Physiol* 10 (2019), S. 376. **198–201** G. Haff und N. T. Triplett (Hg.): *Essentials of Strength Training and Conditioning*, 2016. E. Helms: *A Progression Framework for Hypertrophy*, MASS Research Review, Juli 2020. E. Helms et al.: *The Muscle and Strength Pyramid: Training*. 2. Aufl., 2019. T.W. Nesser (Hg.): *The Professional's Guide to Strength & Conditioning*, 2019. B. Schoenfeld: *Science and Development of Muscle Hypertrophy*, 2020. M. C. Zourdos et al.: Novel Resistance Training-Specific Rating of Perceived Exertion Scale Measuring Repetitions in Reserve. In: *J Strength*

*Cond Res* 30, 1 (2016), S. 267–275. **206–207** G. Haff und N. T. Triplett (Hg.): *Essentials of Strength Training and Conditioning*, 2016. E. Helms et al.: *The Muscle and Strength Pyramid: Training*, 2019. **210–211** G. Haff und N. T. Triplett (Hg.): *Essentials of Strength Training and Conditioning*, 2016. J. A. Mettler und L. Griffin: Muscular endurance training and motor unit firing patterns during fatigue. In: *Exp Brain Res* 234, 1 (2016), S. 267–276.

# ÜBER DEN AUTOR

**Austin Current** hat einen Bachelor in Trainingswissenschaft und ist zertifizierter Experte für Kraft- und Konditionstraining (NSCA-CSCS) sowie für Sporternährung (CISSN). Als Fitnesscoach und Ausbilder sowie Miteigentümer von Physique Development Consulting, LLC (physiquedevelopment.com) coacht er Klienten und Personal Trainer auf der ganzen Welt live und online. Seit 2018 lehrt er in Nordamerika und Europa im Rahmen von Seminaren Anatomie, Übungsausführung, Biomechanik, Ernährung und Trainingsprogrammgestaltung. Seine Arbeit ist geprägt von seinem besonderen Talent, komplexe Sachverhalte verständlich zu vermitteln. Außerdem blickt er auf eine erfolgreiche Wettkampfkarriere im Natural Bodybuilding zurück: 2014 stieg er als Zwanzigjähriger als jüngster männlicher Teilnehmer in der Geschichte der International Federation of Bodybuilding (IFBB) in die Profiliga auf.
Weitere Informationen finden Sie unter **www.CoachAustinCurrent.com**, oder auf Instagram unter **@austincurrent_**.

# DANK

**Austin Current:**
Dieses Buch zu schreiben, war eine der herausforderndsten und bereicherndsten Erfahrungen meines bisherigen Berufslebens. Wie jeder, der in Training und Lehre tätig ist, schulde ich den Menschen, die vor mir da waren, größten Dank: Ohne sie hätten wir all die Informationen nicht, die wir uns aneignen, für die Forschung nutzen und irgendwann selbst wieder teilen.
Als Erstes möchte ich meiner wunderbaren Frau KaSandra für ihre Geduld, ihr Verständnis und ihre Unterstützung danken: Danke, ich liebe dich. Ich danke auch meinen großartigen Eltern für ihre Unterstützung, Kelly, Frank, Keith und Michele, ohne die vieles von dem, was ich erreicht habe, nicht denkbar gewesen wäre: Ich werde eure Bereitschaft, mir alles zu ermöglichen, nie vergessen. Ich danke meinen liebevollen Großeltern, Ted und Maureen, die mich immer unterstützt haben: Ihr wart mir Vorbilder fürs Leben, und ich habe euch so viel zu verdanken. Und ich danke meinem Bruder Zach: Du stehst immer hinter mir, dafür liebe ich dich.

Ich danke meinen Kollegen Alex und Sue für ihre Geduld in diesem langen und fordernden Prozess. Meinem guten Freund Miguel Blacutt schulde ich Dank, weil er so viel Zeit und Mühe in dieses Buch gesteckt hat: Dein Feedback war von unschätzbarem Wert.

Miranda Card möchte ich für ihre Hilfe bei dem Abschnitt zur Psychologie danken. Dem Unternehmen N1 Education danke ich für die Ausbildung im Bereich der Gestaltung von Trainingsprogrammen, ganz besonders Adam Miller, der mich beim Kapitel über die Trainingsprogramme unterstützt hat. Jarrad Griffin und dem Team von PRIME Fitness danke ich für ihre Gastfreundschaft, als ich auf der Suche nach Referenzbildern für das zweite Kapitel war: Ihr habt mir den Prozess, mehr als 1000 Bilder zusammenzutragen, enorm erleichtert! Danke an Dr. Cody Haun und Dr. Brandon Roberts für die Unterstützung bei der Literaturrecherche und die inhaltlichen Anmerkungen.

Zu guter Letzt danke ich dem gesamten Team von DK: Nikki, Alastair, Arran, Clare, Megan, Karen und allen anderen. Ohne euch gäbe es dieses Buch nicht. Ich bin so dankbar dafür, dass ihr mir diese Möglichkeit eröffnet habt.

**Dorling Kindersley**
DK dankt Kiron Gill für die redaktionelle Unterstützung, Constance Novis für das Korrektorat und Marie Lorimer für die Registererstellung.

**Bildnachweis**
Folgenden Personen und Organisationen dankt der Verlag für die freundliche Genehmigung zum Abdruck von Fotos und Illustrationen:
(Legende: l=links; r=rechts; o=oben; u=unten)

**12 Science Photo Library**: Professoren P. M. Motta, P. M. Andrews, K. R. Porter & J. Vial (clb), **17 (or)** Im Original stammt das Diagramm von **Dr. PD Langton,** School of Physiology, Pharmacology and Neuroscience, University of Bristol. **23 (ur)** Nach »Continuum of SRA curves to reach a higher level of fitness, How often should you train your Glutes?« von **Stijn van Willigen** auf https://bretcontreras.com/your-optimal-training-frequency-for-the-glutes-part-i-exercise-type/, Abb. 2**. 28** Nach **S. Colberg**: *Diabetic Athlete's Handbook*. Human Kinetics, 2009. **32 (ul)** Nach Abb. 1 aus: **Trexler, Eric & Smith-Ryan, Abbie & Norton, Layne (2014):** Metabolic adaptation to weight loss: Implications for the athlete. In: *Journal of the International Society of Sports Nutrition*. 11. 7. 10.1186/1550-2783-11-7 / Open Access – Creative Commons Attribution License (http://creativecommons.org/licenses/by/2.0), **34 (Teller) https://www.precisionnutrition.com/pn-my-plate. 34 (u) J. Trommelen und L.J.C. Van Loon:** Pre-Sleep Protein Ingestion to Improve the Skeletal Muscle Adaptive Response to Exercise Training. In: *Nutrients* 2016, 8, S. 763 / Open Access - Creative Commons Attribution 4.0 International License (http://creativecommons.org/licenses/by/4.0/). **37 (o) https://www.precisionnutrition.com/pn-my-plate. 37 (ul)** Nach **S. H. M. Gorissen et al.:** Protein content and amino acid composition of commercially available plant-based protein isolates. In: *Amino Acids* 50, 12 (2018): 1685-1695. doi:10.1007/s00726-018-2640-5 / Open Access - Creative Commons Attribution 4.0 International License (http://creativecommons.org/licenses/by/4.0/). **39 Science Photo Library:** Thomas Deerinck, NCMIR (cl), **41 (ur)** Nach **James Clear:** *Atomic Habits* , Penguin Random House, 2018. **177** Nach Abb. 2 aus: Continuum of SRA curves to reach a higher level of fitness, and Figure 3- Too big of a stimulus may deform the SRA curve, How often should you train your Glutes? von **Stijn van Willigen,** https://bretcontreras.com/your-optimal-training-frequency-for-the-glutes-part-i-exercise-type/.